MANUEL PRATIQUE

DES

MALADIES DE L'ENFANCE

SUIVI D'UN

FORMULAIRE COMPLET DE THÉRAPEUTIQUE INFANTILE

Par le Dr Edward ELLIS

MÉDECIN EN CHEF HONORAIRE DE L'HOPITAL VICTORIA POUR LES ENFANTS MALADES
DE L'HOPITAL DE LA SAMARITAINE POUR LES FEMMES ET LES ENFANTS
ANCIEN ASSISTANT DE LA CHAIRE D'OBSTÉTRIQUE AU COLLÈGE DE L'UNIVERSITÉ DE LONDRES

DEUXIÈME ÉDITION FRANÇAISE, CORRIGÉE ET AUGMENTÉE

Traduit d'après la 5e édition anglaise et annotée

Par le Dr L. WAQUET

ET PRÉCÉDÉE D'UNE PRÉFACE

De M. le Dr CADET DE GASSICOURT

MÉDECIN DE L'HOPITAL SAINTE-EUGÉNIE

PARIS

OCTAVE DOIN, ÉDITEUR

8, PLACE DE L'ODÉON, 8

1889

MANUEL PRATIQUE

MALADIES DE L'ENFANCE

MANUEL PRATIQUE

DES

MALADIES DE L'ENFANCE

SUIVI D'UN

FORMULAIRE COMPLET DE THÉRAPEUTIQUE INFANTILE

Par le Dr Edward ELLIS

MÉDECIN EN CHEF HONORAIRE DE L'HOPITAL VICTORIA POUR LES ENFANTS MALADES
DE L'HOPITAL DE LA SAMARITAINE POUR LES FEMMES ET LES ENFANTS
ANCIEN ASSISTANT DE LA CHAIRE D'OBSTÉTRIQUE AU COLLÈGE DE L'UNIVERSITÉ DE LONDRES

DEUXIÈME ÉDITION FRANÇAISE, CORRIGÉE ET AUGMENTÉE

Traduit d'après la 5e édition anglaise et annotée

Par le Dr L. WAQUET

ET PRÉCÉDÉE D'UNE PRÉFACE

De M. le Dr CADET DE GASSICOURT

MÉDECIN DE L'HOPITAL SAINTE-EUGÉNIE

601

PARIS
OCTAVE DOIN, ÉDITEUR
8, PLACE DE L'ODÉON, 8

1889

PRÉFACE DE L'ÉDITION FRANÇAISE

Le public médical ne saurait se plaindre de la pénurie de documents sur la pathologie infantile. Jamais la littérature pédiatrique, sans parler des auteurs anciens, n'a été aussi riche qu'aujourd'hui. Nous nous sommes tous mis à l'œuvre. Les uns, comme notre regretté Parrot, ont fouillé l'anatomie pathologique : d'autres, comme Jules Simon, ont étudié la thérapeutique ; d'autres, comme notre maître Roger, ont condensé leur longue expérience dans les recherches cliniques ; d'autres, comme Picot et d'Espine, ont publié des manuels qui résument l'état de la science dans une forme concise, et voici que le Dr Waquet nous donne la traduction du *Manuel pratique des maladies de l'enfance*, par le Dr Edward Ellis.

L'ouvrage, il est vrai, n'est nouveau qu'en France, car il a été traduit sur la cinquième édition anglaise. Ce chiffre prouve le succès qu'il a obtenu chez nos voisins; il est déjà une recommandation sérieuse pour le lecteur français. On est en droit de se demander cependant si ce livre nous apporte quelques idées nouvelles, et j'avoue que son titre de *Manuel pratique* m'avait inspiré quelques inquiétudes. Elles ont été bientôt dissipées.

Sous ce nom modeste, le Dr Edward Ellis nous donne une œuvre personnelle, d'une saveur très particulière. Il ne cherche pas à renfermer dans un cadre restreint toute la pathologie infantile; au contraire, il laisse volontairement de côté les idées générales, il réduit et condense dans le plus petit espace, la description de chaque maladie, et réserve les développements pour l'hygiène et la thérapeutique.

Or c'est là précisément que se trouve l'originalité de l'ouvrage, c'est là ce qui en rend la lecture singulièrement attrayante à mes yeux, parce que l'hygiène et la thérapeutique ainsi comprises nous font sortir de nos habitudes d'esprit et nous arrachent à la routine dans laquelle nous nous complaisons trop volontiers. Nous voyons que les étrangers ne pensent pas comme nous, n'agissent pas comme nous, et que, pour atteindre le mêne but, ils prennent des chemins très différents des nôtres. Nous sommes casaniers d'esprit comme de corps; il nous faut voyager pour compléter notre éducation.

Eh bien, nous voyageons avec le Dr Ellis ; nous nous initions aux habitudes de la famille anglaise, nous y apprenons l'hygiène d'Outre-Manche, nous y voyons comment on nourrit les enfants à la fin de la première et dans le cours de la seconde année; nous lisons un *Tableau des repas*, qui nous enseigne des détails culinaires fort curieux. Nous sommes un peu surpris tout d'abord, puis nous nous disons qu'après tout les enfants du voisin sont superbes, qu'ils deviennent des miss charmantes, des gentlemen magnifiques, et qu'il ne serait pas mauvais, peut-être, de prendre d'eux quelques leçons.

Pour le traitement des maladies, il en est encore de même, quoique à un moindre degré ; la note exotique est un peu moins sensible, parce que nous avons fait de larges emprunts à la thérapeutique anglaise, et que, depuis plusieurs années, le rhum et l'eau-de-vie ont passé le détroit. Cependant nous ne sommes pas encore très familiers avec la pharmacopée étrangère, et nous y pouvons puiser quelquefois d'utiles ressources.

Enfin, l'ouvrage se termine par un Formulaire où l'on trouve, non seulement les médicaments anciens, mais encore les médicaments nouveaux ; je ne saurais trop en recommander la lecture aux jeunes médecins. Combien de fois n'ai-je pas vu des praticiens distingués, mais peu coutumiers de la thérapeutique infantile, prescrire des doses tantôt insignifiantes, tantôt excessives, selon que leur caractère les portait à la timidité ou à l'audace ! Le Formulaire de ce manuel leur évitera ces méprises, et leur sera surtout un guide précieux lorsqu'ils voudront essayer quelqu'un de ces alcaloïdes, tels que l'évonymine ou la pilocarpine, dont les effets peuvent être dangereux, et dont le maniement ne leur est pas toujours bien familier.

En voilà plus qu'il n'en faut, ce me semble, pour recommander à nos élèves et à nos confrères le *Manuel pratique* du Dr Edward Ellis ; c'est un livre de chevet, qu'il faut consulter souvent après l'avoir lu.

E. CADET DE GASSICOURT.

PRÉFACE DE L'AUTEUR

Le but que je me suis proposé en écrivant ce manuel est de présenter des descriptions concises mais toujours pratiques des maladies principales de l'Enfance.

J'ai omis, comme s'écartant trop de mon programme toute relation clinique personnelle ou provenant d'autres auteurs, ainsi que toutes les questions de controverse. Pour la même raison j'ai laissé de côté les théories encore soumises à la discussion. S'il est parlé de *Cholagogues*, d'*Altérants*, de *Révulsifs*, c'est que le praticien attache à ces mots des qualités réelles, quoique les anciennes théories sur l'action de ces médicaments puissent être inexactes.

J'ai consulté les travaux de nombreuses et notables autorités anglaises ou étrangères, les comparant soigneusement avec les données de ma propre expérience.

Je tiens à exprimer très cordialement ma gratitude à tous les auteurs cités dans mon livre. Je saisis également cette occasion pour remercier mon collègue et ami le Dᵣ Hayward, pour les excellents et nombreux conseils qu'il m'a donnés pendant l'impression des pages suivantes.

Un grand soin a été apporté à la rédaction du Formulaire qui termine l'ouvrage, de manière à le rendre utile; et, comme mon dessein est en cela essentiellement pratique, j'ose espérer que ce modeste livre sera, malgré ses imperfections, de quelque utilité pour les élèves et les praticiens, commé manuel à consulter sur une classe de maladies présentant des difficultés spéciales et d'autant plus intéressantes qu'on les observe plus fréquemment dans la pratique.

E. ELLIS.

MANUEL PRATIQUE

DES

MALADIES DE L'ENFANCE

CHAPITRE PREMIER

OBSERVATIONS GÉNÉRALES SUR LE TRAITEMENT ET LE RÉGIME

I. — EXAMEN DES MALADES

Dans l'étude des maladies de l'enfance il est nécessaire de réunir le plus de renseignements possible avant de commencer toute exploration physique ou manuelle. — L'œil du médecin doit lui donner d'avance une réponse à beaucoup de questions qui seront élucidées ensuite complètement par l'ouïe et le toucher. Cette observation est d'autant plus importante que, si nous étions entièrement à la discrétion d'un examen purement physique, nous serions souvent entravés par l'agitation et l'indocilité des malades. C'est, par suite, une circonstance éminemment favorable pour le médecin de trouver l'enfant endormi au moment de la visite. On peut, en effet, pendant le sommeil, prendre le pouls, examiner la respiration, l'attitude du corps, l'état de la peau, et observer quelques autres symptômes avant de réveiller l'enfant pour voir la langue et pratiquer l'examen du thorax. Supposons qu'on trouve l'enfant endormi, que faudra-t-il constater avant de le réveiller? D'abord, son attitude; si la position du corps est aisée et naturelle ou autrement; la coloration de la face, pâle ou congestionnée; la couleur des lèvres, pâles ou cyanosées;

la chaleur de la peau, sèche ou moite; si cette moiteur est restreinte à la tête ou au front, et enfin, si l'expression du visage est naturelle ou si la physionomie exprime la douleur. Dès lors nous constaterons l'absence ou la présence des gémissements plaintifs, des tressaillements, des soubresauts tendineux, des grincements de dents. Nous verrons si les narines sont en repos ou excitées par de violents battements; si les paupières sont fermées, entr'ouvertes ou contracturées; si le regard est fixe et les pupilles dilatées ou contractées, enfin s'il y a du strabisme; il faudra en outre compter le nombre des mouvements respiratoires, s'assurer de l'état de la fontanelle et voir si elle est ossifiée ou non, s'il y a des pulsations, une dépression ou une saillie. On comptera le pouls, qui doit varier de 90 à 130 et rarement atteindre 140 jusqu'à deux ans. Dans l'état de santé le pouls ne monte guère au-dessus de 100 pulsations après trois ans. Il peut descendre jusqu'à 70 même en pleine santé. Le nombre des pulsations a parfois peu de valeur, mais un pouls très rare est toujours un signe grave et inquiétant. Il arrive souvent, en effet, que l'on constate chez un enfant du malaise et de la fièvre pour une simple indigestion de confitures ou de pâtisseries, avec un pouls montant à 130; mais, s'il y a des malaises et un état fébrile avec un pouls tombant à 40, il faudra craindre sérieusement une méningite tuberculeuse. Examinez alors la forme et les dimensions de la tête, s'il y a des veines gonflées et de la chaleur à la peau. Laissez l'enfant se réveiller et considérez-le après son réveil. Est-il souriant ou de mauvaise humeur, abattu ou colère, résigné ou violent? Y a-t-il un cercle noir autour des yeux? Quelle est la couleur de la face et sa largeur? La voix est-elle pure ou nasale? Un enfant bien portant doit dormir environ vingt heures sur vingt-quatre, et pour fixer le début d'une maladie, on peut s'enquérir du commencement de l'insomnie et de l'agitation.

Enfin, faites déshabiller l'enfant, l'aspect extérieur est

légèrement mat, la chair est ferme, la peau douce, souple au toucher et non molasse, les bras et les jambes doivent être libres dans tous leurs mouvements. Il faut examiner en outre si les articulations sont petites, grosses ou enflées.

Respiration. — Depuis un an jusqu'à trois, on compte de 24 à 36 respirations par minute et la respiration est diaphragmatique. En temps ordinaire il n'y a point de retrait des parois du thorax, ce qui a lieu au contraire lorsque l'enfant sanglote ou lorsqu'il existe un obstacle mécanique à l'entrée de l'air dans les poumons. Le nombre des respirations varie de 30 à 50 par minute. Il est de 39 en moyenne dans la première enfance :

```
De  2 mois à  2 ans la moyenne est 35
—   2 ans — 12 ans     —      —    18 P. le sommeil, 23 P. la veille.
—  12 ans — 15 ans     —      —    18     —      —    20     —
```

Avant l'âge d'un an le nombre des respirations varie de 40 à 50 par minute.

Il faudra surveiller les éruptions cutanées surtout au voisinage de l'anus. Chez les enfants, les selles doivent être jaunes et au nombre de 3 à 4 par jour. On peut tirer parti du cri de l'enfant pour voir la langue ou bien, s'il y a lieu, on peut toucher du doigt la lèvre inférieure, ce qui force l'enfant à tirer la langue hors de la bouche. Pour les dents, il faut se rappeler que l'enfant doit avoir les premières incisives vers le septième mois, les premières molaires au douzième mois, les canines vers le dix-huitième, les secondes molaires à vingt mois environ. On examinera si les gencives sont chaudes, enflées ou dans l'état opposé. Enfin l'enfant ne commencera guère à soulever la tête sur son oreiller que vers le deuxième mois et ce n'est qu'à quatre ou cinq mois qu'il pourra se tenir assis dans son lit. L'auscultation doit toujours être pratiquée avant la percussion, et la région postérieure du thorax est la plus importante à examiner dans l'enfant malade. S'il n'y a pas en arrière de symptômes de pneumonie, de bronchite... il est peu probable que la région antérieure en présente davantage. Cependant, toutes les fois qu'on le pourra, il faudra examiner également chez l'enfant la partie postérieure et la partie antérieure de la poitrine.

Le docteur Vogel a fourni au diagnostic un renseignement intéressant, en faisant remarquer que l'obscurité du son à la percussion dans le côté droit en arrière est souvent normale et due à la pression intra-abdominale par laquelle les organes contenus dans le ventre et surtout le foie, sont refoulés de bas en haut et remontent plus haut que d'ordinaire surtout à droite. Il en résulte que la matité qui indique par ailleurs une pneumonie, un épanchement... etc., peut en réalité être observée pendant l'inspiration et l'expiration, alors même que la respiration est normale, et cette remarque peut être faite pendant plusieurs jours consécutifs.

Nous allons exposer ici brièvement les soins généraux qui conviennent aux enfants et les conséquences particulières qu'il faut conclure de certains détails de leur aspect extérieur.

Expression de la physionomie. — 1. *La partie supérieure* de la face est affectée spécialement dans les maladies cérébrales qui déterminent le froncement des sourcils, le rétrécissement du front, la fixité, les convulsions ou l'aspect égaré des yeux. — 2. *La partie moyenne* subit des changements manifestes dans les affections du cœur et des poumons ; les narines étant amincies ou distendues ou bien agitées de violents battements. Il y a tout autour de la bouche un cercle violet et des anneaux bleuâtres entourent les yeux. — 3. *La partie inférieure* de la face se modifie principalement dans les affections abdominales ; les joues ont changé de couleur et sont flasques, pendantes et plissées ; la bouche est grimaçante, les lèvres livides ou décolorées; la physionomie ressemble, d'après sir W. Jenner, au visage sarcastique de Voltaire.

Outre ces renseignements très importants au point de vue pratique, le médecin devra rechercher les symptômes spéciaux, tels que la rougeur ou la pâleur de la face, le ptosis, l'inégale dilatation des pupilles..... etc., etc.

Les *mouvements* des membres sont souvent caractéristiques. Dans les affections cérébrales, on voit l'enfant porter les mains à la tête, cherchant à se tirer les cheveux ou tout objet recouvrant le crâne, roulant la tête sans cesse sur son oreiller et battant, pour ainsi dire, l'air avec les bras.

Dans les maladies abdominales, les jambes sont rétractées sur le tronc, la figure exprime la fatigue et l'anxiété, l'enfant cherche à saisir ses draps avec les mains. Dans la dyspnée intense, l'enfant se plaint de la gorge ou bien il porte les doigts dans la bouche, surtout quand il y a formation de fausses membranes ou épaississement de la langue comme cela existe dans quelques fièvres... etc.

Le cri peut varier. Dans la pneumonie et la bronchite capillaire le cri est étouffé, comme s'il était entendu par le médecin derrière une porte fermée entre lui et le malade. Il est rauque, sonore et métallique avec des aspirations bruyantes dans le croup confirmé. Dans les maladies du cerveau, surtout dans l'hydrocéphalie, le cri devient aigu, perçant, isolé, quelquefois désigné par les mots « cri hydrocéphalique » ; tandis que dans le marasme et la péritonite tuberculeuse, le cri se montre fréquent et lamentable.

Des cris prolongés longtemps, sans cesse, pendant des heures entières, sont dus presque toujours à une otalgie ou bien à l'inanition. Un petit cri maussade à la fin de la toux, sec et d'un ton peu élevé, indique la pneumonie. Un cri strident et fort pendant la toux ou lorsqu'on déplace l'enfant, est le cri pleurétique. Le cri qui précède les évacuations alvines et s'accompagne de poussées et de contorsions, est d'origine intestinale.

M. Billard fait une distinction entre le cri et la reprise, le cri proprement dit ayant lieu pendant l'expiration, tandis que la reprise a lieu seulement pendant l'inspiration. Le cri proprement dit est sonore et prolongé, la reprise est plus courte et plus aiguë. La reprise est faible chez les petits enfants, mais elle se montre d'autant plus forte que l'enfant est plus âgé. C'est la reprise qui diminue d'abord, et cesse vers le commencement de la convalescence.

Le gémissement est particulier aux affections du canal alimentaire.

Les enfants ne versent de *larmes* qu'à partir du troisième ou du quatrième mois. Trousseau prétend que chez les enfants au-dessous de deux ans et même jusqu'à sept ans, les pleurs sont d'un pronostic favorable, tandis que leur absence aurait une signification opposée.

Attitude. — En dehors de la rectitude absolue qui caractérise la dyspnée intense, l'attitude la plus caractéristique est celle qu'on désigne par l'expression *en chien de fusil*, c'est-à-dire le malade couché sur le côté, les jambes fortement fléchies et les bras joints ou appliqués contre la poitrine. C'est une attitude très fréquente dans la dernière période de la tuberculose méningée, et de quelques autres affections du cerveau.

État de la langue. — Les indications principales tirées de l'examen de la langue, sont les suivantes : 1° Une langue épaisse avec un enduit crémeux blanchâtre à la surface, indique la dyspepsie et une irritation intestinale ; — 2° la langue sèche, rouge, chaude, annonce une violente inflammation de la bouche, de l'estomac, etc. ; — 3° les aphtes proviennent souvent de la misère et de l'incurie ; — 4° une langue molasse et décolorée, portant l'empreinte des dents, annonce une grande débilité ; — 5° un enduit blanc est l'indice ordinaire de la fièvre ; — 6° la couleur jaune de la langue se montre dans les affections chroniques du foie et de l'estomac ; 7° un enduit brun foncé est le signe d'une dépression organique de nature typhoïde. — A part ces symptômes, les faits particuliers tels que l'aspect de la langue dans la scarlatine, où elle ressemble « à une fraise », et la langue vitreuse de la dyspepsie, etc., seront décrits dans l'étude de chaque maladie spéciale.

Évacuations alvines. — Les selles normales de l'enfant varient de couleur depuis un jaune légèrement orangé, jusqu'au jaune verdâtre, depuis la couleur du jaune d'œuf, jusqu'à la teinte de la moutarde de table. La réaction est toujours acide. — L'odeur ne doit jamais être désagréable, mais analogue à celle du lait aigre. La consistance peut varier beaucoup, même dans les limites de la santé normale. Le Dr Wegscheider résume ainsi les principales conclusions pratiques qui résultent de ses analyses des fœces chez les petits enfants.

« — 1° Les matières albuminoïdes du lait sont complètement absorbées ; — 2° le résidu blanchâtre qu'on trouve dans les fœces et qui est considéré d'ordinaire comme étant de la caséine, n'est autre chose qu'un mélange de matières grasses avec des débris épithéliaux de l'intestin ; — 3° les graisses non absorbées sont émises dans les matières en partie sous forme de savons, en partie sous forme d'acides gras libres, en partie sous forme de graisse probablement inaltérée ; — 4° l'urobiline et la bilirubine se rencontrent dans les fœces et la biliverdine se trouve dans les déjections diarrhéiques. Il résulte de l'analyse que la caséine est totalement absorbée, de même que les matières sucrées et une bonne partie des matières grasses. Par conséquent, ce sont ces mêmes substances qu'il faut chercher à faire entrer dans l'alimentation des enfants dans l'état de santé (1). »

Température. — Vingt-quatre heures après la naissance, la température moyenne est de 38° environ, et vingt-huit heures après la naissance, elle est de 37°. Pendant les premiers jours de la vie, elle ne s'écarte que très peu de ce dernier chiffre. Plus tard cependant, la moyenne thermométrique s'élève à 37°,2 et une variation de 36°,6 à 37°,7 est tout à fait normale, mais au delà de 37°,8 et au-dessous de 36°,2 on doit se méfier de quelque intervention pathologique. — Aucun symptôme

(1) La *constipation* s'observe assez souvent chez les enfants, sans autre trouble apparent de la santé. Chez les enfants au sein, elle est rare, lorsque l'enfant ne prend absolument que le sein, et lorsque les tétées sont bien réglées. Lorsqu'elle se produit, en dehors de lésions internes manifestes, il faut veiller au régime de la nourrice, et surtout ne point lui laisser prendre de féculents en trop grande quantité. Le manque d'air est assez souvent une cause de constipation, il faudra autant que possible sortir les enfants. L'eau de Vichy ajoutée au lait ou donnée directement à l'enfant au sein, amène très souvent la cessation de la constipation. On peut penser que l'acide lactique et le bicarbonate de soude forment un lactate de soude purgatif. En tous cas, l'eau de chaux produit plutôt de la constipation et doit être donnée avec le lait de préférence en cas de diarrhée. — On peut, si ces moyens échouent, avoir recours aux petits lavements, aux suppositoires placés un instant en partie dans le rectum et retirés aussitôt, au massage de l'abdomen par douces frictions avec la main huilée et surtout à l'habitude de mettre tous les jours les enfants en demeure de faire leurs besoins à la même heure. Ceci s'applique surtout aux enfants un peu grandets ; chez les petits enfants, il ne faudra jamais insister sur les moyens extérieurs et mécaniques (suppositoires, lavements), de peur de provoquer un prolapsus du rectum : ce qui arrive aussi fréquemment lorsqu'on laisse les bébés trop longtemps à faire leurs besoins. Le Dr Day, médecin des hôpitaux de Londres, recommande dans la seconde enfance la strychnine, la belladone, l'acide nitrique. Il rappelle les nombreux inconvénients de la constipation négligée : inflammation du cæcum, épaississement des parois de l'intestin, dilatation et parfois perforation du canal.

Quant au trop célèbre sirop de chicorée (qui est un sirop de rhubarbe), on ne saurait trop en blâmer l'usage habituel.

En somme, le principal soin en présence d'une constipation sans lésions organiques doit être de régler parfaitement le régime de manière à combattre la constipation, autant que possible sans aucun remède.

n'est plus net et plus important que celui fourni par le thermomètre. Grâce à lui seul, nous sommes amenés souvent à soupçonner le début d'une fièvre typhoïde ou de la scarlatine, ou bien à diagnostiquer une pneumonie latente, une tuberculose produisant un état inflammatoire, des vers intestinaux ou quelque autre maladie primitivement méconnue.

Il faut se rappeler également que chez les enfants on n'observe pas le frisson, mais que les convulsions et le délire remplacent assez ordinairement chez eux le frisson initial et la céphalalgie qu'on observe chez l'adulte. La température est un guide plus certain que le pouls dans les affections infantiles, et on doit s'en servir comme moyen de vérification pour corriger les indications du pouls.

Le Dr Finlayson a donné une grande attention aux études thermométriques chez le jeune enfant, et ses observations se résument ainsi :

1. Il y a dans la soirée une chute normale de 0°, 5 à 1°, et même de 1°, 5. — 2. Cette baisse thermométrique peut avoir lieu avant le commencement du sommeil. — 3. Elle acquiert généralement son maximum entre sept heures et neuf heures du soir. — 4. Le minimum de cette baisse est vers deux heures du matin. — 5. A partir de deux heures du matin, la température remonte, et elle croît pendant le sommeil, indépendamment de toute influence de nourriture, par exemple. — 6. Les variations dans l'après-midi sont ordinairement insignifiantes. — 7. L'élévation de la température en un jour jusqu'à 40° ou 40°, 5 indique le typhus ou la fièvre typhoïde, jamais la scarlatine. — 8. Dans la fièvre typhoïde, le diagnostic est fait s'il y a pendant les quatre premiers jours une augmentation graduelle de la température avec des rémissions matinales (Wunderlich.) — 9. Dans la tuberculose, la température du soir est aussi haute, et suivant le Dr Ringer, plus haute que celle du matin. Une chute ra-

pide de la température vers le soir surtout est un signe très favorable dans les fièvres continues et généralement dans toutes les maladies inflammatoires, surtout si l'état général du petit malade s'améliore en même temps. Au contraire, une chute du thermomètre coïncidant avec un pouls fréquent et une aggravation de l'état général indique un épuisement dangereux, et il y a lieu, pour éviter la terminaison fatale, de recourir aux toniques alimentaires appropriés et aux excitants diffusibles.

La mort est invariablement annoncée par une chute plus ou moins brusque de la température. On peut dire, en général, qu'une élévation de un demi-degré ou de un degré jusqu'à 38°, 8 par exemple, est l'indice d'un état fébrile léger, tandis que si le thermomètre s'élève à 40° ou 40°, 5, il faut craindre un état fébrile ou une inflammation non sans danger, et enfin si le mercure monte encore jusqu'aux extrêmes températures de 41°, 6 ou 43°, l'enfant doit être considéré comme dans un péril de mort imminent. Néanmoins, même lorsque ces températures excessives ont été observées, l'enfant peut encore revenir à la vie. J'ai constaté quelques cas remarquables de ce genre.

État des yeux. — Le strabisme dans les maladies aiguës est d'un pronostic grave ; il peut provenir d'une irritation réflexe ou bien d'une paralysie ou de convulsions, mais alors les convulsions cessant, le strabisme peut subsister pendant quelque temps, voire même indéfiniment. Quand le strabisme se montre dans le cours de la méningite tuberculeuse, c'est un signe absolument fatal.

La contraction de la pupille est plus rare que la mydriase ; on l'observe dans la congestion active, l'intoxication opiacée et pendant le sommeil. On doit se rappeler que le globe de l'œil est toujours plus ou moins tourné en haut vers la paupière supérieure. La dilatation des pupilles, lorsqu'elles sont égales entre elles, n'a d'impor-

tance que si elles ne sont pas sensibles à la lumière ; mais
l'inégalité de dilatation des pupilles survenant au cours
d'une maladie aiguë est un signe très grave au point de
vue du pronostic. M. Jadelot a remarqué que la forme de
la pupille est irrégulière chez les enfants qui souffrent
d'une irritation intestinale due à la présence des vers.

Pouls. — Le pouls varie avec l'âge dans l'état de
santé, et il peut présenter même dans cet état des irrégularités. Il est plus fréquent chez les filles que chez les
garçons à partir de sept ans, et souvent il est plus lent
pendant le sommeil. — Un pouls très lent indique une
affection cérébrale.

Tableau du pouls de la naissance jusqu'à quinze ans
(Landois et Stirling).

A la naissance	130 à 140
1re année	120 à 130
2e —	105
3e —	100
4e —	97
5e —	90 à 91
10e —	environ 90
10 à 15 ans	78

Les aphorismes suivants de Bouchut ont la plus haute
valeur pratique :

1. Dans la première enfance, il n'y a point de rapport
absolu entre l'intensité de la fièvre et la lésion matérielle.
La fièvre la plus intense avec agitation, crises, mouvements spasmodiques, peut disparaître en vingt-quatre
heures sans laisser de traces. — 2. La sueur abondante
n'existe pas chez les très jeunes enfants, elle est remplacée par de la moiteur. — 3. La fièvre présente toujours de
notables rémittences dans les maladies aiguës des jeunes
enfants. — 4. Dans les maladies chroniques du premier
âge la fièvre est presque toujours intermittente. — 5. Pendant que les enfants dorment, leur pouls diminue de 15 à

20 pulsations. Les mouvements musculaires qui accompagnent la toux, les cris, l'agitation, etc..., font monter le pouls de 15, 20 et même de 40 pulsations. — 6. Les maladies des enfants accélèrent toujours l'activité de la croissance.

Un enfant grandit plus rapidement dans les premières semaines de la vie ; par exemple dans la première année il doit grandir de 15 à 17 centimètres ; de quatre à seize ans la croissance s'élève de 5 centimètres par an ; de seize à dix-sept ans elle est de 3 centimètres 1/2, et de dix-sept à vingt ans de 2 centimètres 1/2 environ.

Les maladies des os, le rachitisme et la scrofule retardent la croissance. L'enfant doit courir seul à la fin du douzième mois et si, lorsqu'il commence à marcher, il s'appuie surtout sur le bout du pied et présente une allure boiteuse, avec de la douleur dans un genou et une sensibilité de la jambe au toucher, on devra craindre un commencement de maladie de la hanche.

II. — SOINS GÉNÉRAUX PENDANT LA PREMIÈRE ANNÉE DE LA VIE

Le poids moyen d'un nouveau-né est de 5 livres 1/2 ; les poids extrêmes sont : 1,300 grammes pour le minimum et 3,800 grammes pour le maximum (1). Le poids diminue

(1) Il est très important, toutes les fois qu'on a des doutes sur la quantité et la qualité de l'alimentation d'un enfant au sein ou au biberon, d'avoir recours à des pesées bien faites, de deux jours en deux jours et toujours à jeun avant la tétée. On ne peut avoir de plus sûr moyen de se renseigner sur la valeur d'une nourrice et sur la venue, la croissance d'un bébé. A l'œil on n'apprécie que des changements très prononcés et dangereux déjà lorsqu'on s'en aperçoit : il faut donc savoir et ne pas oublier que, à partir du troisième ou du quatrième jour de la naissance, l'enfant doit augmenter de poids régulièrement de 20 à 30 grammes par jour de vingt-quatre heures pendant cent cinquante jours environ et ensuite de 10 à 15 grammes pendant deux cents jours, de sorte qu'à la fin de la première année son poids a presque triplé. Au-dessous de 20 grammes, l'augmentation quotidienne est insuffisante, il y a lieu d'aviser.

pendant les premiers jours en raison de l'évacuation du méconium et du peu de nourriture que prend l'enfant. Les enfants des primipares sont plus légers; et l'on pense que le poids de l'enfant est surtout en rapport avec l'âge de la mère. Suivant les tables dressées par le Dr Mathieu Duncan, il y a une grande uniformité de poids pour les enfants provenant des grossesses suivantes. L'enfant acquiert son maximum de poids lorsque la mère atteint l'âge adulte de vingt-cinq à vingt-neuf ans environ, et à partir de cet âge le poids de l'enfant diminue graduellement.

La taille moyenne est pour un nouveau-né de 49 centimètres. Les mères âgées de vingt-cinq à vingt-neuf ans ont généralement des enfants de 50 centimètres environ. Les tailles extrêmes sont de 38 centimètres et 55 centimètres. Nous indiquerons brièvement les particularités anatomiques remarquables chez le nouveau-né et les conséquences pratiques qu'on en doit tirer. Un enfant nouveau-né a l'estomac petit, et on ne doit point par conséquent souffrir qu'on le surcharge d'une quantité d'aliments. Les fonctions intestinales sont actives et la calorification se fait mal; par conséquent l'enfant a besoin de beaucoup de chaleur extérieure. Le cœur est gros, le cerveau est volumineux et contient une proportion de phosphore moindre que chez l'adulte. C'est chez les idiots qu'on rencontre le moins de phosphore, d'où on peut tirer une indication pour le traitement. Il faut se rappeler que, en raison du poids élevé du foie chez les enfants, on observe souvent du malaise lorsque l'enfant a été couché sur le côté gauche après avoir pris le sein. Ce malaise provient de la compression exercée sur l'estomac par le foie. — De sorte que si l'enfant éprouve quelque difficulté en prenant le sein droit, il est préférable de lui tourner les jambes du côté du bras droit de la mère, pour qu'il puisse rester coucher sur le côté droit même en tétant. Il faut laver l'enfant deux fois par jour dans l'eau tiède, le sécher soigneusement et le poudrer avec de la poudre d'amidon non parfumée. S'il y a des excoriations à la peau, l'oxyde de zinc remplacera l'amidon avantageusement. Les draps et les langes de l'enfant ne doivent jamais être lavés dans des lessives alcalines. Si l'on observe vers le cinquième ou septième jour, rarement plus tard, au moment de la chute du cordon, une ulcération légère avec une exsudation séreuse, on emploiera de préférence à tout autre remède une pommade à l'oxyde de zinc ou bien au bismuth ou simplement la vaseline. En cas de hernie ombilicale, on devra aussitôt appliquer une rondelle de diachylon ou d'emplâtre de poix de Bourgogne étalé sur un morceau de peau préparée; on ajoutera par-dessus une pelote de charpie maintenue par un morceau de liège et un bandage élastique couvrant le tout pour maintenir en place les parties diverses du pansement. S'il y avait hernie très forte, on appliquerait sur le liège une plaque de plomb rembourrée de *lint* (1), maintenue comme le pansement ordinaire par une ceinture élastique.

La ceinture de flanelle employée ordinairement doit être conservée au moins jusqu'au troisième mois et on en déshabituera progressivement l'enfant en se servant de ceintures plus petites. Mais s'il y a lieu de craindre la coqueluche ou toute autre toux convulsive, on doit conserver la ceinture de flanelle même après le troisième mois.

Une mère ne consentira jamais volontairement à faire allaiter son propre enfant par une nourrice mercenaire. Aucun aliment ne convient mieux à l'enfant que le lait de sa mère. Cependant il se peut que l'allaitement soit au-dessus des forces de la mère ou bien qu'on ait lieu de le repousser à cause de quelque affection héréditaire comme la phtisie, la syphilis, le cancer, l'épilepsie, la folie, etc. S'il en est autrement, il faut placer l'enfant au sein peu

---

(1) *Lint*, étoffe de coton qui sert souvent de charpie en Angleterre et qui ressemble au tissu des serviettes-éponges, un des côtés étant lisse et l'autre pelucheux.

d'heures après la naissance. L'utérus ainsi excité se contracte plus fortement et l'enfant a le bénéfice du *colostrum*, ou premier lait, qui lui évite de prendre quelque laxatif comme l'huile de ricin, le miel, le beurre et les remèdes des commères. — Si l'enfant a la langue « attachée », il faudra sectionner le frein à l'aide des ciseaux. M. Maunders recommande de faire cette petite opération avec l'ongle (1). On place l'enfant au sein, tantôt à gauche, tantôt à droite ; d'abord toutes les heures et demie, puis de deux heures en deux heures, en espaçant progressivement les tétées de trois heures et de quatre heures, à mesure que l'enfant grandit. La règle est de ne donner aucun autre aliment à l'enfant tant que le lait de la mère est bon et au moins jusqu'à six ou sept mois.

Le meilleur indice de la qualité du lait maternel est le fait que l'enfant profite ou ne profite pas. S'il y a quelque doute quant à la quantité de lait, l'enfant doit être pesé avant et après la tétée ; l'augmentation de poids ne doit pas être inférieure à 90 grammes pendant les trois premiers mois et elle doit atteindre environ 180 grammes, pour un enfant plus âgé. Si les règles reparaissent pendant l'allaitement, ou s'il y a une nouvelle grossesse (ce qui est assez rare), l'enfant dépérit presque toujours, et sa chair cesse d'être ferme. C'est là une des causes probables du rachitisme. Cazeaux conseille de donner une préparation de phosphore pendant quelque temps, lorsque cette situation se présente et que le sevrage est accompli, ce qui devient presque toujours nécessaire à bref délai.

(1) On se sert généralement de la sonde cannelée avec laquelle on relève la pointe de la langue en introduisant le frein dans la fente du pavillon de la sonde. On glisse par-dessous des ciseaux et la section se fait ainsi avec plus d'aisance et de sécurité, sans hémorrhagie sérieuse. C'est là d'ailleurs une opération très souvent inutile et toute de complaisance, car les occasions de la pratiquer sont réellement très rares et il serait bon de résister ordinairement aux sollicitations des parents. M. de Saint-Germain insiste pour limiter cette opération au cas où elle est nécessaire strictement. Il a vu un cas d'hémorrhagie mortelle se produire.

Un mot sur les gerçures du mamelon qui obligent souvent à cesser l'allaitement. On a proposé une foule de remèdes. J'ai observé que le plus utile dans la plupart des cas légers consiste à badigeonner le mamelon après la tétée avec de la teinture de benjoin composée, ou un liniment calcaire, ou bien encore une lotion boratée. On a proposé aussi le mélange de poudre d'amidon et de borax, la poudre de gomme arabique, l'alun pulvérisé ou le borax seul. Le Dr Tanner recommande de sécher le mamelon soigneusement après la tétée avec un morceau de vieille toile propre et d'y appliquer ensuite du spermaceti en poudre. Quelquefois une légère solution de nitrate d'argent (45 centigrammes pour 30 grammes) donne un bon résultat. Dans les cas les plus graves, une téterelle de verre et un mamelon artificiel peuvent être utiles, et quand l'enfant ne tète pas, on peut se servir avantageusement du capuchon métallique du Dr Wansbrough. Les cas de crevasses du mamelon seraient moins fréquents si durant les derniers mois de la grossesse les bouts de seins étaient soigneusement imbibés matin et soir avec une solution faible d'alun ou un peu d'eau de Cologne et d'eau ou encore avec de l'eau et du cognac par parties égales, pour durcir la peau. Si l'enfant a des aphthes dans la bouche, il est inutile de dire qu'il faut s'en occuper si l'on veut obtenir la guérison des crevasses du sein. Dans ce cas, le meilleur remède pour la mère comme pour l'enfant est l'emploi du chlorate de potasse ou du borax. Le Dr Haussmann de Berlin recommande comme le meilleur des moyens contre les crevasses, l'application répétée toutes les deux ou trois heures de compresses de toile imbibées d'une solution à 5 0/0 d'acide phénique. — La quantité de lait fournie par une femme bien portante est d'environ un litre et demi par jour pour un enfant de trois mois. Les enfants plus jeunes prennent moins, — environ un litre et demi, — et plus âgés ils prennent de un litre et quart à deux litres environ, par tétées variant d'un peu moins à un peu plus d'un quart de litre chaque fois, les tétées se répétant six à huit fois dans les vingt-quatre heures.

La sécrétion du lait est favorisée par un tempérament calme et un caractère égal, toutes les émotions violentes et les surexcitations ayant un effet fâcheux sur la qualité et la quantité du lait. La succion peut augmenter une sécrétion paresseuse, de même que le massage fait avec précaution est très utile pour augmenter l'activité de la sécrétion lactée. Dans le même but on s'est servi avantageusement de l'électrisation et on a reconnu que le coït modéré augmentait certainement l'abondance du lait. Un régime alimentaire généreux convient à la nourrice ; en écartant les plats luxueux et recherchés, on choisira de préférence les œufs, le lait en abondance, le bœuf et le mouton, la volaille, le poisson ; deux fois par jour un verre de bonne bière forte ou « stout » ; pas d'autre stimulant, mais le grand air, un exercice modéré, une grande propreté. Tels sont les moyens qui suffisent généralement pour conserver l'excellence et l'abondance du lait. Les huîtres, le merlan, les potages, la soupe de poisson et les crabes sont réputés comme galactagogues. La soupe aux pois, aux lentilles, les navets sont également recommandés et les vieux auteurs y ajoutent le fenouil et le panais. La décoction des tiges et des feuilles du ricin est fortement conseillée par le Dr Rout sous forme de liqueur de palma-christi, dont on prend une ou deux cuillerées à café trois fois par jour ; on lui a trouvé une efficacité réelle comme galactagogue ! Dans les classes pauvres on se sert souvent d'une décoction de la plante appelée « herbe au lait ». — Le chocolat, le cacao et l'huile de foie de morue sont souvent utiles comme adjuvants du régime pour une mère nourrice dont le lait menace de disparaître. On ne peut pas même poser la question de savoir si l'allaitement naturel n'est pas infiniment supérieur à l'allaitement artificiel, tant au point de vue des chances de vie qu'au point de vue du développement de l'enfant. On ne saurait insister trop fortement sur ce point, et les mères qui, par indifférence, pour suivre la mode ou pour toute autre raison, refusent de remplir ce devoir sacré, doivent être rendues responsables en partie de la faiblesse, des maladies et même de la mort qui peuvent résulter de leur négligence volontaire envers leurs enfants. C'est un devoir pour les médecins de combattre fortement les prétextes allégués par une mère frivole qui veut donner une nourrice à son enfant afin d'être plus libre de retourner sans entrave dans les réunions mondaines. « Est-il donc possible qu'une mère oublie l'enfant qu'elle allaite (1) ? » Il semble malheureusement que de nos jours non seulement les mères puissent le faire, mais même que trop souvent, en effet, elles oublient leurs enfants et préfèrent leurs amusements personnels au bien-être et à la santé des êtres délicats qui sont confiés à leurs soins. Tel n'est pas certainement le type de la mère qui a valu aux femmes leur réputation de dignité et d'abnégation personnelles. Elles ne peuvent même pas se flatter d'échapper de telle manière à la vengeance de la nature outragée. « Une mère qui n'allaite pas est infiniment plus exposée à la péritonite, à la métrite, aux abcès du sein, aux affections cancéreuses des mamelles et de la matrice. » (Decaisne.) Il est certain que la tétée a une très heureuse influence sur les contractions utérines. Combien de fois sommes-nous appelés à traiter des femmes qui ont des douleurs lombaires, descendant jusque dans les cuisses, et une fatigue qui leur rend la station et la marche pénibles et même impossibles. Ces mêmes personnes ont souvent la sensation d'un poids et de quelque chose qui « tombe par en bas », et la cause de ces maux est presque toujours un engorgement mollasse et durable de l'utérus, qu'on n'observe jamais après un repos suffisant et qui tend à produire, s'il est négligé, ou bien une descente, ou bien

(1) « *Can a woman forget her sucking child?* »

une déviation, antéversion ou rétroversion, ou bien encore une métrite et de la leucorrhée, c'est-à-dire une foule de désordres de l'appareil génital.

L'élevage « *à la main* » est toujours une lourde charge et présente plus ou moins de dangers pour l'enfant. Le Dr Youl a mis ce fait en relief, avec beaucoup de force, en démontrant que, « si on place une centaine d'enfants au dehors, en nourrice sèche, même avec une surveillance et des soins attentifs, on peut affirmer qu'en moins de trois mois un septième ou un huitième aura déjà succombé. » Sur 8329 enfants de six mois au plus, décédés à Munich, de 1868 à 1870, on en compte 1231 (14 0/0) élevés au sein et 7098 (85 0/0) à l'allaitement artificiel. — Les tableaux statistiques montrent que les enfants nourris exclusivement au sein pendant au moins neuf mois, sont les mieux développés. Sur cinquante enfants élevés seulement « *à la main* », on en trouve à peine cinq bien nourris, treize dans des conditions moyennes et trente-deux qui se sont incomplètement développés, et ces chiffres représentent l'état de cinquante enfants survivant à l'allaitement artificiel.

Il est probable qu'il n'existe pas un problème plus difficile à résoudre que de savoir élever avec succès des enfants à l'aide de l'allaitement artificiel, et nous devons y consacrer une très minutieuse attention. Pour commencer, rappelons-nous que le lait de vache est presque toujours acide, tandis que le lait de femme est alcalin. Il est facile de s'en assurer dans la plupart des cas au moyen du papier de tournesol. Le lait de vache devra être aussi frais que possible, chaud de préférence, et, autant qu'on le pourra, provenant toujours de la même vache. Une jeune vache ayant un veau de quinze jours à trois semaines est celle qui convient le mieux pour un jeune enfant. On recherchera s'il y a eu fraude par addition d'eau dans le lait, au moyen d'un lactomètre ordinaire, — instrument qui devrait exister dans toutes les familles. Dans les cas douteux, on pourrait se servir également d'un hydroti-mètre et on comparerait les résultats donnés par les deux instruments. On doit observer en outre l'épaisseur de la couche superficielle de crème en la comparant par rap-prochement avec un échantillon de lait pur. Le lait pur et frais d'une vache bien nourrie doit être renouvelé deux fois par jour. Pour faire un « biberon », c'est-à-dire envi-ron 240 grammes de nourriture appropriée à un enfant de trois mois (qui n'en absorbera certes pas la totalité), il faut délayer 120 grammes de ce lait pur avec 120 grammes et quelquefois 180 ou même 240 grammes d'eau chaude. Le plus souvent le mélange moitié par moitié est le plus con-venable. Dans certains cas on y ajoute une ou deux cuil-lerées à café d'eau de chaux, pour empêcher le lait de cailler. Si le lait est fortement acide et si l'enfant rejette des caillots volumineux, il peut être nécessaire d'ajouter une ou deux cuillerées à bouche d'eau de chaux.

Dans ces mêmes circonstances, il convient d'étendre le lait d'une plus grande quantité d'eau et de prendre la pro-portion d'un tiers de lait, par exemple, pour deux tiers d'eau contenant de l'eau de chaux. On y pourra ajouter quelques grains de sel et un peu de sucre de lait ou même de sucre en pain pulvérisé. On ne doit jamais se servir de sucre brun et le sucre de lait est préférable au sucre blanc ordinaire, parce qu'il est moins apte à fermenter et cause moins d'acidités et de diarrhée. — La nourriture doit être donnée à la température de 37° à peu près. On lavera soigneusement la bouteille ou le biberon après chaque repas, de façon que la plus petite parcelle de lait aigri ne puisse pénétrer ensuite dans l'estomac du bébé. Le Dr Routh pense que l'absence de phosphate de soude dans le lait de vache le rend plus difficile à émulsionner et que pour cette raison il ne convient pas toujours à un jeune enfant. S'il en était ainsi, on pourrait le rendre plus assi-milable en faisant prendre à l'enfant, deux fois par jour, de 10 à 20 ou 50 centigrammes au plus de pancréatine, administrée dans une cuillerée à café d'eau sucrée ou d'eau d'anis. C'est là un moyen fort utile dans les différents modes d'élevage des bébés « à la main ». La dose indiquée ci-dessus est convenable pour l'enfant avant l'âge de deux mois. J'ai souvent fait disparaître un malaise persistant, des dérangements d'intestins et d'autres symptômes d'intolérance gastrique par l'emploi de la pancréatine et j'ai vu souvent avec surprise quelle petite dose pouvait suffire pour amener cet heureux résultat (Dr Hiram Corson). Le Dr Hiram Corson condamne l'usage de donner le lait étendu d'eau. Il affirme que la mortalité du début de l'enfance est due, en partie, à l'inanition que cet usage occasionne. Mais il semble que le Dr Corson oublie que le fait essentiel qui constitue la différence entre le lait de vache et le lait de femme n'est pas le manque de proportion convenable entre tel ou tel élément solide, mais la coagulation différente, toujours en petits flocons brisés pour le lait de femme et au contraire en gros caillots épais, lourds et indigestes pour le lait de vache. — C'est justement pour rendre le lait de vache plus facile à digérer que les médecins recommandent l'addition de l'eau et surtout de l'eau de chaux.

Sans doute, — surtout lorsqu'il s'agit de Londres, — l'addition d'eau est une opération déjà faite par d'autres, mais pour un enfant dont l'estomac est délicat, l'addition d'une petite quantité de chaux prévient la coagulation en masse et rend ainsi, j'en suis persuadé, un très grand service.

On peut ajouter une cuillerée à café de crème à 120 grammes de lait, ainsi que le recommmande sir W. Jenner. Il suffira de donner 120 grammes de cette préparation ; 150 grammes au plus pour un repas. Si l'enfant en prenait davantage, il serait exposé aux inconvénients d'une alimentation surabondante. On peut employer encore d'autres aliments, de temps à autre, ou bien pendant le sevrage ; par exemple, la mie de pain trempée et légèrement sucrée, bouillie avec un peu de lait, constitue un bon aliment ainsi que les biscuits de Robb et les *Tops and Bottoms*, la farine séchée au four, le mélange de farine sèche, de froment et d'avoine (un tiers d'avoine pour deux tiers de froment); ce dernier mélange bien bouilli avec 200 grammes environ de lait sucré produit un aliment très utile et de première importance. La farine séchée au four doit toujours être préparée avec du lait, car elle contient elle-même une proportion insuffisante de matières grasses et de chlorure de potassium. La *Revalenta arabica* ou farine de lentilles est fortement recommandée par le Dr Routh, qui lui attribue un effet légèrement laxatif et le pouvoir de faire cesser comme par enchantement les vomissements qui troublent quelquefois très fortement l'alimentation des jeunes bébés. Il affirme de plus qu'elle est fortement azotée et contient à la fois de l'acide phosphorique et du chlorure de potassium, matières d'une importance capitale dans la nutrition infantile, et qui font plus ou moins défaut dans l'arrow-root, l'avoine et le pain blanc ordinaire. — Les farines de Hard, de Neaves, de Nidge; la farine de froment phosphatée, le tapioca, la semoule, la farine brevetée de Brown et Colson, la farine lactée de Nestlé ont trouvé des partisans et des défenseurs. J'ai observé que la farine lactée de Nestlé était réellement un aliment précieux dans une foule de circonstances. J'ai connu des mères de famille qui, après en avoir retiré un grand avantage pour élever leurs propres bébés, recommandaient chaleureusement cette farine à leurs amies. Néanmoins on ne saurait dire qu'elle soit toujours également utile.

Il n'est pas facile de dire d'avance laquelle de ces préparations est la plus convenable pour chaque cas particulier. — Celle de Hard est de nature à produire un peu de constipation, tandis que celle de Neaves ne pourrait que déterminer un effet contraire. J'ai trouvé la farine de Ridge très utile dans la plupart des cas, mais également mauvaise dans quelques circonstances particulières. — Le gruau breveté de Robinson est souvent utile à employer pendant quelques jours, lorsqu'il y a de la constipation, et il peut être mélangé dans la proportion de moitié ou du tiers avec les autres préparations. L'arrow-root uni au lait est un aliment nourrissant. — Le lait au riz et la crème de riz sont surtout avantageux lorsqu'il y a un dérangement intestinal. En ce qui concerne le lait condensé, le Dr Pavy, dans une note (p. 191) de son *Traité des aliments*, relate quelques observations du correspondant de *La Lancette* de novembre 1872 dans lesquels on trouve qu'en apparence les enfants « prennent volontiers le lait condensé, engraissent et semblent profiter », mais qu'en réalité cette apparence est illusoire, et que ces mêmes enfants manquent de vigueur et deviennent aisément les victimes de la diarrhée et d'autres maladies. Le Dr Pavy fait remarquer que jusqu'à ce jour on n'a que des présomptions en ce sens, et que le sujet est important et de nature à provoquer de nouvelles recherches, etc. Ma propre expérience est décidément favorable au lait condensé. Les marques « Anglo-Suisse » et « Aylesbury » sont celles dont je puis attester toute la valeur. Dans le cours d'un très long voyage maritime, pendant lequel nous avions à bord de nombreux bébés et pas une vache, la valeur de ce lait condensé est devenue manifeste à mes yeux. Deux enfants très chétifs ont vécu exclusivement à l'aide de ce lait, leur mère n'ayant absolument rien à leur donner. Lorsque le lait maternel vint à leur manquer, ces pauvres enfants paraissaient à demi morts de faim, mais ils furent bien ragaillardis après trois mois environ de régime au lait suisse. Bien plus, j'ai eu occasion de voir des mères qui donnaient la préférence au lait suisse sur toute autre nourriture, alors même que le lait frais ne leur faisait nullement défaut. Je puis dire que je souscris volontiers à la spirituelle condamnation portée par le Dr Chambers, sur l'aliment de Liebig pour les enfants. Le Dr Chambers dit que « les gens sensés laisseront la recette de Liebig pour l'usage de quelque race future préférant l'artifice au naturel ». (Voyez le Formulaire.) J'ai vérifié l'utilité de l'aliment malté de Savary et Moore, au moins dans quelques cas. C'est une modification importante de l'aliment artificiel de Liebig et qui évite les nombreuses opérations de cuisine exigées par ce dernier, suivant la première formule donnée par l'auteur.

Comme règle, il ne faut pas donner un aliment artificiel, quel qu'il soit, plus de deux fois par jour de vingt-quatre heures, pendant que l'enfant est au sein, jusqu'à sept ou huit mois.

Vers le neuvième ou dixième mois, on devra augmenter les repas composés d'aliments artificiels au moment où l'on commencera le sevrage, qui doit être en général terminé vers le douzième mois.

Le *lait d'ânesse* est souvent substitué heureusement au lait du sein. Il est plutôt légèrement purgatif, mais l'eau de chaux corrigera facilement ce défaut. M. Lobb préconise l'adjonction d'un peu de crème au lait d'ânesse, pour le rapprocher le plus possible de la composition du lait de femme.

Le *lait de chèvre*, en dépit de son odeur spéciale (due à la présence de l'acide hircique), convient à beaucoup d'enfants. J'ai vu beaucoup d'enfants qui avaient été mis à ce régime à différents âges, et qui avaient profité d'une manière splendide dès que le lait de chèvre leur avait été administré. En Irlande, en Suisse, en Italie et dans beaucoup de localités des États-Unis d'Amérique, le lait de chèvre est employé largement. L'animal est facile à nourrir au pâturage, avec quelques betteraves, un peu de foin et de trèfle et quelques carottes de temps à autre. Elle fait des dégâts et n'est pas bon jardinier, mais on peut la traire aisément et sans crainte, et elle mérite qu'on s'en serve plus largement en Angleterre qu'on ne l'a fait jusqu'à ce jour.

Il est incontestable que certains enfants s'alimentent très bien et profitent avec des aliments qui sont réellement très nuisibles à d'autres; le pouvoir digestif est parfois très développé, et la seule raison qui explique ces variations me paraît être dans les différentes diathèses qu'on observe déjà dans l'enfance et qui demandent à être surveillées attentivement. Ce sont les enfants exposés à la diathèse rachitique et rhumatismale, qui souffrent le plus violemment de la dyspepsie et de faiblesse d'estomac. Les enfants tuberculeux sont beaucoup plus vigoureux à ce point de vue, et ceux qui sont affectés de la syphilis ou de scrofule sont dans une situation moyenne à cet égard. — Ainsi, grâce à l'examen attentif de chaque cas particulier, on obtiendra des indications plus sérieuses pour combattre la langueur et l'affaiblissement qui résultent non pas de l'imperfection même des aliments absorbés, mais de la puissance de l'estomac et de son intolérance pour une *quantité* suffisante d'aliments d'ailleurs bien choisis. Les enfants des goutteux et des rhumatisants sont affectés d'aigreurs et vomissent fréquemment leur lait en gros blocs caillés. Ces mêmes enfants rendent du lait caillé dans les garde-robes, et ils exigent par conséquent d'une manière spéciale l'emploi de l'eau de chaux pour alcaliniser le lait ou encore l'adjonction au lait de 5 centigrammes environ de carbonate de potasse pour 30 grammes de liquide. On doit toujours s'abstenir des farineux pour un enfant au-dessous de trois mois. L'absence de salive avant cet âge rend la digestion des matières amylacées très laborieuse et même pénible, si la quantité de féculents absorbée est un peu forte. Le Dr Gumprecht recommande la purée de carottes pour les jeunes enfants, 30 grammes de belles carottes finement râpées doivent être mélangés avec deux tasses d'eau froide, et laissés en contact pendant douze heures. Le résidu doit être pressé et le jus passé au filtre. Le liquide ainsi obtenu doit être mêlé à la poudre de biscuit de froment pour faire une bouillie cuite à petit feu, sans faire bouillir, de peur de coaguler l'albumine. On peut sucrer avec du sucre en pain. Cet aliment ne convient pas aux enfants qui auraient une tendance passagère à la diarrhée. — Le Dᵣ Meigs de Philadelphie recommande l'aliment qui suit : Placer 2 grammes de gélatine dans un peu d'eau froide pendant quelques instants, faire bouillir 10 ou 15 minutes dans 260 grammes d'eau et faire dissoudre. On ajoute alors en tournant constamment et seulement au moment de retirer du feu, le lait et de l'*arrow-root* délayé dans un peu d'eau froide. Après cela on ajoute un peu de crème et de sucre, puis on retire du feu aussitôt. Les proportions de lait, de crème et d'*arrow-root*, dépendent de l'âge et de l'état des fonctions digestives du bébé. Pour un enfant bien portant d'un mois environ, 100 à 120 grammes de lait, 15 grammes à 30 grammes de crème, une cuillerée à café d'*arrow-root*, pour 250 grammes d'eau environ, en augmentant la quantité de lait et de crème à proportion de l'âge de l'enfant. Il est certain que quelques enfants viennent admirablement avec des aliments qui sont absolument nuisibles à presque tous les autres bébés, ce qui prouve un pouvoir digestif remarquablement développé et peut-être aussi, à mon avis, l'influence de diathèses qui, de bonne heure, témoignent aussi de leur présence et réclament des soins attentifs. En prescrivant telle variété d'aliments de préférence à telle autre, nous devons être guidés par les résultats et nous devons toujours réserver quelques variétés d'aliments, sur lesquels nous puissions retomber à l'occasion. Ce sont les enfants atteints des diathèses rachitique et rhumatismale, qui souffrent le plus sévèrement de troubles dyspeptiques et de « langueur d'estomac ». Les tuberculeux sont beaucoup plus vigoureux à cet égard, et les scrofuleux ainsi que les syphilitiques, occupent un rang intermédiaire. Ainsi, par une attention soigneuse aux indications diathésiques, nous trouverons des indications urgentes et utiles à remplir, pour combattre ce dépérissement, cet épuisement, qui résultent presque toujours, non seulement d'une nourriture impropre, mais encore de l'affaiblissement du pouvoir digestif qui empêche l'*assimilation* d'aliments qui sont d'ailleurs convenablement choisis. Les enfants des goutteux et des rhumatisants souffrent ordinairement de dyspepsie acide et présentent, dans les selles comme dans les vomissements, des caillots de lait aigri faciles à reconnaître et qui nécessitent l'emploi des alcalins à l'intérieur, spécialement de l'eau de chaux ou par exemple de quelques centigrammes de bicarbonate de potasse pour une dose d'aliments. On se méfiera aussi de l'emploi des féculents au-dessous de l'âge de trois mois. L'absence de salive à cet âge rend difficile la digestion des farineux, et si on les donne en certaine quantité, on peut s'attendre à des troubles dyspeptiques.

Les vomissements survenant pendant la première année sont très souvent une cause de préoccupation pour les mamans. La cause est presque toujours dans un vice d'alimentation, et très souvent on doit accuser les féculents. Si le bébé languit, si la fontanelle est déprimée, il n'y a rien de mieux à faire que de le confier à une forte nourrice et, à défaut de nourrice, de lui donner du lait d'ânesse, de chèvre ou même du lait de vache additionné d'eau de chaux. En même temps il faudra tenir l'enfant chaudement, et lui couvrir surtout les pieds et l'estomac. On fera de temps en temps de douces frictions sur la peau et on tiendra soigneusement le corps libre. On peut se servir utilement d'un mélange de bismuth et de bicarbonate de soude ou d'acide cyanhydrique et de nitrate de potasse. Le D' Eustache Smith recommande la formule suivante :

Acide cyanhydrique dilué............	6	gouttes
Nitrate de potasse................,.	3	grammes 60
Sirop simple.....................	15	—
Eau,..........................	45	—

A la dose de 3 grammes 60 (une très petite cuillerée à café) trois fois par jour.

Peut-être convient-il dès maintenant d'examiner une affection extrêmement commune et embarrassante au point de vue thérapeutique. En effet on ne sait dans ce cas s'il faut s'en tenir au régime ou avoir recours à un traitement actif.

Nous venons d'avoir précisément de très fortes chaleurs et de la sécheresse. Le résultat a été, comme on le pouvait prévoir d'avance, une mortalité inaccoutumée chez les petits enfants. Des cas identiques s'observent fréquemment en Angleterre, et le croquis que je vais esquisser sera immédiatement reconnu par les praticiens. Voici un beau et fort bébé, pesant peut-être sept ou huit livres ; sa mère n'a pas de lait, est incapable de nourrir ou ne veut pas s'en donner la peine. On a recours au biberon avec du lait, du sucre, de l'eau de chaux, etc. Même on choisit un bon lait, on ne néglige ni la ventilation des chambres, ni l'exercice en plein air ; enfin tout est régulier et dans des conditions parfaites, et cependant au bout de quinze jours ou d'un mois on trouve tout à coup, ou en peu de jours on s'aperçoit que le pauvre petit *ne vient pas.* Tel est le premier signe apparent ou au moins le plus marqué des symptômes actuels et c'est alors aussi qu'il faut se hâter d'agir : le moment est précieux pour essayer un traitement avec des chances de succès, c'est l'âge d'or du traitement. Malheureusement on conclut d'ordinaire que « cela ne sera rien et que cela passera ». La vérité est que l'enfant est souvent de mauvaise humeur, qu'il se met tout d'un coup en colère sans cause apparente, mais comme il reprend bien vite sa bonne humeur, on pense encore que cela ne doit être rien. Mais, outre que l'enfant ne vient pas bien et qu'il a des accès de colère, la mère peut s'apercevoir bientôt que la chair n'est plus aussi ferme qu'elle était, l'enfant étant souffrant une fois ou deux dans la journée, l'intestin est un peu relâché, les matières sont quelquefois argileuses, quelquefois très nauséabondes, le sommeil est plus ou moins troublé et les paupières légèrement entr'ouvertes. Ces symptômes augmentent en gravité pendant quelques jours, et c'est maintenant l'âge d'argent du traitement ; nous pouvons espérer que tout n'est pas perdu.

Par degrés insensibles ou quelquefois tout à coup, l'enfant paraît enfin très malade. Il a constamment des malaises, une mauvaise diarrhée passant par toutes les variétés, bilieuse, noirâtre, caillebotée, puis verte et fétide, puis aqueuse et aigre occasionnant bien vite l'érythème intertrigo sur les fesses, les cuisses et le voisinage de l'anus. L'enfant rejette sa nourriture, refuse de rien prendre et crie cependant avec avidité dès qu'il voit la cuiller ou le biberon. Le cri est tantôt un gémissement, tantôt une plainte ; l'amaigrissement fait de rapides progrès, l'œil est luisant, les joues flétries, la fontanelle s'affaisse, la bouche est entrebaillée et souvent éraillée et ulcérée entre les commissures des lèvres ; des aphthes se montrent sur le palais et la langue, la diarrhée augmente, puis l'appétit ou plutôt la soif devient extrême ; de ce qu'il refuse tout, il en résulte que le pauvre petit voudrait absorber tout ce qu'il voit ; c'est surtout pour se rafraîchir la bouche pendant un instant, car les caillots et les matières non digérées retrouvées dans les vomissements nous empêchent de faire une erreur et de prendre cette avidité pour un bon signe. Alors vient le cri cérébral, le petit cri tremblant et soudain, mourant tout de suite et complètement différent du gémissement et de la plainte et plus différent encore, hélas ! du cri plein de cœur et d'entrain d'un bébé bien portant. C'est l'âge de plomb du traitement et d'ordinaire le terme fatal n'est pas loin.

Et pourtant, même alors, pourvu que ce dernier souffle n'ait pas été rendu, pourvu que la muqueuse digestive n'ait pas été altérée au point de ne pouvoir plus jamais rien assimiler ; même alors, à la dernière heure, que ne devons-nous, que ne pouvons-nous pas espérer, si l'enfant peut être mis entre les bras d'une excellente nourrice ? C'est merveilleux de voir un à un tous les accidents disparaître et ce danger imminent faire place en quelques semaines à la plus robuste et à la plus parfaite santé.

Traitement. — Il est évident, d'après ce que nous venons de dire, que si le sein est d'un si grand secours même à la dernière période de ce mal sans nom (que nous désignerons cependant quelquefois par le mot d'assimilation imparfaite), à plus forte raison les effets de l'allaitement naturel seront-ils encore plus certains dans les premiers moments de la maladie. S'il est impossible de trouver une nourrice, de se procurer même du lait d'ânesse ou de chèvre, si le lait d'ânesse ou de chèvre ne réussit pas mieux, que devons-nous faire ? J'ai supposé l'enfant nourri au lait de vache mélangé d'eau et d'eau de chaux avec du sucre de lait. En tenant compte de ce fait que le lait de vache est souvent acide et que les garde-robes dans ce cas sont très aigres, l'eau de chaux peut être donnée à doses plus élevées et combattre ainsi avantageusement l'acidité et en même temps la diarrhée. On peut aussi changer le lait et substituer au lait de vache le lait condensé administré de la même façon ou bien, si le lait est rejeté en gros caillots, et s'il y a des grumeaux dans les selles, on peut donner le lait sous quelque autre forme. J'ai vu le bouillon de poulet, l'eau d'orge, la colle de poisson de Russie avec deux cuillerées à thé de cognac en cinq doses par jour, servir avec succès de réconfortant de l'estomac pendant quelques jours ; mais alors même que ces aliments légers sont supportés, l'enfant continue à dépérir ou tout au moins ne reprend-il pas. On doit donc faire une nouvelle tentative pour revenir à l'alimentation lactée. C'est le moment d'employer le petit lait additionné de vin blanc. On ajoutera une cuillerée de bon Xérès à quatre ou cinq cuillerées de lait bouillant, on laissera bouillir sur le feu pendant quelques instants pour former un caillot. On passera au filtre ou dans un tamis et on additionnera de sucre de lait. On peut donner un verre à Bordeaux de ce petit lait dans les vingt-quatre heures, et souvent on observe à la fois qu'il plaît à l'enfant et relève ses forces. On peut ainsi remplacer le cognac dont les enfants sont bien vite dégoûtés et incommodés.

Je ne recommanderai que peu de médicaments. Les mélanges contenant de la craie et les astringents sont généralement plus nuisibles qu'utiles. Si la diarrhée est très mauvaise, un demi-quart de lavement amidonné et légèrement opiacé peut convenir. Deux ou trois gouttes de laudanum et 15 grammes d'amidon délayé suffisent pour un enfant âgé de six mois (1). Un cataplasme de mie de pain chaud, saupoudré de farine de moutarde, peut être appliqué sur le ventre quand il y a de la douleur ; son effet est très calmant. A l'intérieur j'emploie la pancréatine à partir de 10 centigrammes et je l'associe souvent au sirop d'hypophosphite de chaux : c'est plutôt une prescription alimentaire qu'une médecine. Quand l'agitation et l'irritabilité sont les symptômes dominants et occasionnent manifestement l'affaiblissement, le bromure de potassium avec ou sans addition d'une faible dose de chloral est d'un effet excellent.

De petites doses de poudre de Dower pour arrêter le flux dysentérique complètent les conseils que je voulais donner au point de vue thérapeutique. En ce qui concerne les autres formes de régime approprié à ces circonstances, les blancs d'œufs chauds, mais non durcis, délayés avec un peu d'eau et sucrés avec du sucre de lait, constituent un aliment souvent très utile. On peut se servir de même des jaunes d'œufs. Souvent le jus de viande ou la viande crue rendent des services et nous indiquerons par conséquent à propos des aliments leur mode de préparation.

(1) Une goutte de laudanum suffit souvent et le lavement d'amidon, de deux cuillerées au plus, cuit à consistance sirupeuse doit être donné à l'aide d'une petite seringue et très doucement, autrement l'enfant le rendrait aussitôt.

Le Dr Routh rapporte qu'il a injecté, avec le meilleur résultat, du jus de viande crue, dans la bouche d'enfants tellement affaiblis qu'ils ne pouvaient plus le boire à la cuiller. Pour les jeunes enfants le même auteur conseille de couper de longues bandelettes de viande crue et de laisser les enfants sucer cette viande jusqu'à ce qu'elle soit entièrement privée de son jus. Tels sont les moyens employés dans les cas désespérés; moyens qui permettent d'entretenir la vie jusqu'à ce que l'assimilation soit assez bien rétablie pour que l'on puisse revenir à un régime plus normal sans danger pour l'enfant. Lorsque la mère ne peut pas nourrir son enfant, ce qu'il y a de mieux pour la remplacer, c'est une nourrice. Autant que possible choisissez une jeune femme mariée, vigoureuse, sans cicatrices et sans boutons à la peau, surtout au cou, avec des dents régulières et un tempérament sain, dont l'enfant ait à peu près l'âge du nourrisson auquel vous la destinez. L'enfant de la nourrice doit être également sain et ne doit présenter ni plaie, ni rougeurs autour de l'anus. — Le lait, dont il faudra examiner une faible quantité dans un verre, doit être épais, blanc bleuâtre, doux et formant à la surface une crème bien pure quand on le laisse reposer quelque temps. Les mamelles doivent être modérément développées, régulières, fermes, formées non pas de graisse mais de tissu glandulaire ; le mamelon pas trop gros, bien fait et saillant, pour que l'enfant puisse le saisir avec facilité. Une nourrice ne doit pas être nourrie trop fortement, elle doit vivre régulièrement, simplement et dans le calme et la tranquillité ; elle doit faire également de l'exercice au grand air tous les jours.

Dans les classes riches, il n'y a pas de préjugé plus répandu que la pensée qu'on doit accabler la nourrice de soins et de ménagements. On oublie les labeurs qu'elle vient de quitter et qui lui ont donné et ont entretenu sa vigueur ; elle est sévèrement condamnée à ne rien faire et à manger constamment une nourriture très fortifiante, et puis les parents sont surpris que le lait ne convienne pas à leur enfant et que la nourrice ne paraisse plus la même et s'affaiblisse de jour en jour.

La densité du lait de femme est de 1032.67 et sa composition est la suivante d'après MM. Becquerel et Vernois.

```
Eau................................................        889  08
Sucre.............................................   43  64
Caséine et matières extractives.........   39  24
Beurre...........................................   26  66
Sels..............................................    1  38
Matières solides............................        110  92
                                                    ──────────
                                                    1000  00
```

La quantité de lait sécrété en un jour peut s'élever de 900 à 1.200 grammes environ. Le lait des brunes est plus riche en matières solides que le lait des blondes, quoique celles-ci en sécrètent d'ordinaire une plus grande quantité totale.

COMPOSITION DE DIFFÉRENTS LAITS (VERNOIS ET BECQUEREL)

LAITS	DENSITÉ	1000 part. cont.		Les mat. solides se comp. de			
		LIQUIDES	SOLIDES	SUCRE	BEURRE	CASÉINE ET MAT. EXT.	SELS
Femme	1032.67	889.08	110.92	43.64	26.66	39.24	1.38
Vache	1033.38	864.06	135.94	38 03	36.12	55.15	6.64
Anesse	1031.57	890.12	109.88	50.46	18.53	35.65	5.24
Chèvre	1033.53	844.90	155.10	36.61	56.87	53.14	6 18
Brebis	1040.98	832.32	167.68	39.43	54.31	69.78	7.16

Je transcris en outre les résultats d'une autre analyse faite par M. Boussingault.

LAIT DE	EAU °/₀	CASÉINE ET ALBUMINE	BEURRE	SUCRE de LAIT	SELS
Femme	88.9	3.9	2.6	4.3	0.1
Vache	86.6	4.0	4.0	4.8	0.6
Anesse	90.3	1.9	1.0	6.4	0.4
Jument	90.9	3.3	1.2	4.3	0.5
Chèvre	84.9	6.0	4.2	4.4	0.5
Brebis	86.5	4.5	4.2	5.0	0.7
Chienne	77.9	15.8	5.4	4.4	1.0

Le sevrage doit avoir lieu du neuvième au douzième mois, et on doit le pratiquer graduellement, c'est-à-dire que l'aliment artificiel doit remplacer petit à petit et de plus en plus fréquemment le lait maternel, jusqu'à ce qu'on ne donne plus le sein que la nuit d'abord et enfin jusqu'à la cessation complète de l'allaitement. La plupart des aliments recommandés précédemment peuvent être employés avec succès : celui qui plaît le mieux à l'enfant et lui réussit le mieux doit être préféré et continué. Il est mauvais de sevrer un enfant qui est souffrant : on doit attendre un moment opportun, mais presque toujours on peut sevrer vers la fin du douzième mois.

La lumière a une influence considérable sur le développement régulier de l'enfance. Dans un mémoire remarquable lu devant l'Académie des sciences de Paris, M. Dubrunfaut fait ressortir l'importance des différentes colorations de la lumière sur la croissance des animaux et des plantes. Les recherches de Gratiolet, de Cailletet et autres expérimentateurs, ont prouvé que les rayons rouges du spectre sont ceux auxquels on doit attribuer l'influence du soleil sur la physiologie des plantes. La lumière verte qui ne convient pas aux plantes, est avantageuse au contraire pour les animaux. Le rouge, complément du vert, est la coloration de la peau humaine, grâce à la circulation sanguine, absolument comme le vert des feuilles est la couleur complémentaire des rayons rouges que les plantes absorbent. Ainsi, dit le Dr Dubrunfaut, nous devons proscrire le rouge des appartements, excepté pour les rideaux.

Le Dr Dubrunfaut cite les observations faites sur quatre enfants qui étaient devenus chlorotiques dans l'atmosphère parisienne et qui avaient recouvré leur pleine santé sans autre traitement que la vie en plein air, au grand soleil, sur une plage maritime. Que nous acceptions complètement ou non des conclusions du Dr Dubrunfaut, ses études auront au moins servi à nous remémorer la grande importance de la lumière au point de vue hygiénique et même comme moyen thérapeutique dans certains cas.

La dentition commence généralement au septième mois, mais, surtout dans le rachitisme, elle peut être retardée jusqu'à dix-huit mois et même jusqu'à deux ans. Quand un enfant est né avec des dents, on peut s'attendre à les voir bientôt tomber. Les dents temporaires, au nombre de vingt, sortent généralement deux par deux. La table suivante indique *les mois* où les dents se montrent ordinairement.

MOLAIRES	CANINES	INCISIVES	CANINES	MOLAIRES
24-12	18	9-7-7-9	18	12-24

La mâchoire inférieure est généralement un peu en avance sur la supérieure. Les dents permanentes au nombre de trente-deux se montrent aux dates suivantes exprimées en *années*.

GR. MOL.	PET. MOL.	CANINE	INCISIVES	CANINE	PET. MOL.	GR. MOL.
25-13 6	10-9	11	8-7-7-8	11	9-10	6-13-25

    A deux ans l'enfant a en tout.................. 16 dents
    A deux ans et demi........................... 20 —
    A six ans................................... 48 —
(dont 20 caduques et 28 permanentes); en exceptant les dents de sagesse.

Pendant la dentition la santé de l'enfant exige des soins particuliers, le corps doit être toujours libre, le régime très surveillé, les gencives incisées lorsqu'elles se montrent chaudes, gonflées, mais jamais inutilement en dehors de cet état ; la diarrhée de la dentition est naturelle et, pourvu qu'elle ne soit pas exagérée, on doit la laisser suivre son cours. Un peu d'huile de ricin est le meilleur moyen pour la combattre lorsqu'elle devient douloureuse, fétide ou pénible pour l'enfant.

Les astringents sont nuisibles neuf fois sur dix dans cette condition.

La période de la dentition est souvent difficile, même chez les enfants les mieux portants et à plus forte raison si l'enfant est sous la dépendance d'un état diathésique. C'est à cette époque qu'on observe plus fréquemment les ulcérations de la bouche, les troubles intestinaux, les convulsions et les congestions des centres nerveux. La paralysie même peut survenir tout à coup, sans prodrôme ; et l'enfant s'étant couché en pleine santé, après un peu d'agitation pendant la nuit, la mère est étonnée de trouver au matin un bras du bébé paralysé ; quelquefois un bras et une jambe, plus rarement les deux jambes et un bras ou même les deux bras sans les jambes sont affectés de la même impuissance fonctionnelle. Généralement cette paralysie est temporaire et dure seulement quelques semaines ; cependant elle peut se prolonger parfois plusieurs mois et même devenir absolument incurable. Le Dʳ Fliess pense que les molaires occasionnent plus souvent que toute autre dent la paralysie; il est très rare que les incisives en soient le point de départ. On recommande souvent d'inciser en croix la gencive quand les molaires sont prêtes à percer. Cela peut être fort utile dans beaucoup de cas ; mais on peut, chez les enfants scrofuleux ou rachitiques, redouter de faire naître ainsi une stomatite ulcéreuse et même d'occasionner une hémorrhagie en nappe, assez insidieuse et très difficile à réprimer. On observe aussi parfois une difficulté et une gêne assez forte pendant l'émission des urines, ce qui indique l'emploi de quelques boissons délayantes auxquelles on pourra ajouter une petite quantité de citrate de potasse, et dans les cas plus douloureux une ou deux gouttes de la solution Battley (1), pour compléter le traitement. Dans les convulsions qui se montrent au cours de la dentition, l'hydrate de chloral doit être donné par dose de 25 centigrammes pour un enfant de huit ans. Le goût du chloral est très bien masqué dans le sirop d'écorces d'oranges amères ou dans l'eau de menthe poivrée bien sucrée.

C'est généralement à la fin de la première année qu'on peut commencer à donner un régime alimentaire plus solide, c'est-à-dire du pain et du jus de viande, des pommes de terre écrasées dans du jus de viande et de temps en temps, lorsque l'enfant fait des dents, des morceaux de viande hachée menue, des pommes de terre et du jus de viande, on peut y ajouter quelques pâtisseries légères et le régime complet que nous allons indiquer dans le tableau suivant.

(1) La solution de Battley est un remède secret à base d'opium. On croit qu'elle contient un méconate de morphine.

REPAS	RÉGIME LÉGER	RÉGIME ORDINAIRE	RÉGIME TRÈS FORTIFIANT *comprenant l'ordinaire plus les mets suivants au choix, suivant les cas.*
à 8-9 heures	Pain bouilli dans un mélange d'eau de lait par parties égales. Gruau. Arrow-root. Riz au lait. Lait et eau de chaux (3/4-1/4). Orge mondé au lait.	250 gr. de lait frais bien chaud versé sur une tranche de pain ou une tartine de pain et de beurre. On peut ajouter du sucre au lait. Pain et beurre avec un thé léger, du café ou mieux du chocolat avec beaucoup de lait. Le chocolat est très nourrissant, très sain et plait presque toujours aux enfants.	Un jaune d'œuf bien frais battu dans du thé avec une ou deux cuillerées à café de crème. Un œuf frais cuit à la coque. Crème au chocolat.
Dîner à midi-1 heure.	Bouillie au pain de gruau. Pouddings légers, sagou, tapioca, semoule, pain, riz, fécule de tous les noms, farine et froment. Poisson, sole bouillie, merlan. Poulet bouilli. Bouillon de veau léger. Bouillon de poulet.	*Pain.* — Pommes de terre écrasées et jus de viande. Thé de bœuf ou de veau. — Bouillon de poulet et de mouton. Légers Pouddings au riz, sagou, vermicelle, tapioca, froment. Des marmelades au riz ou une crème renversée sont des entremets sains qu'on peut servir de temps à autre pour changer. *Poisson.* — Turbot soles, merlans, éperlans, carrelets, morue fraiche, mulets, toujours bouillis plutôt qu'en friture.	Soupes légères avec du bœuf maigre, du veau ou du mouton et transformées en potages au sagou, au vermicelle, macaroni, riz, orge mondé ou autres légumes sains, sans trop d'assaisonnements. Gelées avec des pieds de veau ou de la mousse d'Islande ou d'Irlande. Extrait de viande de Liebig. Soupe de tortue. — Le bouillon de tortue est très digestif et nutritif à un haut degré. Viande crue préparée en grattant du bœuf ou

REPAS	RÉGIME LÉGER	RÉGIME ORDINAIRE	RÉGIME TRÈS FORTIFIANT *comprenant l'ordinaire, plus les mets suivants au choix, suivant les cas.*
		Viande. — Mouton rôti ou bouilli, côtelette de mouton ou d'agneau, bœuf rôti, poulet, pigeon ou dindon. *Légumes.* — Pommes de terre bouillies, choux-fleurs, broccolis, épinards, navets, panais, carottes, haricots verts, asperges, chou marin, laitue, riz bouilli. *Fruits.* — Les fruits sont plus sains lorsqu'ils sont cuits au four ou à l'étouffée. Le fruit très mûr est également sain en petite quantité. *Boissons.* — L'eau, l'eau panée et quelquefois de l'eau et du lait.	du mouton bien maigre, en le pilant au mortier jusqu'à le transformer en une véritable gelée ; on le passe ensuite au tamis et on le donne par cuillerées à café de temps à autre. C'est un aliment très utile dans la diarrhée prolongée et dans les affections occasionnant une profonde anémie. La quantité peut être augmentée s'il y a tolérance. Les selles contractent alors une odeur forte. Huîtres, Riz de veau. Mauviettes, faisan, bécassine. *Stimulants ordinaires :* Vin du Rhin ou de Bordeaux, Ale, Porter. *Stimulants extraordinaires :* Porto, Cognac, Champagne.
Thé à 4 heures	Comme le déjeuner.	Comme le déjeuner. Si le thé a été pris au déjeuner, on donnera du chocolat à 4 heures ou réciproquement.	Comme au déjeuner. *Gélatine.* — Colle de poisson ou graisse de bœuf attachée dans un sac de mousseline et bouillie dans du lait qu'on sucre ensuite.
Souper à 6 heures	Bouillie de gruau. Lait additionné d'eau. Arrow-root.	Poudding au riz, au gruau, farine de froment, arrow-root, blanc-manger, etc., avec un morceau de pain et une tasse de lait.	Légers pouddings. Thé de bœuf. Un peu de gelée ou de blanc-manger avec du pain et une tasse de lait.

Les repas des enfants doivent être réguliers, à heures fixes, et l'enfant sera couché dès qu'il aura soupé. Le repas avant le coucher doit toujours être léger.

Ce qu'il faut éviter. — Toutes les soupes fortes et fortement assaisonnées. — *Viandes :* le porc, le veau, le lard, le bœuf salé, le canard, l'oie, les saucisses, le foie, les rognons, le cœur et les tripes. — *Poissons :* les crabes, le homard et tous les coquillages, excepté les huîtres, le saumon, la morue salée, l'anguille, le hareng, le maquereau. — *Légumes :* concombres, radis, céleri, oignons, le persil et autres condiments. Les fécules, les pâtisseries, les sucreries, les sauces, les épices, les noix, le fromage, les gâteaux sucrés et le poudding à la graisse. Les raisins secs en confitures ou en pouddings sont exécrables pour les enfants qui sont sujets à la diarrhée, on les retrouve presque toujours intacts dans les garde-robes.

L'emploi des farineux demande une certaine attention ; dans quelques cas ils sont réellement nuisibles surtout dans les affections du tube digestif, et dans certaines diathèses ils sont utiles au contraire, à la condition que l'enfant puisse les digérer. Si l'enfant a de la diarrhée ou des vomissements, on doit laisser ou diminuer les féculents pour les reprendre lorsque l'estomac sera revenu à son état normal. En général plus le régime alimentaire est simple dans l'état de santé ou de maladie, meilleur il est ; mais il se peut que, dans les maladies longues, surtout chez les riches, le médecin soit obligé de savoir varier et fortifier le régime sans danger et sans inconvénient.

CHAPITRE II

AFFECTIONS CONGÉNITALES ET MALADIES DES NOUVEAU-NÉS

Sous ce titre on a l'habitude de grouper ensemble des affections diverses, parmi lesquelles plusieurs seront traitées plus tard dans les chapitres auxquels il nous semble qu'elles se rattachent plus naturellement. La liste complète comprend : l'asphyxie des nouveau-nés, le céphalœmatome, les maladies du nombril, le trismus, le sclérème, l'ophtalmie des nouveau-nés, la cyanose, l'hydrorachis, l'ictère, l'atélectasie pulmonaire, le gonflement des mamelles.

I. — ASPHYXIE DES NOUVEAU-NÉS

L'asphyxie des nouveau-nés est l'état dans lequel se trouve un enfant qui vient de naître et ne respire pas. L'enfant vit comme le prouve les battements du cœur, mais les muscles de la respiration ne fonctionnent pas. Le terme le plus correct pour désigner cette affection serait, suivant le Dr Tanner, l'*apnée*. Les causes ordinaires de cet état sont un travail prolongé, joint à l'enroulement du cordon autour du cou de l'enfant ; la compression du cordon par le fait d'un prolapsus de cet organe ou par toute autre cause ; la présence dans la bouche de glaires visqueux qui ferment l'accès de l'air dans la glotte, et enfin l'extrême faiblesse, la débilité de l'enfant. Des moyens très simples suffisent d'ordinaire à modifier avantageusement cette situation. Il faut d'abord nettoyer soigneusement la bouche et la gorge de l'enfant en retirant les mucosités qui les obstruent plus ou moins complètement, puis il faut fustiger fortement les fesses avec les mains ou un linge. Desormeaux recommande de souffler une fois ou deux dans la bouche de l'enfant et de comprimer ensuite avec force les parois du thorax. En essuyant la bouche de l'enfant on provoque souvent de la suffocation et un peu de toux qui suffisent à déterminer le mouvement respiratoire. Si ces moyens échouent, on peut employer un bain chaud suivi immédiatement d'une douche d'eau froide et l'enfant peut être retrempé de nouveau après cette douche dans de l'eau bien chaude. L'alternance de la chaleur et du froid, aidée de frictions stimulantes, provoque souvent le résultat désiré.

Aussitôt que la respiration s'est établie, on retirera l'enfant du bain, car une submersion trop prolongée lui serait nuisible.

La respiration artificielle, surtout par le procédé de « Silvester », est une méthode applicable en beaucoup de circonstances.

Une douche d'eau froide sur l'estomac, recommandée par M. le Dʳ Tott, et des insufflations douces suivies de mouvements de respiration artificielle, sont des moyens auxquels on pourra recourir, mais dont on aura rarement besoin. Dans les cas extrêmes on pourra employer l'électrisation, si l'on a sous la main les appareils nécessaires. Dans l'apnée il ne faut pas couper le cordon, excepté s'il y a de la cyanose. Dans ce cas et lorsque la congestion apoplectique est manifeste, on peut laisser couler une ou deux cuillerées de sang avant de pratiquer la ligature du cordon.

Le Dʳ Maschka a montré qu'on ne doit pas abandonner trop tôt les efforts tentés pour ramener un nouveau-né à la vie. Un enfant peut être ramené au bout d'une heure et sauvé de cette manière par l'établissement définitif de la respiration (1). (Voyez *Atélectasie*.)

II. — MALADIES DU NOMBRIL

Le cordon sera enveloppé dans un morceau de toile fine et douce. On aura fait un trou au milieu de cette petite compresse et on fera passer le cordon dans ce trou, puis après l'avoir roulé dans la compresse, on appliquera doucement le tout sur l'abdomen, du côté de l'estomac.

La bande de flanelle maintiendra le tout en place. — Le cordon se détache d'ordinaire au bout de cinq ou six jours, quelquefois moins; la chute du cordon est d'autant plus rapide, qu'il est plus mince et plus sec et qu'il contient moins de gélatine de Warthon.

Quand la séparation s'effectue bien, il y a seulement un léger suintement de sérosité, et à la fin de la quinzaine la cicatrice est complète. Parfois, néanmoins, les choses ne se passent pas d'une manière aussi satisfaisante : l'inflammation survient et une sécrétion séro-purulente s'établit, ce qui peut entraîner la formation d'un érysipèle des tissus voisins. Par suite on devra donner la plus grande attention à toute inflammation ou ulcération bénigne, surveiller les soins de propreté, appliquer une pommade à l'oxyde de zinc ou une lotion faible de plomb. La pom-

(1) Le procédé le plus efficace pour pratiquer l'insufflation consiste dans l'emploi du tube laryngien de Chaussier, modifié par M. Depaul. Il importe, pour bien appliquer le tube, de suivre exactement le manuel opératoire indiqué dans les traités d'obstétrique, c'est-à-dire chercher l'entrée de la glotte, puis *tourner court* en portant le pavillon en haut et en dehors pour pénétrer dans la partie supérieure de la trachée. Se rappeler que l'insufflation doit être prolongée avec persévérance. M. le Dr Fort a ranimé un enfant après huit heures de mort apparente en se servant de l'insufflation trois heures après que le décès avait été constaté. Le fait se passait en 1864 et l'enfant était vivant en 1880.

Les bains chauds à 50° ont été préconisés récemment d'une manière spéciale et ont donné de bons résultats entre les mains de tous les praticiens

made à l'oxyde de zinc faite avec de la vaseline est très utile. De temps à autre, il peut être utile de pratiquer une cautérisation légère, surtout si la plaie présente un aspect atone. S'il survient quelque tendance au sphacèle, on se servira de lotions désinfectantes à l'acide phénique ou avec la liqueur de Condy, aidées d'un allaitement abondant et soigneusement donné, d'un peu de vin ou de cognac dans du lait ou du café.

L'hémorrhagie du nombril est, en général, une affection assez sérieuse. Heureusement elle est rare; elle survient quelques heures après la naissance ou plus tard jusqu'au dix-huitième et même au vingtième jours après la naissance; elle est plus commune vers le huitième. Elle est souvent précédée par l'ictère. Le sang est très long à se coaguler et se montre comme un suintement continuel et incessant plutôt qu'en jet rapide. Le collodion et un emplâtre agglutinatif approprié paraissent les pansements les plus avantageux pour obtenir l'hémostase; les styptiques ordinaires sont peu utiles et les moyens chirurgicaux, tels que la transfixion à l'aide d'épingles pour opérer la ligature, etc... paraissent plutôt exciter une hémorrhagie plus vive encore par les piqûres qu'on est obligé de faire. Il faut se souvenir qu'il y a derrière ce fait local une diathèse hémorrhagique qui est souvent liée à une affection hépatique et à la constipation. Les acides minéraux et les autres astringents sont les remèdes dont il est bon de se méfier grandement en plusieurs circonstances. Dans quelques cas, une purgation suivie des astringents a pu être utile. J'ai accouché récemment (1877) une femme qui a perdu trois enfants de cette manière. Elle avait souffert d'accidents secondaires et avait été soumise pendant le dernier mois de sa grossesse à un traitement antisyphilitique. Cependant l'hémorrhagie du nombril se manifesta comme la dernière fois et les styptiques, les emplâtres agglutinatifs et tous autres moyens échouèrent complètement.

Prenant grand intérêt à cette circonstance, je priai cette femme de me prévenir aussitôt qu'elle serait enceinte de nouveau, ce qui arriva le second mois après les couches. Je la mis immédiatement à l'iodure de potassium et au quinquina à doses modérées, la visitant de temps à autre pendant le cours de sa grossesse. Je variai le traitement en le suspendant de temps à autre pour le remplacer par le bichlorure de mercure et le quinquina, pendant trois ou quatre semaines, ensemble; puis par l'huile de morue avec une faible dose d'iodure de mercure le soir. La santé générale fut notablement améliorée, se maintint excellente pendant tout le temps de la gestation, et j'eus le plaisir de délivrer cette femme et de recevoir un beau garçon plein de santé, qui ne montra aucune espèce de tendance aux hémorrhagies du nombril.

III. — SCLÉRÈME

Le sclérème ou induration du tissu cellulaire, avec ou sans œdème, est une maladie absolument limitée aux premières semaines de la vie. Elle débute ordinairement au pied, ou au mollet, quelquefois à la région pubienne, et elle s'étend ensuite sur tout le corps excepté sur le thorax, qui reste presque toujours intact. Les régions atteintes sont dures, enflées, la peau est tendue au point qu'il est impossible de la pincer ou de la faire glisser sur les parties sous-jacentes; elle est sèche, âpre et froide au toucher et sa teinte varie du pourpre au jaunâtre. Suivant Léger, un thermomètre placé dans la bouche peut descendre jusqu'à 23°, même parfois 22°, et M. Roger a montré que dans quelques cas très rares on avait observé même un abaissement allant jusqu'à 21°. Toutes les fonctions vitales sont déprimées, la respiration se ralentit, la voix et le cri s'affaiblissent, l'enfant tète à peine, le pouls tombe souvent, d'après Valleix, jusqu'à soixante pulsations par minute. La sensibilité de la peau est ordinairement abolie plus ou moins complètement. Bientôt la toux survient, se prononce davantage et indique l'imminence d'une pneumonie lobulaire ou de l'atélectasie pulmonaire, qui est pour quelques auteurs la cause même du sclérème. En tous cas il n'y a pas de doute possible sur la coïncidence fréquente des deux affections. Cette maladie est appelée « œdème algide » par M. Roger, qui rappelle ainsi le symptôme constant et remarquable de l'abaissement thermométrique.

M. Roger affirme que, dans les cas qu'il a observés, la guérison n'a pu survenir lorsque la température était descendue plus bas que 31°. Il faut remarquer que les jeunes patients peuvent ordinairement mouvoir les membres affectés et que dans quelques cas on n'a pas observé d'anesthésie cutanée. Il paraît probable qu'il existe deux formes distinctes du sclérème, l'une qui provient de l'infiltration séreuse du tissu cellulaire, et l'autre due à l'induration du tissu adipeux.

En tous cas, c'est une maladie rare dans n'importe quelle forme.

Les symptômes généraux observés dans l'œdème des nouveau-nés sont la douleur, manifestée par un cri perçant, aigu, répété sans cesse; des mouvements convulsifs, la prostration des forces, la constipation, la dysphagie, la rareté des urines et un état de stupeur sans cesse croissant. La mort survient généralement au quatrième jour, quoiqu'elle puisse tarder davantage. Dans les cas où la guérison a lieu, dit Valleix, les paupières et les avant-bras sont les parties qui redeviennent souples en premier, les jambes et les pieds restant le plus longtemps œdémateux et leur persistance en cet état maintenant le danger aussi longtemps qu'elle se prolonge. Après la disparition de l'œdème, la peau garde sa coloration, reste molle, flasque et plissée pendant quelque temps. Des cinquante-quatre malades observés par Elsasser, quatre seulement ont guéri.

Le traitement comprend d'abord et surtout les moyens de calorification, les bains chauds, les bains de vapeur, les frictions stimulantes et chaudes, et une bonne température de l'atmosphère ambiante. Les stimulants, surtout le petit lait au vin blanc (voyez le chapitre du *Régime*), sont également applicables, et si l'enfant peut téter, on lui donnera fréquemment le sein ; s'il ne tète plus, on lui donnera du lait tiré du sein, par cuillérées à café souvent répétées. Richter, Éberle et le D' Condie recommandent fortement un vésicatoire appuyé de bonne heure pour prévenir l'engorgement et provoquer l'absorption du sérum ; on le laissera trois heures seulement et on le pansera au moyen d'un large cataplasme émollient. Valleix rapporte deux cas de guérison dans lesquels deux sangsues furent placées derrière chaque oreille, mais à la vérité, suivant ce même praticien, la méthode des émissions sanguines a souvent donné des insuccès.

Les ponctions pratiquées dans le but de dominer la tension excessive des téguments et de donner issue à l'accumulation de sérum, paraissent un moyen rationnel et seraient sans doute pratiquées avec avantage.

IV. — OPHTALMIE DES NOUVEAU-NÉS

Cette affection se montre ordinairement peu de jours après la naissance. Il est rare qu'elle tarde plus d'une semaine à se manifester. On trouve un matin les paupières agglutinées, un peu rouges et un peu gonflées. En écartant les paupières, on voit que leur face interne est très enflammée et recouverte d'un enduit visqueux et transparent. Il se forme bientôt un peu de pus, les paupières se recollent plus fortement et il y a un gonflement plus prononcé. L'intolérance pour la lumière est excessive. La cornée peut devenir trouble, puis une infiltration purulente et l'ulcération surviennent, suivies du prolapsus de l'iris, et dès lors la vue est complètement perdue. Il n'est pas rare de voir une opacité partielle ou totale de la cornée par suite d'une infiltration interstitielle qui détermine la formation d'une couche opaque, mince et superficielle. En dehors des cas attribuables à une irritation extérieure directe, telle que l'introduction dans l'œil d'un savon irritant, l'exposition à une lumière trop vive, etc., les conditions d'une mauvaise hygiène et spécialement celles qui résultent de la présence d'une fièvre puerpérale, sont les causes déterminantes les plus ordinaires. Un écoulement leucorrhéique et surtout un écoulement blennorrhagique chez la mère, peut très souvent occasionner cette affection. On a une tendance extrêmement regrettable qui porte à négliger les débuts de la maladie. On pense que c'est « un coup d'air », et on n'y prête pas assez d'attention, jusqu'au moment où la gravité du mal n'est que trop manifestement déclarée.

Le gonflement des paupières est beaucoup plus considérable que chez l'adulte, de telle sorte que les paupières ressemblent à des tumeurs saillantes ; la paupière supérieure est même parfois poussée en bas sur le bord de la paupière inférieure. Cette enflure serre fortement les paupières l'une sur l'autre et empêche de les ouvrir aisément. La conjonctive est aussi plus gonflée que chez l'adulte et elle est soulevée et décollée par l'infiltration du sérum dans le tissu aréolaire sous-jacent. C'est du huitième au douzième jour après le début de la maladie, que le chémosis est le plus accentué et qu'on observe des taches opaques sur la cornée et quelquefois une opacité étendue, diffuse et des rayons rouges. L'ulcération, l'eschare ou l'abcès qui se forment ensuite siègent souvent au centre. On doit se rappeler que le cristallin sort plus aisément chez l'enfant que chez l'adulte, à travers une plaie de la cornée. En fait, lorsque la perte de substance de la cornée est un peu considérable, la chute du cristallin est la règle.

On comprend que dans ces circonstances il faut réserver nettement le pronostic.

Les cas d'origine blennhorrhagique sont les plus sévères. En outre, plus on a tardé à instituer le traitement convenable, moins on a de chances de guérison. Plus la cornée se prend vite, plus le cas est grave. L'intensité du gonflement œdémateux des paupières est assez exactement en rapport avec la sévérité du mal. Tant que la cornée reste translucide, on peut espérer la guérison sans troubles consécutifs d'aucune sorte. S'il y a une opalescence quelconque de la cornée, il est probable qu'il restera quelques troubles visuels dans la suite. Si l'ulcération est superficielle, sans suppuration interstitielle, il est possible qu'il ne reste ensuite qu'une faible taie, de peu d'importance, si elle n'est pas placée dans la partie correspondante à la pupille. Si l'ulcération est au contraire profonde et centrale, l'opacité sera forte et empêchera le passage des rayons lumineux. Enfin on doit avoir présent à l'esprit ce fait que, même lorsque la cornée reste intacte, ou à peu près, la vue peut être gravement troublée par une lésion de la choroïde ou de la rétine. L'opacité de la cornée due à un épaississement de la conjonctive, peut disparaître graduellement, mais celle qui provient d'une ulcération est permanente et apporte à la fonction visuelle un trouble en rapport avec son étendue.

Traitement. — Comme il est probable que l'enfant se débattra avec violence, ce qui est fâcheux, on l'enroulera d'abord dans un châle, les bras appliqués le long du corps de chaque côté, en laissant seulement la tête libre. On se servira de petits morceaux de linge pour enlever la suppuration et on les brûlera après s'en être servi. On peut employer aussi une petite éponge, qu'il faut nettoyer souvent avec soin. Des injections poussées avec précaution sous les paupières et faites avec de l'eau chaude ou un mélange d'eau chaude et de lait, complètent les soins de propreté, qu'il ne faut pas négliger pendant toute la durée du traitement. On injectera ensuite une solution d'alun, 30 centigrammes pour 1 gramme, en ayant soin de le répandre sur toute la cornée. Les paupières seront séchées en les tamponnant légèrement avec du linge fin et on graissera les bords ciliaires avec un peu d'axonge fraîche ou de pommade au spermaceti pour empêcher leur adhésion. Ces soins seront renouvelés fréquemment, toutes les deux ou trois heures d'abord, et plus tard de quatre à six fois par jour. M. Liebreich conseille l'emploi du crayon de nitrate d'argent mitigé (1 gramme de nitrate d'argent pour 2 grammes de nitrate de potasse), fondu et coulé dans un moule de fer. « Les paupières, dit-il, seront renversées l'une après l'autre, et après les avoir bien nettoyées, on les touchera avec ce caustique qui sera promené sur toute la partie de la paupière enflammée et gonflée. Avant de laisser la paupière se remettre en place, on neutralisera l'excédent de nitrate d'argent libre, au moyen d'une goutte d'eau salée. » Une application quotidienne du caustique suffit, et dès qu'il y a un peu d'amélioration, on ne fait d'application que tous les deux ou trois jours. On ne peut employer ce traitement qu'à la condition que le médecin puisse visiter l'enfant tous les jours. Si l'ulcération augmente, on instillera de l'atropine dans l'œil pour dilater les pupilles et restreindre l'inflammation (V. le Formulaire), et on pourra prescrire en même temps la quinine ou le quinquina, ou bien le sirop de phosphate de fer. Parfois, lorsque les symptômes inflammatoires ont disparu, la conjonctive reste lâche et tuméfiée (conjonctive granuleuse). Une application d'emplâtre de moutarde aux tempes, un collyre au vin d'opium, et les toniques suffiront pour obvier à cet inconvénient (1).

(1) La prophylaxie de l'ophtalmie purulente a fait des progrès considérables depuis quelques années, grâce aux recherches du professeur Credé de Leipzig. A la maternité de cette ville, l'ophtalmie qui atteignait 10 % des enfants nouveau-nés est tombée à 1/2 %, à la suite d'injections vaginales antiseptiques avant la naissance, et de lavages antiseptiques des yeux, aussitôt après la naissance et pendant quelques

V. — GONFLEMENT DES MAMELLES

Ce n'est pas une affection rare chez les bébés de l'un ou l'autre sexe. Le deuxième ou le troisième jour après la naissance, les seins peuvent se gonfler et ce gonflement est manifestement douloureux. Les ignorants pressent et frictionnent cette enflure et après avoir obtenu ainsi quelques gouttes de liquide blanchâtre un peu épais, ils affirment avoir enlevé de cette manière le *dépôt de lait*. Chez les filles surtout les commères croient utiles de téter les mamelles ainsi gonflées pour « briser les fils du mamelon » et faciliter ainsi l'allaitement futur...

Il est superflu de dire que ces « manipulations » et ces « tétées » sont au plus haut point fâcheuses et qu'il peut en résulter une violente inflammation et un abcès.

Traitement. — Il n'y a rien à faire sinon quelque fomentation tiède et l'emploi d'un cataplasme de mie de pain avec une très petite quantité de laudanum. On peut avoir recours aussi, non sans utilité, à une faible dose d'huile de ricin.

jours. Nous croyons que la méthode de Credé s'impose d'une manière absolue, et que toutes les fois qu'une femme leucorrhéique est en travail, on doit lui faire pratiquer des injections plusieurs fois répétées avec de l'eau tiède contenant 2 % d'acide phénique. Aussitôt l'enfant venu au monde, il faut instiller sous les paupières un collyre antiseptique. On se sert d'une solution de sublimé au $\frac{1}{2000}$ ou comme cela s'est fait à la maternité de Paris, d'un collyre au nitrate d'argent au $\frac{1}{50}$. Quant au traitement de l'ophtalmie déclarée il est certain que le collyre au nitrate d'argent en solution forte, est encore le meilleur sinon le seul moyen efficace. M. Galezowski conseille d'appliquer sur les conjonctives après renversement des paupières et avec un pinceau fin, la solution au $\frac{1}{10}$, c'est-à-dire 0 gr. 25 centigr. pour 10 gr., à répéter deux fois par jour, en neutralisant chaque fois l'excès de collyre argentique par l'application d'un pinceau chargé d'eau salée. M. Galezowski dit qu'il faut continuer pendant plusieurs jours, sans s'occuper de l'abondance de la sécrétion, du chémosis ou du mauvais état de la cornée.

CHAPITRE III

MALADIES GÉNÉRALES

II — SCROFULE

Dans es maladies de l'enfance, il est extrêmement utile
de se faire une juste idée des différents états diathésiques
dont l'intervention dissimule et modifie souvent la marche
des affections aiguës ordinaires. La scrofule est une affection constitutionnelle de l'enfance et plus particulièrement
limitée à l'enfance que la tuberculose ; il est donc très
important de définir et de préciser clairement ses principales manifestations. Sir W. Jenner a donné une attention particulière aux points qui différentient nettement la
tuberculose de la scrofule. Celle-ci est caractérisée au point
de vue pathologique par sa localisation spéciale sur les
glandes lymphatiques où elle occasionne des engorgements strumeux et des abcès ; sur les membranes muqueuses, comme on le voit dans l'ophtalmie scrofuleuse ;
sur la peau, où elle développe des affections chroniques et
tenaces ; et enfin sur les os, où son influence se manifeste
par la production de la carie.

Dans les affections cutanées la formation du pus est
très caractéristique et se montre sous forme de vésicules
ou de pustules bien différentes des papules de la diathèse
tuberculeuse. L'eczéma, l'impétigo, l'ecthyma sont particulièrement fréquents. L'enfant scrofuleux est flegmatique,
le corps et l'esprit sont également paresseux, c'est un en-

fant lourd et obtus ; sa peau est épaisse et paraît malpropre et empâtée ; la lèvre supérieure est épaisse « lèvre strumeuse », les narines sont larges et les ailes du nez épaisses, les ganglions lymphatiques, principalement ceux du cou, sont indurés ou le deviennent pour le plus léger motif. L'abdomen est tuméfié, les épiphyses des os sont grosses et les diaphyses très épaisses.

La scrofule ressemble à la tuberculose en ce sens qu'elle est, comme celle-ci, héréditaire et peut naître par suite de mauvaises conditions d'hygiène, une alimentation vicieuse ou insuffisante, une aération mauvaise, des vêtements trop légers ou incomplets, etc .... Elle ressemble encore à la tuberculose parce que, comme elle, on la rencontre fréquemment dans la phtisie et l'hydrocéphalie.

Il y a quelques manifestations scrofuleuses qu'il est nécessaire de décrire maintenant.

1. — La formation des abcès du tissu cellulaire sous-cutané s'observe souvent dans les premiers temps de la vie.

La caractéristique de ces abcès est *l'indolence;* ils sont très peu douloureux ; ils s'accroissent lentement et laissent des cicatrices profondes et souvent permanentes.

Les ganglions cervicaux sont peut-être les plus tôt affectés dans la diathèse scrofuleuse. Ils s'engorgent fortement pendant la dentition, pour les troubles gastriques et intestinaux les plus légers, et surtout pendant les affections aiguës. Les mères remarquent généralement les glandes qui sont sous les oreilles, et nous en trouvons une chaîne entière, qui forme comme un chapelet autour du cou. Quelquefois l'un ou l'autre d'entre eux venant à suppurer lentement, ceux du voisinage se prennent à leur tour et il se forme des sinus qui laissent dans la suite une traînée cicatricielle qu'on trouve souvent sur le cou des personnes ayant le tempérament scrofuleux. Les affections catarrhales, bronchiques, gastriques et intestinales sont des complications fréquentes chez les scrofuleux ;

l'enfant strumeux s'enrhume à tout propos et contracte facilement une diarrhée très liquide, dont la guérison est souvent fort difficile à obtenir par les moyens thérapeutiques ordinaires.

Les observations suivantes du D' C.-H. Goding me paraissent mériter ici une mention spéciale. Il dit à propos des adénites scrofuleuses : « D'abord il ne faut point trop faire autre chose que d'établir un traitement ayant pour but de modifier le tempérament. Mais l'engorgement persistant, il peut en résulter une induration et un lympho-sarcome. Quoique les caustiques aient été employés pour l'ablation de ces tumeurs glandulaires, il faut néanmoins donner la préférence au bistouri, surtout lorsque la glande est tout à fait mobile ou bien délimitée. L'aspect particulier de la dernière période de l'inflammation de ces ganglions est différent des états précédents. Les ganglions ont cessé de grossir, à moins qu'ils se soient enflammés seulement par irritation de voisinage, ils ne sont pas longtemps libres, mais ils forment bientôt une masse dans laquelle on peut continuer parfois à distinguer le noyau ganglionnaire primitif. Quoi qu'il en soit, le tout se relie bientôt aux tissus sous-jacents et à la peau par des adhérences dues à l'inflammation. Dure en certains endroits, la tumeur est rouge, douloureuse et molasse en d'autres points. Si l'abcès vient à s'ouvrir et si l'on applique des cataplasmes, la plaie, au lieu de se fermer et de se cicatriser après l'évacuation du pus, reste ouverte et présente bientôt une masse charnue saillante, qui peut persister avec peu ou pas de tendance à la cicatrisation pendant un temps très long.

Dans ce cas il ne faut pas pratiquer l'excision. Les malades sont généralement très affaiblis et en mauvais état pour supporter une intervention chirurgicale, alors même qu'elle serait par ailleurs possible. Mais c'est une intervention qui doit être d'autant plus rare que souvent les ganglions tuméfiés ainsi par l'inflammation enserrent entre eux des tissus importants à ménager. Cependant toutes les fois que la chose est possible, l'usage adopté généralement consiste à inciser les tissus qui recouvrent la tumeur et à extirper alors tout ce qu'on peut extraire avec une spatule ou un bistouri mousse. La plupart du temps on se contente d'appliquer ensuite des cataplasmes ou des compresses trempées dans de l'eau, en demandant au temps de compléter la guérison. Il y a cependant un autre procédé qui consiste à enlever la glande par des caustiques. Je ne parlerai que de la cautérisation au chlorure de zinc, car l'électrolyse est uniquement basée sur la formation de ce sel dans les tissus. Le traitement dépend entièrement de la formation du chlorure de zinc dans les tissus, au moyen de la décomposition des chlorures du sérum sanguin qui se combinent avec le zinc métallique enfoncé au point qu'on veut détruire. Pour comprendre ce fait, il faut se souvenir de ce qui se passe dans une batterie électrique de Smée, lorsque les électrodes sont réunies et que le circuit est fermé. Non seulement il y a un courant, mais l'acide qui sert à relier les électrodes forme avec le zinc du sulfate de zinc, tandis que l'hydrogène se porte sur le pôle électro-négatif à l'électrode d'argent. Si, au lieu de l'acide sulfurique, on emploie le chlorure de sodium, il se fait une décomposition analogue. Il y a formation de chlorure de zinc, et le pôle électro-négatif reçoit le sodium mis en liberté, qui se transforme aussitôt en oxyde. Ainsi, en ce cas, au lieu des deux métaux zinc et argent, nous avons deux sels actifs, et s'il y avait dans la solution quelque matière albuminoïde capable de transformation par le chlorure de zinc, cette substance serait dès lors décomposée des deux côtés à la fois. Placez maintenant le zinc et l'argent l'un d'un côté, l'autre de l'autre d'un morceau de chair, et réunissez-les par un fil de cuivre ; vous verrez les mêmes phénomènes se produire. La viande est dans la circonstance une base fortement albumineuse imbibée d'une solution de chlorure de sodium, qui n'est autre que le sérum du sang, et le chlorure de zinc qui est formé ayant le pouvoir de coaguler et, par conséquent, de détruire les matières albuminoïdes, déterminera sur place des modifications profondes obtenues en quelques heures.

La chair en contact avec le zinc ne restera pas long-temps rose, souple et alcaline, mais deviendra une sorte de matière grise et friable fortement acide au papier de tournesol. Pendant ce temps, la soude sera révélée sur l'électrode argentique par sa réaction fortement alcaline. Chaque molécule de zinc, à peine formée ou même en se formant, exerce son action dissolvante sur l'albumine qu'elle touche et coagule. C'est à cette action du chlorure de zinc « à l'état naissant », comme on dit en chimie, qu'il faut attribuer l'absence de douleur quand on opère de cette façon sur des tissus vivants.

II. — **L'Otorrhée** est une des complications les plus fréquentes de la diathèse strumeuse. En dehors du traitement général indiqué pour la diathèse, on devra fréquemment injecter les oreilles avec de l'eau chaude ou une légère solution de zinc, et on appliquera souvent un sinapisme de la grandeur d'une pièce de 2 francs sur les apophyses mastoïdes.

III. — **L'Ozène** (Rhinorrhée) est également très commun. La chaleur et le gonflement des narines sont souvent très intenses et la sécrétion muco-purulente et infecte qui s'écoule du nez rendent cette affection très pénible. Lorsque nous avons acquis par l'examen au spéculum, qu'il n'y a ni polype, ni autre tumeur des fosses nasales, le traitement devra se proposer d'enlever directement le mucus concrété au moyen des injections avec la lotion de Condy (6 grammes pour 30 grammes) (1), ou avec une

---

(1) La liqueur désinfectante de Condy est une solution de permanganate de potasse au centième environ.

solution de chlorure de zinc (1 gramme pour 30 grammes), ou toute autre liqueur désinfectante. On doit avoir soin de faire l'injection assez à fond, d'essuyer ensuite les narines et de les enduire légèrement d'une pommade à l'oxyde de zinc, pour diminuer l'abondance de la sécrétion. L'estomac et les intestins sont fréquemment dérangés dans ce cas, et il faut y prêter attention. Quelquefois l'ozène accompagne la diathèse syphilitique : le traitement local sera le même, mais dans ces conditions le traitement général doit être dirigé contre la syphilis au lieu de s'adresser à la diathèse scrofuleuse.

IV. — Ophtalmie. — L'ophtalmie scrofuleuse qui s'accompagne d'ulcères de la cornée et souvent de spasmes des paupières est très commune. Le symptôme le plus caractéristique est une grande intolérance pour la lumière. On constate, en outre, une abondante sécrétion des larmes. Les cils croissent, deviennent longs et ondulés, puis ils tombent bientôt pour être remplacés par des cils courts, fins, très épais qui sont permanents. Cette affection est à la fois très rebelle à tout traitement et très sujette aux récidives ; on devra protéger les deux yeux à l'aide d'un voile, alors même qu'un seul est affecté. L'air pur, les toniques et le traitement hygiénique et diététique de la scrofule seront recommandés fortement. Le mélange de 4 grammes d'extrait de belladone dans 30 grammes de glycérine constitue un liniment excellent en application sur le tour de l'œil, pour diminuer l'intolérance à la lumière et la douleur qui existe ordinairement en ce cas.

On peut également, au lieu de ce liniment, instiller dans l'œil plusieurs fois par jour une solution d'atropine, (0,05 centigrammes pour 10 grammes d'eau environ). Les lotions chaudes seront préférées à l'eau froide ; mais en général, tant qu'il existe de la douleur, les lotions et les onctions de toutes sortes sont plus nuisibles qu'utiles et augmentent l'inflammation. Dans la dernière période, on peut cependant se servir d'une faible dilution de vin d'opium et de nitrate d'argent en collyre pendant qu'on fera des onctions avec un peu de pommade au précipité rouge sur le bord des paupières avant le coucher ; — quand le spasme des paupières est extrême, on peut, comme le conseille le Dr Swanzy, suivre le traitement de Græfe qui consiste à plonger la face dans une cuvette d'eau froide en l'y maintenant pendant quelques secondes, puis en la retirant pour permettre à l'enfant de respirer. On devra répéter ce moyen plusieurs fois de suite. L'effet est, à ce qui parait, magique, et l'enfant ouvre aussitôt ses yeux pour permettre l'examen et l'instillation du collyre d'atropine. — Si le spasme revient, on peut renouveler le traitement, qui réussit presque toujours à triompher de cette affection. On doit se souvenir qu'aucun traitement local n'a de chances de réussite si l'on ne se sert en même temps d'un traitement général, destiné à modifier la constitution et employé avec persévérance.

En ce qui concerne le traitement général de la scrofule, il convient de dire quelques mots d'abord sur la prophylaxie. Si les parents sont scrofuleux, ou tout au moins si l'un d'eux est atteint, il faut que la mère prenne des soins tout particuliers pendant sa grossesse : elle vivra régulièrement, chaudement vêtue, évitant toute fatigue et faisant tous les jours un peu d'exercice. Il est bien préférable que la mère scrofuleuse ne nourrisse point ses bébés, mais on devra leur donner dès le début une forte nourrice. Au sevrage, on devra redoubler de précaution, en excluant sévèrement tout aliment mal approprié à l'état de l'enfant, et en se rappelant toujours qu'un autre enfant pourrait peut-être supporter impunément, ou même quelquefois avec avantage, un régime qui ne pourrait, chez l'enfant strumeux, que développer rapidement et certainement l'état diathésique déjà existant. Il sera sage, par conséquent, de laisser cet enfant pendant quelque temps au lait de vache, imprégné, par exemple, comme le conseille le Dr Paris, de graisse de mouton; de donner aussi des bouillies de gruau légères, d'autres bouillons, quelques pommes de terre écrasées avec du lait, et d'être très prudent en général sur l'emploi des légumes. En outre, on tiendra l'enfant chaudement et on ne lui permettra point de courir dehors les jambes nues, pendant les vents froids de l'est, comme on le voit souvent à Londres; on ne les promènera pas non plus dans une petite voiture, jusqu'à ce que la face soit tellement congestionnée que la peau soit devenue complètement bleue, par l'action d'un vent soufflant en plein visage. Un enfant vigoureux traversera sans danger ces épreuves, qui ne lui sont certes pas favorables, mais qu'il a la force de surmonter; un enfant scrofuleux ne pourra résister. Un bain avec une poignée de sel marin de Tidman (analogue au sel de Pennès) sera très utile; mais après le bain, on devra bien essuyer l'enfant et le frictionner avec une serviette éponge, pour favoriser la circulation et les fonctions de la peau. — Parmi les médicaments, signalons l'action de l'iodure de potassium à petites doses, ainsi que l'efficacité du sirop de phosphate de fer ou d'iodure de fer. Le meilleur remède est peut-être l'huile de morue mêlée à l'eau de chaux par parties égales, et donnée ainsi deux ou trois fois par jour.

Le Dr Vogel recommande l'infusion de feuilles de noyer dont on prend trois ou quatre tasses à café par jour. On doit surveiller également avec attention l'état des intestins. S'il survient quelques abcès, on fera une incision aussi petite que possible et on soutient les forces pendant le temps de la suppuration. On voit quelquefois les glandes du cou et les autres ganglions lymphatiques engorgés, se résoudre très rapidement à la suite de simples badigeonnages à la teinture d'iode. Il faut se rappeler surtout que le mercure sous toutes ses formes est très mal supporté par les enfants scrofuleux. J'ai souvent vu ces enfants devenir beaucoup plus souffrants après son emploi. Enfin les eaux minérales de Heilbronn, Kreuznach, et en Angleterre de Woodhal Spa sont souvent utiles.

II. — TUBERCULOSE

Dans cette diathèse, aussi importante à connaître que fréquente dans la pratique, l'enfant a le système nerveux très développé, l'esprit et le corps sont également actifs, la figure est fine, un peu grasse ; la constitution est délicate et la taille svelte. Sir Will. Jenner résume ainsi les principaux caractères de cet état : « Peau fine, teint clair, les veines superficielles apparentes, les yeux vifs, les pupilles dilatées, les cils longs, les cheveux soyeux, la face ovale, les os minces à leurs extrémités, avec de fortes diaphyses, les membres droits et grêles. » Le Dr Gee pense que les taches de rousseur sont un signe de haute importance dans le diagnostic de la tuberculose : mais je ne puis dire que l'expérience confirme le fait en aucune façon.

Les enfants tuberculeux font leurs dents, marchent et parlent de très bonne heure. Les tendances pathologiques les plus importantes sont la dégénérescence du foie et des reins, le dépôt et la fonte des tubercules, et enfin les inflammations des membranes séreuses.

Le thorax est généralement long, presque circulaire, quelquefois un « estomac de poulet », différent de ceux qu'on trouve chez les rachitiques, parce que, dans la tuberculose, la partie inférieure est seule déformée, la partie supérieure restant, au contraire, plus ou moins aplatie, tandis que dans le rachitisme la difformité monte jusqu'à la deuxième côte (Jenner.)

La cause de l'allongement et de l'aplatissement bilatéral est certainement la récidive fréquente des attaques de catarrhe et de bronchite.

La tuberculose se montre fréquemment, dans la phti-

sie, l'hydrocéphalie, le tabès mésentérique (ou carreau)
et elle existe souvent sans se manifester dans les poumons ;
on observe ainsi fréquemment un engorgement des ganglions bronchiques sans qu'il y ait rien dans les poumons.
Sans doute la tuberculose est héréditaire, et, comme la
scrofule, elle est favorisée dans son développement par
une nourriture insuffisante ou mal choisie, par la séquestration dans un air confiné, par toutes les conditions
d'une mauvaise hygiène. Il est essentiel de se souvenir que
jamais la tuberculose ne produit la scrofule, pas plus
que la scrofule ne produit la tuberculose, les deux diathèses étant distinctes et séparées. En effet, si l'on observe
parfois dans la scrofule des signes de tuberculose, le contraire ne se présente jamais et les deux types pathologiques
restent le plus souvent complètement séparés. La tuberculose peut être aiguë ou chronique. Quand elle est aiguë,
la fièvre est très forte, l'émaciation rapide, et la mort
peut survenir en quelques semaines ; ou bien la maladie
devient chronique, ce qui est annoncé par une anémie
extrême, une indifférence apathique, le ramollissement
des chairs qui perdent leur fermeté et une fièvre subcon-
tinue, dans laquelle la soif est le symptôme dominant
avec une chaleur très forte à la peau, du dérangement
intestinal une petite toux, des douleurs vagues et fugaces
et une débilité sans cesse croissante. La température, qui
atteint et dépasse souvent 37°,8, surtout le soir, est un
symptôme constant et par conséquent important pour le
diagnostic. A cette période la température peut varier
beaucoup et, par exemple, après s'être élevée jusqu'à 40°
et 40°,5 le soir, on la voit souvent redescendre en quelques
heures à 36°,6 ou 37°. Les sueurs ne sont pas rares, surtout vers le matin, mais elles sont générales et non limitées à la tête comme dans le rachitisme. Une sécheresse
très prononcée et spéciale de la paume des mains et de la
plante des pieds est encore un symptôme très fréquent.

En ce qui concerne le traitement, il est de toute nécessité, de même que pour la scrofule, de prendre tous les soins prophylactiques possibles. L'enfant né de parents tuberculeux sera pourvu d'une nourrice vigoureuse et bien portante ; toutes les conditions de régime, d'exercice, de coucher, d'aération, seront réglées scrupuleusement, et, plus que tout le reste, le grand air rendra des services éminents.

On ne devra pas fatiguer l'intelligence de l'enfant, il est, au contraire, indispensable de forcer ces enfants à rester « en retard » à ce point de vue. D'ailleurs un exercice approprié au grand air sera prescrit tous les jours ; lorsque le temps ne sera ni froid ni humide, on devra faire sortir les enfants. L'exercice sera pris dans une salle vaste et bien aérée lorsque le mauvais temps rendra la sortie impossible. Ces enfants supportent d'ordinaire assez bien le froid et la chaleur, mais ils sont grièvement atteints par la transition brusque de l'un à l'autre et il est urgent de les garantir contre cette éventualité. — L'humidité est une des causes les plus actives de la tuberculose, et il faut se mettre en garde contre les voisinages marécageux et mal drainés. Si l'enfant doit aller passer l'hiver à l'étranger, on choisira un climat sec, chaud ou frais ; mais un climat chaud ou froid et humide en même temps serait extrêmement préjudiciable. Les bains salins répétés chaque jour peuvent être utiles, à la condition de faire des frictions générales sur toute la peau après le bain. Le régime le plus convenable comporte le lait, le cacao, le chocolat, les jaunes d'œufs battus bien frais, la crème, le poisson bouilli, le poulet, le mouton, et des soupes légères mais pas trop fortement assaisonnées. On usera modérément des farineux, l'estomac n'a pas toujours la force de les supporter, et lorsqu'ils ne sont pas bien digérés, il survient de l'entérite, et le résultat est déplorable sans aucun bénéfice d'alimentation. Pour la diarrhée, si fréquente chez ces malades, rien n'est meilleur que le phosphate de chaux à la dose de trois à six ou douze centigrammes plusieurs fois dans la journée. Les médicaments généraux les plus utiles sont l'huile de morue, la glycérine, les sirops d'iodure ou de phosphate de fer. Le citrate de potasse est très chaleureusement recommandé par le Dr Buchanan. Un tonique de temps à autre, qu'on aura soin de varier et de suspendre par moments, sera également utile. Les petites indispositions, qu'on peut négliger chez un enfant vigoureux, doivent être l'objet de la plus sévère attention chez les enfants atteints de la tuberculose; par exemple les troubles gastriques et intestinaux légers, les maux de tête, la fatigue et autres légères affections de même nature. Grâce à ces ménagements et à ce régime rationnel, continués avec patience d'année en année, sans aucune négligence, j'ai vu des enfants qui paraissaient condamnés et qu'on pensait ne pas pouvoir élever, devenir néanmoins assez vigoureux pour accomplir tous les devoirs ordinaires de la vie.

III. — RACHITISME

Le rachitisme est une affection constitutionnelle caractérisée par un état particulier du système osseux et souvent par une dégénérescence albuminoïde de diverses parties du système glandulaire. Le rachitisme est essentiellement une maladie de l'enfance. Il est rarement congénital et n'est probablement pas héréditaire, quoique les enfants des alcooliques, des syphilitiques et des scrofuleux soient particulièrement aptes à acquérir cette affection. D'ailleurs les causes occasionnelles les plus fréquentes sont les mauvaises conditions d'hygiène, une aération mal entendue, des vêtements trop légers et une nourriture imparfaite ou insuffisante. L'alimentation mal apropriée est la cause la plus manifeste. Malheureusement le rachitisme est très commun, et sir W. Jenner a pu l'appeler « le plus commun, le plus important et en fait le plus fatal des désordres qui affectent exclusivement les enfants ».

Il est juste de dire que le rachitisme ne présente pas toutes les conditions qui caractérisent un état diathésique. « Diminuez les forces, dit le Dr E. Smith, réduisez-les à un minimum donné, et le rachitisme commence. Ce n'est pas une maladie qui *doive* suivre forcément son cours; un traitement approprié en interrompt la marche en un moment quelconque... c'est le produit des causes définies qui dure tant que ces causes persistent, et alors même que les lésions sont tellement graves et l'altération de la santé si profonde, que le rétablissement est devenu impossible, la maladie cesse néanmoins ses progrès quand ses causes interrompent leur action. »

En général, quoiqu'il puisse se montrer dès le quatrième mois, le rachitisme ne fait son apparition qu'à l'époque de la première dentition. Les symptômes précurseurs sont ceux de tout état diathésique, c'est-à-dire la mauvaise humeur, l'irritabilité du caractère, un appétit capricieux, un désordre intestinal prononcé avec des selles fétides de couleur plombée, la soif, le ballonnement du ventre dû autant à la diminution du thorax qu'à la faiblesse musculaire de l'abdomen et à la flatulence ou aux hypertrophies du foie ou de la rate. A ces symptômes il faut ajouter l'émaciation, une fièvre légère, un peu de sensibilité et d'enflure des articulations, surtout aux poignets et aux pieds; enfin l'épaississement des os du voisinage des jointures, l'accroissement des veines superficielles et la persistance prolongée de la fontanelle.

Le Dr Vogel signale, sous le nom de cranio-tabes, un symptôme qui consiste dans l'amincissement des os du crâne à certains endroits, ce qui occasionne une dépression que le doigt peut apprécier. Ce symptôme borné à l'os occipal est très caractéristique quand il existe. Le Dr Vogel le considère comme un des premiers symptômes du rachitisme.

Viennent ensuite les symptômes plus ou moins caractéristiques : et d'abord une abondante transpiration de la tête, puis le besoin de fraîcheur pendant la nuit qui pousse les enfants à jeter leurs couvertures hors du lit ; puis la sensibilité générale de tout le corps, qui fait que l'enfant a peur d'être touché, et enfin une augmentation de la quantité des urines, qui sont fréquemment chargées de phosphates. L'enfant paraît déjà vieux et valétudinaire, il s'enfonce dans sa chaise et désire évidemment être seul ; ses yeux brillent d'un éclat peu naturel, sa tête grossit. En même temps, les os longs paraissent se courber et grossir aux extrémités. Cela paraît surtout manifeste aux poignets, aux pieds et aux extrémités des côtes. M. Guérin affirme que les déformités osseuses se montrent de bas en haut, ce qui n'est cependant pas invariablement exact. La colonne vertébrale souffre également. Si l'enfant ne peut pas marcher, il y a une courbure postérieure affectant les dernières vertèbres dorsales et les lombaires. Si l'enfant peut marcher, la courbure postérieure est dorsale et il existe seulement en même temps une incurvation antérieure à la région lombaire, compensant la déviation dorsale. En outre les courbures spinales s'associent avec un applatissement latéral des côtes qui donnent lieu à la « poitrine de pigeon ». Les dents sont toujours lentes à sortir, et lorsqu'elles sont sorties, elles ne tardent pas à se gâter et à tomber, en sorte que lorsqu'un enfant passe le neuvième mois sans avoir de dents, on doit toujours s'inquiéter de la cause de ce retard. Cependant les symptômes s'accusent de plus en plus, l'enfant est plus maussade lorsqu'on le prend; plus morose, plus apathique, plus triste lorsqu'on le laisse seul; son ventre grossit, sa tête devient plus volumineuse surtout d'avant en arrière et sur le sommet du crâne; la fontanelle est déprimée, tant à cause de la faiblesse constitutionnelle qu'en raison de l'épaississement des bords osseux qui la limitent. Il y a un affaiblissement notable de la puissance musculaire, les sueurs augmentent, les selles deviennent très fétides, l'appétit est dépravé ou capricieux, et si le traitement n'apporte pas d'amélioration à son état, l'enfant finit par succomber à l'épuisement ou aux complications imminentes, telles que la bronchite, les épanchements pleurétiques ou l'infiltration albuminoïde de la rate ou des gangiions lymphatiques. Cette dernière condition est associée fréquemment à l'anasarque et les chairs paraissent alors avoir une demi-transparence, ou tout au moins une teinte générale terne et creuse qu'on ne saurait oublier lorsqu'on a pu l'observer une seule fois. Presque toujours on constatéra l'hypertrophie de la rate et, quoique moins fréquemment, on pourra souvent rencontrer un état analogue du foie. Les rachitiques succombent souvent à l'hydrocéphalie chronique, aux convulsions, à la diarrhée et sont particulièrement aptes à contracter la laryngite striduleuse.

Si l'état s'améliore notablement, le tissu osseux superflu se résorbe, les poignets et les jarrets diminuent et sans aucun doute, lorsque la marche de la maladie est définitivement entravée, les enfants rachitiques peuvent reprendre le cours de leur croissance normale et reconquérir un état de santé satisfaisant à tous égards. Cependant les os longs ne se redressent pas, le tissu superflu déposé dans leur cavité et à leurs extrémités se durcit suivant les uns par un travail ordinaire d'ossification, suivant d'autres, et plus probablement, par suite d'un processus calcaire analogue à celui qu'on observe dans l'enchondrome.

Dans le rachitisme, la fibre musculaire est pâle, presque transparente et désorganisée sans altération graisseuse Il faut remarquer que dans la tuberculose le tissu musculaire est réduit de moitié, alors que l'enfant peut encore se promener et courir, tandis que, dans le rachitisme, avec des muscles plus forts, la marche même est impossible.

Sir W. Jenner a signalé ce fait intéressant, que les taches blanches qu'on trouve souvent sur le ventricule gauche du cœur un peu au-dessus de la pointe sont le résultat d'une attrition due à l'incurvation interne de la cinquième côte, qui s'aplatit en dedans justement à ce niveau.

On trouve aussi très souvent le tissu pulmonaire altéré et cette forme d'emphysème qu'on appelle insufflation et qui résulte de la surdistension du tissu des vésicules par l'air ; cet état se montre généralement sur toute la longueur du bord antérieur des poumons et s'étend jusqu'à 2 centimètres environ du bord libre. Entre ce tissu emphysémateux et le tissu sain du poumon, on observe une bande du tissu affaissé qui correspond aux angles rentrants des côtes à l'endroit où elles se joignent à leurs cartilages, Les glandes lymphatiques, la rate, le foie, les reins, le cœur et le thymus, peuvent être tous ou isolément atteints de dégénérescence amyloïde. A la coupe ces organes présentent une surface pâle, compacte, transparente, luisante et passablement humide. L'iode ne donne aucune réaction caractéristique.

Les organes abdominaux les plus fréquemment atteints sont le foie, la rate et les ganglions mésentériques. Le foie devient dense, élastique, pâle, ce qui peut être attribué, suivant le Dr Dickinson, à la prolifération du tissu fibreux. La rate est énormément développée, dure et dense, rouge, pourpre ou tachetée de brun marron sur lequel se détachent en blanc les corpuscules de Malpighi. Les ganglions mésentériques augmentent par suite de l'hypertrophie de leur tissu cellulaire et corpusculaire. Les reins deviennent gros et décolorés, ce qui est dû à l'exagération du tissu épithélial des tubes. Ces altérations s'observent surtout pendant les quatre dernières années de la vie, les modifications du tissu osseux précèdent ordinairement celles des viscères, mais le contraire peut se produire et même les altérations viscérales peuvent être très avancées avant que les os aient été légèrement atteints. C'est là un fait clinique d'une extrême importance, dont l'oubli pourrait faire errer le diagnostic. De même que les altérations des os, celles des viscères sont, même au dernier degré, susceptibles de guérison, aptes à subir un mouvement régressif et incapables de produire une incapacité fonctionnelle des viscères. L'anémie, par exemple, est accentuée dans le rachitisme, tandis que l'hypertrophie du foie détermine rarement l'ascite ou la jaunisse, et la dégénérescence des reins n'amène généralement pas d'albuminurie. Néanmoins ces altérations ont une signification clinique toute particulière quand elles se montrent chez un enfant spécialement prédisposé aux complications rachitiques.

Complications. — Les maladies auxquelles le rachitisme prédispose et celles où l'on doit modifier le traitement ordinaire en raison de la coïncidence du rachitisme, sont les suivantes : il importe surtout de penser toujours à l'état constitutionnel concomitant :

Le coryza, la bronchite, la pneumonie. — La diarrhée. — La laryngite striduleuse. — La coqueluche. — Les convulsions. — L'hydrocéphalie chronique (rare).

Le Dr Eustache Smith dit, en ce qui concerne l'influence de la tuberculose, que les enfants rachitiques peuvent sans aucun doute devenir tuberculeux, mais qu'il est convaincu qu'un enfant notoirement tuberculeux ne devient jamais rachitique. Le rachitisme est également rare dans la syphilis. Dans toute spécialisation nette de son type, le rachitisme se comporte comme une véritable diathèse.

Traitement. — Partant de ce fait que les principaux agents de production du rachitisme sont la nourriture impropre, la ventilation insuffisante et, en général, le manque de soins, nous instituerons le traitement sur des bases absolument opposées et nous verrons des cures admirables se produire par la seule action du grand air, d'une bonne nourriture et des soins de propreté nécessaires.

Les enfants nourris à l'aide d'aliments artificiels seront mis entre les mains d'une bonne nourrice, s'il est possible, ou tout au moins leur donnera-t-on des aliments appropriés à leur état et en quantité convenable. Je crois que, pour les enfants rachitiques, il est utile de joindre au lait une petite quantité de sel et que le sucre ne doit jamais être employé, mais au contraire qu'il faut le remplacer par de l'eau de chaux ajoutée au lait en petite quantité. C'est là un moyen qui m'a réussi très souvent lorsqu'il y avait des vomissements acides et de la dyspepsie à la suite de l'ingestion du lait sucré. Il est souvent utile d'ajouter une petite cuillerée de crème à 250 grammes environ de lait coupé d'eau.

Le malt ou la farine d'orge ont été souvent recommandés pour les rachitiques.

Deux cuillerées de malt moulu doivent être bouillies pendant dix minutes dans 500 grammes d'eau ; le liquide filtré sera ensuite additionné d'une égale quantité de lait bien frais. Le sédiment provenant de la peau du grain, finement pulvérisé, ne sera pas rejeté, car c'est un aliment nourrissant et riche en matière de formation pour les os.

Le lait d'ânesse est un aliment de grande valeur dans ces conditions, de même que le lait de chèvre. Les enfants plus âgés devront prendre du bouillon de bœuf, du pain, des farineux, des pouddings aux œufs, au lait... etc. Dans tous les cas, le grand air et la propreté la plus stricte doivent être imposés avec insistance. Des bains salins tièdes suivis d'une friction générale à l'aide d'une grosse serviette seront très utiles. Si le temps le permet, les bains seront progressivement pris de plus en plus froids. *Il ne faut jamais penser* au mercure, à l'antimoine, aux vésicatoires ni aux saignées, quand il s'agit d'enfants rachitiques. Ces enfants supportent en particulier aussi mal que possible l'usage du mercure. Je suis convaincu qu'il n'y a point de meilleur médicament que l'huile de foie de morue mêlée par parties égales avec de l'eau de chaux, la dose d'huile n'étant pas trop élevée, de peur d'irriter l'intestin ou de déterminer l'intolérance ou des troubles gastriques. J'ajoute le sirop de phosphate de fer à la dose d'une petite cuillerée à café trois fois par jour. Si l'on veut, on peut remplacer l'eau de chaux par du phosphate de chaux à petites doses. Le fer peut encore être donné sous les formes excellentes d'iodure de fer ou sous la vieille forme de fer réduit. Quelquefois il est utile, pour traiter la dyspepsie, d'employer les alcalins associés à une infusion amère, surtout lorsqu'il y a de l'acidité et des selles blanches. Les acides minéraux sont aussi utiles pour combattre les sueurs profuses qu'on observe quelquefois. Le tannin est recommandé par le Dr Alison, à la dose de 0,003 à 0,06 centigrammes deux ou trois fois par jour dans une solution d'acide citrique.

Le catarrhe et la diarrhée sont les seules complications qu'il soit nécessaire de noter ici, quoique toutes les affections intercurrentes, quel que soit leur caractère, exigent des moyens réparateurs et jamais des agents de déperdition. Le catarrhe des voies respiratoires doit être surveillé dès le début, car il peut dégénérer et occasionner une bronchite et même une pneumonie. Un cataplasme de farine de lin sur la poitrine, une potion au citrate et au chlorate de potasse, ou bien au citrate de potasse et à l'acétate d'ammoniaque, sera prescrite, et, s'il y a des râles muqueux ou bien un embarras des voies aériennes par des glaires, on pourra donner un vomitif pour les débarrasser. Le meilleur émétique est encore la poudre d'ipéca ou une solution d'alun. On continuera pendant ce temps un régime alimentaire fortifiant.

Les astringents sont indiqués lorsque la diarrhée est pénible, mais sans ténesme, et si les selles ne sont pas fétides et absolument décolorées. S'il y a de la douleur et des épreintes, si les selles sont fétides et décolorées ou surtout si elles deviennent vertes ou couleur d'ocre, il sera nécessaire de donner un purgatif doux, comme la rhubarbe ou le sulfate de soude avec un carminatif ou bien un peu d'huile de ricin dans du café léger, ou de l'eau additionnée de cognac. On fera prendre ensuite une mixture de bismuth à laquelle on ajoutera un peu de carbonate de soude ou de potasse et un mucilage sucré. S'il y avait beaucoup de douleur et du ténesme, il faudrait donner en outre une ou deux gouttes de laudanum et remplacer le mucilage par de l'eau de cannelle. Ces complications sont si fréquentes et si importantes que c'est pour le médecin un impérieux devoir de les surveiller et de s'opposer dès le début à leur développement, en y apportant un mode de traitement approprié comme celui que nous venons de signaler.

IV. — SYPHILIS

La syphilis congénitale est celle qui provient du sang de l'un des parents ou des deux. La syphilis acquise dans l'enfance est celle qui résulte du contact accidentel avec un chancre de la nourrice ou de toute autre personne en rapport avec l'enfant, ou enfin, mais très rarement, c'est une affection contractée par suite de l'inoculation vaccinale. Ce chancre ressemble à tous les chancres ordinaires et ne mérite pas une description spéciale, pourvu qu'on se souvienne de la possibilité de son développement et qu'on y prenne garde.

Il peut être utile de savoir, pour affirmer l'origine de la syphilis infantile, si les accidents sont survenus avant ou après le troisième mois. Sur deux cent quarante-neuf cas, deux cent dix-sept se sont manifestés avant le troisième mois (Lancereaux).

Le principal symptôme de la syphilis congénitale est le rhume de cerveau et une certaine gêne qui s'oppose au passage de l'air par les narines et occasionne un ronflement dans le nez en rapport avec l'inflammation subaiguë de la muqueuse de Schneider. Si l'enfant a en outre des condylomes à l'anus, le diagnostic doit être considéré comme établi. D'ailleurs un tel enfant est toujours délicat, maigre, insuffisamment nourri ; ses chairs, au lieu d'être fermes, sont mollasses, sa peau est légèrement brune, fendillée, épaisse, dure au toucher et d'apparence malsaine.

La fontanelle est ordinairement ouverte et l'ossification est tardive. Cepend: la dentition est plutôt précoce que longue à se faire. Les ganglions cervicaux postérieurs sont quelquefois engorgés. La seconde poussée des incisives présente souvent un aspect tout à fait caractéristique : les deux incisives médianes sont courtes, étroites et minces, leurs bords tranchants sont usés, quelquefois cassés et montrant une encoche, ou quelquefois des raies et des stries horizontales.

Les enfants paraissent souvent prématurément vieux, leurs cheveux tombent parfois, de même que les cils et les sourcils ; les commissures des lèvres et les ailes du nez sont souvent ulcérées, ainsi que la marge de l'anus. Il peut y avoir une éruption cuivreuse symétrique sur les fesses, qui devient très spécialement caractéristique lorsqu'elle se montre à la paume des mains ou à la plante des pieds. Un dépérissement progressif et général est un signe des plus mauvais, la peau devenant d'un blanc sale et flottant sur des muscles devenus mous. En faisant un pli à la peau, on sent qu'elle est froide, sans élasticité et rude au toucher (Nayler).

Malgré son état d'émaciation, l'enfant parait avoir toujours faim et demande avidement de la nourriture, souvent jusqu'à la dernière heure.

Les syphilides communes sont l'érythème, qui se montre surtout aux fesses et au périnée sous forme de taches violettes et foncées, le lichen, le psoriasis, l'impétigo, l'ecthyma, l'eczéma et le pemphigus. Ce dernier, lorsqu'il est syphilitique, intéresse surtout les pieds et les mains. Comme règle, il faut observer que les éruptions de nature syphilitiques sont symétriques, colorées en brun cuivreux et souvent disposées en cercle. Elles n'occasionnent généralement ni douleurs ni démangeaisons. Quand il y a ulcération, les bords en sont taillés à pic et rouges, le fond est gris de cendre et couvert d'un pus épais de mauvaise apparence. Diverses éruptions peuvent se montrer, de nature papuleuse, les fissures et l'aspect fendillé sont ordinaires.

La voix est rauque et criarde, les ongles sont petits, mal formés, et présentent souvent des inflammations de voisinage spécifiques. L'enfant souffre souvent du manque de repos et de sommeil, et il n'est pas rare que l'oreille soit le siège d'un écoulement purulent. Le foie est généralement gros et dur et a souvent subi une dégénérescence albuminoïde. Quelquefois l'hypertrophie hépatique occasionne une jaunisse, mais l'ascite et l'œdème des extrémités sont très fréquents. L'augmentation de volume du foie se manifeste par des douleurs de ventre, des vomissements, une diarrhée fréquente ou plus rarement par la constipation.

Il y a du tympanisme abdominal et une certaine sensibilité à la palpation. Le Dr Gee signale l'hypertrophie de la rate comme se présentant environ dans la moitié des cas; il va jusqu'à dire que fréquemment cet état de la rate est le seul signe de la cachexie syphilitique active.

L'iritis est rare, de même que l'ulcération des amygdales, de même que les lésions des os, des testicules et du cerveau. La maladie se manifeste généralement de quatorze jours (Berkeley-Hill) à six mois après la naissance ou, plus rarement, dès la naissance, et très rarement les symptômes tardent à paraître jusqu'à la septième et même à la quatorzième année. M. Nayler prétend que sur soixante-treize cas on en trouve à peine quatre se manifestant dans les douze premiers jours de la vie. Il est de la plus haute importance de faire le plus tôt possible le diagnostic de la syphilis infantile, car cette connaissance doit modifier tout le régime de l'enfant en santé ou dans l'état de maladie. M. Nayler affirme que, contrairement à ce qui existe pour la syphilis tertiaire, c'est la syphilis secondaire, développée à la suite d'une inoculation antérieure au mariage et mal traitée, qui produit presque tous les cas de syphilis infantile. Il rapporte un cas dans lequel le père, dont l'infection remontait à trente ans, portait seulement un eczéma syphilitique et avait infecté son enfant, malgré l'espace de temps écoulé depuis l'accident primitif.

La syphilis tertiaire développe plutôt une syphilis congénitale ou au moins les accidents qui manifestent l'existence de la diathèse dans les premiers temps de la vie.

Traitement. — Le mercure, sous des formes variées, est la grande ancre de salut dans cette affection. Les praticiens l'administrent différemment ; tantôt sous forme de poudre grise (1) à la dose de 3 à 12 centigrammes deux ou trois fois par jour, avec quelques grains de poudre de cannelle, pour prévenir l'élimination trop rapide du mercure par les selles. On peut, s'il y a lieu, remplacer la poudre de cannelle par la poudre d'ipéca associée à une très faible dose d'opium.

Beaucoup de praticiens prescrivent des frictions avec l'onguent mercuriel (1 à 2 grammes) sur les cuisses ou les bras ou même en applications sur une pièce de flanelle. Quand il est nécessaire d'éviter les soupçons, je crois que c'est là un mauvais moyen et d'ailleurs les mères sont, en général, dans les consultations hospitalières au moins ou trop ignorantes, ou trop négligentes pour que cette application soit bien faite. Lorsqu'on a affaire à un nour-

---

(1) *Grey powder.* — La poudre grise, mélange de mercure et de craie (*Hydrargyrum cum creta*) est un médicament très employé en Angleterre : — doses de 0.05 à 60 centigrammes.

risson, on peut donner le mercure à la mère, et on a souvent retiré de ce moyen un heureux résultat ; cependant, lorsque le cas est grave, il est ordinairement indispensable de faire également prendre de faibles doses du médicament au bébé lui-même — Quelle que soit la préparation mercurielle adoptée, on doit persévérer dans son emploi au moins pendant six à douze semaines. Il faut souvent changer de mode d'administration lorsqu'on doit prolonger le traitement, et il est utile dans ce cas d'associer le sublimé corrosif et le quinquina. Si l'enfant a moins d'un mois, on pourra lui faire prendre deux fois par jour cinq gouttes de solution de sublimé (1) dans une infusion légère d'écorce de quinquina additionnée de quelques gouttes de glycérine, et, s'il est nécessaire, d'une demi-goutte de liqueur sédative opiacée analogue à celle de Battley (2). Les vomissements et la diarrhée nous indiquent qu'il convient de cesser temporairement l'emploi du mercure, au moins de changer son mode d'administration. Quelquefois il suffit de faire ajouter un peu de craie ou de carbonate de potasse à la « poudre grise », pour la faire bien tolérer. Parfois, au contraire, l'emploi du mercure en frictions est le seul qui soit supporté. M. Dann conseille l'emploi du chlorate de potasse lorsqu'il y a une intolérance marquée. On peut donner ce sel à la dose de 25 centigrammes trois ou quatre fois par jour dans un peu d'eau sucrée.

La lotion noire (3) est le meilleur mode d'application externe. Les condylomes de l'anus seront saupoudrés de calomel et tenus dans un parfait état de propreté. De temps à autre il peut être nécessaire de les toucher avec le crayon de nitrate d'argent. L'oxyde jaune de mercure,

(1) La solution de bichlorure d'hydrargyre de la Pharmacopée de Londres, est à 0, 06 centigrammes pour 50 grammes d'eau.

(2) Voyez la note page 37.

(3) « *Black Wash.* — *Lotio hydrargyri nigra* — (1 gramme 80 de calomel pour 280 grammes d'eau de chaux).

à la dose de 25 centigrammes pour 30 grammes d'axonge benzoïnée, constitue un topique non irritant d'un bon emploi. Les caustiques sont utiles en outre dans les ulcérations spécifiques de la bouche et de la langue. L'iodure de potassium, le quinquina, la salsepareille, ont une valeur réelle après l'emploi du mercure et pour relever la constitution affaiblie. Dans ce but, on emploie volontiers le sirop d'iodure de fer. Lorsqu'il y a quelque complication du côté de la peau, les bains de sublimé ont une certaine utilité. S'il surgit quelque difficulté dans l'alimentation, on a recours au lait de chèvre ou d'ânesse. On ne saurait conseiller une nourrice mercenaire, à cause des chances d'infection dont la mère est à l'abri d'après les observations de beaucoup de praticiens. J'ai vu deux fois des nourrices mercenaires infectées par leurs nourrissons. De pareils cas peuvent donner lieu à des poursuites légales (1).

V. — RHUMATISME AIGU

C'est une affection assez rare surtout chez les jeunes enfants, mais comme elle peut, même dans ses plus légères manifestations (torticolis, érythème noueux), se compliquer de péricardite, son étude attentive est absolument importante. — Le rhumatisme est une complication éventuelle de la scarlatine, et là plus qu'en toute autre occurrence, il peut être combiné à une affection cardiaque.

(1) M. le Dr Archambault posait en principe que le traitement doit être institué dès les premières manifestations et donné directement à l'enfant. Le médicament par excellence est la liqueur de Van Swieten donnée dans du lait à la dose de 1|3 à 1|2 ou une cuillère à café en augmentant peu à peu. On peut y ajouter des frictions avec l'onguent hydrargyrique simple et des bains de sublimé (5 à 6 gr. pour un bain) qui peuvent être donnés dans une baignoire métallique à la condition d'ajouter une poignée de sel marin par bain ou 15 grammes de sel ammoniac.

Lorsque le mercure semblait ne plus agir, M. Archambault employait alors l'iodure de potassium.

C'est encore communément une des suites des attaques même légères de la diphthérie. Lorsque la maladie est idiopathique, elle débute par des frissons et de la fièvre suivis, au bout d'un ou deux jours, par une enflure des articulations qui doivent devenir le siège du mal. Ordinairement la fièvre monte assez haut, quoiqu'elle soit plus modérée que chez l'adulte ; une température de 40° environ indique une attaque grave ; la langue est couverte d'un enduit blanc épais, le corps est baigné d'une sueur abondante et acide, dont l'odeur ne s'oublie pas lorsqu'on l'a sentie une seule fois. L'urine est rare, fortement colorée et chargée de sédiments. Les grandes articulations sont les premières affectées, et souvent le mal se promène des pieds et des genoux aux mains et aux coudes, l'enflure disparaissant d'un endroit dès qu'un autre point est attaqué à son tour. — Une articulation atteinte de rhumatisme est rouge, engorgée, très douloureuse et très chaude, et cette même articulation qui présente tous ces symptômes dans leur intensité, peut être absolument dans son état ordinaire au bout d'un ou deux jours. La maladie dure de dix à trente jours (rarement plus de cinquante), et présente des exacerbations vespérales. L'inflammation du péricarde qui s'observe dans un très grand nombre de cas, surtout dans l'enfance, se manifeste par une constriction de la poitrine et une légère douleur, quelquefois si peu prononcée que le diagnostic échappe à toute recherche, même à une investigation attentive. Chez l'enfant, on observe en outre du délire. Le bruit de frottement s'observe surtout à la base, mais il peut devenir sensible dans toute l'étendue de la matité précordiale, à mesure que l'épanchement augmente, cette matité occupe une plus large surface, et souvent les bruits du cœur sont diminués par l'interposition du liquide, lorsque la membrane interne est affectée à son tour (endocardite)

Les bruits de souffle sont à la base ou à la pointe suivant qu'ils se passent dans l'aorte ou au niveau de la valvule mitrale. Ils sont ordinairement systoliques, quelquefois pourtant on perçoit un souffle diastolique à la base. Lorsque le tissu cardiaque est affecté (cardite), il survient un trouble considérable dans ses mouvements, avec des syncopes, et quelquefois une suspension définitive et fatale (Voyez *Péricardite* ou *Endocardite*).

Le Dr Vogel rapporte un cas de rhumatisme bien accusé avec endocardite, chez un enfant âgé seulement de vingt et un mois. On l'observe plus fréquemment chez les enfants qui ont atteint l'âge de six ans. Un enfant qui a des troubles cardiaques consécutifs au rhumatisme, peut néanmoins vivre longtemps. J'ai souvent rencontré avec étonnement des enfants qui jouaient dehors et pour lesquels j'avais pronostiqué antérieurement une terminaison fatale à bref délai. On trouve souvent associées la dilatation et l'hypertrophie avec un souffle mitral, une forte impulsion cardiaque et une matité exagérée de la région précordiale. L'enfant souffre de palpitations fréquentes pendant ses récréations, puis enfin ces attaques surviennent même en dehors de tout exercice, elles s'accompagnent d'une anxiété respiratoire très vive, et l'enfant est parfois obligé de soulever la tête sur son oreiller pour respirer plus librement pendant la nuit.

L'hydropisie n'est pas un symptôme commun, même dans les cas les plus avancés. Elle peut se montrer quelquefois, surtout s'il y a une bronchite ou toute autre cause s'opposant au cours du sang, et augmentant ainsi les difficultés que le cœur doit vaincre dans son action. Ce tableau peut présenter quelques variantes au bout de plusieurs années, mais en dépit des soins qu'on y apporte, il est rare de voir ces enfants parvenir à l'âge adulte.

Traitement. — Les articulations malades seront enveloppées dans un morceau de flanelle ou de ouate et on fera des fomentations chaudes opiacées, ou bien la jointure sera recouverte d'une pommade à l'extrait de belladone.

Les lotions de carbonate de soude ont trouvé des partisans. Je me rallie ordinairement à cette manière de voir, en tenant compte de ce fait que la *materies morbi* paraît être l'excès d'acide lactique dans le sang. En effet, le Dr W. Foster a récemment produit expérimentalement tous les symptômes du rhumatisme aigu par l'administration de l'acide lactique et lorsqu'on ne donne pas de médicaments alcalins, on peut constater que dans cette maladie l'urine est très fortement acide. Le bicarbonate de potasse associé au citrate de potasse et donné à doses convenables (50 à 60 centigrammes de quatre en quatre heures) paraît réellement atténuer la douleur et rendre les complications cardiaques moins fréquentes. Le jus de citron, l'iodure de potassium, le gaïac, le colchique, les mercuriaux, les bains de vapeur ont tous leurs défenseurs. L'iodure de potassium a une valeur incontestable dans quelque cas spécialement lorsque les symptômes aigus ont disparu : en combinaison avec le bicarbonate de potasse et l'infusion de serpentaire, c'est assurément le meilleur remède contre les douleurs rhumatismales qui suivent si ordinairement les attaques aiguës. Il est rarement besoin d'employer le colchique chez les enfants. La cimifugine (1) à petites doses (3 à 12 centigrammes) suivant l'âge de l'enfant, est un excellent moyen, s'il y a quelque tendance à la chorée, ce qui n'est pas rare dans le rhumatisme.

La salicine est digne d'attention et on en loue hautement les qualités dans le rhumatisme aigu. Plus l'attaque est aiguë, plus le remède paraît efficace et son action se révèle rapidement dans les vingt-huit heures qui suivent son absorption. Ce médicament produit des effets réels tels que l'abaissement de la température et la diminution de la douleur. Une dose modérément forte,

---

(1) *L'actæa racemosa* ou *cimifuga racemosa* a été importée d'Amérique comme un remède énergique contre le rhumatisme.

c'est-à-dire environ 60 centigrammes pour un enfant de trois ans, doit être renouvelée toutes les trois heures. Il est certain que l'on évite souvent ainsi les complications cardiaques et que par ce moyen on place le cœur, qui paraît disposé à une complication, dans des conditions plus avantageuses, jusqu'au moment où la température retombe à l'état normal. Quand la température normale est rétablie, l'action thérapeutique cesse de se produire. L'acide salicylique a été employé également ; mais on a reconnu que son action était plus irritante et qu'il occasionnait parfois du malaise et de la diarrhée. D'après les témoignages acquis en leur faveur, ces médicaments méritent d'être essayés plus largement.

Depuis que les lignes précédentes ont été écrites, j'ai pu essayer très fréquemment la salicine et le salicylate de soude, et je n'hésite pas à dire que ce dernier est de beaucoup préférable à la salicine dans le traitement du rhumatisme. Il est très soluble et bien loin de produire du délire, comme on l'a reproché à la salicine. Les opinions émises sur l'effet quasi-spécifique du salicylate de soude sont en vérité des plus étonnantes. Le Dr Julius Pollok dit : « L'évidence en faveur du salicylate de soude dans le traitement du rhumatisme aigu s'impose tellement que sa valeur considérable sera bientôt généralement établie. » Ceci n'est rien auprès des autres opinions émises d'une manière plus prononcée et plus dogmatique. Néanmoins, tout en tenant compte des immenses avantages que j'ai constatés par moi-même, je crois être exact en affirmant que le salicylate de soude n'est pas un spécifique contre le rhumatisme. J'ai vu des cas qui n'ont subi aucune amélioration, bien loin d'être guéris complètement. Ces cas étaient pourtant des cas tout à fait aigus, car c'est ici un pays où le rhumatisme est commun, et ces mêmes malades furent guéris ensuite ou bien par la médication alcaline ou bien par l'association déjà ancienne des alcalins et de la quinine, moyen préconisé, je crois, pour la première fois par le D⟨r⟩ Garrod. Tous ces cas ne se sont pas présentés chez des enfants, mais tous avaient le caractère aigu ou subaigu, et tandis qu'en un bon nombre de circonstances j'avais tiré grand profit du salicylate, je n'ai observé aucun bénéfice après son emploi dans d'autres cas impossibles à différencier cliniquement des premiers, à tous points de vue. Je voudrais appeler l'attention de mes confrères sur une observation qui a peut-être été faite déjà par d'autres, quoique je ne l'aie vue signalée nulle part jusqu'ici, et qui pourrait contribuer à éclairer les mystères apparents observés dans l'emploi de certains médicaments très utiles, qui donnent pour les mêmes maladies des résultats diametralement opposés. Ma proposition est celle-ci : Une affection peut exister « *per se* » occasionnée par quelque cause spécifique encore inconnue, agissant sur le corps dans l'état de santé; nous invoquons le froid, le mauvais temps, etc., mais en réalité cette cause est inconnue ; nous voyons seulement un spécimen accompli d'un type aigu décrit par les classiques, spécimen morbide qui suit son cours respectable et d'une durée définie. Cette maladie est facilement curable, parce qu'elle *tend d'elle-même vers la guérison*, à moins que le médecin intervienne sans mesure, ce type de maladie que je viens d'indiquer, rhumatisme aigu, pneumonie ou autre, tendra, dans les circonstances ordinaires, vers l'amélioration et la guérison. Ce sont les affections de ce genre qui font le succès des médicaments spécifiques. Mais il y a une autre classe de maladies, beaucoup plus nombreuses, plus fréquentes et plus sérieuses. Ces affections portent à la vérité les mêmes noms que les précédentes, mais elles sont en quelque sorte l'aboutissant terminal d'une foule d'états divers, de conditions variées, de changements climatériques qui déterminent, comme on l'a vu, à propos d'un accident quelconque, une attaque aiguë.

L'individu se trouve souffrant, il est mal à l'aise, endolori, moins bien enfin qu'à l'ordinaire à tous points de vue ; cela se prolonge quelque temps, et pendant ce temps le médecin n'est guère consulté ; puis quelque accident dû à la fatigue, au temps, à l'excitabilité ou à toute autre cause, détermine soudain l'accès aigu. Cette forme de maladie, quel que soit son nom, est rarement accessible avec succès à un traitement spécifique.

Pour revenir au rhumatisme, le salicylate de soude est utile sans aucun doute au début des cas aigus, il semble diminuer la souffrance, abaisser la température et provoquer la diaphorèse, mais dans quelques cas, même chez les enfants, le bicarbonate de potasse et la quinine ou même le fer dialysé seront plus efficaces, plus forts pour empêcher les rechutes, et plus aptes à prévenir les complications. Il est certain que le salicylate de soude a peu ou pas d'action modératrice sur les affections du cœur et des poumons, surtout dans le cours d'un rhumatisme aigu, alors même que la température s'abaisse et que la diaphorèse s'établit. On a actuellement des observations de désordres pulmonaires et cardiaques survenus pendant que l'organisme était entièrement sous l'action du salicylate de soude.

Avec ces réserves, je suis tout à fait disposé à reconnaitre que la découverte du traitement du rhumatisme aigu par le salicylate de soude est « un triomphe de la thérapeutique empirique et un succès qui n'a probablement pas d'égal dans l'histoire de la médecine ». On pourra donc le prescrire à doses suffisamment élevées avec un peu de sirop d'écorce d'oranges ou bien de fleurs d'oranger (1).

(1) M. le Dr Archambault, dans une importante communication à la Société de thérapeutique (fév. 1879), a démontré, d'après le résultat de sa pratique hospitalière, que l'action du salicylate chez les enfants était inoffensive à la dose de 8 grammes et plus par jour, et que cette action rapide et constante s'accompagnait d'une tolérance presque générale et de la cessation des douleurs à partir de la deuxième ou troisième dose. Le savant médecin de l'Hôpital des enfants malades a in-

On peut lutter en outre contre l'élévation de la température par les bains frais (voyez *Fièvre typhoïde* et *Bains*). Le D' Binz et d'autres auteurs vantent beaucoup l'efficacité des bains froids à 20° ou 21° centigrades et recommandent de les donner rapidement et souvent. On ne doit pas oublier l'aconit, si efficace dans les autres inflammations aiguës, ainsi que nous le dirons longuement plus tard. Il est incontestable que bon nombre de cas ont été guéris par l'administration de l'aconit à doses répétées et données tout à fait dès le début de la fièvre rhumatismale. On observe ainsi une transpiration abondante avec un soulagement de la douleur et une baisse thermométrique. Il faut une certaine intuition et la confiance que donne la pratique pour adopter l'un ou l'autre de ces divers modes de traitement, mais les bains froids, par exemple, peuvent être adjoints à la méthode alcaline, à l'aconit ou au salicylate.

Les intestins seront régulièrement évacués et un peu de poudre de Dower, le soir, peut être utile à la fois comme calmant et diaphorétique. On obtient souvent un grand soulagement en lotionnant les jointures avec de l'eau chaude en se mettant au lit ensuite et en enveloppant les articulations avec de la laine ou de la flanelle. Quand il est survenu une complication cardiaque, il vaut mieux se servir des sangsues que d'appliquer des vésicatoires. Si le

---

sisté sur les résultats acquis au moyen de doses modérées, c'est-à-dire de 6 grammes par jour donnés en trois fois. Il ne suffit pas d'obtenir la disparition des douleurs et l'abaissement de la température, mais il convient de prolonger pendant trois jours environ l'action du médicament. M. Archambault prescrit le salicylate de soude de la façon suivante :

Rhum..... ....•...........•.....	20 grammes
Sp. de limon..............................	40 grammes
Salicylate de soude........................	6 grammes

à prendre en trois fois dans vingt-quatre heures.

La proportion des cas aggravés par des complications viscérales a diminué par suite de l'emploi de ce médicament.

vésicatoire paraît nécessaire, surtout à cause d'un épanchement abondant, il faudra l'appliquer avec une lotion vésicante et non pas au moyen d'un emplâtre de cantharides, qui laisse souvent chez les enfants délicats des ulcérations tenaces.

Les petites doses de calomel et d'opium sont utiles également. L'enfant doit rester dans une tranquillité parfaite, et s'il y avait une excitabilité cardiaque exagérée, on pourrait recourir à un emplâtre belladoné sur la région cardiaque. — Ce n'est pas le moment et ce serait une mauvaise pratique, de cesser le traitement alcalin pendant une complication cardiaque. Mais de tous, le meilleur médicament dans les affections chroniques du cœur, c'est assurément la digitale. Il est difficile de dire tout ce que peut faire la digitale pour le traitement des affections cardiaques. Elle peut améliorer l'état du pouls, guérir l'hydropisie, prolonger même la vie pendant des années. Lorsqu'il y a une hypertrophie forte, on peut lui adjoindre l'aconit. Si le pouls est irrégulier, ce qui s'observe rarement chez les enfants, la belladone peut remplacer la digitale pendant quelque temps.

Dans ces trois agents thérapeutiques, le médecin possède des moyens de la plus haute valeur pour traiter les différents modes des affections chroniques du cœur.

Le régime, quoique léger, sera nourrissant. Une eau alcaline et gazeuse coupée avec du lait est très avantageuse. On pourra donner également du thé de bœuf et des potages, on aura recours enfin aux stimulants surtout dans les complications cardiaques lorsque la circulation est évidemment languissante. On peut soulager la soif vive des malades par des boissons fraîches, la limonade, l'eau panée, l'eau de groseilles, le thé léger..., etc.

CHAPITRE IV

MALADIES DE LA PEAU

I. — ÉRYTHÈMES

Roséole. — Maladie bénigne, non contagieuse, presque apyrétique, caractérisée par de petites taches colorées, roses ou des plaques rougeâtres, qui durent au moins vingt-quatre heures et au plus quelques jours ou une semaine. La forme spéciale que nous devons surtout examiner ici est la roséole infantile appelée aussi quelquefois fausse rougeole. C'est une affection surtout commune dans les temps chauds et qui attaque principalement la face et les extrémités, tout en pouvant quelquefois rester limitée à un seul membre. Cette éruption occasionne une légère démangeaison. Elle ne présente pas la marche croissante et les symptômes généraux de la rougeole : les symptômes de catarrhe oculo-nasal de la rougeole font défaut. La couleur est rose foncé et non écarlate comme le rash de la scarlatine; on n'y trouve pas cette multitude de points rouges accumulés qui caractérisent l'éruption scarlatineuse et les plaques ne sont ni aussi régulières ni aussi étendues.

Il y a souvent une légère angine prodromique. La roséole précède quelquefois la variole, la scarlatine ou la rubéole : elle se montre alors principalement au niveau des articulations. J'ai vu souvent un enfant atteint de mal de gorge et d'une roséole disparaissant dans les vingt-quatre heures, tandis qu'un frère ou une sœur de cet enfant était dans la chambre voisine atteint de fièvre scarlatine ou de rougeole ; souvent il arrive que l'enfant atteint d'une semblable roséole très légère échappe à la maladie grave de l'autre.

Le traitement dans ce cas est d'une grande simplicité : régime léger, légers purgatifs salins, boissons rafraîchissantes, un bain tiède ou deux, cela suffit généralement pour amener la guérison. Si l'affection paraît due au gonflement des gencives et à l'irritation du travail de la dentition, on peut recourir à l'incision des gencives, mais jamais cette petite opération ne sera faite sans nécessité, ainsi que nous l'avons dit ailleurs.

Les variétés désignées par les termes de *roseola infantilis* et *roseola œstiva*, qui représentent la même affection dans l'enfance et pendant l'été, n'ont aucune signification classique particulière.

L'Erythema intertrigo est caractérisé par des taches rouges, larges, de forme irrégulière, un peu soulevées, et disparaissant à la pression. Cette affection n'est pas contagieuse. Elle est commune chez les rhumatisants, et occasionne un peu de démangeaison et de cuisson. Elle se distingue de la roséole spécialement par la teinte rosée de cette dernière. Elle peut être d'origine locale, par exemple lorsque deux plis de la peau frottent l'un contre l'autre, comme on le voit au cou et aux aines chez les petits enfants ; la peau est alors moite et l'acidité de cette transpiration aggrave la rougeur primitive.

Cet intertrigo est avantageusement modifié par des bains chauds, sans savon, par le soin de bien sécher la peau sans frotter après le bain, au moyen d'un linge fin et de poudrer ensuite avec de l'oxyde de zinc très fin et de l'amidon pulvérisé ou de la poudre de lycopode, pour recouvrir entièrement les surfaces enflammées. Un léger purgatif complètera la guérison. Si la maladie est de nature constitutionnelle, elle peut revêtir la forme suivante.

L'Erythema nodosum (E. noueux) s'observe principalement chez les jeunes filles, sous forme de taches rouges, élevées, ovales, longues de 2 centimètres 1/2 à 5 centimètres et larges de 2 centimètres environ. Chaque tache dure de quatre à dix jours et de nouvelles taches continuent ensuite à se montrer, la maladie entière pouvant se prolonger pendant trois ou quatre semaines. L'éruption se montre ordinairement sur le devant des jambes et sa couleur passe du rouge primitif à une teinte bleuâtre. Il y a généralement un peu de fièvre et quelques troubles généraux avant la sortie des taches. Celles-ci ne suppurent pas, même agglomérées, malgré la fluctuation apparente qu'on observe quelquefois.

Le diagnostic d'avec l'érysipèle est fait non seulement par la réaction générale intense de ce dernier, mais encore parce que, dans l'érysipèle, les bords de la plaque sont aussi élevés que le centre, la dureté est superficielle et analogue à celle de la chair et la rougeur se termine par une ligne nettement délimitée, toutes conditions qui sont renversées en ce qui concerne l'érythème. La maladie porte aussi les noms d'*erythema papulatum* et *erythema tuberculatum*, suivant l'importance des taches.

La chorée et le rhumatisme sont associés fréquemment à l'érythème noueux.

Traitement. — Laxatifs légers, bains chauds, régime modéré, surveillance attentive des dents et des organes digestifs. — Le quinquina et la quinine sont utiles ; le fer est indiqué lorsque, comme on le voit souvent, la maladie est liée à la chlorose et à l'aménorrhée. Les lotions alcalines sont utiles le plus ordinairement (1).

(1) M. le Dr Sevestre, dans une leçon clinique très intéressante faite aux Enfants Assistés ; distingue deux érythèmes fessiers communs chez les enfants et importants à connaître. L'érythème simple ou vésiculeux est

Urticaire (*Rash urticant*). — Outre les taches rouges, et le caractère de l'éruption disparaissant sous la pression du doigt, l'urticaire présente des élevures analogues à celles produites par la piqûre des orties ou par un coup de fouet. Elle s'accompagne d'une démangeaison insupportable et d'une irritation très vive accrue par la chaleur du lit et celle du feu ou par l'usage du vin et des épices. Elle n'est pas contagieuse et peut présenter une forme aiguë ou une forme chronique. Les vomissements et la diarrhée paraissent des éléments naturels de la guérison. L'urticaire est occasionnée par un aliment indigeste agissant, bien entendu, sur un organisme prédisposé à contracter cette éruption. Parmi les aliments incriminés on observe souvent l'action nocive des coquillages, des concombres, des champignons, de certains fruits, surtout des primeurs, des viandes de porc salé ou fumé, et on doit en outre signaler l'action de quelques médicaments comme le copahu et la térébenthine. J'ai observé il y a quelques années un cas très remarquable, dans lequel le copahu produisit une éruption très étendue, très violente, accompagnée d'une fièvre aiguë et d'une rougeur intense de

le plus fréquent chez les jeunes enfants atteints de diarrhée. Il s'étend aux fesses et aux régions anale et génitale. Les vésicules crèvent de très bonne heure pour faire place à une exulcération avec rougeur vive en nappe de toute la région. Le Dʳ Sevestre conseille de combattre la diarrhée cause de la lésion de la peau et indique l'emploi extérieur des lotions d'eau de sureau, de feuilles de noyer, d'une solution d'acide borique au 1/30ᵉ ou de sublimé au 1/2000 — les bains de sublimé très courts — et après les bains et lotions, on essuie l'enfant et on le poudre très abondamment avec de la poudre de lycopode ou mieux avec du sous-nitrate de bismuth tamisé. Ce dernier moyen nous réussit toujours. Éviter le froid et l'exposition à un feu trop ardent.

L'érythème papuleux, qui s'observe chez des enfants plus âgés et plus rarement, doit être différencié des papules syphilitiques que l'on confond souvent avec lui. On trouvera surtout dans l'examen général des éléments de diagnostic. Le traitement ci-dessus décrit convient parfaitement. Les papules sont limitées à la convexité des fesses et ne se développent pas à l'anus et aux parties génitales comme on l'observe dans la syphilis.

L'érythème noueux doit être traité par l'iodure de potassium qui donne souvent d'excellents résultats.

tout le corps, très analogue à la fièvre scarlatine. Cette éruption céda rapidement à une dose de calomel suivie de diaphorétiques et de médicaments alcalins qui rétablirent définitivement l'état normal en trente-six heures environ. Le malade était une femme âgée de trente ans.

L'urticaire est le plus souvent une maladie chronique, et elle présente alors les formes confluente, persistante, fugace, à répétition et tubéreuse. Ces variétés sont rares dans l'enfance, où l'urticaire est plus ordinairement une maladie aiguë sous la dépendance de la dentition ou d'une nourriture vicieuse. Les saillies de l'urticaire véritable sont souvent peu développées chez les jeunes enfants et elles sont fréquemment suivies de papules d'où vient le nom, quelquefois employé, d'urticaire papuleuse.

Le Dr Tilbury Fox a fait remarquer que le *lichen urticatus* n'est autre chose que cette éruption papuleuse associée à l'urticaire et qui, par suite du grattage exercé par les enfants, se transforme en une forme nouvelle caractérisée par les papules ulcérées au sommet et surmontées d'une petite croûte de sang caillé.

Le Dr Fox croit que les mauvaises conditions d'hygiène exercent une influence considérable sur le développement de cette affection. Il a vu des enfants transportés à l'hôpital guérir très rapidement par les moyens les plus anodins et les plus simples ; ces mêmes enfants contractaient de nouveau la maladie en retournant chez eux et revenaient encore à l'hôpital où ils guérissaient pour la seconde fois aussi facilement par le simple séjour et des soins purement hygiéniques. Il donne comme causes secondaires la gale, une anurie (que j'ai vue cependant parfois très prononcée et sans urticaire), les punaises et les troubles intestinaux retentissant sur l'état général. Le traitement spécial de ces formes consiste dans la régularisation des fonctions intestinales, une hygiène bien entendue, l'emploi de l'huile de foie de morue, du fer et des lotions alcalines et adoucissantes.

Traitement. — Dans l'urticaire aiguë on emploiera les émétiques et les purgatifs, pour inciter la cure naturelle ; les gencives seront incisées, s'il est nécessaire. Dans les formes chroniques, le régime sera réglé soigneusement et on évitera surtout les condiments et les épices. L'irritation cutanée sera amoindrie par des lotions vinaigrées ou d'eau étendue d'extrait de saturne ou d'un mélange de glycérine avec une faible dose d'acide prussique dans une émulsion d'amandes ou bien enfin par l'usage des bains alcalins. Les médicaments plus avantageux sont l'arsenic (liqueur arsenicale à faibles doses après les repas), la quinine, et parfois les alcalins pour combattre l'acidité gastrique. Dans les cas chroniques, le Dr Fox conseille les bains sulfureux à la dose de 30 à 60 grammes de sulfure de potassium pour un bain d'environ 120 litres. Il répète ce bain deux ou trois fois par semaine et se sert en outre d'une lotion à l'oxyde de zinc.

Érysipèle. — La variété infantile, c'est-à-dire celle qui se montre chez l'enfant de moins de six mois, prend généralement naissance à l'ombilic ; quelquefois elle vient à la suite d'un intertrigo, et elle est on ne peut plus rare après la vaccination. — L'érysipèle, chez l'enfant comme chez les adultes, présente de la rougeur, un gonflement œdémateux, de la chaleur et de la douleur. La rougeur peut s'accentuer jusqu'à prendre une teinte livide, et la vésication survient souvent, quelquefois même le sphacèle. C'est toujours une affection grave qui peut devenir mortelle en sept jours et même moins ; cependant le plus souvent elle dure deux ou trois semaines. Le caractère diagnostic le plus remarquable de l'érysipèle infantile est la tendance qu'il présente à s'étendre de proche en proche par poussées insidieuses jusqu'à ce que le corps entier soit envahi.

Heureusement c'est une affection peu commune chez l'enfant, qui se montre particulièrement pendant les épidémies de fièvre puerpérale, ou lorsque l'enfant est placé dans des conditions vicieuses d'habitation et de vie. Dans ces conditions, le nombril ne se cicatrise jamais parfaitement et la phlébite ombilicale sert le plus souvent de point de départ à l'érysipèle.

Traitement. — Il laisse beaucoup à désirer comme résultats. Bouchut dit que tous les enfants nouveau-nés meurent et que, même après une quinzaine, fort peu reviennent à la santé. Les moyens recommandés généralement sont la teinture de perchlorure de fer (1) à la dose de deux gouttes, dans un peu d'eau sucrée, de deux heures en deux heures ; les bains tièdes mucilagineux, l'application dans l'intervalle de poudre d'amidon non parfumée et la délimitation circonférentielle du mal au moyen du nitrate d'argent appliqué sur la peau encore saine. S'il y a beaucoup de prostration on peut prescrire une dizaine de gouttes d'eau-de-vie avec un peu de teinture ammoniacale (2) dans un peu d'eau sucrée. On donnera le sein et, si l'enfant est sevré, du lait et un peu de thé de bœuf constitueront toute la nourriture. Velpeau recommandait hautement les lotions avec du sulfate de fer : 15 grammes pour 240 d'eau.

Lorsque les croûtes ou la suppuration ont une mauvaise odeur, il faut se servir de lotions phéniquées contenant un peu de glycérine. Lorsqu'il y a du sphacèle, la seule chance de salut est dans les toniques et les stimulants. Le premier signe d'amélioration dans ce cas est l'apparition du pus « louable », à la place du pus épais infect et ichoreux. On doit inciser largement lorsqu'il y a des collections purulentes, et des cataplasmes désinfec-

---

(1) Cette teinture contient un tiers de solution de perchlorure de fer pour un tiers d'alcool.

(2) Teinture composée de carbonate d'ammoniaque, ammoniaque liquide, essence de citron, huile de muscade, alcool et eau ; la dose est de 30 gouttes à 3 grammes.

tants au charbon pulvérisé ou à la levure sont alors d'une utile application. On emploiera avec avantage un ou deux grains de quinine (6 à 12 centigrammes) deux ou trois fois par jour. S'il y a de la constipation, il faudra évacuer le rectum ; mais le plus souvent il existe de la diarrhée, qui peut même nécessiter l'emploi de la poudre de Dover ou même de faibles doses d'opium. Il est indispensable d'ajouter qu'aucun traitement, quel qu'il soit, n'a de chance de succès, si les conditions hygiéniques et surtout l'aération restent vicieuses. Le Dr Ringer préconise l'aconit dans l'érysipèle consécutif à la vaccination et même dans les cas ordinaires.

II. — VÉSICULES

Les sudamina sont des vésicules incolores et transparentes qui ressemblent à des gouttelettes de sueur. Elles se montrent dans le cours du rhumatisme aigu, de la fièvre typhoïde, etc..., leur contenu est acide. Elles n'ont point de signification clinique et ne réclament aucun traitement. On les considère comme un état léger dont la forme grave est représentée par la miliaire.

Miliaire. — Les vésicules miliaires sont pointues et entourées d'une auréole rouge à la base ; elles deviennent opalescentes et même purulentes en apparence ; leur contenu est alcalin, ce qui les distingue des sudamina. Elles surviennent également dans le cours des rhumatismes, et on les considère comme des sudamina affectés d'inflammation. Les enfants qui suent beaucoup et qu'on lave rarement se montrent souvent couverts de ces vésicules. Le traitement consiste en ablutions complètes et fréquentes accompagnées de quelque laxatif léger.

Eczéma. — Le Dr Fox définissait ainsi l'eczéma : « Une inflammation catarrhale de la peau, caractérisée surtout

par un suintement particulier qui empèse le linge et produit des croûtes jaunâtres et présentant les différents états
successifs d'érythème, de papules, de vésicules, de suintement, de suppuration et enfin de formation des croûtes.
Ces états sont plus ou moins manifestes suivant les circonstances et sont suivis quelquefois des conséquences
ordinaires de l'inflammation telles que l'œdème, l'hypertrophie, etc... Telle n'est pas l'opinion de tous les dermatologistes, car beaucoup partagent cette opinion émise par
MM. Meigs et Pepper dans la sixième édition de leurs
Maladies infantiles, à savoir que l'eczéma a été érigé en
espèce morbide distincte pour représenter toutes les affections caractérisées par la rougeur, la démange   , l'infiltration de la peau, le suintement superficie!   .a formation des croûtes ; que la lésion primitive et fo   lamentale
soit un rash érythémateux, une papule, une vésicule ou
même une pustule.

L'eczéma est formé de petites vésicules confluentes,
englobées dans une zone enflammée. Les différentes zones
voisines se confondent et les vésicules crèvent ; un liquide
alcalin s'écoule. Quand les vésicules sont ouvertes, la surface malade se recouvre d'écailles et de croûtes. La forme
vésiculeuse n'est pas contagieuse, mais l'eczéma pustuleux
ou impétigo et l'eczéma impétigineux ont été décrits par
quelques auteurs comme des affections contagieuses. Sir
W. Jenner, dans le *system of Surgery* de Holmes, article
des « maladies cutanées », fait remarquer que l'impétigo
paraît souvent dû à la contagion. Il est, en effet, très
commun de voir plusieurs enfants de la même famille
atteints en même temps de cette affection. Elle ne saurait
cependant se répandre, comme la teigne tonsurante le
fait souvent, sur une réunion considérable d'enfants,
une école par exemple. L'impétigo se contracte
évidemment par le contact et de plus ne saurait être trans-
porté par l'air comme les spores du tricophyton tonsu-
rant peuvent l'être d'un enfant à un autre. Le moyen de

transport le plus fréquent est un objet de l'habillement, surtout le chapeau. Les enfants qui ont de l'impétigo de la face ou de la tête, présentent souvent des pustules impétigineuses aux doigts qui leur servent à gratter les endroits malades. J'ai observé bien souvent ce fait, ainsi que la contagion par l'échange des coiffures. J'ai vu maintes et maintes fois des mères, qui depuis une ou deux semaines venaient à la consultation hospitalière avec deux ou trois enfants atteints d'impétigo et qui, au bout de ce temps, amenaient un troisième ou quatrième enfant en disant : « Il paraît avoir aussi une atteinte de cette même maladie, il a usé le vieux chapeau de son frère. » D'un autre côté Cazenave nie la contagion de l'impétigo dans toutes ses formes, et Nayler dit positivement que « l'impétigo ne se transmet point par contagion ». Le Dr Tilbury Fox décrit une forme contagieuse admise par d'excellents observateurs tels que M. Cal Anderson et Erasmus Wilson. Le Dr Fox en donne la description suivante : au début se montrent de petites pointes remplies d'eau qui se gonflent et forment des bulles larges lorsqu'on ne les déchire pas en les grattant. Cette éruption s'accompagne généralement de fièvre, de frissons et d'un malaise général. La fièvre peut même se montrer assez vive. Des croûtes commencent à se former peu de jours après le début du mal, elles sont grosses, d'un jaune paille, sèches, granuleuses et paraissent collées au derme. Cette affection peut compliquer l'eczéma, la gale et d'autres maladies. Elle débute toujours par de petites pointes remplies d'eau. Les mains sont envahies d'abord, puis la nuque, les fesses, les pieds... Le traitement consiste dans l'emploi d'une pommade au précipité blanc (25 centigrammes pour 30 grammes), appliquée à la surface du derme sous les croûtes qu'il faut d'abord enlever en les imbibant par l'eau chaude, les cataplasmes ou la vapeur d'eau. — J'ai vu souvent la pommade à l'oxyde de fer benzoïnée rendre des services dans les cas indiqués plus haut. Les glandes lymphatiques sont presque toujours engorgées plus ou moins fortement dans le voisinage des éruptions de ce genre. C'est alors qu'on aura recours avec avantage à l'huile de morue et au sirop d'iodure de zinc, alors même que les enfants ne seraient point par ailleurs lymphatiques, scrofuleux ou mal alimentés. Dans les cas rebelles, on pourra essayer quelquefois avec succès la pommade à l'iodure de soufre, l'onguent citrin lavé et atténué, la pommade à l'oxyde rouge de mercure, et on se trouvera bien le plus ordinairement de l'usage de faibles doses d'arsenic. S'il y a des poux, ce qu'on observe quelquefois, le traitement doit être modifié en conséquence. Il faut se souvenir que, même après les atteintes sévères de « l'impétigo contagieux », il ne reste pas de traces indélébiles à la peau de la face. J'ai parlé un peu longuement de cette affection pour faciliter l'étude des formes d'eczéma qui avaient été confondues avec l'impétigo et qui sont maintenant distinguées de la manière la plus nette.

Il y a plusieurs variétés d'eczéma dont il est nécessaire de donner ici une courte description.

L'eczéma simple est occasionné par les irritants de toute nature, rayons de soleil, chaleur, froid excessif, savons parfumés irritants, etc... Les bras et la figure sont les parties les plus fréquemment atteintes chez les enfants. La maladie débute par une teinte érythémateuse qui se couvre bientôt de petites vésicules contenant du sérum transparent. Celui-ci devient ensuite trouble et laiteux, il disparaît entièrement lorsque les vésicules se terminent par desquamation ou bien il transsude et contribue à former des croûtes et des pellicules. Il y a un peu de démangeaison et d'excitation et les vésicules peuvent revenir par poussées successives. La durée varie de quinze jours à deux ou trois mois.

L'eczéma rubrum est la forme inflammatoire. Elle

se montre aux points où la peau transpire le plus, et où elle est molle, douce et fine, aux membres à la région interne, aux articulations, aux aines, aux aisselles, etc. C'est là surtout que la sécrétion est abondante, que les croûtes sont épaisses et que la surface est enflammée et excoriée.

L'eczéma impetiginoïde. « C'est, » dit le Dr Fox, « l'eczéma des sujets lymphatiques ou débilités. » Dans cette variété, comme dans l'eczéma rubrum il y a beaucoup de chaleur et de rougeur. Puis vient une poussée de pustules séreuses. La sérosité et la matière purulente s'échappent et forment des croûtes d'un jaune brun sous lesquelles il y a une surface rouge, irritée et imbibée de pus. C'est ordinairement une affection locale et non généralisée, très commune en particulier à la tête chez les enfants. Lorsque les croûtes disparaissent, la peau reste rougeâtre, sans cependant qu'il y ait de cicatrice persistante. Quand la purulence s'établit, pour ainsi dire, d'emblée, l'état vésiculeux n'existant pas ou n'étant pas observé, la maladie est celle qu'on désignait jadis sous le nom d'impétigo et qu'on nomme généralement maintenant *eczéma pustulosum*. Il existe deux variétés : *Impetigo figurata* et *impetigo sparsa*. L'impetigo figurata se montre souvent à l'époque de la dentition sous forme de plaques de forme définie recouvrant les joues. Très souvent l'eczéma pustuleux est associé aux pediculi et quelquefois même il est occasionné par leur présence.

L'eczéma infantile et l'eczéma capitis doivent être signalés ensemble, car on les observe également d'une manière fréquente et digne d'attention chez les enfants à la mamelle faisant leurs premières dents ; surtout chez les enfants lymphatiques ou scrofuleux, exposés à des conditions vicieuses d'hygiène. Cependant l'enfant le plus sain et le mieux soigné n'en est pas toujours exempt.

Il y a dans cette affection tenace un eczéma inflammatoire et un eczéma pustuleux combinés avec une grande tendance à la chronicité. En fait l'eczéma infantile abandonné à lui-même ne présente aucune propension naturelle à la guérison. On y trouve de la chaleur, des démangeaisons, de la douleur, du gonflement et des ulcérations. Les pustules crevées par les grattements laissent écouler un liquide visqueux, gluant, qui épaissit et forme des croûtes. Quand les croûtes sont enlevées, on trouve la surface sous-jacente rouge, luisante, imprégnée de séro-pus. Les glandes lymphatiques du voisinage sont engorgées et peuvent suppurer ou s'ulcérer suivant l'état constitutionnel du sujet.

Quand cette affection couvre le crâne, ce qui arrive fréquemment, on la désigne sous le nom de « *croûtes de lait* ». Elle peut se montrer ailleurs, et communément sur les fesses, aux aisselles, aux oreilles, aux articulations. Cette maladie tend à déprimer les forces de l'enfant par suite de la démangeaison et de l'agitation permanentes qu'elle occasionne. Les poux sont fréquents dans ces cas parmi les croûtes qui s'accumulent et exhalent au loin une odeur nauséabonde

La chute des cheveux qui survient également, n'est jamais permanente. Lorsque cette affection a duré quelque temps, l'enfant paraît misérable et très malade, il perd son embonpoint, il est très excitable et peut même succomber au marasme ou à quelque diathèse cachée jusqu'alors, que l'irritation longtemps continuée a suffi à mettre en activité.

L'eczéma facial peut se montrer sur le front et les joues, et résulter seulement de l'extension du mal qui occupe le cuir chevelu. C'est une affection très vive, particulièrement symétrique, mais non uniforme, se montrant parfois sur une surface rouge et très enflammée, quelquefois au contraire sous forme de croûtes ; dans certains cas, il y a des pustules, et ailleurs simplement, des lamelles minces et croûtées.

L'eczéma tarsi est localisé aux bords libres des paupières, surtout chez les enfants strumeux. Les bords ciliaires sont collés le matin au lever, et il peut en résulter un allongement anormal des cils et quelquefois leur déviation en dedans ou en dehors des paupières.

Un mot sur l' « *eczéma syphilitique* » qui a été nié par quelques auteurs. Il y a pourtant des cas dans lesquels la suppuration est peu abondante, où il n'y a pas de croûtes, mais une desquamation écailleuse avec plus d'enflure et plus d'induration. On remarque souvent, en même temps, quelques croûtes noirâtres, une teinte sale de la peau, des taches cuivrées, des ulcérations buccales, et enfin ces cas ne guérissent pas à l'aide du traitement ordinaire, tandis qu'ils sont favorablement modifiés par les mercuriaux. On décrira plus loin les manifestations cutanées de la syphilis, et on discutera la question de savoir si l'eczéma doit être décrit dans ces circonstances comme une lésion de nature syphilitique ou comme un eczéma survenant dans le cours de la syphilis.

Le point pratique qu'il importe de retenir est celui-ci : les médicaments antisyphilitiques guérissent les malades atteints de cette sorte d'eczéma et dans beaucoup de cas obscurs et tenaces, après avoir employé vainement le traitement ordinaire, j'ai été très heureux de me rappeler que la syphilis peut rester cachée au fond de la constitution, et je me suis bien trouvé d'agir d'après cette connaissance.

Le Dr Balsammo Squire a fait remarquer, il y a quelques années déjà, que les éruptions eczémateuses de la région occipitale étaient ordinairement dues à la présence des poux, tandis que les eczémas de la partie antérieure du crâne, *eczema capitis*, étaient plus spécialement d'origine constitutionnelle. Ce fait a une certaine importance,

surtout au point de vue des consultations hospitalières.
Le pronostic sera toujours réservé sur la question de
durée. Il y a très rarement du danger pour la vie, si ce
n'est lorsque l'enfant est tout à fait épuisé par un eczéma
capitis ou eczéma faciei chronique ; mais la maladie est
tenace, peut se prolonger plusieurs mois ou même un an
ou deux. Elle peut aussi récidiver après la guérison, et
prouve ainsi l'origine constitutionnelle du mal, dont nous
ne pouvons triompher entièrement qu'après avoir remé-
dié convenablement au mauvais état général.

Traitement. — Aucun traitement ne réussira, si l'on
n'a pas le soin de s'occuper d'abord de l'état constitutionnel, c'est-à-dire de la diathèse spéciale et des conditions
des organes digestifs. Cette question a été traitée ailleurs
et il suffira pour le moment de mentionner son importance, sans entrer dans les détails du traitement général
ou du traitement de la dyspepsie et des autres affections
stomacales. Voici maintenant les détails qu'il importe de
connaître :

Au début d'un eczéma aigu et inflammatoire, une purgation de calomel et de jalap, suivie de laxatifs alcalins,
sera utile. Si la maladie est chronique, on donnera des
laxatifs appropriés, le régime sera toujours soigneusement réglé, et on appliquera localement la pommade benzoïnée à l'oxyde de zinc. S'il y a lieu, il faudra inciser
les gencives. Si le cas est d'origine strumeuse, il peut être
nécessaire de prescrire l'huile de foie de morue et le fer,
et le meilleur topique est alors le nitrate d'argent
(1 gramme pour 30 grammes), en solution, appliquée sur
une compresse de linge, deux fois par jour. Dans l'eczéma
capitis, il faut toujours faire tomber les croûtes à l'aide
de fomentations ou de cataplasmes, avant d'appliquer la
pommade à l'oxyde de zinc, si le cas est très tenace ; et,
s'il n'y a ni chaleur, ni gonflement, on appliquera le soir
sur la tête un cataplasme de farine de lin et on enlèvera

les cheveux et les croûtes, puis, le lendemain matin, on couvrira la tête de poix liquide. C'est là un traitement énergique, qui demande des soins, mais qui a parfois une grande efficacité. Il faut tenir la tête bien propre, et on peut se servir avantageusement à cet effet du savon à l'huile de genévrier, les savons communs et les savons parfumés devant être proscrits. Il est quelquefois utile de se servir d'une lotion alcaline composée de bicarbonate de soude à la dose de 4 grammes pour 30 grammes d'eau. En outre, dans les cas chroniques, les petites doses de liqueur arsenicale, prises trois fois par jour, sont d'une efficacité incontestable. On se trouve généralement mieux encore de combiner son action avec celle de l'huile de foie de morue ou du sirop d'iodure de fer. Dans les cas rebelles, la pommade au calomel ou une pommade contenant de faibles doses de nitrate de mercure, ou une solution de nitrate d'argent sont parfois utiles. Dans les cas les plus tenaces, je me suis bien trouvé de l'emploi de l'huile de bouleau. Je l'étends par parties égales avec de la glycérine, et j'en fais appliquer une couche chaque soir. Les effets dans quelques cas ont paru merveilleux, dans d'autres circonstances, le résultat a été bon, mais sans avoir rien d'extraordinaire. Je n'ai jamais employé l'huile de bouleau sans l'avoir fait précéder pendant une quinzaine environ, par les arsenicaux ou les alcalins, ou quelque purgatif approprié.

Dans le cas particulier d'une jeune fille de seize ans, qui, depuis plusieurs années, était atteinte d'eczéma, malgré tous les moyens employés, le traitement par l'huile de bouleau amena une guérison complète *en une semaine*. Cette guérison s'est maintenue, et, six mois après, j'ai revu la malade qui ne présentait plus aucun symptôme fâcheux. L'odeur forte de cette huile est un désavantage, évidemment, mais cette odeur n'est pas plus mauvaise que celles des autres remèdes analogues. Quant à l'huile de Gurjun, je regrette de ne pouvoir en parler favorable-

ment; je l'ai employée pure et diluée avec une égale
quantité d'eau de chaux, comme le recommande Erasme
Wilson ; mais les résultats que j'ai obtenus n'ont pas été
satisfaisants. Dans un cas, il s'est produit une inflammation très violente. J'ai entendu citer des cas où son emploi s'est montré avantageux. mais je n'ai pas pu vérifier
les résultats personnellement. Lorsque la maladie est entretenue ou causée par la présence des poux ou par la
gale, le traitement anti-parasitaire est nettement indiqué
dès l'abord (1).

Le plomb est. d'après l'avis du Dr Squire, préférable
aux préparations de zinc pour le traitement de l'eczéma.
Suivant lui, le plomb soulage les démangeaisons, diminue la suppuration en restreignant l'hypérémie eczéma-
teuse ; la glycérine qui ne s'évapore pas comme l'eau et
ne fait pas suppurer comme la graisse, est le meilleur véhicule à employer ; nous recommandons particulièrement
la formule suivante : — Cinq parties d'acétate de plomb,
trois et demi de litharge et vingt de glycérine sont chauf-
fées ensemble pendant une demi-heure dans un bain de glycérine bouillante et distillées ensuite comme dans un alam-
bic au gaz ou tout autre. Le produit est un peu plus
visqueux que la glycérine pure. De cette manière, on n'a
pas observé d'intoxication saturnine alors même qu'on
recouvrait de larges surfaces à l'aide de ce liniment de
plomb. Une autre préparation très utile consiste dans un
mélange de glycérine (4 à 12 grammes) et d'axonge clari-

---

(1) M. Gaucher vient de communiquer à la Société médicale des
Hôpitaux, les excellents résultats obtenus par lui dans le traitement de
de l'impétigo et de l'eczéma chez les enfants, grâce à la pommade
suivante qu'il applique après avoir fait tomber les croûtes à l'aide de
cataplasmes d'amidon.

    Acide borique . . . . 3 grammes.
    Glycérolé d'amidon . . . . 30 —

Les résultats sont aussi prompts que ceux obtenus par l'huile de
cade et avec moins d'inconvénients.

fiée (30 grammes), auquel on ajoute une solution de sous-acétate de plomb jusqu'à saturation, c'est-à-dire jusqu'à ce que l'axonge n'en puisse plus recevoir davantage, ce qui a lieu environ lorsque l'axonge a absorbé 30 grammes de la solution. C'est également une préparation excellente dans les diverses formes de prurit :

Dans l'eczéma, il peut être aussi très utile d'avoir recours à une pommade contenant de l'acide salicylique dans la proportion de 2 à 4 grammes pour 30 grammes d'axonge. Suivant le Dr Ogilvie Will, cette pommade serait particulièrement utile dans l'eczéma de la tête et de la face chez les enfants.

J'ai trouvé quelquefois une utilité incontestable aux pommades de zinc, de plomb ou d'iodure de potassium préparées avec de la vaseline au lieu d'axonge. Un extrait mou de phytolacca étendu sur un linge fin a déterminé la guérison dans quelques cas tenaces, de même que l'usage externe et interne de l'acide phénique. En somme il y a une foule de remèdes pour l'eczéma, comme pour la coqueluche, par exemple. Je me suis arrêté à ceux qui m'ont donné de bons résultats ou qui sont recommandés par des auteurs faisant autorité. On trouvera en outre quelques bonnes prescriptions dans le Formulaire.

Enfin, dans les cas d'eczéma tarsi, le Dr M. Call Anderson recommande l'extraction des cils, le renversement des paupières suivi d'une application rapide d'une solution de potasse caustique 25 à 50 centigrammes pour 30 grammes d'eau. Il faut rapidement enlever l'excédent de cette solution à l'aide d'un gros pinceau. Les paupières seront soigneusement graissées tous les soirs à l'heure du coucher avec une pommade faible au nitrate de mercure pour empêcher leur encroûtement pendant la nuit et favoriser leur guérison.

L'herpès est une maladie non contagieuse formée par

des amas de vésicules plus grandes que celles de l'eczéma, rondes et assez grosses, placées sur une base rouge, enflammée et de forme irrégulière. Le contenu des vésicules, d'abord aqueux et neutre aux réactifs, devient bientôt d'un blanc jaunâtre ou purulent et s'écoule en faisant des croûtes. La maladie peut durer de 8 à 10 jours. La variété la plus simple est l'herpès labialis, qui se montre ordinairement à la lèvre supérieure pendant un rhume simple, et qui se montre souvent aussi dans les cas bénins de pneumonie lobaire.

L'herpès zoster ou **zona** est commun chez les enfants. Cette variété se montre chez les enfants misérables ou fébricitants et occupe une moitié du corps, souvent du côté droit, en forme de zone ; le thorax, la partie inférieure du dos et de l'aine sont les localisations les plus fréquentes. Cette éruption suit ordinairement le trajet d'un ou de plusieurs nerfs sous-cutanés. Il y a presque toujours un peu de douleur dans la région affectée, avant l'apparition du rash et des vésicules. La maladie peut durer une, deux et même trois semaines. Elle débute par une rougeur en plaques de forme irrégulière et limitée fréquemment à une moitié du corps. C'est une superstition de croire que si le zona faisait le tour du corps, le malade mourrait fatalement. Aussitôt après l'apparition de la rougeur, se montrent les vésicules d'herpès, nombreuses et très agglomérées. Elles atteignent parfois une certaine grosseur, celle d'un pois moyen par exemple, et s'aplatissent seulement au sommet. Quelquefois les vésicules se confondent les unes dans les autres, mais le plus souvent elles restent distinctes. Quand leur développement est achevé, la douleur névralgique du début disparaît. Le contenu des vésicules devient laiteux, épais, et donne lieu, en s'écoulant, à la formation de croûtes brunâtres. Ces croûtes tombent du septième ou huitième au dixième ou douzième jour. Le traitement consiste en un léger purga-

tif salin, une diète sévère et un bain chaud. S'il y a nécessité d'appliquer un topique, ce qui convient le mieux,
c'est une décoction mucilagineuse tiède, mais il est rarement utile d'y avoir recours.

L'herpès circinatus (*linea circinata*) se montre
sous deux formes ; soit en larges vésicules suivant le cours
ordinaire de l'herpès, et auxquelles on doit appliquer le
même traitement ; soit sous forme de petites vésicules
disposées en anneaux un peu plus petits qu'une pièce de
50 centimes, avec un centre où la peau est saine et
une bordure rouge tout autour. La maladie s'accroît à la
circonférence, et guérit d'abord par le centre. Elle est
furfuracée et ne s'accompagne d'aucun trouble constitutionnel quoique se présentant souvent chez les enfants
strumeux et montrant une tendance manifeste à la chronicité. Cette forme est contagieuse. Il faut appliquer des
topiques convenables, comme une forte solution de sulfure de fer ou d'acide gallique. Lorsque les moyens ordinaires sont insuffisants, on pourra faire une application
d'acide acétique étendu ou d'une solution de nitrate d'argent (4 grammes pour 30 grammes). — Une lotion d'hyposulfite de soude (15 grammes pour 180 grammes d'eau),
d'acide sulfureux (30 grammes pour 120 grammes d'eau),
ou une pommade de chlorure ammoniacal de mercure
(25 centigrammes pour 30 grammes d'axonge sont très
utiles lorsque, la maladie siégeant dans les écoles, il faut
supprimer le plus tôt et le plus sûrement possible les
chances de contagion.

Une autre méthode rapide pour détruire sûrement les
vésicules consiste à les toucher avec une lotion épispastique. Les toniques, l'huile de foie de morue et une alimentation réparatrice sont aussi nécessaires en cette circonstance que les parasiticides dans certains autres cas.
— Beaucoup d'écrivains affirment que l'herpès circinatus
encore appelé tinea circinata est la même maladie que la

tinea tonsurans, parce que ces deux affections sont fréquemment associées.

D'autres se bornent à dire que l'herpès circinatus est un terrain favorable à la propagation des spores du *trichophyton tonsurans* (voyez *tinea tonsurans*).

Suivant le Dr Fox cette dernière affection diffère surtout de l'herpès véritable par son début et sa durée. Nayler dit que la similitude absolue des deux maladies « cesse, pour ainsi dire, d'être discutable ».

III. — BULLES

Pemphigus, Pompholyx. — Cette maladie est d'ordinaire précédée pendant vingt-quatre heures au moins par une sensation de lassitude, de malaise, de douleur à la tête; la fièvre et le délire même ne sont pas rares. Puis se montrent des ampoules transparentes, très nombreuses, d'une grosseur variant depuis celle d'un pois jusqu'à celle d'une cerise. Les ampoules siègent sur une base rouge et enflammée qui se montre à la face, au cou, sur le tronc et aux membres. En peu de jours elles atteignent leur entier développement, puis elles disparaissent ou crèvent. La peau de ces petites vessies se ride, se flétrit et forme ensuite des croûtes colorées en brun. La durée est d'une à trois semaines. Quand le pemphigus se montre sur la plante des pieds et à la paume des mains chez les petits enfants on peut le considérer comme certainement syphilitique dans son origine. Cette maladie attaque fréquemment les enfants cachectiques, jeunes et mal nourris. La forme infantile peut néanmoins être produite aussi par la dentition, par une alimentation vicieuse, ou quelque irritation intestinale, et on constate chez les enfants chétifs une tendance prononcée à la forme chronique.

Le pompholyx, qui est rare dans la seconde enfance, est une variété apyrétique du pemphigus. Ce dernier est toujours une affection sérieuse et très tenace lorsqu'il est passé à l'état chronique.

Traitement. — Les bulles seront percées dès leur apparition, et si la chute des croûtes est lente et laborieuse, on appliquera quelques cataplasmes et les ulcérations sous-jacentes seront traitées au moyen d'un topique excitant ; les lotions au nitrate d'argent ou bien au nitrate acide affaibli sont peut-être les meilleures applications locales. Si la maladie survient chez un enfant faible, cachectique, il y a nécessité d'administrer le quinquina ou la quinine ; des stimulants et une alimentation substantielle sont nécessaires pour obtenir la guérison. Si, au contraire, la forme est inflammatoire et l'enfant vigoureux, ce qui est rare, on donnera à juste titre quelque laxatif salin, des boissons rafraîchissantes et une diète modérée. Dans la forme chronique il est utile de donner avec mesure l'iodure de potassium qui convient surtout si la maladie paraît de nature syphilitique. L'arsenic peut être employé à la dose de deux à six gouttes (deux fois par jour) de liqueur d'arséniate de soude, que M. Nayler croit la meilleure préparation à employer dans ce cas. L'huile de morue a souvent une utilité incontestable. Le mercure, en quelque forme que ce soit, est rarement utile ; les alcalins au contraire et les bains gélatineux ont été recommandés par quelques auteurs.

Ruppia. — Dans cette maladie les bulles sont rondes, aplaties, isolées, de la grosseur d'une pièce de un franc environ, remplies d'abord de sérum, qui se change bientôt en pus. Ces bulles sont entourées d'une auréole inflammatoire ; elles crèvent au bout de quelque temps et se recouvrent de croûtes épaisses et brunes. Une variété, — *rupia prominens*, — ressemble à un coquillage (le lepas), la croûte étant plus épaisse et composée de stratifications superposées en rapport avec l'extension progressive de l'ulcération sur la croûte primitive. Le rupia se montre ordinairement dans les membres inférieurs ; le rupia prominens est presque toujours syphilitique ; le *rupia simplex*, qui est la forme la plus bénigne de la maladie, et le *rupia escharotica*, qui s'accompagne de troubles généraux et d'une ulcération étendue, souvent même de gangrène, sont deux formes communes dans l'enfance, la première à l'âge de six ou sept ans, et la seconde chez les jeunes enfants à l'époque de la première dentition ; c'est alors une affection très dangereuse. Le rupia escharotica se montre généralement sur les parties génitales, les jambes ou sur le cuir chevelu.

Traitement. — On ponctionnera les bulles dès leur formation ; si les croûtes sont tenaces, on les fera tomber à l'aide de cataplasmes et les ulcérations sous-jacentes seront traitées par le nitrate d'argent en solution, le précipité blanc ou rouge ou quelque pommade stimulante. On recommande les bains alcalins et gélatineux. Le traitement général sera tonique, on y joindra l'iodure potassique lorsque la maladie sera de nature syphilitique, sinon la médication se bornera au quinquina, à la quinine, aux acides minéraux, aidés d'un régime analeptique et du vin. Dans le rupia escharotica il est parfois nécessaire de recourir aux caustiques les plus énergiques, parmi lesquels on doit préférer le nitrate acide de mercure, et l'eschare sera recouverte de pommade à la glycérine et au carbonate de zinc naturel ou simplement de collodion. Le Dr Stokes recommande une pommade faite avec le scrophularia nodosa (L). et appliquée avec un pinceau puis recouverte de *lint* également imbibé de pommade. Le pansement doit être renouvelé de six heures en six heures.

IV. — PUSTULES

Impétigo. — Voyez *Eczéma*.

Ecthyma. Cette éruption se présente sous forme de pustules prenant naissance au centre d'une plaque rouge enflammée. En peu de jours ces pustules se dessèchent et laissent après elles des croûtes épaisses. Après la chute des croûtes, on trouve une coloration pourpre de la peau et même parfois une ulcération de mauvais aspect. La maladie est généralement chronique, très commune dans l'enfance, non contagieuse, mais accompagnée souvent chez les enfants de la présence de sarcoptes. Elle est parfois syphilitique, mais plus ordinairement due à la cachexie.

Traitement. — Il comprend les purgatifs légers, une observation stricte des lois de l'hygiène, des applications émollientes principalement, à l'aide de compresses d'eau tiède. Tel est le traitement, auquel on joindra quelque laxatif léger dans les cas aigus ordinaires. Si le cas est chronique, on aura besoin de plus de stimulants et des toniques réparateurs tels que le quinquina et le fer; les plaies seront touchées avec le nitrate d'argent ou quelque pommade excitante. Une bonne préparation consiste dans une pommade faite avec 4 grammes de teinture de benjoin composée et 30 grammes d'axonge. Les acides minéraux et l'huile de morue ont leur utilité. S'il y a des sarcoptes, il faut d'abord les faire disparaître à l'aide des moyens appropriés.

V. — PAPULES

Lichen. — Le lichen est une éruption de petits boutons d'un rouge vif, qui ne disparaissent pas à la pression et

qui occasionnent de fortes démangeaisons. Il n'y a ni suppuration ni suintement d'aucune sorte. L'éruption se
termine d'ordinaire par desquamation. Les régions les
plus fréquemment envahies sont le dos, les mains, les
avant-bras, le tronc et la face. C'est généralement une
affection chronique non contagieuse.

Le Lichen strophulus, ou feu de dents, est une affection fréquente dans l'enfance depuis la naissance jusqu'à la
première dentition. Elle dure généralement trois ou
quatre semaines et a beaucoup de variétés suivant la couleur de la peau et la disposition des boutons. Elle affecte
la face, le cou, les mains et ne demande comme moyens
de traitement qu'un régime léger, un peu de rhubarbe et
de magnésie, et lorsque cela est nécessaire, par ailleurs,
l'incision des gencives.

Lichen simplex. — Les papules sont de la grosseur
des grains de mil et d'un rouge luisant, s'accompagnant
souvent de fièvre et présentant un caractère subaigu.

Le lichen urticatus présente de grosses papules,
précédées de plaques boutonneuses analogues à celles
qu'occasionne la piqûre des orties. C'est une affection
commune à l'époque de la première dentition surtout au
temps chaud. (V. *Urticaria papulosa.*)

Dans le **lichen agrius,** les papules sont confluentes
et placées sur une base enflammée, la douleur et l'intensité de l'inflammation sont très prononcées, et les
troubles généraux s'accentuent gravement. Les papules
crèvent de bonne heure et laissent suinter un liquide séro-
purulent et des crevasses douloureuses se forment ensuite.
Cette variété peut se prolonger de dix jours à plusieurs
mois et n'est pas très commune dans l'enfance.

Traitement. — En tout cas il est urgent de veiller

à la régularité des garde-robes et à la direction du régime alimentaire. On évitera les stimulants et les excitants de toute sorte, l'enfant sera chaudement habillé et prendra tous les deux jours un bain gélatineux ; on administrera des boissons délayantes acidulées. Parmi les applications locales, les meilleures sont celles qui diminuent les démangeaisons, comme la solution d'acétate de plomb, l'acide prussique ou les préparations suivantes :

```
1° Glycérine...........................    10 grammes
   Bichlorure d'hydrargyre............    0,35 centigrammes
   Chloroforme........................    20 gouttes
   Eau................................    180 grammes
          F. s. a. — Us. ext. — Pour lotions.
      Ou bien
2° Bicarbonate de soude...............    1 gramme
   Glycérine..........................    4 grammes
   Eau de roses.......................    180 grammes
          F. s. a. — Lotion.
```

On peut encore associer 15 grammes d'huile de génévrier et 15 grammes d'alcool à 180 grammes d'eau, pour obtenir une lotion parfois très efficace. La liqueur de Fowler et l'iodure de potassium dans une infusion de serpentaire sont utiles dans les cas chroniques, qui sont souvent de nature syphilitique.

Prurigo. — Dans cette maladie, les papules ont la couleur de la peau ; elles sont plus larges que celles du lichen et sont très chroniques ; la démangeaison est souvent intolérable. Chez les enfants, l'affection est rarement aussi grave que chez les vieillards et siège surtout sur le cou et les épaules. Elle peut se montrer à la face externe des membres. Quand les papules ont été écorchées, elles présentent souvent à leur sommet une petite croûte de sang coagulé.

Le meilleur traitement chez les enfants après la régularisation des selles et le régime, consiste dans l'emploi des bains alcalins tièdes quotidiens.

Les lotions avec une éponge imbibée de vinaigre ou d'une solution propre à calmer le prurit, l'administration interne de l'acide chlorhydrique dans une infusion de salsepareille, le taraxacum ou la liqueur de Fowler agissent parfois dans certains cas comme des spécifiques. Chez les scrofuleux, le quinquina et l'huile de morue sont utiles ainsi que les fumigations sulfureuses. Le savon à l'essence de genévrier, l'acide phénique en savon et en lotion, la solution d'hypochlorite de soude sont dignes de confiance dans les cas rebelles.

V. — SQUAMME

· **Le psoriasis** (dartre sèche) est une maladie chronique non contagieuse, caractérisée par des taches rouges, peu élevées, couvertes d'écailles argentées d'ordinaire et sans démangeaison. L'éruption se montre sous des formes diverses suivant le siège, l'extension et la marche du mal. Les taches rouges sont dues à l'inflammation de la peau, et les écailles à la formation exagérée d'épithélium, sur un derme enflammé. Le siège de prédilection de la maladie est dans les endroits où la peau transpire le moins et prend le plus de dureté, le genou et le coude sont des localisations caractéristiques. Lorsque le mal se montre à la paume des mains et sous la plante des pieds, il est ordinairement d'origine syphilitique. C'est une affection assez rare dans l'enfance.

Traitement. — Dans les cas légers, des bains tièdes ordinaires ou alcalins suffisent. La solution d'iodure de potassium, la liqueur de potasse (1) et surtout la liqueur arsenicale sont des remèdes utiles. La teinture de cantharides a été conseillée surtout par Cazenave. L'arsenic doit

(1) 2 grammes de potasse dans 30 grammes d'eau environ. — Se donne à la dose de 15 à 30 gouttes dans une certaine quantité de bouillon de veau ou de lait.

être donné avec précaution, et la décoction de douce-amère peut lui servir utilement de véhicule. Quelques cas exigent l'emploi du mercure ; le bichlorure est la meilleure préparation et doit être associé alors au quinquina. L'acide phénique à la dose de 10 centigrammes pour 30 grammes d'eau, et un peu de glycérine est le meilleur moyen d'adoucir le prurit, s'il existe. On peut se servir encore d'une mixture désinfectante au charbon, et le D' B. Squire recommande la préparation suivante :

Acide chrysophanique........................   S grammes
Axonge...   30 grammes
F. s. a. Pommade.

Il prétend que l'efficacité de cette pommade dans le psoriasis est un des faits les plus remarquables dans la thérapeutique actuelle. Dans les cas où je l'ai employée, c'est-à-dire six fois environ, j'ai été très satisfait du résultat obtenu, surtout dans le cas d'un garçon de douze ans, qui souffrait depuis plusieurs années d'un psoriasis ayant résisté à toutes les médications. L'effet de cette pommade fut dès l'abord très remarquable. Je le pensais absolument guéri au bout de trois semaines, mais un mois et demi après il revint me voir, et il est encore actuellement en traitement. Pour se servir utilement de l'acide chrysophanique dans ces cas, il est nécessaire de nettoyer d'abord parfaitement la surface de la peau. Il faut mouiller les taches et les amollir, puis détacher complètement les fragments d'écailles et les écailles entières aussi complètement que possible. Le meilleur moyen est de frotter la surface avec du papier buvard ou de frictionner avec des chiffons trempés dans la benzine (*Adams*). On nettoie ensuite à l'aide d'eau chaude et de savon, puis on gratte avec un couteau à papier ou tout autre corps à vive arête pour enlever entièrement tous les détritus épidermiques. On appliquera ensuite très soigneusement l'acide chrysophanique, en se garantissant les doigts à l'aide du nouveau gant imperméable préconisé pour les autopsies et dissections, et qui est parfaitement applicable ici, car l'acide chrysophanique est un colorant énergique d'une teinte fort peu agréable à la vue. Les frictions seront faites deux fois, et de douze à seize ans, trois fois par jour. M. Nayler recommande la cautérisation au moyen d'un liquide vésicant ou à l'aide d'acide acétique suivi aussitôt d'un lavage au moyen d'une solution faible de soude pour atténuer l'irritation excessive occasionnée par le liquide caustique. Ce moyen ne sera employé qu'en cas de psoriasis chronique très tenace.

Pityriasis (pellicules de la tête). C'est une inflammation chronique de la peau, caractérisée par une démangeaison et une desquamation abondante d'écailles ou de pellicules encrassées. La tête est le siège ordinaire de la maladie, et si la chronicité s'établit, les cheveux tombent en partie. Le pityriasis capitis n'est pas très rare chez les nouveau-nés; il ne s'accompagne d'aucun trouble général.

Le pityriasis versicolor et le pityriasis rubra sont des variétés distinguées par leur couleur rouge ou brun jaunâtre. Une des meilleures applications dans le pityriasis capitis, est une lotion contenant du borax et de la teinture d'arnica. Parfois la pommade citrine peut être utile. La tête sera tenue très proprement et on emploiera à cet effet une brosse douce. Un léger purgatif complètera le traitement. Quelquefois une lotion au chloral au 1/20e appliquée tiède avec une éponge, a paru très efficace ainsi que la formule suivante, dont on se servira également tous les matins.

Sulfate de potasse.........................	5 grammes
Savon mou................................	15 grammes
Eau de chaux.............................	120 grammes
Esprit-de-vin rectifié	30 grammes

F. s. a. — Us. ext.

VII. — TUBERCULES

L'acné est l'inflammation des follicules sébacés avec accumulation de leurs sécrétions. Nous ne nous y arrêterons pas, car on ne l'observe sous aucune forme dans l'enfance.

Le molluscum est une hypertrophie des follicules sébacés, constituant des tumeurs indolentes de la grosseur d'un pois à celle d'une noix ordinaire, sessiles ou pédicellées, ayant la couleur ordinaire de la peau et contenant une matière athéromateuse. En même temps on n'observe aucun trouble constitutionnel, aucune douleur et pas d'ulcération. La tête et le tronc sont peut-être le siège le plus ordinaire de cette maladie, qui peut d'ailleurs se montrer n'importe où, qui n'est pas rare dans l'enfance et dure des années, parfois même toute la vie. Elle est contagieuse. Le traitement consiste à fendre les tumeurs en long et à les cautériser largement, ou, s'il y a un pédicule, à le sectionner et à cautériser la base d'implantation de la petite tumeur. A ce groupe se rattachent l'éléphantiasis, la chéloïde, le frambœsia, le premier et le dernier ne se présentant que dans les pays étrangers, et aucun des trois ne se montrant dans l'enfance.

Le lupus est aussi une affection très rare chez les enfants. On en distingue deux variétés.

I. — Le *lupus exedens* a un caractère rongeant et présente de fortes ulcérations ; il siège surtout au nez.

II. — Le *lupus non exedens* n'offre pas d'ulcération, mais les tubercules laissent des trous profonds et des cicatrices durables. En outre, la peau est sillonnée de lignes cicatricielles blanchâtres très caractéristiques pour quiconque les a déjà vues.

Pour le lupus exedens, la solution de Donovan (1), ou la liqueur arsenicale à l'intérieur forme le traitement, auquel il convient d'ajouter localement un caustique puissant, le chlorure de zinc, la potasse fondue ou l'acide nitrique. Pour le lupus non exedens le traitement sera le même, mais il ne sera pas nécessaire d'avoir recours à des caustiques aussi forts. Le vinaigre cantharidé, les pommades à l'iodure de mercure ou à l'iodure de soufre répondent mieux à l'indication. Le mal est souvent d'origine syphilitique.

VIII. — XERODERMATA

Icthyosis. — L'*icthyose* ou *peau de poisson*, est souvent congénitale ; la peau est sèche, rude et dure ; plus tard, le corps entier, la paume des mains et la plante des pieds, la face, les paupières, la face externe des membres... etc., sont couverts entièrement de petites écailles brunes, sèches, épaisses et dures se recouvrant les unes les autres comme les écailles d'un poisson. Il n'y a ni chaleur, ni douleur, ni démangeaison. Les malades ainsi atteints sont ordinairement cachectiques et ont souvent une mauvaise odeur. La maladie est ordinairement héréditaire, si elle n'est pas congénitale. Le traitement comprendra les bains alcalins suivis d'une onction de glycérine, d'huile d'amandes ou de pommade à la fleur de sureau. On peut utiliser les préparations d'arsenic et l'huile de morue. Chez les enfants plus âgés, la macération de la peau, les bains de vapeur, les onctions avec des savons très alcalins, peuvent servir à détacher l'épiderme épaissi

(1) Liqueur iodo-arsenicale mercurielle, dont la préparation est indiquée dans le formulaire de M le professeur Bouchardat. — Dose : 4 à 100 gouttes par jour graduellement, à prendre en deux ou trois fois par jour.

et sur le derme sous-jacent on peut appliquer, suivant l'âge et la santé générale de l'enfant, l'acide chrysophanique, le savon à l'acide phénique ou à l'essence de genévrier, ou bien à l'huile de ricin. Cependant la maladie reste ordinairement incurable.

IX. — PARASITES

Les maladies parasitaires d'origine végétale sont les suivantes : tinea tonsurans, tinea favosa, tinea decalvans, tinea sycosis et chloasma. L'affection parasitaire animale est le tinea scabies.

Tinea tonsurans (*porrigo scutulata*, — teigne tondante). — Cette affection se montre sous forme de plaques circulaires larges comme une pièce de un franc ou même de cinq francs environ, occupant le cuir chevelu. Elle est chronique et contagieuse. La surface de cette plaque est couverte de petites écailles blanches détachées tandis que les cheveux paraissent avoir été coupés à peu près au ras de la tête. Cela provient de l'extrême fragilité des cheveux qui ont perdu leur élasticité ordinaire. Le parasite végétal qui cause cette maladie est appelé *trichophyton tonsurans*, et ses spores pénètrent jusque dans la racine du cheveux. Quelques auteurs assimilent l'herpes circinatus à cette maladie. Sir W. Jenner maintient une distinction absolue entre les deux affections tout en remarquant que les sécrétions de l'herpes circiné sont un « terrain de culture » très favorable à la croissance des spores du *trichophyton tonsurans*. La tinea tonsurans n'affecte pas seulement le cuir chevelu, mais parfois aussi elle se développe sur le cou, le tronc..., etc.

Le Dr Fox, qui a publié plusieurs mémoires sur la teigne des écoles, insiste sur la nécessité de désinfecter l'air en brûlant du soufre dans les appartements où plusieurs sujets infectés ont séjourné. Ses observations démontrent

que dans ces conditions, il existe dans l'air des spores
flottants dispersés, en nombre suffisant pour être reconnus au microscope et qui n'attendent qu'un terrain
favorable pour se développer de nouveau. En réponse à
la question suivante, si souvent posée : « L'enfant peut-il
rentrer en classe ? » le D' Fox dit que, si les cheveux
sont émoussés et secs, on doit avoir des doutes, et il ajoute
cette règle pratique: « Condamnez tout enfant qui présente une portion de cuir chevelu, si petite qu'elle soit,
couverte de petits cheveux cassés courts. » Dans les cas
douteux, le microscope doit intervenir, et il est plus sage
d'incliner du côté des précautions excessives, alors même
que les cheveux paraissent sains, si le cuir chevelu est encore couvert de débris épithéliaux et d'exsudations des follicules, quoique à la rigueur ces débris *puissent* provenir
uniquement de l'irritation occasionnée par les remèdes
employés.

Le traitement de ces malades est basé sur la destruction du champignon parasite, ce qui peut être obtenu à
l'aide d'une pommade à l'iodure de soufre, ou d'une solution forte de nitrate d'argent, d'une solution concentrée
d'acide sulfureux, ou par l'application locale des vapeurs
mêlées de l'iode et du soufre. On peut employer aussi la
vapeur d'iode (20 centigr.), de soufre (30 gr.), deux ou
trois fois par jour, une pommade créosotée, le précipité
blanc à la dose de 1 gramme dans 30 grammes de pommade soufrée, ou la liqueur épispastique (1). On peut
bassiner les parties malades, deux fois par jour, avec une
solution d'acide borique, 4 grammes pour 30 grammes
d'eau, et on séchera ensuite le cuir chevelu. Pour les cas
légers, l'iodure de soufre et le précipité blanc dans la
pommade soufrée sont peut-être les meilleurs moyens. La

(1) La liqueur épispastique de la Pharmacopée Britannique est un
vinaigre cantharidé.

propreté est de rigueur, et il faudra baigner et lotionner souvent la tête. Les toniques sont utiles, le fer et surtout l'huile de morue, que le D' Fox recommande fortement lorsqu'elle est bien assimilée par les malades. — Quoique cette affection ait une longue durée, elle n'occasionne pas la calvitie.

Pour les cas graves et tenaces, je pense qu'il y a surtout trois médicaments recommandables : la pommade à l'acide chrysophanique, un liniment fortement iodé, ou bien la glycérine, additionnée d'une quantité élevée d'acide phénique. Néanmoins, il faut se rappeler que chez les jeunes enfants, ces remèdes seraient trop énergiques. Il suffit alors de badigeonner la tête une ou deux fois par jour, avec la teinture d'iode et de faire ensuite une friction avec une pommade au précipité blanc. C'est une pratique exécrable que de faire des plaies sur le cuir chevelu des jeunes sujets.

Si le mal est localisé en une place très restreinte, une seule cautérisation avec l'acide phénique pur sera efficace, mais c'est un moyen très douloureux. S'il y a une large surface malade, on se servira de badigeonnages avec un liniment iodé, surtout vers sept ou huit ans, et on fera suivre la friction iodée, d'une application de pommade au nitrate de mercure ou d'un liniment mercuriel à 10 pour 100. Dans les cas où les désordres sont très étendus, l'acide chrysophanique et l'acide phénique sont indiqués, mais leur emploi exige de grandes précautions. On trouvera d'autres prescriptions dans le Formulaire.

Le tinea favosa n'attaque pas seulement le cuir chevelu, mais encore le menton, les sourcils, le front et quelquefois le tronc et les membres. Elle consiste en petites croûtes jaunes en forme de godets, sèches et ressemblant parfois à un rayon de miel. Il y a un cheveu au centre de chaque godet. L'odeur est très désagréable et on l'a comparée à celle de la souris. C'est une affection rare en

Angleterre et qui se montre surtout vers l'âge de sept ans.

Le parasite qui accompagne la tête faveuse est l'*achorion Shönleinii*. Si le mal n'est pas arrêté dans ses progrès, les follicules pileux sont détruits, et il en résulte une calvitie incurable. Sir W. Jenner a montré que l'herpes circiné est un terrain favorable au développement de l'achorion comme du tricophyton. — C'est une affection contagieuse.

Traitement. — Constitutionnel, comme dans l'affection précédente. — Localement, une lotion de sublimé (30 centigrammes pour 30 grammes d'eau), ou une pommade à l'acétate de cuivre (15 grammes pour 30 grammes d'axonge), sont de bons topiques ; on peut également se servir d'une forte solution d'acide sulfureux en applications locales. Si le mal siège sur le cuir chevelu, l'épilation est presque toujours indispensable et les cheveux doivent être arrachés dans le sens de leur implantation. Le professeur Cantoni a recommandé récemment l'usage de l'alcool rectifié pour la destruction des spores de l'achorion, après l'ablation des croûtes au moyen de cataplasmes.

Tinea decalvans (*Alopecia circumscripta, vel porrigo decalvans*). — Cette maladie consiste en plaques lisses, dénudées et chauves, sans douleur, rougeur ni chaleur. Les racines des cheveux se sont atrophiées jusqu'à ce que, devenues plus petites que leurs follicules, elles soient tombées d'elles-mêmes. Le champignon parasite de la teigne décalvante est le microsporon Audouini. Il est contagieux et commun chez les enfants de cinq à dix ans. Le D' Duhring de Philadelphie nie l'existence du microsporon Audouini, et dit que les apparences qu'on rapporte à l'existence du fongus sont dues seulement aux détritus de l'épithélium et de la matière sébacée qui adhèrent aux cheveux lorsqu'on le traite par un réactif.

Le traitement constitutionnel est le même que pour les autres affections parasitaires. On appliquera localement la teinture d'iode, répétée matin et soir, ou une solution forte d'acide sulfureux, ou même dans les cas rebelles, la liqueur épispastique (vinaigre cantharidé). — La calvitie n'est jamais permanente et le premier signe de l'amélioration est l'apparition sur la plaque nue et luisante de quelques cheveux soyeux et fins.

Tinea sycosis (*mentagre*). — Ne se montre pas dans l'enfance.

Le chloasma (*pityriasis versicolor* ou *taches hépatiques*), se montre ordinairement sur le devant de la poitrine et du ventre. Les taches sont d'une couleur terne et d'un jaune brun. La maladie peut durer des années et elle est contagieuse. Le parasite a été nommé *Microsporon furfur*. Suivant quelques auteurs, le manque de propreté favorise son développement, surtout lorsque l'on porte des gilets de flanelle trop rarement changés et lavés; mais M. Startin a observé des cas très nombreux où la propreté la plus exacte n'avait pu empêcher le mal de se montrer. On l'observe surtout chez les personnes qui transpirent abondamment. On voit rarement cette maladie chez les enfants, quoiqu'elle ait été contractée quelquefois à cet âge. Le plus important est de veiller à la propreté et de recommander des bains fréquents. On peut se servir avec avantage d'une solution de sublimé (15 centigrammes pour 30 grammes) ou d'une solution d'acide sulfureux. Néanmoins M. Startin croit que l'arsenic est indispensable pour obtenir un succès définitif.

Le scabies ou *gale* est une affection vésiculeuse causée par l'*acarus scabiei* (1), petit animal parasite qu'on trouve

____

(1) Ou sarcoptes hominis.

à une ligne environ de ces vésicules. Cette affection siège principalement aux mains, entre les doigts, mais aucune partie du corps n'en est exempte, quoique la tête soit très rarement attaquée. Lorsque le malaise dure depuis quelque temps, on voit survenir des égratignures, des excoriations dues au grattage que provoque la démangeaison.

Il n'est pas rare d'observer la gale sur la plante des pieds chez les jeunes enfants. Le scabies se complique souvent d'eczéma, d'ecthyma et autres affections de la peau occasionnées par l'irritation.

La pommade soufrée est le remède universellement adopté pour cette affection. Le malade lavé d'abord soigneusement des pieds à la tête, sera frictionné ensuite avec cette pommade partout où se montrent des boutons. Si la peau est plus épaisse que d'ordinaire, la pommade peut être formulée ainsi :

Soufre précipité..........................	8 grammes
Bicarbonate de potasse...................	4 grammes
Axonge....................................	30 grammes

F. s. a. — Us. ext.

une solution alcoolique forte de staphysaigre peut être efficace de même que la poudre de cette plante, associée à l'onguent sulfureux. L'huile de camomille est utile également mêlée à la pommade soufrée. M. Wilson a recommandé une lotion au pentasulfure de calcium. Lorsqu'on veut dissimuler l'emploi de la pommade soufrée, on peut la colorer avec une faible quantité de cinabre (bisulfure de mercure) et la parfumer à l'aide de l'huile de bergamote. On se sert aussi quelquefois de l'onguent de styrax par exemple dans la formule suivante :

Styrax liquide....	30 grammes
Alcool rectifié...........................	10 grammes
Huile d'olives............................	4 grammes

F. s. a. — Us. ext.

Voici quelques autres préparations :

Acide phénique.............................. 8 grammes
Glycérine.................................. 60 grammes
En applications.

Bichlorure d'hydrargyre.................... 25 centigrammes
Alcool rectifié............................. 20 grammes
Chlorhydrate d'ammoniaque................. 2 grammes
Eau de roses............................... 180 grammes
F. s. a. — Lotion.

Sulfure de potassium....................... 180 grammes
Savon blanc................................ 800 grammes
Huile d'olives .... 60 grammes
Huile de thym.............................. 8 grammes
F. s. a. — Pour frictions.

Cette dernière préparation est efficace et suffit pour faire pendant plusieurs jours une friction générale des pieds à la tête, souvent nécessaire pour obtenir une complète guérison.

On peut ajouter à ces formules la préparation suivante préconisée par M. le professeur Kaposi et qui paraît utile non seulement contre le scabies, mais aussi contre l'eczéma qui existe fréquemment en même temps que la gale.

Naphtol.................................... 5 grammes
Savon noir................................. 50 grammes
Craie pulvérisée .... 10 grammes
Axonge..................................... 160 grammes
F. s. a. l'ommade pour frictions répétées deux fois par jour.

CHAPITRE V

FIÈVRES

I. — FIÈVRE CONTINUE SIMPLE. — FÉBRICULE

Les accès de fièvre de courte durée et dus à une grande variété de causes sont communs chez les enfants. Ils sont dus le plus souvent à une irritation gastrique ou intestinale, par exemple, à une accumulation d'aliments mal digérés ou de vers enroulés dans l'intestin : d'autres causes : la dentition, l'exposition à un soleil chaud, la fatigue, un léger catarrhe des muqueuses, peuvent encore déterminer une fébricule. Beaucoup de maladies aiguës s'accompagnent chez les enfants d'un mouvement fébrile plus ou moins prolongé, mais la vraie fébricule a un caractère tout à fait passager et n'est due en général à aucune cause spécifique, à aucune lésion particulière. Il y a cependant, sans aucun doute, de nombreux cas de fébricule qui ne sont que des formes avortées de typhus, ou de fièvre typhoïde ou d'intoxication paludéenne.

Symptômes. — Les symptômes de la fébricule sont une chaleur sèche de la peau précédée dans quelques cas par des frissons et du malaise, un pouls fréquent et plein, une langue blanche et chargée d'un enduit épais, la soif, la constipation, l'anorexie, parfois même des vomissements, une coloration foncée des urines, la céphalalgie, des douleurs de dos et des membres. Ces symptômes très accentués pendant quelques heures peuvent céder tout d'un coup et être suivis d'une sueur abondante. Dans quelques cas la pyrexie continue pendant quatre ou cinq jours. Elle se termine toujours brusquement et d'ordinaire par une sudation abondante et un dépôt copieux de sédiment dans les urines. Parfois on observe des vomissements ou de la diarrhée et des épistaxis. Très souvent survient aux lèvres une éruption d'herpès. Jamais on ne voit surgir de complications ni de suites et le retour complet de la santé est la règle.

Diagnostic. — C'est un point parfois très difficile, car la fièvre accompagne la plupart des maladies de l'enfance. Cependant on peut voir que dans la fébricule les symptômes acquièrent leur intensité totale en quelques heures, ce qui les différencient suffisamment du début des typhus ou de la fièvre typhoïde ; on doit réserver le diagnostic jusqu'à ce que l'existence d'autres fièvres puisse être éliminée par exclusion.

Traitement. — S'il y a évidemment indigestion ou embarras gastrique ou intestinal, un émétique ou un laxatif suffira pour remplir toutes les indications. Les laxatifs sont utiles dans beaucoup de cas. Les diaphorétiques salins, l'eau froide sur la tête et des bains tièdes compléteront le traitement dans la plupart des cas.

II. — ROUGEOLE. — MORBILLI

Maladie spécifique, aiguë fébrile et infectieuse, précédée par des symptômes de catarrhe oculo-nasal et caractérisée par une éruption cutanée qui se montre ordinairement vers le quatrième jour.

Symptômes ordinaires. — Après une période d'incubation qui peut varier de douze à quatorze jours (sept jours dans la rougeole inoculée d'après le Dr Murchison, dix à douze jours pour la rougeole ordinaire), on constate des frissons alternant avec une chaleur exagérée, un pouls fiévreux, des douleurs dans les membres, un peu de mal de tête, et bientôt de la rougeur des yeux, du coryza, des éternuements et une toux rauque. Le quatrième jour se montre une éruption de taches d'un rouge foncé, douces au toucher, à peine saillantes, rondes, et paraissant d'abord sur le front, puis sur la face, le cou et toute la surface du corps. Peu à peu les taches deviennent plus nombreuses et présentent une disposition en cercle ou en fer à cheval qui est caractéristique. Ces taches disparaissent sous la pression du doigt. Elles atteignent leur maximum d'intensité vers le quatrième jour après leur apparition et elles disparaissent ordinairement vers le septième jour avec une légère desquamation de l'épiderme. En règle générale la fièvre ne cède pas en même temps que l'éruption a lieu.

M. Girard pense que la contagion de la rougeole se fait plus activement au début et pendant la période prodromique. Il a montré que les taches rouges sont visibles sur le voile du palais quatre, cinq et même six jours avant qu'elles se montrent à la peau. Le Dr Ringer a fixé à 39°, 5 le maximum de la température. Dans les cas ordinaires, le déclin de la température a lieu parfois dès le quatrième jour, quelquefois seulement vers le huitième ou le dixième jour. M. Roger donne comme moyenne thermométrique 38°,6. Une température plus élevée que 39° indique une attaque grave.

Symptômes particuliers à certains cas. — Il peut n'y avoir aucun prodrome ou le début peut s'accompagner de convulsions, surtout chez les enfants, de délire ou d'un accès de fièvre très violent. Il peut survenir une angine, plus rarement un mal de tête intense et parfois le coryza peut manquer. Les vomissements se montrent aussi d'une manière assez fréquente.

L'éruption peut être discrète ou confluente, mais la *quantité totale* des taches a peu de valeur par elle-même au point de vue de la gravité du cas ; la couleur des taches peut être sombre, violacée, ce qui a fait donner à ce cas le nom de « rougeole noire » ; il peut y avoir des pétéchies qui ne disparaissent pas sous la pression du doigt et ressemblent au purpura. On rencontre souvent dans la rougeole une éruption de vésicules miliaires, dont l'abondance est en rapport avec l'intensité de la desquamation au déclin de la maladie.

Complications. — Rilliet et Barthez font remarquer que la rougeole se manifeste par une double poussée inflammatoire sur la peau et sur les muqueuses. Celle de la peau doit être plus importante. Si le contraire survient, il en résulte une gravité excessive, de la poussée catarrhale et des inflammations sévères du larynx, des poumons ou des intestins. Les complications les plus fréquentes sont : la bronchite, le collapsus d'une partie du poumon, la pneumonie, surtout à la pointe du lobe inférieur, — souvent insidieuse et souvent méconnue —, la laryngite, le croup, l'otite, plus commune vers la fin de la maladie, enfin l'ophthalmie.

Sur cent soixante-sept cas rapportés par MM. Rilliet et Barthez, la bronchite s'est montrée vingt-quatre fois, la pneumonie sept fois, la broncho-pneumonie cinquante-huit fois et trente-sept fois la laryngite. La période du début a été celle où les complications sont survenues le plus souvent. Une inflammation pulmonaire survenant pendant les prodromes retarde l'éruption ou la rend imparfaite et irrégulière, pendant la période éruptive elle peut déterminer une rétrogression rapide de l'éruption. Un assoupissement exagéré, un pouls fort et rapide sont des symptômes qui annoncent souvent le début d'une affection pulmonaire et méritent par conséquent une attention toute spéciale.

Suites. — La diarrhée, si elle est modérée, est plutôt avantageuse et ne doit pas être arrêtée. L'albuminurie et l'hydropisie (rare). Les dépôts tuberculeux. La coqueluche, qui se montre fréquemment. Les oreillons.

Il faut noter ici que la rougeole a une tendance très particulière à amener le développement de la diathèse tuberculeuse. Par suite, lorsque la rougeole survient chez des enfants tuberculeux ou nés de parents tuberculeux, le médecin devra apporter un soin tout particulier et redoubler d'attention non seulement pendant le cours de la maladie, mais plus encore peut-être au moment du déclin, qui pourrait, en se prolongeant anormalement, être pris à tort pour une simple convalescence laborieuse.

On a vu la rougeole associée à la scarlatine, à la variole et à l'érysipèle, mais ce sont là des cas extrêmement rares.

Mortalité moyenne. — Un sur quinze.

Pronostic. — Favorable lorsqu'il n'y a point de complications. Les symptômes fâcheux sont : une fièvre exagérée, une dyspnée intense, la disparition soudaine du rash en même temps qu'un accès de délire ; une langue sèche et noirâtre, avec deux ou trois autres symptômes graves ; des pétéchies, avec une fièvre de forme typhoïde. La bronchite capillaire et la pneumonie sont les causes prochaines occasionnant la mort le plus souvent.

Traitement. — L'enfant sera tenu au lit dans une chambre largement ventilée, mais sans courants d'air ; ce qui a d'autant plus d'importance que les complications thoraciques sont très fréquentes et dangereuses. On donnera des boissons tièdes en quantité suffisante : l'eau d'orge avec un peu de jus de citron, un peu de thé noir très léger ou quelqu'une des tisanes qu'on trouvera indiquées dans le chapitre du *Régime*. Il est très utile dans la rougeole comme dans toute autre fièvre contagieuse, d'éloigner rapidement les produits de sécrétions et les linges mouillés par le malade. Les selles seront mises en contact avec du chlorure de chaux, de l'acide phénique ou la liqueur de Condy (solution de permanganate de potasse). Ces moyens, aidés de la ventilation, seront suffisants pour prévenir l'infection. Il n'y a rien qui empêche, si le malade le désire, de passer sur le corps entier une éponge trempée d'eau chaude, et s'il y a des démangeaisons pénibles, on se trouvera bien de faire une friction avec de l'axonge fraîche. La toux étant souvent très pénible réclame alors un traitement spécial. Il suffira pour la modérer d'avoir recours à une potion contenant du citrate de potasse et du vin d'ipécacuanha (1) avec quelques gouttes de teinture de camphre composée. On peut encore prescrire une mixture effervescente de citrate de potasse et de sel de seignette. Si la fièvre est peu intense avec une langue noirâtre et des forces languissantes, on pourra donner des doses fortes de chlorate de potasse et il sera utile d'avoir recours aux stimulants. Un jaune d'œuf battu dans du vin généreux est un excellent moyen dans ce cas. En règle générale il n'y a pas lieu de prescrire de purgatifs. Si on les employait, il faudrait s'en tenir à des laxatifs légers, en se souvenant que souvent la diarrhée survient dans le décours de la maladie.

Dans les cas où l'on observe une irritabilité nerveuse exagérée ou du délire, et des convulsions, on peut ordonner utilement le bromure de potassium à doses assez fortes.

Ce médicament procure aussi le sommeil et vaut mieux que toute préparation d'opium d'un effet analogue. La

(1) Le vin d'ipéca (ipéca et vin par parties égales) s'emploie à la dose de deux à treize gouttes pour un enfant comme expectorant, et, comme vomitif, à la dose de trente gouttes de quinze minutes en quinze minutes jusqu'à production de vomissements.

La teinture de camphre composée est analogue à l'élixir parégorique du Codex ; les doses d'opium diffèrent. La formule anglaise en contient 1/240° environ.

disparit'on brusque de l'éruption en même temps que le délire éclate, pourra être traitée par un bain de moutarde, dans lequel on laissera l'enfant jusqu'à ce que la peau ait bien rougi, ce qui survient d'ordinaire au bout de quelques minutes. L'enfant sera enveloppé alors dans une couverture et les forces seront relevées à l'aide d'un régime tonique et par l'emploi des stimulants. Lorsqu'il y a de la laryngite, on appliquera au-devant de la gorge une éponge imbibée d'eau chaude et on engagera le malade à respirer de la vapeur d'eau. La pneumonie nécessite l'emploi de quelque embrocation stimulante locale et l'administration des stimulants; le carbonate d'ammoniaque dans une infusion de polygala est préférable à tout autre.

Les complications pulmonaires ou autres survenant au début sont traitées de la meilleure manière par les moyens qui tendent à faire sortir abondamment l'éruption cutanée par des bains de moutarde et de légers diaphorétiques. Il est quelquefois impossible d'insister trop longtemps sur l'emploi de ces derniers et les forces doivent au contraire être soutenues de toutes façons. L'ipécacuanha semble le médicament le plus généralement utile dans les complications de la rougeole : il modère la diarrhée ; il diminue les sécrétions catarrhales; il provoque une diaphorèse modérée, toutes conditions utiles au traitement. Lorsqu'il y a de la douleur, surtout lorsque la douleur est intense, la poudre de Dover peut remplacer avec avantage la simple poudre d'ipéca.

Au déclin de la maladie, le régime alimentaire sera plus fortifiant et on se trouvera bien de prescrire des toniques. La convalescence de la rougeole est souvent laborieuse et comme les suppurations des oreilles, du nez et des yeux ne sont pas rares, l'air de la mer rend de grands services pour le rétablissement de la santé. Ces suppurations réclament en outre l'emploi de lotions astringentes, du fer et de l'huile de foie de morue.

II. — RUBÉOLE (*Rötheln-Rubeola notha*)

On décrit sous ce nom une maladie qui présente dans une certaine mesure les symptômes de la rougeole associés à ceux de la fièvre scarlatine ; maladie distincte cependant de ces deux types, surtout parce que ses atteintes ne confèrent pas d'immunité contre les attaques subséquentes de la rougeole et de la scarlatine et *vice versa*.

En fait on possède des observations de rötheln suivie immédiatement par une rougeole ou une scarlatine.

Les signes spécifiques de cette affection sont les suivants : Les prodromes sont légers et manquent parfois ; l'éruption, identique d'abord à celle de la rougeole, a une durée *très courte* et disparaît en un jour, sa durée la plus longue atteignant rarement quarante-huit heures. Les symptômes de catarrhe manquent ou sont très légers, et la desquamation est très limitée et incomplète. La température, d'après nos observations personnelles, est remarquablement basse, s'élevant rarement à 37°, 8 et ne dépassant pas ce chiffre : souvent on observe 36° à 36°, 7. L'enfant est loin de l'état sérieux dans lequel le jettent la scarlatine ou même la rougeole, quoique pendant quelques heures on puisse redouter l'invasion d'un état plus grave. La langue est légèrement chargée et ne présente pas l'aspect d'une « fraise ». Il peut y avoir une légère angine et le *rash*, surtout après sa première apparition, peut présenter une grande ressemblance avec celui de la scarlatine, quoiqu'il soit plus limité au voisinage des taches. Suivant mes observations, c'est l'abdomen qui est le plus entièrement envahi par l'éruption, mais d'autres signalent la face et le cou et même les membres supérieurs comme étant plus spécialement affectés. La couleur de l'éruption varie entre la teinte du rash scarlatineux et des taches de la rougeole ; elle fait plus de saillie et les taches sont groupées plus irrégulièrement. Quoique la maladie soit loin d'être aussi contagieuse que la scarlatine, la contagion est certainement possible. A l'hôpital Victoria un enfant fut pris de rubéole dans une salle à quatre lits opposés deux à deux. L'enfant du lit voisin contracta une rubéole bien caractérisée, et ceux qui occupaient les deux lits opposés, de l'autre côté de la salle, échappèrent complètement à la contagion. C'est une affection si bénigne et si peu importante que le traitement simple de tout état fébrile suffit, d'autant qu'il est rare d'observer des complications et des suites fâcheuses de la maladie.

IV. — FIÈVRE SCARLATINE

Maladie aiguë, spécifique, fébrile, contagieuse et infectieuse, accompagnée d'une éruption cutanée spéciale. La période d'incubation varie, d'après les auteurs, de quatre à quarante jours, et a probablement une durée moyenne de quatre à six jours. Le Dr Murchison a mis hors de doute que la durée de la période d'incubation n'excède jamais six jours et qu'elle est souvent moindre. Il survient ensuite des vomissements et, chez les adultes, une angine. Le début est presque toujours soudain à ce point que chez l'adulte on peut ordinairement fixer l'heure à laquelle le mal de gorge a commencé. Chez les enfants, des vomissements abondants annoncent souvent une angine intense. La fièvre est en outre très accentuée ; le pouls fréquent, de 130 à 170 ; la face est congestionnée ; la température monte dès le premier jour à 39°5, et 40° ; la respiration est rapide, la langue chargée, la peau chaude et la soif vive. En même temps on observe de l'agitation et une grande lassitude, de la céphalalgie et un délire nocturne. Le second jour, se montre d'abord sur le cou et à la partie supérieure de la poitrine une éruption rouge, en efflorescence, formée par d'innombrables petites taches rouges primiti-

vement séparées par un peu de peau colorée normale-
ment, mais qui se fondent et s'identifient bientôt ensemble
pour former une rougeur générale uniforme. La peau pâlit
sous l'impression du doigt, mais aussitôt après la rougeur revient. L'éruption ne présente au toucher aucune
saillie. Elle est plus intense aux reins, à la hanche, aux
articulations du côté de la flexion, en fait partout où les
papilles de la peau sont le plus développées. L'éruption
atteint son maximum vers le troisième ou le quatrième
jour ; au cinquième elle commence à pâlir et disparaît vers
le huitième. Elle s'en va dans un ordre analogue à celui
dans laquelle l'invasion s'est produite. On constate souvent la coïncidence d'une éruption miliaire, plus fréquente chez les adultes que dans l'enfance et n'affectant
en rien le pronostic.

L'angine est très importante, surtout chez les enfants.
Un enfant peut mourir de cette angine sans s'être plaint
de la moindre douleur à la gorge. On devra par conséquent examiner la gorge avec le plus grand soin. On
trouve ordinairement les amygdales gonflées et enflammées, souvent couvertes d'un mucus épais blanc et adhérent. Il y a parfois une ulcération superficielle de l'amygdale, mais rarement dans quelque autre partie de la
bouche ou de la gorge, excepté dans les formes malignes
de la maladie. L'œdème n'est pas rare et on observe souvent un engorgement des ganglions sous-maxillaires qui
deviennent gros et douloureux.

Les papilles de la langue sont élevées et projettent à
travers sa surface blanchâtre des points rouges brillants ; quelquefois la surface entière est d'un rouge vif
avec des papilles proéminentes. Ces conditions produisent
l'aspect blanc et rouge connu sous le nom de « langue
fraisée », aspect qui est particulièrement caractéristique.
Contrairement à ce qui a lieu dans la variole, la fièvre
ne cède pas lorsque l'éruption se produit, mais elle décline en même temps que le rash. La température peut

atteindre 41,1, mais elle monte rarement aussi haut et atteint son maximum d'ordinaire vers le cinquième jour. Il y a en général une exaspération de la fièvre le soir et une rémittence le matin.

On a noté des températures extraordinaires. Currie cite un cas où le thermomètre s'est élevé à 44°,4 et le Dr Woodman, traducteur de Wunderlich, signale une température de 46°, 1 (115° F.).

Les observations du Dr Ringer tendent à établir ce fait important que, dans les cas les plus graves la température reste constante pendant toute la journée ; dans les cas moins sévères, elle tombe un peu le matin pour remonter à son maximum entre deux et huit heures du soir. Quand la rémission matinale est bien accentuée, c'est un bon signe. Le cinquième, le dixième et le quinzième jour sont ceux où l'on observe le plus souvent une chute marquée et lorsque cet abaissement manifeste s'est produit, une nouvelle montée du mercure indique le développement de quelque suite, soit une inflammation des reins, ou de la gorge ou d'une membrane séreuse.

Le pouls reste fréquent, de 120 à 160, plus accéléré chez les enfants qu'à l'âge adulte, et il décline en même temps que la fièvre diminue. L'urine, comme dans toutes les fièvres, est rare et fortement colorée ; à la période de déclin elle peut contenir de l'albumine, comme on le verra plus loin.

L'urée n'augmente pas, les chlorures diminuent, l'acide phosphorique diminue après le troisième ou quatrième jour, jusqu'à la moitié ou même le tiers de sa proportion normale (Gee.) L'acide urique est retenu pendant la fièvre et éliminé en excès à son déclin. Le pigment billiaire existe dans l'urine pendant les six premiers jours.

Les intestins sont généralement paresseux. Lors de la disparition du rash, la desquamation se produit dans l'ordre de l'invasion ; elle est furfuracée chez les personnes qui ont la peau délicate, mais aux mains et aux pieds, elle se fait généralement par écaille et quelquefois on voit se détacher des lambeaux de la peau des mains analogues à des morceaux de gants déchirés. La desquamation peut durer de quelques jours à une semaine ou plus. S'il y a des vésicules miliaires, la desquamation se fera plus tôt et plus complètement.

Elle s'accompagne d'un accroissement de démangeaison, de sensibilité et d'irritation à la peau. On considère la période de desquamation comme particulièrement contagieuse.

La durée d'un cas ordinaire de scarlatine est d'environ quinze jours.

VARIÉTÉS ET DÉVIATIONS DU TYPE NORMAL

Scarlatina maligna. — Les amygdales deviennent dans cette forme le siège d'ulcérations gangréneuses qui laissent après elles des plaies profondes, mais le caractère particulier est la fièvre, qui revêt un type d'une malignité spéciale et s'accompagne d'une grande excitabilité, d'un délire violent suivi d'une extrême ataxie et de l'épuisement. Quelquefois la période d'excitation est si courte et si rapidement remplacée par un état de dépression typhoïde, que la maladie peut tuer dans les vingt-huit heures qui suivent l'invasion.

Scarlatina anginosa. — Dans cette forme, l'intensité du mal se porte sur la gorge. Le gonflement des glandes et du tissu cellulaire entourant le cou est assez considérable pour former ce qu'on a nommé « le collier de porc », s'étendant d'une oreille à l'autre. Il peut y avoir ulcération et sphacèle de la gorge ou du pharynx et formation d'un abcès rétro-pharyngien. La bouche s'ouvre avec peine, il y a une dysphagie très prononcée, et les liquides reviennent par le nez. L'inflammation peut gagner l'oreille par extension le long de la trompe d'Eustache et être suivie d'une otorrhée purulente.

Dans ces déviations du type, le rash a peu d'importance clinique. Il est souvent abondant et d'une bonne couleur. Dans les cas les plus mauvais la mort survient avant l'apparition de l'éruption.

Scarlatina sine scarlatina ou **scarlatina latens.** — Cette forme se montre surtout chez les personnes qui, ayant eu antérieurement une atteinte de scarlatine, demeurent exposées à la contagion. Mais il faut se rappeler que les formes les plus bénignes de scarlatine peuvent donner naissance aux suites les plus sévères et aux variétés les plus graves, chez ceux qui s'exposent à en subir la contagion. On a mis en doute l'existence de cette forme, mais les observations de Bretonneau, de Wunderlich et autres semblent malgré tout concluantes.

Suites. — Nous indiquerons ici, à une place qui leur convient mieux, des affections que nous avons déjà signalées précédemment.

1. *Ulcération et gangrène de la gorge et du pharynx.*

2. *Abcès rétro-pharyngien.*

3. *Bubon scarlatineux* qui peut être soit une inflammation avec suppuration du tissu cellulaire qui entoure la parotide, la glande elle-même restant indemne ; soit une inflammation avec suppuration des ganglions lymphatiques du voisinage ne touchant pas davantage à la parotide ; soit enfin, quoique plus rarement, une véritable parotidite.

4. *Bronchite et pneumonie*, rares. — *Pleurésie et péricardite*, plus communes.

5. *Otorrhée*, quelquefois suivie d'une surdité permanente.

6. *Diarrhée*, suite des plus graves, dépendant souvent

d'une entéro-colite folliculeuse ou du ramollissement de la muqueuse intestinale.

7. *Abcès.*

8. *Affections articulaires.*

La sensibilité, la rougeur, l'enflure des articulations sont très communes après la fièvre scarlatine et se montrent surtout pendant ou peu après la desquamation avec une tendance manifeste à la suppuration, qui ne se montre jamais dans le rhumatisme véritable. En même temps on entend souvent un souffle systolique à la pointe du cœur, mais ce souffle n'est pas nécessairement dû à une endocardite rhumatismale, car on peut l'observer alors même qu'il n'y a point de douleurs rhumatoïdes ; ce souffle peut se prolonger pendant un mois ou plus, devenir persistant ou s'affaiblir et disparaître graduellement.

Trousseau dit que le rhumatisme complique une fois sur trois pendant la période aiguë les cas de scarlatine observés chez l'adulte, mais on remarque d'ordinaire que cette complication est limitée à une ou deux articulations surtout aux poignets, et n'a qu'une faible intensité. Le D\u02b3 Royston Fairbanks dit à ce sujet : « J'ai de nombreuses observations de ce prétendu rhumatisme compliquant la scarlatine et presque toutes chez des enfants. La maladie a toujours revêtu un caractère de gravité particulière, la fièvre était forte, le rash fortement coloré, les amygdales profondément enflammées et ulcérées, l'urine albumineuse ou chargée de dépôts de couleur rougeâtre. Les ongles furent sillonnés plus tard, à un niveau correspondant à la date de la maladie. Je suis par conséquent porté à croire, comme le dit le D\u02b3 Thomas Watson, que la complication résulte de la présence de sécrétions excrémentitielles toxiques, retenues dans la masse du sang et que c'est une forme de septicémie. Dans quelques épidémies, la majorité des malades présentait ces symptômes de rhumatisme, de telle sorte que la maladie en avait reçu un caractère tout spécial. D'autres épidémies n'en ont présenté aucun cas. Comme les autres complications de la scarlatine, cette affection rhumatoïde semble tenir plutôt du caractère spécial de l'épidémie que de la prédisposition morbide variable des individus eux-mêmes.

9. *Hydropisie rénale* — (*catarrhe rénal*, — *néphrite tubulaire*). — C'est une suite commune et fatale. Elle se montre dans un sixième des cas environ. L'albuminurie est ordinairement le premier symptôme annonçant l'invasion de cette maladie. Elle peut se montrer dès la première semaine ou n'être pas encore déclarée à la troisième. On a remarqué que l'hydropisie se montrait souvent le vingt-deuxième jour. Outre l'albuminurie, on constate une fièvre considérable : la peau devient sèche et chaude, la desquamation s'arrête, l'appétit disparaît, la constipation s'établit, et en un ou deux jours les yeux se montrent bouffis et on remarque un peu d'œdème des mains et des pieds. Il peut survenir ensuite des épanchements dans les cavités séreuses, l'œdème et l'anasarque généralisé, enfin une rareté de plus en plus grande de la sécrétion urinaire. En examinant les urines, on les trouvera opalescentes et très fortement albumineuses. L'examen microscopique révèle la présence de globules sanguins, de cellules épithéliales et de cylindres graisseux et hyalins. Les quantités de sang et d'albumine n'ont aucun rapport entre elles. L'albumine peut être en excès et les globules sanguins absents, tandis que l'on peut rencontrer de grandes quantités de sang dans une urine présentant seulement quelque trace d'albumine. Le Dr Basham remarque qu'une réaction donnant une teinte d'un bleu verdâtre, tendant au noir, par l'emploi de la chaleur et de l'acide nitrique, est un signe d'un pronostic très fâcheux et indique une affection rénale étendue et profonde.

L'épanchement terminal peut être péritonéal ; c'est le moins fatal. Il peut être péricardique, ce qu'on reconnaît à une dyspnée soudaine et imminente, — à la cyanose faciale et à l'irrégularité du pouls, — à l'imminence de la syncope, — outre les signes physiques ordinaires à cette affection. Enfin on peut constater un hydrothorax, qui se reconnaît à l'invasion soudaine des vomissements, à la dyspnée, à la cyanose, accompagnée d'une anxiété excessive, d'agitation, d'anurie, et terminé par la mort dans les vingt-quatre heures. Dans les cas légers, qui arrivent à la convalescence, l'albuminurie persiste souvent pendant longtemps après que l'hydropisie a disparu. Un refroidissement pendant la desquamation est la cause ordinaire de cette affection et les premiers signes de guérison se manifestent par la diminution de l'hydropisie et une diurèse abondante. Pendant la convalescence un enfant peut uriner de un litre et demi à trois litres d'urine environ en vingt-quatre heures.

10. *La vaginite scarlatineuse* ou écoulement muco-purulent par le vagin, n'est pas une affection rare, mais souvent négligée, quoique assez grave pour qu'on y apporte plus d'attention. J'ai rencontré plusieurs cas où cette affection avait persisté avec ténacité.

Dans l'un d'eux l'écoulement avait duré pendant dix-huit mois, et l'émission des urines était accompagnée d'une violente douleur. Ce cas, après avoir été traité par des moyens très différents par plusieurs praticiens, avait cédé enfin à deux ou trois applications de nitrate d'argent auprès du méat urinaire, où se montraient quelques petits points rouges et saillants, une injection de décoction de tan et l'emploi du quinquina et du fer à l'intérieur.

11. *Diphtérie.* — Cette maladie peut survenir ainsi que deux ou trois autres maladies aiguës spécifiques, dans le cours de la scarlatine.

12. Enfin, une vulvite gangréneuse, complication assez grave, s'observe quelquefois. Guersant et Trousseau recommandent comme traitement le cautère actuel. Rilliet et Barthez préconisent de préférence le chlorure de zinc.

sous forme de pâte caustique, et M. Parrot vante fortement l'iodoforme en poudre. Ce dernier sera employé largement et renouvelé deux fois par jour pendant deux
jours. On sait qu'il est douloureux pendant son action.
Inutile d'ajouter qu'il faut soutenir les forces par tous les
moyens possibles. L'emploi judicieux du vin de Porto, et
comme médicament, l'ammoniaque et le quinquina,
forment une association particulièrement utile.

Autopsie. — La scarlatine ne présente pas de caractère anatomo-pathologique spécial. Les lésions « post
mortem » sont celles des complications particulières qui
ont déterminé la mort.

Contagion. — La maladie se propage d'une personne
à une autre par les draps et les vêtements; son pouvoir
de transmission par l'air est également considérable.
C'est une maladie qui ne récidive presque jamais. Lorsqu'elle récidive, elle se montre la seconde fois très bénigne, sous forme de scarlatina latens, par exemple. Elle
est souvent épidémique et les épidémies différentes
offrent des caractères spéciaux plus accentués surtout
dans la tendance à la production d'une néphrite desquamative aiguë.

Pronostic. — Il semble probable que les femmes
pendant la grossesse ont une immunité particulière, mais
dans l'état puerpéral la disposition est inverse et la réceptivité plus grande que d'ordinaire. Ces cas sont presque
toujours terminés d'une manière fatale. Les symptômes
les plus fâcheux sont une tendance au type des fièvres
malignes et typhiques; un délire prématuré, surtout lorsqu'il s'accompagne de vomissement et de hoquet; les
convulsions et le coma, la bronchite, la pneumonie,
l'albuminurie, l'anasarque, les épanchements des séreuses,
l'arthrite suppurée.

Prophylaxie. — Une température de 87° environ détruit les germes morbifiques; par conséquent on passera les vêtements, les draps, etc., dans une étuve à une température au moins égale à 90°. La belladone et les autres prétendus spécifiques sont réellement sans utilité. Pour empêcher l'infection de s'implanter dans une chambre, on en retirera les tapis, les rideaux et les tentures. On doit renouveler l'air fréquemment et toutes les excrétions seront passées dans des vases contenant de l'acide phénique ou du chlorure de chaux, avant d'être jetées. Le plancher sera lavé avec une solution faible de permanganate de potasse et on laissera une certaine quantité de cette même solution exposée dans des assiettes, à l'intérieur de la chambre. En observant strictement ces règles générales, la maladie sera enrayée et ne se propagera pas dans toute la maison.

Le Dr Brakenbridge et le Dr W. Scott ont récemment attiré l'attention sur l'efficacité du sulfo-phénate de sodium par doses de 30 centigrammes à 1 gramme 80, suivant l'âge, données trois ou quatre fois par jour comme prophylactique, non seulement dans la scarlatine, mais dans la rougeole et dans la diphthérie également. Ce médicament a été administré dans sept familles différentes à vingt-deux personnes exposées à la scarlatine; dans trois familles à quinze personnes exposées à la diphtérie, et dans trois autres familles, à huit personnes exposées à la contagion de la rougeole. Dans aucun cas la contagion ne s'est manifestée. L'action désinfectante du sulfophénate de sodium semble pénétrer tous les tissus et les rendre impropres au développement des germes morbigènes.

Traitement. — Si l'état local et l'état général sont également bénins, il suffira de surveiller le malade et de l'alimenter convenablement. L'enfant sera placé sur un lit dans une chambre vaste et parfaitement aérée. On ne le couvrira pas trop. Les couvertures, les draps et le linge de corps seront changés fréquemment. On entretiendra du feu dans la chambre et on laissera de temps en temps la fenêtre ouverte, tout en évitant soigneusement les courants d'air et les refroidissements. Le corps entier sera enduit matin et soir de graisse de porc non salée, ce qui soulage beaucoup les démangeaisons et l'irritation. La vaseline est très avantageuse dans ce but. La peau peut être épongée avec de l'eau tiède additionnée ou non de la solution de Condy au permanganate de potasse; on ne permettra jamais l'eau froide. Le régime sera suffisant, simple, sans excitants. Un bébé au sein prendra uniquement le sein. Un enfant plus âgé prendra du lait coupé d'eau, quelque poudding léger aux œufs et au lait et du gruau. La limonade, l'eau panée et quelques autres boissons tièdes peuvent être accordées assez largement.

Il est préférable de ne pas donner de purgatifs proprement dits; mais, s'il y avait une constipation tenace, on pourrait recourir aux plus doux laxatifs.

La meilleure application topique pour la gorge est une fomentation chaude, un cataplasme de farine de lin, par exemple, ou bien un cataplasme de levure ou de farine d'avoine ou une compresse imbibée d'eau de pavots et renouvelée très fréquemment. L'inhalation de vapeur émolliente est encore utile. Les meilleures remèdes sont les réfrigérants, tels que le chlorate de potasse ou l'acide sulfurique donnés dans une infusion de roses convenablement édulcorée. On peut, dans les formes adynamiques, donner de fortes doses de chlorate de potasse aux enfants même très jeunes. La gorge sera lavée et douchée avec une solution de chlorate de potasse additionnée de miel ou avec un gargarisme à la teinture de quinquina, à l'hypochlorite de soude, ou avec une infusion acide de roses (1). Ces moyens servent utilement à détacher le

____

(1) *L'infusum rosæ acidum* de la Pharmacopée britannique est

mucus visqueux et tenace qui est un tourment si pénible pour beaucoup de malades.

Le Dr Day a eu l'occasion de soigner pendant une période de deux ans cinquante-trois cas de scarlatine. Il les traita tous de la même manière. Chaque malade était frictionné fortement sur tout le corps, trois fois par jour avec une préparation composée d'une solution éthérée d'eau oxygénée (ou peroxyde d'hydrogène), appelée improprement éther ozonique, incorporée à froid à une certaine quantité d'axonge purifiée. Les onctions étaient continuées pendant trois semaines. On ne prescrivit aucun autre remède excepté dans un petit nombre de cas, où les symptômes d'angine étant particulièrement graves, on dut ordonner un gargarisme composé de 8 grammes d'éther ozonique dans 250 grammes d'eau, à employer de deux en deux heures. Le peroxyde d'hydrogène est un oxydant énergique et une moitié de son oxygène est toujours préparée à se combiner avec toute matière organique avec laquelle on le met en contact, de telle sorte que c'est un agent particulièrement approprié à la destruction des germes toxiques qui engendrent la scarlatine, la variole et les autres affections épidémiques. La formule du topique employée est la suivante.

Éther ozonique.........................	15 grammes
Axonge clarifiée........................	120 grammes
Acide benzoïque........................	1 gramme
Essence de roses.......................	4 gouttes

F. s. a. — Une pommade préparée à froid.

L'acide benzoïque, outre ses propriétés antiseptiques puissantes, a la propriété de soulager l'irritation cutanée, — symptôme très pénible pour les malades atteints de scarlatine. L'huile essentielle de roses donne un parfum agréable à la préparation.

ainsi composé : pétales de roses, 8 grammes. — Ac. sulfurique dilué, 3 grammes ; — eau, 300 grammes ; — dose : 30 grammes pour l'adulte.

L'emploi du veratrum viride a été préconisé hautement par les médecins américains ; ce remède produisant, comme dans une inflammation aiguë, une chute du pouls, une diminution de l'éréthisme nerveux, une diaphorèse abondante, et cela, d'après les auteurs que nous venons d'indiquer, sans occasionner une prostration permanente. Ils ont établi en outre que l'angine était améliorée et la tendance aux suites moins accentuée, lorsqu'on faisait usage du veratrum. L'aconit a une action analogue. (Voyez *Aconit* dans le Formulaire.) Le sulfo-phénate de sodium est également vanté par le Dʳ Sansom, qui le prescrit à la dose de 25 à 50 centigrammes.

Le Dʳ Sweeting a recommandé très récemment l'ammoniaque et le lait. Il donne l'ammoniaque de la façon suivante :

Teinture aromatique d'ammoniaque........	12 grammes (1)
Tartrate de soude et de potasse............	3 grammes
Teinture de lavande composée.............	3 grammes
Eau.............................	45 grammes

Mêlez : une cuillerée à café toutes les trois heures, — pour un enfant de trois à six ans.

Comme régime, le lait sucré sans addition d'eau.

Le Dʳ Sweeting condamne tout traitement externe, tel que les lotions avec l'eau vinaigrée, la douche froide, etc.

D'un autre côté le Dʳ Eddison et quelques autres auteurs vantent les bains à 32° ou 37° pour commencer et ensuite refroidis jusqu'à 21°, lorsque la fièvre s'élève et quand les températures sont excessives. Le danger de faire rentrer l'éruption est, dit-on, sans fondement. Il y a généralement une élévation rapide du thermomètre lorsqu'on retire

---

(1) *Spiritus ammoniæ aromaticus.* B. Ph. — Carbonate d'ammoniaque, ammoniaque liquide, huile de muscade, essence de citron, alcool et eau. La dose est de 30 gouttes à 4 grammes pour l'adulte.

La teinture de lavande composée est formée de lavande, romarin, muscade, cannelle et santal dans de l'alcool. La dose est de 30 gouttes à 8 grammes.

l'enfant du bain et on doit avoir recours bientôt de nouveau à cet expédient, à moins qu'on n'adopte le plan tracé par le Dr Eddison et qui consiste à maintenir l'enfant dans le bain pendant « plusieurs heures », pendant un jour et même « plus longtemps ».

Il est hors de doute que, dans certains cas où l'hyperthermie est prononcée, l'emploi prudent de la méthode des « bains refroidis » peut avoir quelque avantage, mais je ne puis nullement conseiller leur usage immodéré et surtout leur prolongation pendant un temps un peu long. Il suffira souvent d'éponger les malades avec de l'eau tiède ou même fraîche, ou bien de permettre au malade de plonger les mains dans une cuvette d'eau refroidie graduellement. (Voyez *Fièvre typhoïde*.)

En ce qui concerne les affusions froides, les opinions suivantes émises par des médecins très autorisés seront lues avec intérêt ; Henke émet les trois propositions suivantes sur ce sujet :

« 1. Les affusions froides ne doivent pas être acceptées comme méthode générale de traitement.

« 2. Les formes légères et purement inflammatoires ne réclament pas un traitement aussi énergique.

« 3. On doit réserver ces moyens pour les cas épidémiques accompagnés d'une température excessive et de sécheresse à la peau, avec une accélération considérable du pouls et pour les formes où les symptômes cérébraux sont intenses et caractérisés par des alternatives de grande agitation et de somnolence dès le début de la maladie. » Dans ces cas la scarlatine est si dangereuse et sa léthalité est si grande qu'on doit recourir à tous les moyens de traitement actif et les affusions froides sont ici bien mieux indiquées que les émissions sanguines. »

Le Dr Hillier a fait remarquer qu'il employait avec de bons résultats l'affusion froide, lorsqu'il avait affaire à des cas d'une malignité évidente. La température de l'eau était de 21° à 24°.

Trousseau recommande les affusions froides « lorsque des symptômes nerveux ataxiques se manifestent ». Gee parle des affusions froides comme d'un bon moyen, « dans les formes malignes accompagnées de délire, de diarrhée, de vomissement, avec un pouls plein et fort et une grande chaleur à la peau. »

En somme, il semble résulter de tout ceci que, dans les cas où la température s'élève à un degré dangereux pour la vie (comme on peut le croire sans doute pour les températures de 42°, 2), ces affusions froides ont une haute valeur thérapeutique.

Le Dr Weber pense qu'avant l'emploi de cette méthode, une température de 42°, 2 était presque toujours suivie de mort.

Le Dr Wilson Fox conseille de ne pas se servir d'un bain, mais de placer sous le malade une feuille de mackintosh imperméable de manière que l'eau puisse s'échapper dans un réceptacle et de jeter ensuite de l'eau froide à 26° ou 21° sur le corps du malade en posant sur le front des compresses d'eau froide ou glacée.

Quand la température sublinguale ou rectale tombe à 38°,3, on place le malade entre deux couvertures. S'il y a ensuite une grande faiblesse, on peut donner un stimulant ou quelque nourriture ou même les deux, suivant le besoin.

M. Taylor de Liverpool parle favorablement du drap mouillé. Il fend en long sur le devant une grande chemise de nuit, et la fait tremper dans l'eau chaude pure ou additionnée de 3 à 6 grammes de teinture de capsicum ou d'un peu de moutarde. Le « drap » ainsi préparé et tordu, est appliqué brusquement, puis on enroule le malade dans deux couvertures, et on le couvre avec un ou deux oreillers ou un édredon. M. Taylor recommande fortement le drap « thérapeutique » dans plusieurs autres affections outre la scarlatine, et nous serons toujours d'accord avec lui sur ce point : « que la transpiration abondante et prolongée est un grand moyen thérapeutique. »

Mon opinion personnelle peut se résumer ainsi : Nous avons entre les mains des agents nombreux et excellents ; aucun d'eux ne doit être employé d'une façon empirique, mais tous peuvent être utiles suivant les cas particuliers.

Une scarlatine ordinaire suivra son cours aussi bien sans remèdes que sous leur influence. Mais un médecin éclairé n'oubliera pas qu'il a en sa possession des moyens puissants contre les accidents de différentes espèces ; l'aconit contre l'hyperthermie ou encore les « bains refroidis » ; le chlorate de potasse contre l'angine, et si le pouls est faible, la peau pâle, les symptômes cérébraux prononcés, s'il y a du délire et d'autres signes de mauvais augure, alors on se trouvera très bien d'employer l'enveloppement avec de l'eau chaude sinapisée. N'oublions pas non plus tous les moyens de réconforter le malade, afin qu'il ne manque rien à notre arsenal au moment où nous avons besoin de toutes nos forces.

La régurgitation par le nez indique la présence des ulcérations de l'arrière-gorge ou plus souvent l'existence d'un abcès rétropharyngien. On devra donc chercher cet abcès et l'ouvrir par le pharynx au voisinage de la colonne vertébrale. Cet abcès est ordinairement très long à s'ouvrir de lui-même et peut occasionner de graves accidents. Les ulcérations seront cautérisées avec le crayon de nitrate d'argent. Dans la forme adynamique, on a vanté l'acide phénique à petites doses. L'apparition d'une otorrhée ou d'une suppuration par les narines exige l'emploi de la quinine et des injections dans l'oreille avec de l'eau chaude et dans le nez avec une solution de sulfate de zinc ou de nitrate d'argent. On surveillera étroitement toutes les éventualités possibles, la poitrine sera auscultée chaque jour, on essayera les urines, et on prendra la température. S'il y a des douleurs rhumatoïdes, on enveloppera les articulations avec de la ouate, et on prescrira de petites doses d'iodure de potassium, qu'il y ait ou non un souffle mitral au cœur. Cette coïncidence exigera cependant, si elle existe, l'application d'un liquide vésicant ou même de quelques sangsues ; mais c'est là un cas peu commun, car la dépression constitutionnelle dépasse ordinairement de beaucoup l'intensité de toutes déterminations inflammatoires locales, et il faut se rappeler que, quelle que soit l'inflammation, pneumonie, bronchite ou autre, les stimulants sont constamment utiles, et que le sesquicarbonate d'ammoniaque avec le polygala forme l'association la plus avantageuse pour soulager une toux pénible et provoquer l'expectoration. La glace a une certaine utilité et peut être donnée sans crainte pour calmer la toux et les vomissements qui coïncident souvent avec l'albuminurie. Quant au traitement de l'albuminurie consécutive à la scarlatine, les opinions sont très divisées. Le D' Hall recommande, dès qu'il y a de l'albumine dans l'urine, de donner le perchlorure de fer et de supprimer tout aliment solide autre que le pain et le lait. On y ajoute autant d'eau que l'enfant peut en boire.

Si l'on craint la suppression des urines, on donnera des diurétiques tels que le citrate ou le bitartrate de potasse, on entretiendra la moiteur de la peau, la liberté du ventre, on ne donnera qu'un demi-litre de lait par jour, et pas d'aliments solides.

(V. l'article *Néphrite*, où ce sujet sera traité plus complètement.)

Pour l'hydropisie, l'élatérium est le remède le plus ordinairement prescrit. Je pense néanmoins que son action vomitive est une objection sérieuse à son emploi. Lorsqu'on s'en sert, la dose est de 1/2 centigramme à 1 centigramme pour un enfant de neuf ans, répétée environ toutes les trois ou quatre heures. Je préfère la poudre de scammonée ou le jalap composé avec ou sans calomel et un peu de nitrate de potasse suivant les indications. On donnera environ 1 gramme de ces poudres à un enfant de dix ans, et on répètera la dose de quatre heures en quatre heures, jusqu'à production d'une abondante diurèse et de superpurgations. On fera une révulsion sur les reins à l'aide de sinapismes ou de compresses de térébenthine ou de bains chauds. Après quelques jours, il peut être utile de prescrire un peu de teinture de perchlorure de fer avec ou sans quinine. La digitale est un médicament de grande valeur, dans ce cas surtout lorsque l'urine est rare, on peut l'associer avec le fer. Les injections hypodermiques de pilocarpine sont utiles dans la période aiguë de la congestion rénale. Un demi-centigramme deux fois par jour suffira pour déterminer une abondante diaphorèse. La convalescence de la fièvre scarlatine est une période qui exige de la patience et une certaine fermeté. L'enfant gardera la chambre tant qu'il restera à la peau une pellicule, si petite qu'elle soit ; d'abord, pour sa propre sécurité, et aussi pour celle des voisins, l'affection étant certainement contagieuse tant que dure la desquamation. Les convalescents seront bien couverts, porteront de la flanelle sur la peau, suivront un bon régime et prendront avec avantage, après un mois ou six semaines, l'air de la campagne ou des bords de la mer.

V. — FIÈVRE TYPHOÏDE

Maladie aiguë, spécifique, infectieuse et contagieuse, accompagnée d'une éruption spéciale à la peau et d'une lésion des follicules isolés et en plaques de l'intestin. La période d'incubation est d'environ quinze jours.

Cette maladie porte, suivant les auteurs, les noms de fièvre rémittente infantile, fièvre bilieuse, fièvre gastrique, fièvre mésentérique.

Symptômes. — L'affection est parfois si légère et suit

son cours si peu bruyamment, qu'on n'observe guère dans
ce cas que deux symptômes spéciaux, mais ce sont des
symptômes tout à fait caractéristiques, savoir : la disparition de la force musculaire et la chaleur de la peau appréciée à l'aide d'un thermomètre placé sous l'aisselle ou
sous la langue. Il est nécessaire d'être prévenu qu'une
maladie qui n'offre que ces deux symptômes, avec un peu
d'abattement et un malaise général, peut, même chez un
jeune homme vigoureux, se terminer soudainement d'une
manière fatale dans la troisième ou la quatrième semaine,
et que, par conséquent, on doit apporter au traitement
de ces cas le même soin et la même attention qu'aux
formes graves offrant les symptômes alarmants que nous
allons décrire dès à présent.

Le plus important est la diarrhée, qui s'observe souvent dès le début ; elle peut être légère ou sérieuse, quelquefois si peu abondante que l'enfant malade ou sa mère
ne signalera même pas son existence au médecin, à
moins qu'on ne pose une question à ce sujet. A ce symptôme se joint chez l'adulte un violent mal de tête. Chez
l'enfant, l'état cérébral se manifeste par l'agitation, la
mauvaise humeur, quelquefois par un grand accablement
le soir, avec une soif exagérée et une peau chaude. Les
selles ont une couleur d'ocre, elles sont gommeuses et
exhalent une odeur désagréable.

La langue est sèche, rouge à la pointe et fendillée.
L'urine est rare et fortement colorée. Le pouls varie ; il
peut s'élever ou tomber sans rapport avec la chaleur de
la peau, et sans annoncer une amélioration ou une aggravation dans l'état de l'enfant. Ce n'est pas là ce qu'on
observe dans le typhus, où la chute du pouls est au contraire un signe d'un bon pronostic. Il arrive souvent qu'on
constate une exacerbation de la fièvre le soir et une rémission matinale.

A la vérité, c'est presque la règle dans les affections
fébriles chez les enfants; mais dans la fièvre typhoïde,

ces variations sont assez constantes pour qu'on ait pu donner à la maladie le nom de fièvre rémittente infantile.

Du huitième au douzième jour, une recherche attentive révélera l'existence de l'éruption. Elle consiste en taches rosées (dites taches lenticulaires) légèrement saillantes à la peau et disparaissant sous la pression du doigt. Chaque tache rosée peut durer deux à cinq jours, et quand elle disparaît, d'autres se montrent à leur tour.

Ces taches se montrent sur le ventre, la poitrine et le dos, et leur nombre varie considérablement de deux ou trois jusqu'à trente ou quarante, la quantité de ces taches n'ayant aucune signification pronostique quant à la gravité de la maladie. — Des symptômes plus graves peuvent survenir ensuite : le délire, les vomissements, une diarrhée extrêmement abondante et parfois, au contraire, une constipation opiniâtre. Il y a souvent une certaine sensibilité du ventre surtout au niveau de la fosse iliaque droite où l'on peut en outre constater du gargouillement ou du tympanisme. Quelquefois l'enfant est dans un état de langueur et d'abattement qui devient même une stupeur pesante d'où l'on fait sortir le malade avec difficulté.

A mesure que la maladie fait des progrès, l'enfant maigrit, sa chair devient flasque ; il dépérit. Sa physionomie est anxieuse et les traits sont tirés. Il y a souvent une toux courte et quinteuse, avec une certaine dyspnée et une respiration bruyante. L'auscultation révèle des râles ronflants et sibilants, quelquefois même une forte crépitation. L'épistaxis se montre fréquemment et les gencives saignent également dans quelques cas. Il peut survenir une poussée de sudamina, mais ce fait en lui-même n'a pas de valeur pronostique. Le pouls présente souvent le caractère dicrote. Les symptômes peuvent s'amender graduellement dans le cours de la troisième semaine, et alors l'enfant paraît mieux ; quelquefois, au contraire, la maladie s'aggrave à cette même époque, et peut se terminer par une hémorrhagie intestinale grave ou par une perforation de l'intestin due à la lésion des plaques de Peyer. Si le pouls se montre tout à coup dicrote dans la troisième semaine, surtout lorsqu'il y a un ballonnement considérable et douloureux de l'abdomen, on doit craindre une hémorrhagie intestinale.

Celle-ci se montre rarement après la quatrième semaine, mais la perforation peut survenir jusque pendant la sixième. Les soubresauts des tendons, hors de proportion avec le délire, sont d'un grave pronostic. En outre, un pouls très élevé, de 150 environ, est un signe grave excepté chez les enfants les plus jeunes. Si le mal de tête et le délire persistent simultanément pendant quelque temps, cela indique presque toujours un trouble cérébral sérieux. La bronchite et la pneumonie peuvent survenir, et on doit surveiller la poitrine, car ce sont des complications graves toutes les deux. Si l'enfant est tuberculeux, la fièvre typhoïde excite presque toujours l'évolution active du tubercule et elle diffère notablement en cela de la fièvre scarlatine.

La perforation intestinale peut être précédée de quelques signes de péritonite, le hoquet et les vomissements, par exemple, et alors un redoublement soudain de la douleur abdominale indique suffisamment ce qui s'est passé. Dans ces cas, la perforation siège dans l'intestin grêle, généralement à peu de distance de la valvule iléo-cœcale. Chez les enfants, l'hémorrhagie est plus rare que chez l'adulte. Le Dr Murchison dit que sur deux cent trente-deux cas au-dessous de quinze ans, observés par MM. Taupin, Rilliet et Barthez, l'hémorragie ne s'est montrée qu'une seule fois.

Cette *extrême* rareté n'est pas confirmée par les observations d'autres auteurs. On croit, à juste titre, que la perforation se montre environ treize fois sur cent. Il est certain que les follicules isolés, qui se prennent plus tard que les plaques de Peyer, sont plus fréquemment le siège des perforations chez l'enfant. La fièvre typhoïde est rare chez les jeunes enfants, mais on possède néanmoins des observations incontestées, même chez des bébés de six mois. Les enfants nourris artificiellement sont plus aptes à contracter cette affection que les enfants au sein, à moins, bien entendu, que la mère ou la nourrice ne vienne à contracter elle-même la maladie.

Autopsie. — On trouve des plaques de Peyer à tous les degrés de l'inflammation, depuis un léger gonflement ou une vascularisation plus considérable jusqu'aux formes les plus graves de l'ulcération et du sphacèle. Les altérations les plus profondes se rencontrent dans le voisinage de la valvule iléo-cœcale. On observe d'abord un léger gonflement de la muqueuse qui recouvre la plaque, puis les bords paraissent plus élevés et le centre déprimés; enfin se montrent de petites ulcérations circulaires qui correspondent chacune à un follicule clos. Si l'ulcération s'étend jusqu'au péritoine qui recouvre l'intestin, la perforation survient. Les follicules isolés de l'intestin grêle présentent des lésions analogues. Les ganglions mésentériques sont aussi plus ou moins congestionnés, ramollis et engorgés. La rate est ordinairement grosse, comme on l'observe d'ailleurs assez souvent dans toutes les affections aiguës et son tissu est plus mou et plus friable qu'à l'état normal. On trouve aussi très souvent le foie plus gros et ramolli. Outre ces altérations, il peut y avoir une congestion du cerveau et de ses membranes, une ulcération de la muqueuse stomacale, une hépatisation pulmonaire; ce sont des lésions qui appartiennent aux complications de la maladie, et non des altérations pathologiques dues à la fièvre typhoïde.

Diagnostic. — Le diagnostic du catarrhe gastrique ordinaire se fera en se souvenant que la typhoïde est rare chez l'enfant au-dessous de cinq ans; plus rare encore avant deux ans, tandis que les désordres gastriques légers dus à la dentition... etc..., sont extrêmement fréquents à cet âge. En outre la faiblesse musculaire, la présence de la fièvre révélée par le thermomètre, et l'intervention du délire, fourniront autant d'éléments pour établir le diagnostic. Dans la péritonite tuberculeuse, la langue est généralement propre et humide; il n'y a pas d'éruption et l'abdomen est distendu non par une tympanite, mais par un épanchement séreux.

Le diagnostic de la tuberculose aiguë (granulie ou phthisie galopante) est parfois assez difficile, malgré l'absence de l'éruption et aussi l'absence assez ordinaire de la diarrhée, dans l'affection tuberculeuse. Au commencement et surtout dans le cours de cette maladie, l'estomac est généralement aplati ou même déprimé. On doit se rappeler en même temps que la fièvre typhoïde favorise certainement la genèse du tubercule, d'où il résulte que, dans certains cas il est évidemment impossible de fixer le diagnostic pendant la vie. A l'*autopsie*, les ulcérations tuberculeuses des plaques de Peyer ont un bord élevé dur, épais et enflammé, circonscrivant de petites masses de matière tuberculeuse attachées au centre, à la base de l'ulcération.

Le diagnostic du typhus se trouve à l'article qui traite de cette maladie.

La mortalité est forte. On perd un cinquième des malades, et on ne saurait trop répéter qu'il convient de réserver le diagnostic, parce qu'une complication fatale peut se manifester, juste au moment où la convalescence paraissait prête à s'établir. Le pronostic le plus favorable est tiré de l'abaissement notable de la température. La durée de cette affection étant de vingt-huit à trente jours, on tiendra compte du temps écoulé, pour faire le pronostic. Ainsi une faiblesse extrême dès le douzième ou treizième jour serait un mauvais augure, car le malade a encore beaucoup à souffrir, tandis que si cet accablement survient le vingt-sixième ou le vingt-septième jour, on s'en alarmera beaucoup moins.

Traitement. — Au début d'une attaque de fièvre typhoïde, il est très important de se rappeler que la maladie doit se prolonger de vingt et un à vingt-huit jours et qu'aucun traitement ne peut abréger cette durée. Cependant il n'y a pas de maladie où l'intervention habile du médecin soit plus nécessaire et plus efficace. Il est de toute nécessité d'abord de placer le lit de l'enfant dans une chambre parfaitement aérée ; on aura recours aux moyens de désinfection recommandés à propos de la scarlatine ; mais il faut se rappeler que la typhoïde est peu infectieuse en comparaison de la fièvre scarlatine.

En outre, il est absolument nécessaire de veiller à la propreté la plus stricte. Les sécrétions seront immédiatement éloignées et désinfectées dans des vases contenant une solution de permanganate de potasse ou d'acide phénique. Le régime sera dès le début suffisant, simple, sans excitants. On donnera, par exemple, du thé de bœuf, du bouillon de veau ou de poulet. Les farineux seront donnés avec précaution, de peur de provoquer la diarrhée. On pourra donner quelques pouddings légers au lait et sans raisins. Sir William Jenner fait observer que l'usage immodéré du lait dans les fièvres peut avoir de fâcheux résultats. Il dit que « des caillots se forment dans l'estomac par suite de l'affaiblissement du pouvoir digestif par la fièvre ; ces caillots restent inaltérés et produisent des troubles sérieux ». En outre, il remarque « qu'une pinte de lait (demi-litre) contient autant de matières animales solides qu'une forte côtelette de mouton ». Sir William Jenner rapporte avoir observé des malades agités ne pouvant dormir ou accablés au contraire d'un lourd sommeil ; ces malades venant à vomir de gros caillots de lait, les symptômes d'irritation disparaissaient instantanément et un sommeil tranquille se produisait ensuite. Dans quelques cas les caillots peuvent s'accumuler dans l'intestin et produire une flatulence tympanique, de la douleur, de l'agitation et une élévation de la température. Ces symptômes disparaissent également à l'aide d'un grand lavement de gruau (ou de graine de lin) qui favorise l'évacuation de caillots de lait aigre et non digérés, rendus à pleine cuvette. J'ai souvent remarqué dans ces conditions les bons résultats obtenus par l'addition au lait d'eau de chaux ou de Seltz en petite quantité. Le mélange de lait et d'eau de Seltz paraît surtout utile aux enfants qui ont une forte fièvre, si la diarrhée augmente on lui préférera l'eau de chaux. L'usage du vin demande l'observation des règles suivantes : c'est un tort de donner du vin lorsque la maladie suit son cours régulier, pendant les trois premières semaines ; mais s'il y a une faiblesse excessive, vers le vingt huitième jour, on peut donner du vin pour soutenir les forces du malade pendant la convalescence. Ses effets seront surveillés attentivement et on donnera la quantité strictement nécessaire d'après la faiblesse du malade et d'après le résultat obtenu.

Des tremblements nerveux ou musculaires sont des symptômes exigeant l'emploi du vin ; de même encore on devra le prescrire lorsque l'action du cœur devient languissante ; mais la règle prudente est, lorsque l'emploi du vin peut être d'une utilité douteuse, de s'abstenir de préférence. Dans le typhus on doit suivre la règle inverse.

Comme médicaments, il faut surtout éviter les purgatifs : une dose de calomel ou de jalap donné au début d'une fièvre typhoïde peut tuer le malade. Les purgatifs salins et les drastiques doivent être « religieusement » écartés. S'il y a, par exception, nécessité absolue de donner un laxatif, une petite dose d'huile de ricin sera le meilleur et le plus sûr moyen d'obtenir un bon résultat. Il paraît beaucoup plus avantageux et nécessaire de s'opposer à la diarrhée. Dans ce but, il suffira de donner de faibles doses de craie et de gomme ou d'acide sulfurique et d'opium. L'acétate de plomb et l'opium forment une bonne préparation, ou bien ou donnera un demi-centigramme de sulfate de cuivre à un enfant de cinq ou six ans, ou encore un lavement d'amidon opiacé : trois ou quatre gouttes de la liqueur de Battley pour une once de décoction d'amidon. (Le Battley est une solution de méconate de morphine.) On aura soin en outre de couvrir le ventre avec une flanelle imbibée d'eau chaude et arrosée de térébentine ou bien avec un cataplasme de son.

Pour combattre les symptômes de congestion cérébrale et d'excitation, on couvrira la tête d'eau froide ou de glace. La saignée doit être repoussée constamment. Des compresses de térébenthine ou un lavement contenant de la térébenthine, sont les meilleurs moyens de combattre le tympanisme. S'il survient une hémorrhagie, le cas n'est pas cependant désespéré, car cette hémorrhagie, peut être modérée et même enrayée lorsqu'elle est traitée activement. On conseillera utilement dans ce cas un lavement d'acétate de plomb et d'opium ou une potion d'acide gallique ou de teinture de perchlorure de fer. Dans les cas extrêmes, on peut recourir au lavement de perchlorure de fer (15 gouttes dans 120 grammes); on peut aussi appliquer une vessie de glace sur le ventre. Le patient restera complètement immobile, même pendant l'émission des urines. S'il survient des symptômes indiquant une perforation, on peut aussitôt immobiliser les intestins à l'aide d'un lavement amidonné et opiacé ou d'un lavement de plomb et d'opium et on donnera en même temps l'opium à l'extérieur. Souvent on hésite dans le choix de la préparation d'opium. Les meilleures sont le Battley, le Nepenthe (1) ou une solution de méconate de morphine parmi les liquides, ou bien des pilules d'opium. Lorsque l'une de ces

(1) Nepenthe (νηπενθής, qui enlève la douleur), nom ancien d'un remède, l'opium probablement, cité dans Homère; de là le nom de *nepenthes opiatum* donné par la vieille pharmacopée aux pilules d'opium. Quant au Battley, *liquor opii sedativus*, voir page 37.

préparations échoue, on peut avoir recours à une autre, et s'il faut prolonger l'action de l'opium pendant quelque temps, on peut les alterner, lorsque leur effet s'atténue.

On se rappellera que les enfants supportent très mal l'opium et qu'on en doit surveiller l'action avec le plus grand soin. On aura recours à des applications de moutarde ou de térébenthine s'il survient une pneumonie intercurrente.

La bronchite réclame l'emploi d'une mixture expectorante d'ipéca, de scille et de polygala, ou bien, si les sécrétions sont tenaces et visqueuses, le carbonate d'ammoniaque. Le lacto-phosphate de chaux est fortement recommandé par M. Blake, à la fois comme aliment et comme médicament. Il est surtout fort utile pendant la convalescence.

Lorsqu'il y a une fétidité prononcée des garde-robes, sir William Jenner préconise le charbon, surtout le charbon animal; d'autres antiseptiques conviennent également bien. En fait, la valeur incontestable des antiseptiques, le sulfo-phénate de soude, l'hypophosphite de soude, par exemple, s'affirme chaque jour davantage. Il est probable même que le système de « la désinfection organique interne » dont j'ai parlé ailleurs, sera largement adopté quand une expérience plus étendue aura confirmé ses avantages.

En ce qui concerne l'action hypothermique de la quinine et du salicylate de soude, j'ai eu l'occasion d'expérimenter leur valeur sur un grand nombre de malades en traitement à la même époque, les uns soumis au salicylate, les autres à la quinine. Certainement la température a baissé et parfois d'une manière remarquable, mais je n'ai pu me convaincre que la maladie ait été abrégée en aucune façon, ni que son intensité ait été amoindrie, et parfois ces médicaments ont réellement produit plus de mal que de bien. Une fois de plus, j'invoquerai le témoignage de sir William Jenner, après avoir vérifié la haute valeur de ses paroles, d'après l'expérience étendue que je signalais tout à l'heure.

« Le plus grand soin sera donné, — dit l'illustre médecin, — à la conservation des fonctions de l'estomac dans leur intégrité : car la vie du malade dépend de ces fonctions qui doivent permettre à la fin de la maladie une alimentation réparatrice. Je ne crois pas trop dire en affirmant que c'est là tout le secret du traitement curatif de la fièvre typhoïde. »

Pendant la convalescence, le régime sera réglé soigneusement. Le médecin se rappellera l'état de susceptibilité des glandes de Peyer récemment encore soumises à un travail ulcératif, et il ne permettra pas au malade de remettre son existence en péril par l'ingestion de tous les aliments indigestes et lourds. Des pouddings légers (au lait, aux œufs, à la mie de pain, au riz...), le tapioca, les crèmes, le poisson bouilli, le thé de bœuf, les bouillons légers sont presque à eux seuls le régime alimentaire du typhique convalescent. *Un faible écart de régime* peut non seulement déterminer le retour de la diarrhée, mais devenir même fatal. Ceci ne saurait trop souvent être répété aux amis et au malade lui-même, s'il est assez raisonnable ; car les amis surtout sont toujours éloignés de croire à ce danger. Quelquefois l'huile de morue, puis l'usage de potages très nourrissants, enfin le changement d'air et surtout l'air marin, compléteront le rétablissement des forces dans leur intégrité.

Traitement par les bains froids. — Nous ne trouverons peut-être pas une place plus convenable pour étudier la méthode des bains froids maintenant très en vogue dans les états fébriles où l'hyperthermie se rencontre fréquemment. Une publication récente sur ce sujet, le mémoire publié par le Dʳ Binz, de Bonn, dans le *Praticien* pour avril 1876, résume ainsi la question : — « Si on place un malade à une température de 40° dans un bain

à température basse, le malade cédera une partie de
sa chaleur au liquide du bain. Comme le bain est constamment refroidi par l'addition d'eau froide, on trouve
qu'enfin la température du malade a notablement diminué. » Les bains froids, dit le Dr Binz, ont un effet très
intense. Ils doivent être courts et souvent répétés ; les malades faibles commencent par un bain à 36°, dont la
chaleur est ramenée graduellement à 20° par l'addition
progressive d'eau froide. En même temps le *corps sera
frictionné doucement.* Ces mots sont écrits par moi en
italique, parce que je considère le fait comme très important. Le Dr Wilson Fox donne de fortes doses d'eau-de-vie
à ses rhumatisants, pendant l'abaissement de la température, et, dans un cas, il exprime la conviction que le
malade aurait succombé très probablement sans une dose
de sept à neuf cents grammes d'eau-de-vie dans les vingt-
quatre heures. Tout ceci est une source d'indications utiles
pour le traitement. Il faut se rappeler que les moyens
violents et exagérés, — *quoique suivis avec entraînement
pendant un temps et quoique préconisés par un homme de
valeur,* — n'ont jamais présenté le caractère de la médecine scientifique dans ce qu'elle a de plus parfait. Nous
avons besoin de nous tenir en garde de plus en plus contre
les systèmes préconçus et le praticien ne saurait suivre
un conseil plus sage que celui de l'Apôtre quand il dit :
« Éprouvez toutes choses et saisissez avec empressement
ce qui est bon. » Je suis convaincu que le médecin qui
aura été témoin de la réaction, c'est-à-dire de la montée
violente de la température, après son abaissement artificiel, réaction qui rappelle l'accroissement de la douleur
et les palpitations qui suivent les pulvérisations d'éther :
je suis persuadé, dis-je, que ce médecin préférera aux
bains froids proprement dits l'usage prudent et modéré
des *bains refroidis progressivement.* L'hémorrhagie intestinale et la perforation sont des contre-indications à
la méthode des bains froids, d'après M. le Dr Binz et

d'autres autorités. « Par ailleurs, tout âge et toute constitution autorise l'abaissement forcé de la température. » « Pour les bébés, il n'est pas nécessaire de descendre au-dessous de 30° pour obtenir tout l'effet du bain. » Les affusions froides et les enveloppements dans un drap mouillé d'eau froide sont également recommandés ; j'en ai parlé déjà à propos du traitement de la scarlatine (1).

VI. — TYPHUS

Maladie aiguë, spécifique, contagieuse, durant vingt et un jours et caractérisée par une éruption qui apparaît du cinquième au huitième jour et dont les taches sont persistantes.

D'après les auteurs, c'est une maladie plus fréquente chez l'adulte que dans l'enfance Cette opinion est probablement erronée, mais en tous cas, la maladie a généralement un caractère plus bénin chez les enfants. La malpropreté, l'encombrement, une aération insuffisante et les autres conditions d'une mauvaise hygiène favorisent la propagation rapide du typhus: mais aucune de ces

(1) Le traitement de la fièvre typhoïde chez les enfants a été nettement exposé par M. le Dr Cadet de Gassicourt, dans le 2e volume de ses *Leçons sur les maladies de l'enfance*. La statistique très favorable de ce maître, l'autorité de son expérience et de son talent nous engagent à donner un résumé de la méthode thérapeutique qu'il emploie dans les fièvres typhoïdes régulières.

Au début un vomitif, sirop et poudre d'Ipéca, pour nettoyer les voies digestives et faire cesser les nausées souvent fort pénibles. Puis une potion avec 1, 2, 3 grammes d'extrait de quinquina; de la limonade vineuse, du lait et du bouillon à volonté; au besoin un léger purgatif quand il y a de la constipation. Dans la période d'état, des bains tièdes à 33° une ou deux fois par jour, suivant l'élévation thermique et suivant que les enfants supportent l'immersion dans l'eau plus ou moins facilement; durée du bain: une demi-heure au plus. S'ils sont contre-indiqués par la frayeur de l'enfant... ou impossibles pour toute autre cause, on les remplace par des lotions vinaigrées, rapidement faites, deux fois par jour. Tous les matins un lavement d'eau phéniquée au 1/500° avec 200 à 300 grammes d'eau suivant l'âge. Lorsque le ventre se ballonne et lorsque les selles deviennent rares,

conditions ne peut engendrer de toutes pièces la maladie:
— Le moyen de transmission le plus ordinaire est la contagion. Comme pour les autres affections spécifiques aiguës, une attaque de typhus préserve ordinairement de toute autre attaque future. La période d'incubation est courte, — sa durée n'a pas été constatée avec certitude, mais il est probable qu'elle ne dépasse pas une semaine. Le D' Murchison affirme cependant qu'elle est d'environ douze jours. Elle excède ce terme dans des cas très exceptionnels, mais il est extrêmement rare ou impossible qu'elle atteigne trois semaines. Dans beaucoup de cas, l'incubation ne dure pas douze jours et parfois c'est à peine s'il y a une période vraiment latente. L'invasion est marquée par de la céphalalgie qui peut n'être pas frontale, par un malaise général, de la fièvre, et souvent, dans l'enfance, par des vomissements. Parfois il y a des frissons bien caractérisés. Ces symptômes s'accentuent et s'accompagnent d'insomnie, d'une soif vive, d'un pouls élevé, d'un enduit buccal épais et d'une grande prostration des forces. La température s'élève dès le début et atteint ordinairement un maximum de 40° à 40°,5 centigrades et quelquefois un degré de plus. Il y a une exacer-

nouveau purgatif léger, salin ou huileux, quelquefois un demi-verre d'eau de Janos additionnée d'un peu de sirop de groseilles ou de cerises. Continuer l'extrait de quinquina, le bouillon, le lait, la limonade vineuse. Lorsque arrive la période des longues oscillations descendantes, diminuer les bains, les supprimer si la défervescence est rapide. L'adynamie se prononçant alors fréquemment, on peut prescrire 20 à 40 grammes de cognac suivant l'âge en insistant sur le reste du traitement, surtout le lait et le bouillon. Lorsque la température est revenue à l'état normal, il faut prendre de très grandes précautions pour éviter les indigestions, les accidents gastro-intestinaux, viande peu cuite, hachée, bœuf ou mouton, à la dose de 15 à 30 grammes par jour pour commencer, puis augmenter la dose jusqu'à 50 à 60 grammes par jour, et au bout de quelques jours reprendre progressivement l'alimentation ordinaire. Revenir au besoin au régime lacté et aux doses modérées de viande, s'il survient de l'entérite ou une rechute, qu'il ne faut pas confondre avec la febris carnis. — Combattre les complications pulmonaires par les ventouses sèches. — Éviter les vésicatoires. — Conf. : *Traité clinique des maladies de l'enfance*, par M. le D' Cadet de Gassicourt, médecin de l'hôpital Sainte-Eugénie.

bation marquée le matin et une autre plus importante le soir. Il survient souvent une rémission au septième jour, surtout dans les cas favorables. Le pouls atteint fréquemment 140 ou 150 chez les enfants. Une chute soudaine du pouls est un signe prochain de la mort ou de quelque grave complication ; dans ce dernier cas le pouls se relève très rapidement. L'éruption caractéristique qui se montre du cinquième au huitième jour apparaît d'abord le plus souvent sur le dos des mains, sous forme de taches de la couleur des mûres, d'abord légèrement saillantes, et sans aucune saillie, au contraire, au bout d'un ou deux jours après leur apparition. Chez les enfants les taches sont peu nombreuses et moins distinctes, tandis que la peau présente plus spécialement une marbrure généralisée, d'un rouge irrégulièrement foncé, paraissant sous la peau et appelée pour cette raison « tache épidermique ». Chez les enfants, l'éruption couvre souvent le corps entier comme la rougeole, chaque tache est persistante, et il n'en paraît pas de nouvelles par poussées successives comme dans la fièvre typhoïde. Les taches deviennent ecchymotiques et toute l'éruption entière peut être sortie du deuxième ou troisième jour au douzième ou quatorzième, et même seulement au vingt-unième jour dans les cas les plus sévères. Il n'y a pas de desquamation épidermique consécutive. A mesure que la maladie fait des progrès, la langue et la bouche deviennent sèches, noirâtres et fendillées, il se forme des fuliginosités sur les dents, et l'haleine présente une odeur ammoniacale particulière. En même temps la soif est vive. La diarrhée peut survenir quoique rarement et jamais à la période d'invasion comme dans la typhoïde, le plus souvent, au contraire, il y a de la constipation. La bronchite et la pneumonie sont des complications fréquentes pendant la deuxième semaine et on devra surveiller avec soin leur apparition. L'agitation, l'insomnie, le délire, sont des signes constants, le dernier surtout est fréquent dans l'enfance. Les convulsions se montrent parfois et sont d'un pronostic fatal, elles s'accompagnent ordinairement de la présence de l'albumine dans l'urine et sont suivies par le coma et la mort. Les suites du typhus sont moins nombreuses et plus rares que celles de la fièvre typhoïde et surtout de la scarlatine. L'induration pulmonaire, l'affaiblissement du cœur, l'engorgement des glandes salivaires, et des érysipèles rares, sont les principales complications du typhus (1). Le diagnostic d'avec la fièvre typhoïde peut être fait en tenant compte des points notés dans le tableau ci-après:

FIÈVRE TYPHOÏDE	TYPHUS
Diarrhée, c'est la règle.	Rare.
Selles, pultacées, alcalines, albumineuses.	Moins consistantes, acides et non albumineuses.
Hémorrhagie intestinale, commune.	Rare.
Douleur abdominale, constante.	Rare.
Tympanite, presque constante.	Rare.
Langue, sèche, fendillée, amincie.	Épaissie, sèche, brunâtre, non fendillée, tremblante.
Epistaxis, fréquente.	Rare.
Eruption, à bords nettement définis, rosée et papuleuse, disparaissant à la pression. Chaque tache dure trois jours et on observe des poussées successives.	Limitation imparfaite, taches irrégulières, colorées de la teinte des mûres, jamais papuleuse, un peu élevée pendant un ou deux jours, disparaissant à la pression excepté quand l'efflorescence est devenue hémorrhagique. Chaque tache persiste et il n'y a point de poussées successives.
Péritonite, par perforation intestinale.	Jamais de péritonite.
Rétention d'urine, rare.	Observée quelquefois.
Œdème de la glotte, rare.	Plus commun.
Convulsions générales, très rares.	Moins rares.
Bronchite intercurrente, très commune.	Moins commune.
Faiblesse cardiaque, rare.	Commune.

Les altérations post mortem les plus apparentes sont

(1) D'après M. le professeur Jaccoud, la gangrène des extrémités doit être placée au nombre des suites les plus redoutables et les plus fréquentes du typhus exanthématique.

celles du tissu cardiaque, qui est mou et souvent atteint de dégénérescence graisseuse. Le sang est particulièrement fluide. On trouve aussi un épanchement séreux dans les ventricules cérébraux. La rate est souvent hypertrophiée, pulpeuse et ramollie. Les vrais taches, mais non les marbrures, sont persistantes même après la mort. Pour les enfants au-dessous de dix ans la mortalité est de cinq pour cent environ ; entre dix et vingt ans, huit pour cent, et ensuite la léthalité augmente, avec chaque dizaine d'années.

Traitement. — Le malade sera, autant que possible, isolé dans une chambre largement aérée, sans tenture, tapisseries ni rideaux ou tout autre objet d'ameublement pouvant retenir les miasmes.

Presque toute l'efficacité du traitement dépend du régime et de l'emploi judicieux des stimulants. Le régime sera léger, nourrissant. Comme l'appétit fait défaut, le talent de la garde-malade doit s'exercer à varier habilement les mets et à donner alternativement par exemple du thé de bœuf, du bouillon de poulet, les œufs battus au vin ou avec du lait, des bouillies légères à l'arrowroot et au froment, des gelées, des potages légers ; une nourriture légère, en un mot, mais donnée souvent, en petite quantité chaque fois. Comme boissons, la limonade, l'eau de pruneau, l'eau d'orgeat, la décoction d'orge avec un peu de gelée de fruits, l'eau de seltz et le lait, sont des moyens également utiles.

L'usage de l'alcool est un des points les plus délicats de ce traitement. Quand il est indiqué, son emploi judicieux peut sauver la vie ; quand il est inutile, il ne peut que produire une augmentation du mal. En général les enfants n'ont pas besoin de vin ; cependant, dans le doute, en cas de typhus on doit plutôt donner du vin contrairement à ce qui existe pour la fièvre typhoïde, où il convient de s'abstenir lorsqu'il n'y a pas une indication formelle.

Une grande prostration, un pouls rapide, une congestion pulmonaire, sont les indications principales des stimulants. C'est une pratique mauvaise de donner dès le début de l'acool ou du vin. Le médecin prudent se rappellera qu'il doit compter les jours et s'abstenir au septième jour, par exemple, en présence d'un état qu'il pourrait modifier avantageusement et rapidement au quatorzième, par la seule administration du vin. Le vin est, en effet, dans ces affections fébriles continues, notre véritable ancre de salut. Lorsque l'ancre de salut est jetée et que le navire va en dérive, il n'y a plus d'espoir. Si, grâce à nos ancres moins fortes, nous n'avons pu jusqu'au dernier moment garder la maîtresse ancre, nous la retrouverons au moment du danger comme le moyen unique de nous sauver de la tempête. — Comme choix de stimulant pour les enfants, le vin de Porto et l'eau-de-vie paraissent les meilleurs et on devra noter la quantité donnée aussi exactement que le moment de l'administration. C'est une bonne pratique dans les cas graves de soutenir les forces à l'aide de lavement de vin et beef-tea (thé de bœuf). En outre on peut conseiller les réfrigérants sur la tête, l'entretien de la liberté du ventre dans un état convenable, la diarrhée étant combattue par des lavements laudanisés qui diminuent également le ténesme et la constipation, plus fréquente, étant traitée par les lavements d'eau d'orge ou de graine de lin.

On donnera en potion un mélange de citrate et de chlorate de potasse, ce dernier surtout à doses suffisantes est parfois très utile. L'acide phénique est préconisé par quelques auteurs. Le sulfo-phénate de soude comme antiseptique est digne d'attention. Il est utile à la fois pour le patient et ceux qui l'entourent.

Les acides minéraux dilués, sulfurique ou chlorhydrique, sont utiles en solutions étendues et convenablement édulcorées, ou bien, s'il y a une prostration profonde, le chlorhydrate d'ammoniaque, ou si le cœur faiblit manifestement, le carbonate d'ammoniaque. Nous avons aussi un puissant stimulant cardiaque dans la digitale, qui contrôle en quelque sorte et limite les dépenses inutiles de l'action vitale et paraît surtout utile lorsque l'élévation du pouls coïncide avec l'hyperthermie. La bronchite et la pneumonie exigent la sinapisation ou l'application sur les parois de la poitrine d'une flanelle térébenthinée, tantôt en avant, tantôt en arrière suivant les circonstances. Il est rarement nécessaire, chez les enfants, de vider la vessie au moyen du cathétérisme, mais la possibilité de cette occurrence nous oblige à surveiller exactement l'émission des urines. Le citrate de potasse à doses assez élevées est utile lorsque les urines sont rares et fortement colorées. On doit pendant toute la maladie veiller à l'observation des lois hygiéniques en ce qui concerne le chauffage, l'éclairage, l'aération de la chambre, l'évacuation et la désinfection des selles à l'aide du chlorure de chaux, du sulfate de fer ou d'un autre désinfectant.

On peut ajouter à l'eau des ablutions soit de l'acide phénique, soit la solution de Condy. On fera des fumigations à l'aide de tablettes soufrées. Il est important de ne pas soumettre les malades à une diète absolue. Pour le traitement par les bains refroidis, ou par l'aconit, voyez ce qui a déjà été dit à ce sujet dans les chapitres précédents.

VII. — FIÈVRE RÉMITTENTE. — FIÈVRE DE FAMINE

On rencontre quelquefois cette fièvre dans la médecine infantile : il convient donc de lui consacrer quelques lignes.

La fièvre rémittente se rencontre généralement sous la forme épidémique et en temps de détresse ou de famine. Elle se montre à intervalles irréguliers en des endroits qui peuvent rester indemnes dans la suite pendant plusieurs années et où les épidémies coexistent souvent avec celles du typhus : les deux maladies frappent à peu près dans une égale proportion les enfants âgés de moins de quinze ans. Cette affection est certainement contagieuse et peut, comme le typhus, renaître sur place par recrudescence du germe.

Symptômes. — Ils se montrent très brusquement et sont à ce point de vue assez caractéristiques. Le patient se plaint de froid, il a le frisson, de la céphalalgie, des douleurs dorsales, thoraciques et une lassitude des membres. Après une heure ou deux survient une période de chaleur qui se prolonge pendant deux ou trois jours. Une abondante diaphorèse survient alors mais limitée parfois à des régions restreintes du corps. Pas d'éruption. Après la sueur, la peau devient sèche et reste chaude (40° à 42°), mais avec des rémissions et des sudations intercurrentes qui se prolongent pendant quelques jours. Outre cette température élevée les principaux symptômes sont la soif, des nausées et des vomissements. La jaunisse n'est pas rare; le foie et la rate sont gonflés et sensibles, l'urine est très colorée et contient souvent de la bile. La céphalalgie continue avec des douleurs dans les muscles et les articulations, accompagnées d'insomnie et d'une agitation très pénibles.

Vers le sixième jour tous les symptômes s'apaisent brusquement et, au bout de quelques heures, il ne reste plus que de la faiblesse. La crise se fait généralement par une sudation ou par de la diarrhée. Ce nouvel état du patient n'est que temporaire. Au bout d'une semaine environ, survient une rechute avec retour des mêmes symptômes qui disparaissent de nouveau au bout de trois ou quatre jours. Parfois on observe plusieurs rechutes de ce genre, mais lorsqu'il ne survient aucune complication, le retour à la santé est la règle. Dans les cas mortels la suppression des urines est le symptôme précurseur de la mort. Pas de lésions anatomiques.

Traitement. — Le même que dans le typhus, mais généralement une bonne alimentation est nécessaire. La quinine paraît n'avoir pas d'action dans cette maladie.

Les vomissements seront combattus par la glace, le bismuth et de petites doses de morphine. La morphine pourra également servir à calmer la céphalalgie et les douleurs musculaires.

VII. — FIÈVRE INTERMITTENTE. — MALARIA

Cette affection est assez rare dans l'enfance, surtout au-dessous de cinq ans et à plus forte raison pour de grandes villes comme Londres les cas deviennent très exceptionnels. Il suffira par conséquent d'y consacrer une courte description. La maladie diffère chez les enfants de sa forme ordinaire chez l'adulte, surtout parce que les paroxysmes sont moins réguliers. Bien plus, on n'observe même pas chez l'enfant la tranquillité complète entre les accès qui est de règle chez l'adulte. Ici au contraire le jeune malade est constamment fiévreux, agité et souffrant pendant tout le cours de la maladie. En outre, chez les enfants, le stade de chaleur est très prolongé, le stade de sueur mal défini et le frisson peut manquer complètement ou se traduire par une dépression nerveuse manifeste ou même par des convulsions. En sorte que la maladie a peu de points communs avec la vraie fièvre paludéenne classique; à peine y a-t-il assez de ressemblance pour permettre d'identifier les deux affections. Au delà de sept ou huit ans, les enfants présentent souvent le type normal. Des différentes formes de malaria, les jeunes enfants présentent le plus ordinairement le type irrégulièrement quotidien, et à un âge plus avancé, la fièvre tierce. La cause est, dans l'enfance comme à l'âge adulte, l'exposition aux miasmes des marais désignés sous le nom de « malaria ». La maladie est aussi fréquente au printemps qu'en automne. Le stade de froid est caractérisé par la sensation de refroidissement général, le frisson, la peau dite peau d'oie (*cutis anserina*) (1), la cyanose des lèvres, la diminution des sécrétions, la soif, l'anxiété, la respiration suspirieuse et l'état de faiblesse du pouls. Cet état peut durer d'une demi-heure à quatre heures. D'après ce que nous avons dit, on comprend que ce premier stade est très imparfaitement manifeste dans l'enfance. L'enfant est faible, accablé ou agité, il semble pesant et lourd, ou bien il peut avoir une violente attaque de convulsions. Puis vient le stade de chaleur, dans lequel la peau est brûlante et sèche ; la température monte de 40°,5 qui est le maximum ordinaire pendant le premier stade (malgré la sensation contraire de froid éprouvée par le malade), jusqu'à 41°,7 ou 42°,2. Alors le malade ressent une vive chaleur à la peau ; il éloigne ses couvertures, la peau rougit et se gonfle légèrement ; il y a une soif vive, de la céphalalgie et souvent des vomissements ; le pouls est fréquent, plein et dur, la respiration plus régulière. Chez l'adulte, ce stade dure de deux à huit ou dix heures, et chez l'enfant, il est très accentué avec une fièvre brûlante, une suppression presque complète des sécrétions, de la congestion à la face et une chaleur vive de la peau. Enfin se montre chez l'adulte le stade de sueur, dans lequel la transpiration s'établit d'abord sur la face et le front et envahit ensuite le corps tout entier. La température s'abaisse, le pouls redevient normal et la respiration reprend son calme ordinaire. Cependant chez l'enfant les intervalles apyrétiques sont si peu marqués, que le malade reste même entre les paroxysmes agité et souffrant.

L'engorgement splénique est très manifeste chez les enfants et peut se prolonger beaucoup plus longtemps que chez l'adulte.

____

(1) En français, nous aimons mieux dire *chair de poule*.

Traitement. — Heureusement la quinine a les mêmes vertus spécifiques contre la malaria infantile et contre celle des adultes. En même temps qu'on l'administre, on doit prescrire le changement d'air et l'habitation dans une localité non fébrigène. On ne peut laisser l'enfant demeurer dans une région à fièvre, car la tendance à la répétition des accès est beaucoup plus prononcée chez les enfants qu'à un âge plus avancé. Après l'accès, on doit vêtir chaudement l'enfant et lui donner une alimentation réparatrice. La salicine, l'arsenic et d'autres médicaments anti-périodiques sont indiqués en première ligne, lorsque la quinine ne peut être donnée au malade pour une raison ou une autre. On peut commencer avantageusement le traitement par un purgatif suivi de la quinine à doses suffisantes donnée toutes les trois ou quatre heures pendant le temps de l'apyrexie. Pendant le stade de chaleur on peut faire des lotions tièdes avec une éponge promenée rapidement sur tout le corps, et pendant la sueur on donnera largement quelque tisane tiède. Au début, alors que le malade éprouve une sensation de froid, on le couvrira chaudement, on élèvera la température de l'atmosphère de sa chambre et on placera des bouteilles d'eau chaude aux pieds. On donnera la quinine de temps en temps, même quelque temps après l'accès, pour prévenir le retour de la fièvre. Le bromure de potassium a été préconisé pour l'hypertrophie splénique d'origine palustre.

VII. — VARIOLE

Maladie infectieuse, contagieuse, inoculable, caractérisée au début par une fièvre aiguë, suivie d'une éruption qui est d'abord papuleuse et devient dans la suite de son évolution vésiculeuse et pustuleuse en huit ou dix jours. C'est une affection éminemment épidémique. La valeur de la vaccination et des revaccinations pour ceux qui sont exposés à l'infection, doit être signalée ici, et nous examinerons cette question et le nombre de jours nécessaires pour que la vaccination confère l'immunité (Voyez *Vaccination.*)

Variole discrète. — La période d'incubation de cette maladie est de douze jours et les premiers symptômes sont un malaise général et de l'abattement. Aussitôt après cette période se montrent les symptômes d'une fièvre éruptive. Ce sont des frissons, souvent graves, des vomissements, du lumbago, la soif et une vive chaleur à la peau. Le pouls est fréquent, la langue est épaisse ; mais de tous, *les deux symptômes les plus caractéristiques sont le lumbago et les vomissements.* Chez les jeunes enfants la douleur lombaire ne pouvant être révélée par le malade, le diagnostic doit être basé sur les troubles cérébraux graves, les vomissements et l'évidence des douleurs de dos, de reins et de ventre que le malade n'exprime pas puisqu'il ne sait pas parler encore, mais qui est manifestée par son attitude et par sa manière d'être en général. À cette période il peut y avoir un peu de mal de gorge, du délire ou des convulsions, d'où résulte toujours une certaine incertitude du diagnostic. Le thermomètre donne des indications variables, quelquefois 40° ou même 40°,5. Le pouls est plein et fréquent s'élevant de 120 à 160 suivant l'âge de l'enfant et la gravité de l'attaque. La peau elle-même peut être tantôt sèche et âpre au toucher, tantôt au contraire dans un état de moiteur prononcé. A ce moment, c'est-à-dire précisément à l'instant où la véritable éruption spécifique va se montrer, on peut voir survenir une poussée analogue à une roséole, — *roseola variolosa* ou *Rash varioleux,* — qui peut se montrer même dans les formes les plus bénignes de la variole, notamment dans la varioloïde. Quarante-huit heures après le frisson, quelquefois plus tôt ou plus tard, apparaît l'éruption varioleuse, d'abord sur la face, puis répanduc de haut en bas dans l'espace des vingt-quatre heures suivantes. La fièvre est calmée lorsque l'éruption est faite. Les boutons se montrent d'abord petits, rouges, légèrement saillants, puis ils grandissent, deviennent papuleux, ils sont durs comme de petits grains de plomb; en trois ou quatre jours on voit un peu de lymphe au sommet de chaque papule, puis le quatrième jour le bouton grossissant toujours s'aplatit au sommet et devient ombiliqué. La fièvre pendant ce temps a disparu. On constate qu'une base enflammée supporte les vésicules, puis la lymphe se trouble, devient purulente et enfin la pustule, se gonflant davantage, cesse d'être ombiliquée et atteint sa maturité complète vers le huitième jour. C'est alors que se montre au sommet des pustules une tâche noirâtre, l'aréole inflammatoire persiste et les pustules crèvent en laissant couler un liquide qui forme des croûtes épaisses d'un brun jaunâtre. Si les pustules ne crèvent pas, elles se terminent par desquamation en écailles sèches. Pour revenir aux symptômes généraux qui accompagnent la marche de l'éruption, nous dirons que la face se gonfle, le cuir chevelu devient boursouflé, il y a de la tension et une sensation de brûlure à la peau du visage. Une odeur spéciale et caractéristique enveloppe le malade et la peau devient le siège de démangeaisons très vives et de douleurs lancinantes. La salive devient gluante, et on observe souvent vers le sixième jour un peu de gonflement de la gorge, une voix rauque et de la dysphagie. Ceci indique une éruption sur la gorge, et on en peut constater l'existence par l'examen direct, qui révèle la présence de points blanchâtres et ronds, qui sont des ulcérations de la muqueuse. De même les paupières, le prépuce et la vulve sont attaqués à leur tour, cette éruption retarde sur l'éruption générale d'un ou de deux jours et paraît moins pustuleuse. Vers le huitième jour survient ce qu'on appelle la fièvre secondaire (fièvre de suppuration), qui est caractérisée par une extrême agitation, de l'insomnie, un pouls très accéléré, la rareté et la coloration des urines et du délire surtout pendant la nuit. Après une durée de quelques jours la fièvre secondaire se modifie lorsque la suppuration est entièrement faite et elle cède graduellement au moment où la dessiccation est complète à la face et se fait sur les membres. La durée de cette fièvre secondaire est de quatre à six jours. C'est sans aucun doute un résultat du travail de la suppuration. La période de dessiccation dure ordinairement de quatre à six jours. Elle commence environ au septième ou huitième jour et se termine du douzième au treizième. Mais il n'y a point de règle absolue pour ces dates, elles peuvent être un peu plus ou moins rapprochées. La chute des croûtes commence vers le onzième jour, quelquefois le quinzième ou le seizième, et se termine du dix-neuvième au trentième jour après l'éruption.

Variole confluente. — Dans la variole confluente, non seulement l'éruption est confluente, comme le nom l'indique, mais la fièvre primitive et la fièvre secondaire sont toutes deux beaucoup plus graves. La fièvre éruptive ne cède pas après l'apparition des boutons varioleux et la fièvre secondaire prend souvent un caractère typhique d'une sévérité spéciale. Les pustules se fusionnent de telle sorte qu'il existe de larges surfaces purulentes sur le visage et sur le front. D'autres complications surviennent aussi fréquemment dans ce cas, des furoncles, des anthrax, des abcès, des érysipèles, des suppurations diffuses dans les membres ou ailleurs, et quelquefois la cécité par suite d'affections conjonctivales. Il est utile de se rappeler que s'il survient une diarrhée sévère, qui est tout à fait hors du cours naturel de la maladie, on doit considérer ce fait comme une complication des plus redoutables.

Denos et Huchard ont appelé l'attention sur les complications cardiaques dans le cours de la variole. Les bruits du cœur deviennent faibles et obscurs, l'impulsion cardiaque est affaiblie et l'action motrice est irrégulière et intermittente. Ces symptômes proviennent d'une endocardite, d'une péricardite ou d'une cardite « pure et simple »; ce sont des complications assez alarmantes, car on les voit souvent se terminer par la mort subite.

Variole noire ou maligne. — Dans la variété appelée variole noire ou maligne, le type de la maladie est encore plus pernicieux. Il y a une adynamie plus grave et une prostration avec délire qui se transforme promptement en un véritable coma. L'éruption rétrograde fréquemment et s'accompagne de pétéchies. Elle est d'une couleur sombre, pourprée. Dans ces formes, les hémorrhagies intestinales, rénales et utérines sont fréquentes. Dans ces cas, la fièvre tue le malade avant l'éruption.

L'aspect général du malade est extrêmement hideux; la face est noire et gonflée, l'œil rouge, luisant et encavé, l'épiderme soulevé par des exsudations séreuses et sanguinolentes. Il n'y a pas de maladie plus horrible, et, quoique nous en soyons à peu près délivrés, grâce à la vaccination, puisque beaucoup de médecins contemporains n'ont pas eu l'occasion de soigner un seul cas de variole maligne, cependant, on trouve encore des ignorants et des gens obstinés qui s'opposent à la vaccination, à cette découverte qui a été certainement le plus grand bienfait de la science, pour le soulagement des misères humaines, comme on le comprend avec évidence lorsqu'on lit le récit des épidémies du moyen âge, alors que la maladie n'était influencée dans sa marche par aucune intervention efficace. Ces gens-là devraient avoir à soigner seulement un ou deux cas de variole maligne, et après cette expérience, on ne les trouverait plus aussi enthousiastes des « Ligues contre la vaccine ».

La maladie est contagieuse, inoculable et infectieuse. Il faut se rappeler que le malade est capable de produire l'infection jusqu'à la chute complète des croûtes, et il est certain que les draps, les vêtements, etc., peuvent conserver le virus pendant des années. C'est une affection qui ne récidive pas, et il faut noter spécialement que les formes les plus graves peuvent être engendrées par les cas les plus bénins, ce qui a lieu du reste pour la plupart des affections aiguës spécifiques.

La Varioloïde, ou variole modifiée est cette espèce de variole qui se montre chez les personnes qui ont été vaccinées ou qui ont eu déjà la variole ordinaire. Dans cette affection, la fièvre initiale, quoique souvent assez sévère, ne dure guère plus d'un jour et peut n'être suivie que d'une pustule ou de quelques-unes seulement sur le poignet ou sur les ailes du nez. En outre, la maladie dans son ensemble est plus bénigne et moins régulière; les taches peuvent apparaître dans leurs diverses formes en même temps, les croûtes sont minces, l'odeur est faible et la fièvre secondaire manque le plus ordinairement. Au-dessous de quinze ans, c'est une maladie qui n'est que très exceptionnellement fatale.

Pronostic. — Dans la variole discrète, c'est à peine si l'on perd un malade sur quatre ou cinq. La maladie augmente de gravité en raison directe de la confluence de l'éruption. En général, chez les enfants de neuf à quinze ans, le pronostic est favorable. Les signes d'un mauvais augure sont le caractère typhique de la fièvre, une rétrogression subite de l'éruption, de nombreuses pétéchies, les convulsions, le délire, l'hémorrhagie, les complications cérébrales et pulmonaires, ou du côté de la gorge. Dans la première enfance, la maladie est très grave. On perd 80 pour 100 des malades avant cinq ans. Lorsque la mort arrive, c'est ordinairement du huitième au treizième jour.

Suites. — Elles sont nombreuses et graves, en dehors

des cicatrices blanchâtres à la peau, qui varient suivant l'abondance et la nature de l'éruption ; on observe souvent des ulcérations, des anthrax, des adénites, des érysipèles, la surdité par otite interne, la pleurésie suivie d'empyème, l'hémoptysie, l'hématurie, la ménorrhagie... etc. Dans la variole modifiée, il n'y a pas de complications de ce genre.

Autopsie. — La peau présente l'aspect déjà décrit et le sang est ordinairement tout à fait liquide et non coagulable. Si le tube aérien a été touché et que la mort soit survenue au huitième ou neuvième jour, la muqueuse sera trouvée congestionnée, enflammée et couverte d'une sécrétion brune et visqueuse ; plus tard la muqueuse est souvent ulcérée. S'il y a eu quelque pneumonie ou pleurésie pendant le cours de la variole, on en trouvera les lésions caractéristiques. On a nié que les pustules varioliques aient jamais été observées sur la muqueuse gastro-intestinale.

Traitement. — La chambre de l'enfant sera grande et bien aérée, la température fraîche et le régime alimentaire très léger. On pourra prescrire quelque léger laxatif salin. Il est important de répandre dans la maison et dans les couloirs aussi bien que dans la chambre même, des liquides désinfectants. Il peut arriver qu'au début de la maladie, la congestion cérébrale soit assez grave pour nécessiter l'application de sangsues à la tête.

Si les sangsues sont jugées nécessaires, il faut de préférence en appliquer tout de suite un nombre suffisant, plutôt que d'en mettre seulement quelques-unes à plusieurs reprises. On arrêtera le sang aussitôt après la chute des sangsues. De cette manière la quantité de sang extraite est facile à déterminer, sachant que chaque sangsue en retire environ 8 grammes.

Il est rare qu'une congestion cérébrale se fasse dans une

nouvelle poussée hyperthermique. Les idées actuelles sur cette matière feraient préférer aux sangsues l'usage des bains refroidis. En fait, toutes les fois qu'on le peut, il faut éviter la saignée sous n'importe quelle forme et si, d'un autre côté, la maladie revêt dès le début le caractère typhoïde, on ne doit pas perdre de temps et retarder l'institution d'une thérapeutique stimulante et analeptique. Dans ce cas le bain chaud peut servir à maintenir une température suffisante et aussi à pousser l'éruption à la peau. En tous cas il faut surveiller attentivement la marche et les progrès de la maladie, et dès que le médecin voit les forces vitales s'affaisser, il doit intervenir au moyen du vin et d'une alimentation nourrissante.

Comme dans toute fièvre, il faut, pour obtenir un succès, se guider surtout sur une observation exacte du malade, répondre à l'instant aux indications qui surgissent, et s'occuper bien moins de suivre des règles établies arbitrairement ou de se régler sur des événements classés d'avance dans un certain ordre préconçu. — On pourra donner, en règle générale, des boissons à une douce température et on fera des lotions tièdes avec une éponge. Il faudra faire couper les cheveux.

Le Dr Sanson et quelques autres auteurs prescrivent de toucher le sommet de la pustule avec l'acide phénique pur dont l'odeur peut être dissimulée à l'aide d'un peu d'essence de thym. On appliquera matin et soir sur les surfaces affectées un mélange d'acide phénique, un quart, et de trois quarts d'huile d'olives. On pourra aussi laver le corps entier à l'aide d'eau contenant du savon de coaltar, de même qu'on emploie parfois à l'intérieur le sulfo-phénate de soude. Pour compléter le traitement désinfectant, on ajoutera, par exemple, à ces soins, des fumigations d'acide sulfureux dans la chambre du malade. Je n'ai pas trouvé que cette vapeur ait occasionné la toux, comme je m'y attendais *a priori*, et les malades qui toussent un peu s'habituent vite à cette fumigation même lorsqu'elle est un peu forte. On peut faire également des pulvérisations d'acide sulfureux sur les narines et le pharynx.

Cette espèce de pulvérisation (*sulphurous acid spray*) enlève le goût désagréable de la bouche et empêche l'obstruction des narines. On peut employer aussi l'acide sulfureux en boisson à la dose d'une cuillerée à café dans une demi-tasse d'eau glacée; c'est une limonade qui a ses avantages. L'hyposulphite de soude a été employé dans le traitement de la variole à la dose de deux à quatre grammes.

Le témoignage de nombreux et excellents observateurs confirme la valeur du traitement antiseptique de la variole. Le Dr Sansom donne la préférence aux sulfo-phénates, surtout lorsqu'il y a des symptômes cérébraux et dans toutes les affections zymotiques, qui s'accompagnent d'angine. L'usage des sulfo-phénates ou de tout autre antiseptique n'exclut en aucune façon l'emploi de l'aconit par doses d'une demi-goutte ou d'une goutte contre l'hyperthermie, lorsque les bains froids sont contre-indiqués ou inapplicables.

Pour le mal de gorge, si l'enfant est assez âgé, on peut prescrire un gargarisme adoucissant, une infusion de roses, par exemple, ou bien on pourra laver, doucher et nettoyer à fond la bouche et la gorge à l'aide d'une seringue ou d'un irrigateur. La glace est souvent fort utile. Si la diarrhée survient, il faudra l'arrêter; s'il se forme des abcès sur le front ou sur le cuir chevelu, on les ouvrira largement de bonne heure ; à ce traitement on ajoutera par ailleurs un bon régime, du vin et de la quinine. S'il y a une grande irritabilité nerveuse, de l'agitation, de l'insomnie, du délire, comme cela s'observe souvent, le bromure de potassium, à doses convenables, est le meilleur des remèdes. Si la peau est très irritable et s'il y a une vive démangeaison, on fera des onctions avec l'huile d'amandes douces ou une pommade au spermaceti. D'après M. Prideaux, un mélange de gélatine, de glycérine, d'acide phénique et d'eau serait très utile en badigeonnages sur toute la surface du corps. C'est encore un bon moyen d'attacher et de délier les mains des enfants dans un morceau de linge, pour les empêcher de se gratter et d'écorcher les boutons comme ils le font d'ordinaire. Quelquefois une poudre sèche comme de la poudre d'amidon ou de la fleur de farine suffit à diminuer notablement la démangeaison. La pleurésie et la pneumonie constituent des complications graves ; la première est presque toujours fatale. L'éruption rend l'emploi des agents extérieurs assez difficile, sinon absolument à rejeter. Quelques auteurs conseillent l'emploi d'un liquide vésicant, d'autres l'application de cataplasmes à la surface de la peau. On se décidera d'après les cas individuels, l'état de l'éruption, l'imminence d'une complication, la température et les autres données cliniques.

L'aconit par doses d'une demi-goutte dans une cuillerée d'eau de demi-heure en demi-heure ou d'heure en heure, est souvent utile, et l'iodure potassique, avec ou sans bromure, peut être administré largement dans certains cas. En même temps que ces moyens ou tous autres que le praticien aura choisis et mis en pratique, on ne devra pas négliger d'entretenir le bon état des forces à l'aide d'aliments, de vins, et au besoin de lavements nutritifs. Le carbonate d'ammoniaque associé au polygala et au sirop de Tolu peut convenir s'il y a de la broncho-pneumonie. Les moyens qui dépriment les forces vitales ne devraient jamais être mis en œuvre, et aussitôt que possible on donnera de faibles doses de fer et de quinine, ensemble ou séparément. Le camphre est utilement associé aux stimulants lorsqu'il y a des soubresauts tendineux, une langue noirâtre et une grande débilité combinée avec une prostration nerveuse. Pour l'ophthalmie, il n'est pas besoin de diminuer le régime, on peut se servir utilement d'une lotion au zinc et au vin d'opium et d'une pommade faible au nitrate de mercure qu'on appliquera le soir entre les bords des paupières. Quand la conjonctive s'enflamme,

on emploie avantageusement une lotion faible au nitrate
d'argent et on place un petit vésicatoire sur l'apophyse
mastoïde ou à la région temporale. Niemeyer a noté la
possibilité de prévenir le développement d'une éruption
grave de la conjonctive par l'emploi incessant de compresses d'eau froide ou mieux par des compresses trempées
dans une solution très diluée de bichlorure d'hydrargyre,
solution de 6 centigrammes par exemple dans 180 grammes
d'eau de roses ou d'eau de fleurs d'oranger. L'inflammation strumeuse se montre surtout chez les enfants et
cause une grande photophie. On y remédiera avec des
lotions faibles de zinc et de vin d'opium tandis qu'on
prescrira intérieurement l'emploi du fer et de l'huile de
morue.

Pour prévenir les cicatrices, on a recommandé de
toucher chaque pustule avec un crayon de nitrate d'argent,
ou avec du camphre ou bien encore de baigner la face
avec une solution de 6 grammes de nitrate d'argent dans
30 grammes d'eau, ou bien l'emplâtre mercuriel suivant :

Onguent hydrargyrique........................	25 parties
Cire jaune...................................	10 parties
Poix noire...................................	6 parties

C'est un bon moyen. Le Dr Aitken donne cette formule
comme étant une de celles qu'on emploie à l'hôpital des
Enfants-Malades à Paris. Suivant Guersant il suffit d'une
application pendant quatre ou cinq jours pour empêcher
les cicatrices difformes.

L'huile de Carron (1) est un topique excellent lorsque
les croûtes commencent à se détacher. On doit les enlever
lorsqu'elles sont tout à fait sèches, autrement elles adhè-
reraient longtemps à la peau. M. Marson recommande le
cold-cream et l'oxyde de zinc, ou bien, lorsque la sécré-

(1) Carron oil, — *Linimentum calcis.* — Liniment de chaux préparé en mélangeant parties égales d'huile de lin et d'eau de chaux.

tion est peu épaisse et qu'il y a des ulcérations, la calamine mêlée à l'huile d'olives. Le D' W. Stokes se sert de
cataplasmes légers sur la face ou d'un masque de *lint*,
imprégné d'eau et de glycérine, et recouvert d'un masque
extérieur en soie huilée.

VIII. — VACCINE. — COW-POX. — VACCINATION

Par un acte du Parlement, la vaccination est maintenant obligatoire pour tout enfant, dans les trois premiers
mois qui suivent sa naissance, à moins que l'état de la
santé générale ne soit une contre-indication. La vaccination doit être pratiquée avant que le travail de dentition
commence, et lorsqu'un bébé se porte bien, il est préférable
de le vacciner après le premier mois, le plus tôt possible.

Après l'introduction de la lymphe vaccinale dans le
bras, on n'observe aucun effet pendant un ou deux jours
sinon la rougeur insignifiante produite par la piqûre. A
la fin du second jour on aperçoit une petite papule qui
devient une vésicule ombiliquée, vers le cinquième ou le
sixième jour. Au huitième jour, la vésicule est à son
maximum de développement, elle cesse d'être ombiliquée,
elle est ronde, pleine, d'une couleur claire et perlée. A ce
moment, se montre une aréole ou cercle inflammatoire
entourant la vésicule et s'agrandissant pendant les deux
jours qui suivent, ce qui montre que le virus a une action
sur toute la constitution et ne détermine pas seulement
une affection locale. Des symptômes généraux légers se
manifestent souvent en même temps, un peu d'agitation,
une légère poussée fébrile, de la diarrhée quelquefois, un
malaise général et un engorgement des ganglions axil-
laires. Au dixième jour, l'aréole inflammatoire diminue
et la vésicule se dessèche. Le quatorzième jour, ce n'est plus
qu'une écaille sèche, qui se raccornit et prend une couleur
plus foncée. Le vingtième jour enfin, cette croûte se dé-

tache en laissant une cicatrice déprimée, permanente, de grandeur variable. Il peut survenir des retards dans l'évolution de la vaccine, et je crois pouvoir dire, surtout en ce qui concerne certains pays, que l'évolution tardive s'observe souvent. J'ai vu un très grand nombre de cas dans lesquels la vésicule était mûre le dixième jour et non le huitième, et dans quelques circonstances la maturité n'était parfaite qu'au quatorzième jour. Je sais que les auteurs américains regardent l'évolution tardive comme tout à fait commune. Il est possible que le climat ait quelque influence sur la marche de la vaccine, car pour les cas que j'ai observés, la vaccination a été faite de bras à bras, avec des pointes chargées de virus ou avec des tubes, et quoique mon expérience m'ait enseigné à ne trouver, la plupart du temps, la maturité parfaite de la vésicule que vers le dixième jour, néanmoins dans quelques cas je l'ai observée nettement au huitième. — Le retard ici et dans quelques autres localités s'observe dans le début de la vésicule, qui peut n'apparaître que le sixième et même le septième jour, et l'on a cité des cas dans lesquels la vésicule ne s'était montrée qu'après trois et quatre semaines. Le Dr Seaton dit que « la vaccine tardive est plus fréquente lorsqu'elle est due à l'inoculation du virus préalablement desséché qu'après la vaccination de bras à bras ». — Il est, à mon avis, très important de noter ce fait : qu'un simple retard dans l'évolution de la vaccine n'affecte en rien ses vertus protectrices contre la variole. C'est là le point capital, car le Dr Seaton appelle l'attention spécialement sur la vaccine « fausse » et la vaccine « irrégulière », en disant que « le fait important à retenir est que la vaccine qui présente quelque déviation du type parfait de la vésicule, ou quelque développement irrégulier de l'aréole, ne doit pas être considérée comme une vaccine conférant réellement l'immunité contre la variole ». Lorsqu'elle a bien réussi, lorsqu'elle a produit par exemple quatre ou cinq vésicules complètes et que l'aréole est nette et prononcée, la vaccination protège efficacement jusqu'à l'âge de la puberté, époque à laquelle la revaccination doit être faite. Les praticiens qui, craignant de faire des piqûres ou de déplaire à des clients ignorants ou inconscients, se rendent coupables de vacciner seulement au moyen d'une piqûre, devraient être frappés d'une pénalité quelconque pour avoir éludé les prescriptions de l'acte du Parlement. Une vaccination semblable est incapable de produire une action protectrice suffisante. Manquer d'adresse dans la pratique de cinq ou six piqûres vaccinales serait une faute excusable à la rigueur; mais c'est une malhonnêteté impardonnable que de manquer de courage et de justice au point de ne pas oser dire qu'il faut pour le moins quatre ou cinq piqûres pour produire l'immunité. D'ailleurs, il est étonnant que les gens vaccinés par une seule piqûre ne soient pas enlevés par milliers à chaque épidémie de variole. — On demande souvent où réside l'efficacité de la vaccination. Elle repose uniquement sur une vaccination bien faite et réussie. Je répète que les médecins qui vaccinent aussi légèrement que je l'ai dit, devraient encourir une pénalité légale. Les bébés sont innocents, les parents croient que « tout va pour le mieux », et de fait, il n'y a pas d'immunité réelle acquise pour l'enfant ainsi vacciné.

Les phénomènes de la revaccination sont identiques à ceux observés pendant la première vaccination, excepté le temps de la maturité des vésicules, qui se produit deux ou trois jours plus tôt, fait qu'il faut se rappeler. Il peut arriver certainement qu'une seconde vaccine ne puisse être développée ou qu'il se forme uniquement une papule de « faux vaccin », ou bien enfin que des symptômes généraux graves se manifestent Plus les cicatrices de la première enfance sont marquées, moins il y a de chance de succès pour la seconde vaccination, moins il y a aussi de probabilités pour l'inoculation variolique et plus on doit compter au contraire sur une heureuse modification de la variole si l'on vient à la contracter. Les statistiques de Liverpool, Londres et Paris, pour l'épidémie de 1870-71, sont très remarquables. Le chiffre de la mortalité varie précisément en raison inverse de la qualité et du nombre des « bonnes marques » du bras. Il en résulte clairement qu'on ne saurait trop prier les praticiens de vacciner les enfants avec le plus grand soin et de ne pas les exposer à ce malheur de recevoir une vaccine imparfaite, suffisante pour empêcher une nouvelle vaccine de se développer et incapable de protéger cependant d'une manière efficace contre la variole. On ne doit pas compter sur la vaccination au début de la variole et à plus forte raison est-ce un procédé incapable de rien donner de bon que de vacciner les malades déjà en possession d'une variole développée. Au contraire, c'est une très sage pratique de revacciner sans retard les personnes qui vivent dans le voisinage d'un varioleux.

La variole a une période d'incubation de douze jours, et on constate en plus un intervalle de quarante-huit heures de fièvre d'invasion avant l'éruption. D'un autre côté la vaccine met sept à huit jours à développer l'aréole inflammatoire qui est l'indice de son action générale et préservatrice. Il y a donc une différence de quatre ou cinq jours qui permet de vacciner un individu après le contact varioleux, avec la chance de voir la vaccine modifier au moins la variole, sinon la prévenir complètement ; avec les personnes vaccinées pour la première fois, on doit compter sur une différence moins grande, car l'évolution vaccinale est plus lente. Quiconque a pu consulter les comptes rendus de l'Hôpital des Varioleux de Londres ou les autres statistiques autorisées sur ce sujet, ne saurait manquer d'être convaincu de l'efficacité de la vaccination et de la revaccination lorsque l'opération est bien faite et suivie de succès. C'est à ce manque de soins et aux moyens évasifs employés par une pratique sceptique pour éluder la loi, c'est encore à une imperfection opératoire et aussi aux clameurs stupides d'une foule ignorante qu'on doit les épidémies graves récentes. Ces épidémies auraient porté cependant un enseignement utile, si leur sévérité avait pu réduire au silence la folle opposition des ignorants et stimuler par l'éloquence des faits et la présence du danger, l'indifférence et l'insouciance malheureusement si fréquentes.

L'opération elle-même peut être faite de plusieurs manières :

1° Par ponctions. La lancette tenue sous un angle de 45° sera enfoncée jusque dans le derme. L'hémorrhagie n'empêche pas l'opération d'être suivie de succès, quoique d'ailleurs il ne soit pas nécessaire de faire des incisions trop profondes ;

2° Par le tatouage. On fait d'abord un certain nombre de piqûres superficielles avec une lancette très acérée et on répand ensuite sur la surface entière, la lymphe vaccinale recueillie sur le plat de la lancette. Trois marques de cette espèce de tatouage suffisent ;

3° Par des égratignures en croix ; c'est-à-dire, en enlevant l'épiderme par le grattage avec la pointe de la lancette ; — trois égratignures suffisent si leur surface est assez large.

Le D' Seaton dit que les plus belles cicatrices, comme taille, comme profondeur et comme aspect en général, sont dues au grattage et à l'enlèvement de l'épiderme sur une assez grande superficie, et il ajoute que c'est décidément le meilleur moyen à mettre en œuvre lorsqu'on emploie le virus desséché.

Un enfant à vacciner doit être en bonne santé, sans apparence de maladies de peau, surtout du lichen strophulus ou de l'herpès. S'il y a des raisons particulières, on peut vacciner l'enfant aussitôt après la naissance, mais il vaut mieux attendre un mois ou six semaines après la naissance. On extraira la lymphe des vésicules du cinquième au huitième jour, le huitième est peut-être préférable en somme à tout autre.

En ce qui concerne les prétendus dangers de la vaccination, on peut dire qu'ils existent surtout dans l'imagi-
nation surexcitée des détracteurs de cette opération. L'examen sérieux des faits prouve la rareté extrême de la
transmission d'une diathèse par ce moyen. Le défunt
M. Startin a rapporté quelques observations qui ont trait à
des revaccinations. Le regretté D* Tilbury Fox affirme la
possibilité de la syphilis vaccinale, car il en a constaté
l'existence par lui-même. Il ajoute « que la transmission
de la diathèse ne se produit jamais lorsqu'on se sert de
lymphe vaccinale pure, et n'a lieu que lorsque le virus est
altéré par un mélange de sang ou de pus syphilitique ». Le
D* Fox fait remarquer combien il est nécessaire de s'assurer que l'enfant n'a aucune « teinte » de syphilis antérieure
et de ne pas accuser la vaccination en faisant le sophisme :
Post hoc, ergo propter hoc. D'un autre côté, sur cinquante
mille vaccinations, M. Marson n'a jamais observé la transmission d'aucune maladie avec la vaccine.

Sir William Jenner déclare que sur treize mille malades
observés par lui en six ans, il n'a jamais eu l'occasion de
constater un seul fait de transmission d'une affection constitutionnelle par l'intermédiaire du virus vaccinal. Le
D* West, Sir James Paget et d'autres praticiens aussi éminents et autorisés, ont témoigné aussi leur conviction identique à cet égard. A l'académie de médecine de Paris,
« on n'a jamais trouvé un cas de ce genre de transmission. » Il est seulement nécessaire de s'assurer que le virus
employé provient d'un enfant sain, qu'il a été extrait de
vésicules vaccinales complètement et régulièrement développées et qu'il est exempt de mélange même avec la plus
petite quantité de sang. Ces précautions prises, les prétendus « dangers de la vaccination » doivent être considérés comme chimériques.

On a rencontré accidentellement des cas où il semblait
qu'il n'y eût aucune réceptivité pour le virus vaccin. J'ai
connu une enfant chez laquelle la vaccination avait été

pratiquée très soigneusement une fois chaque année pendant sept ans, et cela sans aucun succès, l'enfant n'ayant jamais pu contracter la vaccine. Ces cas sont rares et les insuccès tiennent le plus souvent à une opération mal faite, l'incision ou la ponction ayant été insuffisante.

Lorsque le virus vaccin vient à manquer, ce qui n'est pas rare en province et dans les colonies, on recommande d'employer le virus dilué dans la glycérine. Par exemple une partie de virus, deux parties de glycérine et deux parties d'eau distillée, bien mélangées dans un verre de montre, forment une dilution très efficace.

Le Dr Wiener de Cohn s'en est servi pour vacciner seize cents enfants, et il n'y en eut que cinq qui résistèrent au développement de la vaccine après l'opération.

IX. — VARICELLE. — PETITE VÉROLE VOLANTE

C'est une maladie contagieuse, qui ne récidive pas et qui s'accompagne d'un peu de fièvre et d'une éruption vésiculeuse caractéristique. Elle se montre souvent avant l'époque de la première dentition. On croit généralement qu'elle est tout à fait distincte et séparée de la variole, car on a mis hors de doute ce fait que l'une de ces deux maladies ne protège nullement contre l'intervention de l'autre et en outre la varicelle n'est pas inoculable comme la variole. Les prodromes de la varicelle ordinairement légers, peuvent avoir cependant un caractère fébrile assez aigu, et s'accompagner d'accablement et d'un coryza, de telle sorte que le diagnostic peut rester quelque temps indécis ; mais en vingt-quatre heures (quelquefois trente-six, rarement quarante-huit heures), l'éruption caractéristique se manifeste sous forme de taches rosées, petites, acuminées, au nombre de quinze à vingt, irrégulièrement distribuées, quelquefois un peu plus nombreuses et rarement confluentes. Le second jour survient une nouvelle poussée, beaucoup plus abondante, et pendant ce temps les premières vésicules se sont remplies d'un sérum limpide. Au bout de vingt-quatre heures le contenu des vésicules devient laiteux. L'éruption est souvent accompagnée de démangeaisons, de telle sorte que la vésicule peut être ulcérée par le grattage. Le quatrième ou cinquième jour, les vésicules se terminent par une écaille sèche, qui tombe le huitième ou neuvième jour ordinairement sans laisser de cicatrice.

Le diagnostic de la variole et de la varioloïde est fait non seulement en faisant attention aux symptômes généraux légers de la varicelle, mais encore parce que les vésicules de la variole ne sont pas ombiliquées et ne donnent pas au toucher dès le début cette sensation de dureté analogue à celle d'un grain de plomb. En outre la pustule varioleuse est à plusieurs loges, tandis que la vésicule du *chicken pox* ou varicelle est uniloculaire et s'affaisse lorsqu'elle a été piquée.

L'affection est ordinairement si bénigne, elle présente si rarement des suites ou des complications graves qu'elle ne nécessite qu'un traitement très simple, dont nous dirons seulement quelques mots.

Quelques laxatifs salins très modérés, des précautions contre le froid, un bain chaud après la dessiccation, sont les points principaux à noter.

Les observations suivantes, qui se rapportent à des complications très remarquables, montreront, je crois, que la varicelle peut n'être pas constamment identique au tableau que nous venons de tracer.

Je cite mes observations avec quelque détail, car je n'ai jamais remarqué ailleurs un seul cas semblable. Je fus appelé le 9 novembre 1879 à visiter un petit garçon de cinq ans atteint de varicelle. Le père, pharmacien très intelligent, n'en avait jamais vu de semblable. A mon arrivée, je trouvai l'enfant avec une forte fièvre, une langue chargée, et assurément très malade ; mais l'éruption, quoique mûre, n'était pas très abondante. Il y avait un peu de gonflement du côté droit de la gorge, s'étendant en arrière jusqu'à l'apophyse mastoïde. Le thermomètre marquait 40°,5. Je reconnus aussitôt que je n'avais pas seulement affaire à un cas de varicelle ordinaire. Je serai obligé d'abréger cette observation, mais je dirai seulement que l'enfant ayant été à l'école y avait probablement contracté la varicelle. Notons en passant que les membres de la famille portaient tous l'empreinte de la diathèse tuberculeuse. Je prévins les parents qu'il fallait craindre quelque maladie autre qu'une simple varicelle, et je provoquai l'éloignement immédiat des autres personnes de la famille. Il ne resta en définitive qu'un bébé au sein et une petite fille déjà souffrante. Le lendemain je trouvai encore une plus haute température, les boutons de varicelle avaient une plus mauvaise apparence et étaient devenus plus confluents, les symptômes du côté de la gorge s'étaient aggravés et se propageaient aux oreilles et au nez. La face était pâle et comme enflée, les boutons paraissaient plutôt ceux de la varioloïde. L'enfant était à la vérité et sans aucun doute gravement malade. Sous l'influence de cet état de choses, je vaccinai le nourrisson, et la vaccine prit très bien. En même temps la petite fille avait une varicelle bénigne, mais le 11 novembre elle était couverte d'une éruption scarlatineuse. Le même jour, le petit garçon présentait un rash sombre confiné au tronc et surtout à la poitrine et à l'abdomen. Il était sans connaissance, excepté à de rares intervalles, et le gonflement s'accentuait au nez et aux oreilles tandis qu'à la parotide on commençait à voir pointer un abcès. La bouffissure de la face augmentait, et un médecin aurait pris à première vue le malade pour un varioleux. Les « boutons » très confluents étaient tels que j'en ai observé fréquemment en Angleterre dans la variole, et la ressemblance, la forme, l'aspect général de l'enfant proclamaient l'existence de la variole. Mais le secret n'était plus latent, la scarlatine seule avait occasionné cette situation. La scarlatine avait épuisé tous ses efforts à transformer en une quasi-variole la varicelle ordinaire et quoique abortive dans son rash et dans sa détermination vers la gorge comme dans quelques autres de ses symptômes, cette scarlatine s'était manifestée par sa fièvre intense et avait donné à une varicelle l'apparence d'un cas de variole maligne. L'enfant mourut le 18 novembre, après trois jours d'un état comateux. L'abcès s'était ouvert et avait formé une ulcération gangréneuse de mauvaise apparence, quoique nous n'eussions pas épargné la meilleure alimentation, le vin, le chlorate de potasse, le quinquina, etc... dès le premier commencement. Pendant ce temps, la petite fille avait une scarlatine normale, et de jour en jour nous espérions voir le jeune bébé échapper à la contagion, mais il en fut autrement. La varicelle s'était montrée, la vaccination avait suivi son cours entièrement et avant que l'une ou l'autre ait disparu, la scarlatine s'était établie, avait déterminé un épanchement cérébral et le pauvre petit était enlevé le 27 novembre. Il ne pouvait y avoir doute en ce cas sur l'existence simultanée de deux maladies spécifiques chez le même individu, coïncidence dont la possibilité a été mise en discussion.

Je dois mentionner comme fait curieux que l'origine de cette scarlatine n'a pu être retrouvée, quoiqu'on en ait observé un ou deux cas dans la circonscription et qu'on ait procédé à une enquête très minutieuse. Bien plus, la mère qui n'avait jamais eu la scarlatine et avait gardé ses enfants sans les quitter en aucune façon, ne contracta point la maladie et celle-ci ne se répandit pas au delà.

Il est nécessaire d'ajouter que des moyens désinfectants énergiques avaient été mis en œuvre dès le début et que la maison fut nettoyée et purifiée complètement avant le retour des personnes de la famille.

CHAPITRE VI

MALADIES DU CERVEAU ET DU SYSTÈME NERVEUX

I. — IDIOTIE. — IMBÉCILLITÉ. — CRÉTINISME

Un idiot est celui qui perd le pouvoir de coordonner ses facultés et reste inférieur au point de vue intellectuel, par suite d'une anomalie cérébrale survenue avant le développement complet du cerveau et des facultés mentales.

Le Dr Ireland considère l'idiotie comme une « infériorité mentale ou une extrême stupidité qui dépend d'un vice de nutrition ou d'une maladie des centres nerveux, ces désordres survenant soit avant la naissance, soit dans l'enfance avant l'évolution complète des pouvoirs de l'intelligence. On désigne généralement sous le nom d'imbécillité un état d'incapacité mentale moins prononcé que l'idiotie. Lorsqu'on fait une distinction entre ces deux états, on remarque en général que les facultés de l'imbécile sont supérieures à celles de l'idiot. Ce dernier est rarement aussi dangereux que l'imbécile, qui montre une sensibilité morale et une puissance de perception bien supérieures et hors de proportion avec son état intellectuel.

Les anomalies cérébrales peuvent être dues à diverses causes.

1. — Arrêt de développement
2. — Arrêt de croissance

tous deux peuvent survenir à la suite d'une maladie.

3. — Maladie, telle que l'hémorrhagie méningée chronique, par exemple.

Le simple retard intellectuel peut être distingué facilement de l'idiotie, en remarquant qu'il ne s'accompagne pas de dimensions exagérées de la tête, d'attaques subites de paralysies ou de contractures.

M. Séguin décrit parfaitement les caractères différentiels :

— « L'idiot », dit-il, « même dans les formes les plus atténuées de son infirmité, présente à la fois un arrêt de développement du corps et de l'intelligence ; l'enfant arriéré ne reste pas toujours stationnaire, mais son développement se fait plus lentement que celui des autres enfants de son âge ; il est en retard par rapport à eux et ce retard qui porte à la fois sur toute espèce de progrès, s'accroît chaque jour, et le place en définitive à une telle distance en arrière de ses compagnons de son âge, qu'il lui est absolument impossible de s'élever ensuite au même niveau. »

— Un développement exagéré de quelque faculté naturelle, par exemple la fermeté du caractère, peut simuler l'idiotie. Ces cas doivent être traités avec beaucoup de tact et de patience.

L'enfant ne sera pas réprimé ni menacé, on l'amènera avec douceur à un meilleur état d'esprit. De même on ne confondra pas l'apathie ou la simple paresse d'esprit avec l'idiotie, quoiqu'elles puissent engendrer cette infirmité, parce que le cerveau, dans ces circonstances, n'est pas suffisamment exercé.

On observe quelquefois une insuffisance intellectuelle et temporaire provenant de l'épuisement nerveux ou de la débilité générale ; comme, par exemple, à la suite de maladies spécifiques aiguës graves. Cet état peut se prolonger pendant longtemps et, quoique la guérison soit fréquente et habituelle, nous devons toujours réserver alors le pronostic, car cette situation peut se terminer par l'épilepsie ou même par la mort. On a rapporté des exemples de folie à la suite de la coqueluche, de la congestion cérébrale, de la fièvre intermittente simple, mais ce sont là, heureusement, des cas extrêmement rares.

La chorée peut dégénérer en idiotie quand elle dure longtemps ; la stupidité qu'on observe généralement pendant une attaque ordinaire de chorée n'est que passagère.

On pose souvent cette question : comment est-il possible de se rendre compte de l'état mental d'un enfant avant qu'il puisse parler? etc. — En faisant attention aux observations qui suivent, on pourra résoudre le plus souvent cette difficulté.

1. — Les yeux de l'enfant doivent suivre une lumière ou un objet brillant, à partir de quinze jours après la naissance, et l'enfant doit commencer à sourire vers le même temps. On se rappellera que les enfants de moins d'un mois ont naturellement une tendance à loucher quand on approche quelque objet près d'eux ; après un mois ce strabisme disparaît et ce n'est pas un signe d'affection cérébrale que cette impuissance d'adaptation des yeux à cet âge.

2. — Un enfant commence vers trois mois à se servir de ses mains et à saisir les objets ; il reconnaît les personnes de la maison à partir de trois ou quatre mois et apprend les noms de quelques objets usuels vers le huitième ou neuvième mois.

La langue doit rester dans la bouche même dans les premiers temps de la vie et l'enfant doit pouvoir soutenir la tête à trois mois environ. Les idiots manquent toujours en cela. La fontanelle antérieure doit être ossifiée et close du dix-huitième au vingt-quatrième mois.

3. — Un enfant doit commencer à parler du neuvième au seizième mois et doit marcher du dixième au dix-huitième mois. Il doit se tenir debout sur les jambes lorsqu'on le soutient pour le faire marcher, à partir du neuvième mois

Deux exceptions aux règles ci-dessus peuvent avoir lieu sans indiquer une insuffisance mentale; il n'est pas rare de trouver des enfants qui ne commencent à marcher que vers deux ans et qui ne parlent bien souvent qu'à la même époque.

A la naissance le cerveau de l'enfant doit peser trois quarts de livre, c'est-à-dire environ 280 grammes, à la fin de la cinquième année une livre et demie (560 grammes), et il acquiert son entier développement vers l'âge de sept ans.

Un cerveau petit peut être dû aux causes suivantes:

1. — Irrigation sanguine insuffisante.

2. — Inflammation des méninges.

3. — Large effusion de sang à la surface des méninges.

Une tête volumineuse peut être le résultat des causes suivantes :

1. — Simple épaisissement des os, comme on l'observe chez les idiots et les rachitiques. C'est une affection secondaire et non la cause de l'idiotie.

2. — Hypertrophie pure. Elle ne cause pas l'idiotie et ne développe aucun symptôme jusqu'à ce qu'une compression ait lieu.

3. — La sclérose cérébrale produit seulement des troubles et un affaiblissement de l'intelligence, mais non l'idiotie.

4. — L'hydrocéphalie, qui s'accompagne souvent d'idiotie.

Toutes les fois que l'idiotie existe, quelle que soit la cause, il y a en outre une défectuosité du corps, par exemple un arrêt de développement, des attaques, une affection cardiaque, de la contracture ou bien un raccourcissement portant sur plusieurs muscles.

De toutes les affections mentales, l'idiotie est celle qui se transmet le plus souvent par hérédité. Elle peut être acquise ou congénitale, quoique le nombre des cas congé-

nitaux soit de beaucoup le plus considérable. Sur cent
soixante-neuf idiots dont M. Ludwig Dahl, de Christiania,
s'est attaché à connaître les relations, cinquante pour cent
environ avaient des parents aliénés dans leur famille;
tandis que sur cent cinquante et un individus devenus aliénés, trente-huit pour cent seulement avaient des parents
atteints d'affections mentales. Le Dr J. Langdon Down a
fait des recherches étiologiques sur deux mille idiots et a
trouvé que quarante-cinq pour cent d'entre eux avaient
des ancêtres paternels ou maternels affectés de névroses
bien accusées. Lorsque la névrose existe du côté maternel,
les premiers enfants sont les plus affectés. Lorsque c'est
le côté paternel qui est incriminé, il paraîtrait que les enfants des couches suivantes sont au contraire les plus gravement atteints (1). Les mariages consanguins sont, sans
aucun doute, une cause fréquente d'idiotie, principalement
lorsque l'un des parents provient d'une famille scrofuleuse,
syphilitique ou alcoolique.

La *scrofule* elle-même est une cause fertile d'idiotie, et
on a dit que les deux tiers des idiots étaient des scrofuleux,
ce qui semble évident d'après la fréquence parmi eux
des affections strumeuses ; adénites suppurées, affections
de la peau, ophthalmie, otorrhée, ulcère scrofuleux. On a
dit aussi que les deux tiers des idiots succombaient à la
phthisie pulmonaire. Parmi les autres causes ; on peut citer des malformations congénitales du cerveau ; les frayeurs
violentes après lesquelles le cerveau cesse parfois de se
développer, les traumatismes cérébraux à la suite de chute,
de contusions, etc., les convulsions, l'épilepsie et bien
souvent la masturbation.

Une frayeur occasionnée à la mère pendant sa grossesse pourrait occasionner fréquemment l'idiotie et il n'y
a pas de raison pour nier qu'une telle cause puisse dans
quelques cas engendrer l'idiotie chez un enfant de parents

(1) Voyez « *British Medical Journal* ». Octobre, 1873.

sains, qui serait né sans cela dans un état mental absolument normal.

Les traits caractéristiques de l'idiot peuvent se résumer ainsi :

L'intelligence reste dans un état imparfait de développement, excepté peut-être les mauvais instincts. L'idiot ne peut marcher ni parler convenablement, il est souvent affecté de surdité et ne peut saisir et tenir les objets ; souvent aussi il présente des déformations corporelles. Les difformités les plus fréquentes sont les hernies, les doigts en massue, un ou deux orteils plus courts à chaque pied, le strabisme, le coloboma de l'iris, des déformations de l'oreille externe et le pied bot. — La tête peut être très anormalement développée ou très petite, dans l'idiotie dite hydrocéphalique ou microcéphalique ; on observe souvent la cryptorchidie et les poils de la région pubienne sont rares. Quant à la parole et à l'audition, il faut examiner toujours soigneusement les oreilles, car on a cité des enfants qu'on croyait idiots et qui étaient seulement atteints d'une surdité incurable. Une anomalie qui accompagne souvent l'idiotie est ce qu'on nomme le « palais voûté » : le palais est étroit, les arcades dentaires supérieures sont rapprochées et la voussure est en même temps surélevée, aux dépens de la cavité des fosses nasales. Lorsque l'étroitesse est extrême, les alvéoles dentaires sont avancées et les dents supérieures poussent en avant et sont à peine recouvertes par la lèvre. Même lorsque cette déformation n'existe pas, on observe toujours chez les idiots la grosseur et le renversement externe des lèvres, la grandeur de la bouche, souvent béante, l'irrégularité et la déviation des dents ; les gencives sont enflées et la salive bave toujours plus ou moins hors de la bouche.

Dans un grand nombre de cas, il existe à la fois des altérations de forme et de grandeur du cœur, qui est souvent petit, manque de valvules et présente un trou de

Botal persistant. Il y a des symptômes qui dénotent une circulation paresseuse, surtout le refroidissement des mains et des pieds, et on a remarqué que les enfants qui présentaient ces symptômes faisaient en tout moins de progrès que ceux qui avaient les mains et les pieds dans un état indiquant une circulation plus active et un cœur plus vigoureux et mieux portant.

La peau des idiots exhale souvent une odeur désagréable ; leurs habitudes sont malpropres ; ils sont souvent d'un entêtement et d'une brutalité remarquables ; leur appétit est dévorant et leurs passions sont violentes.

Crétinisme. — Le crétinisme, d'après les Drs Tuke et Bucknill, est un arrêt de développement du système nerveux et du corps en général, survenant avant ou après la naissance, par suite d'une influence locale comme le climat, la nature du sol, l'eau, l'air, etc. Certains caractères spéciaux permettent de distinguer le crétinisme d'une idiotie purement endémique. C'est une maladie qu'on a cru longtemps confinée dans certaines localités telles que les Alpes, les Pyrénées, les monts Hymalaya ; mais une recherche plus complète a montré qu'elle sévissait sur une plus grande étendue et surtout dans les hautes vallées étroites, renfermées dans les montagnes où le sol est humide, l'air malsain, les habitants sales, pauvres, insuffisamment et mal nourris. Le crétinisme est, en général, mais non nécessairement, associé au goître. Il semble que la même cause, lorsqu'elle est faible, produit le goître seul, et lorsqu'elle est forte, le goître compliqué de crétinisme.

Les causes précises du crétinisme ne sont pas connues ; on l'attribue ordinairement à un air vicié, humide, au séjour dans les vallées encaissées, parmi les hautes montagnes, aux habitations mal construites, mal aérées, humides et rarement visitées par le soleil ; enfin, à la mauvaise qualité et à l'insuffisance de l'eau potable et de l'alimentation. L'eau provient souvent de sources calcaires, auxquelles on attribue la plus large part dans la production de la maladie.

Symptômes. — S'il est possible de reconnaître le crétinisme dès la naissance, c'est là un problème plein d'incertitude ; mais on peut dire avec beaucoup de probabilité que dans la plupart des cas l'examen coordonné des symptômes peut permettre d'annoncer l'imminence du crétinisme. Les symptômes se manifestent ordinairement vers le sixième mois. A cette époque, suivant les auteurs du rapport de la commission italienne (1), les enfants présentent les symptômes suivants : l'accroissement du corps ne fait que peu de progrès, quelquefois l'enfant, quoique paraissant bien portant, devient gros, bouffi et languissant. La couleur de la peau est brune ou d'un jaune cendré. La tête est toujours grosse, la fontanelle largement ouverte, les sutures sont quelquefois entièrement disjointes comme si l'enfant était hydrocéphale.

Les petits malades semblent ouvrir les yeux à regret, ils regardent d'un œil languissant et stupide ; leur physionomie reste constamment la même et ne change point par l'impression d'une peine, d'une joie ou de l'impatience. Ils mangent énormément et avec gloutonnerie, passant le reste de leur temps à dormir d'un sommeil lourd et dont on a grand'peine à les faire sortir. Leurs lèvres sont épaisses, gonflées, généralement béantes ; leur nez est large et court.

Ils pleurent rarement et leur cri a quelque chose de creux et de tout à fait spécial. Le ventre est gros et rend un son mat à la percussion. Les membres sont généralement petits et faibles ; mais quelquefois tout à fait à l'état

(1) Rapport de la commission chargée par le roi de Sardaigne Charles-Albert de rechercher les causes, la nature et le traitement du crétinisme (1850).

normal. Le cou, large et épais, montre souvent une déformation spéciale due au goitre. Au lieu de présenter l'intelligence progressive de l'enfance, le crétin reste morne et apathique. En grandissant, l'enfant montre encore plus nettement le retard général de sa croissance. La dentition qui commence ordinairement tard se prolonge souvent pendant plusieurs années et s'accompagne souvent d'une salivation désagréable et parfois d'attaques éclamptives très graves. Les dents sont ordinairement irrégulières, noirâtres, déviées et elles tombent souvent pour ne plus repousser. Le crétin peut rarement se tenir debout avant la deuxième ou la troisième année et ne peut généralement marcher avant la sixième ou la septième. Le langage se développe souvent plus tard encore. Les caractères de la face changent très peu après la puberté, et il en résulte qu'un crétin de quinze ou seize ans présente l'apparence d'un homme ou d'une femme de cinquante à soixante ans.

Les différences entre les crétins et les idiots peuvent se résumer comme il suit :

1. — Un idiot naît avec un organisme incomplètement développé. La maladie est congénitale et organique. Le crétin, au contraire, semble pendant quelque temps, absolument sain et il peut échapper à la fois à l'affection mentale et aux troubles organiques, s'il est placé dans des conditions favorables.

2. — Le crétinisme est endémique; l'idiotie ne l'est pas et se montre, au contraire, sans distinction de localité. A ce point de vue, l'origine toxique du crétinisme est son caractère le plus distinctif.

3. — La couleur brune ou jaunâtre de la peau, la voûte palatine étroite et surélevée, les cas nombreux d'engorgement thyroïdien, contrastent avec l'idiotie ordinaire, qui ne présente pas ces caractères, quoique la déformation de la voûte palatine puisse s'observer quelquefois chez les idiots.

4. — Le crétinisme est plus curable que l'idiotie;

5. — Une distinction mieux tranchée s'observe à un âge plus avancé où, dans le crétinisme, on constate une altération grave du système nerveux et musculaire. Dans l'idiotie, les facultés mentales peuvent être sévèrement atteintes, sans qu'on rencontre une semblable impuissance musculaire et la perte de coordination des mouvements.

Traitement. — On peut faire beaucoup pour l'éducation et l'instruction des idiots. Il est merveilleux de voir, en pratique, combien l'idiot, sous la direction de personnes habiles, patientes et expérimentées, se modifie, se développe, se transforme en un être quelque peu intelligent, ayant des habitudes d'ordre et de bonne éducation. Ce n'est pas ici le lieu convenable pour entrer dans de plus longs détails sur ce sujet. Ajoutons seulement que les cas congénitaux eux-mêmes ne doivent pas être abandonnés comme désespérés et renvoyons à ceux qui désirent voir et connaître davantage ce genre de traitement à la visite des établissements spéciaux.

Dans le traitement du crétinisme, le D' Guggenbühl, directeur de l'institution spéciale d'Abendburg, recommande d'abord l'air pur de la montagne, le lait en abondance, les bains froids et les douches, avec frictions générales à l'aide d'une flanelle sèche ou imbibée de spiritueux destinés à exciter la peau froide, épaisse et ridée du crétin. Il ne conseille pas l'usage interne de l'iode, qui aurait une certaine tendance à augmenter l'atrophie, mais il recommande le sirop d'iodure de fer, le carbonate de fer et l'huile de foie de morue, dans les cas où la faiblesse musculaire est extrême. Il parle également de l'emploi des sels de cuivre et de zinc; pour ce dernier, du valérianate et de l'oxyde; des courants magnéto-électriques, lorsqu'il y a une atrophie prononcée des muscles; et il conseille de faire attention à la propreté et de mettre en usage le plus possible tous les muscles atteints au moyen des exercices gymnastiques convenablement appropriés.

II. — CONVULSIONS

M. Bouchut fait observer que les convulsions des enfants peuvent survenir dans l'état de santé ou dans le cours d'une maladie aiguë, et qu'elles sont alors analogues au délire de l'adulte. Ces convulsions n'offrent aucune relation avec une maladie des centres nerveux, mais il peut y avoir des convulsions, plus rarement il est vrai, qui soient symptomatiques d'un état morbide primitif du cerveau ou de la moelle. En tous cas, les convulsions occasionnant environ 73 pour 100 des décès d'enfants au-dessous d'un an attribués à des maladies du système nerveux, ont une telle fréquence qu'il est nécessaire, pour bien connaître la plupart des maladies les plus communes dans l'enfance, de rechercher avec soin les relations qui existent à cet âge entre les convulsions et les diverses maladies.

La raison de leur fréquence plus grande chez l'enfant est la prééminence du système spinal à cet âge. A mesure que le cerveau augmente en poids et en activité, les convulsions deviennent de plus en plus rares. Supposons un enfant actuellement sous l'étreinte d'une convulsion, — nous ne l'avons jamais vu auparavant, — que ferons-nous alors? et comment pourrons-nous former un diagnostic? D'abord, il est bon de nous rappeler, pour nous rassurer nous-mêmes et pour rassurer la famille, que les enfants meurent rarement pendant les convulsions. Cela est important surtout dans les formes graves où nous trouvons les parents et les amis très alarmés et très anxieux ; ces formes sont celles dont la rémission est la plus favorable, donc nous commencerons par encourager et rassurer l'entourage du malade.

Une excellente manière est de prescrire aussitôt de préparer un bain chaud, de veiller à faire ouvrir la porte ou les fenêtres pour ventiler largement la chambre. Il faut s'empresser également de faire éloigner l'enfant du foyer près duquel vous le trouverez presque toujours, la tête vis-à-vis un feu ardent. Sa nourrice, le voyant presque glacé, s'est mise en devoir de le rôtir à demi. Passez doucement et tranquillement la main sur la tête de l'enfant et de l'autre main prenez le pouls. L'amplitude ou la faiblesse du pouls est un premier point de départ du diagnostic, de même vous verrez si la tête est chaude ou glacée, si la fontanelle est tendue et saillante ou flasque et rétractée, enfin si la face est pâle ou congestionnée. Faites découvrir l'enfant et voyez s'il rapproche les jambes du ventre ; s'il en est ainsi, que la tête soit chaude et la fontanelle tendue il existe une congestion qui peut être la cause ou la conséquence des convulsions. Dans l'un et l'autre cas, le traitement urgent consiste à mettre les pieds de l'enfant dans un bain chaud auquel on ajoutera une poignée de farine de moutarde et en même temps on appliquera sur la tête de l'enfant un linge trempé dans de l'eau vinaigrée ou alcoolisée. C'est un bon moyen, en outre, d'imbiber une flanelle d'eau chaude, de la saupoudrer d'un peu de farine de moutarde et de l'enrouler autour des jambes du petit malade.

Lorsque les convulsions se prolongent fort longtemps et ne cèdent point à ce traitement, on obtient parfois un résultat assez avantageux en administrant l'hydrate de chloral par le rectum à dose suffisante pour produire trois ou quatre heures de sommeil, d'où l'enfant sort en général dans un état bien meilleur, tandis que l'attaque ne se renouvelle pas le plus ordinairement.

Si la tête est froide ou la fontanelle déprimée, ce sera un excellent moyen de plonger l'enfant en entier, la tête exceptée, dans le bain sinapisé. Il faudra, en outre, faire de fortes frictions pour exciter la peau. On peut placer sous le nez un peu de sel volatil et quelques gouttes d'eau-de-vie dans une cuillerée à café d'eau pour humecter les lèvres. Quelquefois cependant on n'est, dans ces conditions, qu'en présence d'une syncope, sans convulsion. Ceci doit être l'objet de la plus grande attention et d'une recherche minutieuse. On doit, pendant ces premiers soins, s'enquérir de la santé habituelle de l'enfant. Est-ce une première attaque? Quelles maladies aiguës l'enfant a-t-il éprouvées? Est-il tourmenté par le travail de la dentition? Passez le doigt sur les gencives, et si vous les trouvez enflées et chaudes, incisez-les largement. Rappelez-vous aussi que les enfants peuvent avoir des convulsions aussi bien pour la seconde dentition que pour la première, ce qui est commun. L'enfant a-t-il eu des vers? Dans certains pays, la présence des ascarides vermiculaires et des lombrics est si fréquente, qu'on doit la soupçonner comme cause possible dans tous les cas de convulsions, *même chez les enfants au sein.* Le Dr Kemps en a vu rendre par un enfant de neuf mois et la mère lui a dit formellement que l'enfant n'avait jamais pris que le sein. Cela est néanmoins bien difficile à admettre.

Une autre question importante consiste à savoir ce que l'enfant a eu? S'il a pris quelque nourriture indigeste, c'est là peut-être la cause unique de l'attaque et un purgatif en aura raison. Dans ce cas une bonne dose de calomel mêlée avec du sucre est le meilleur remède; on le déposera sur le dos de la langue et l'enfant l'avalera ainsi sans difficulté. L'enfant a-t-il vomi? S'il a vomi, quelles sont les matières qu'il a rejetées? Les selles, s'il y en a, seront également examinées. On n'oubliera pas la possibilité éventuelle de la variole, de la scarlatine, de la rougeole, dont l'invasion peut s'annoncer de cette manière. Parfois des gaz abdominaux sont seuls cause de tout le mal; le ventre est alors gonflé, et une douce friction jointe à un bain tiède suffira pour dissiper cet accident. Lorsqu'on a ainsi acquis quelques renseignements commémoratifs sur la santé de l'enfant, on peut s'en servir dans le choix du traitement. S'il y a eu de la diarrhée, si la tête est fraîche et la fontanelle déprimée, il n'y a pas de congestion, on peut donner du cognac. Si l'enfant est émacié, si la tête est chaude, si la diarrhée a précédé l'attaque, on peut encore prescrire l'eau-de-vie, mais il faudra faire des lotions froides sur la tête. Si l'enfant a été irritable, s'il a eu des tiraillements tendineux, des « convulsions internes » la fontanelle étant saillante, il existe quelque désordre du côté du système nerveux. On donnera d'abord du calomel, on appliquera quelques sangsues, on mettra même un vésicatoire derrière les oreilles ou sur le vertex. S'il y a eu des maux de tête, des vomissements, un peu de fièvre, le pouls sera le meilleur guide car ces mêmes symptômes avec un pouls à 130, indiquent presque toujours, comme nous l'avons déjà dit quelque excès de sucreries ou de plumcake, tandis que si le pouls tombe à 40 environ, ces symptômes sont la première manifestation d'une méningite tuberculeuse. Avez-vous diagnostiqué la méningite tuberculeuse? Vous prescrirez la glace sur la tête, le calomel et le jalap, etc. (Voyez cette maladie.) — Mais peut-être que l'enfant est convalescent de la scarlatine, peut-être a-t-il de l'anasarque et un peu d'albuminurie; s'il en est ainsi, les convulsions indiquent une intoxication urémique. Le traitement sera dans ce cas un purgatif hydragogue cathartique tel que 5 milligrammes ou 1 centigramme d'élatérium, ou un gramme de jalap associé à une faible dose de scammonée, répétée toutes les trois ou quatre heures pour un enfant de cinq ans. On appliquera des ventouses sèches sur les lombes, ou, si l'on préfère, quelques sangsues, pour retirer 60 à 100 grammes de sang.

Enfin le paroxysme a pu survenir dans le cours de la coqueluche. C'est alors une congestion généralisée qui peut devenir rapidement fatale. Le traitement consistera dans l'application de la glace sur la tête, un purgatif à bonne dose, des révulsifs et une mixture calmante pour diminuer la violence des paroxysmes. Lorsque ceux-ci sont très pénibles, on a recours aux injections hypodermiques. Si les symptômes de pneumonie sont observés en même temps que les convulsions, le cas est aussi très grave. (Voyez *Pneumonie*.)

Dans la rougeole, la scarlatine, la variole, une convulsion n'est pas d'un mauvais augure, c'est une complication plus grave dans le cours de la maladie, car elle représente alors le délire des adultes comme nous l'avons déjà dit. Les convulsions peuvent être produites par l'hydrocéphalie ou par l'hypertrophie. (V. plus loin.) Elles peuvent être aussi fréquemment occasionnées par la disparition brusque d'un eczéma ou de quelque autre maladie de la peau affectant particulièrement le cuir chevelu.

Dans ces circonstances, les commémoratifs suffisent à éclairer la question étiologique et nous permettent de faire une distinction entre une maladie organique progressive du cerveau et une poussée de simple congestion beaucoup plus facile à traiter avec succès. En général dans ce dernier cas les convulsions sont plus généralisées que lorsqu'il existe une affection cérébrale organique, elles ne sont pas suivies, quelle que soit leur fréquence, de paralysie d'aucune sorte ; elles ne s'accompagnent pas d'une fièvre aussi intense. L'abdomen n'est pas rétracté, mais plutôt ballonné ; enfin on n'observe pas ce cri si caractéristique des maladies graves du cerveau ou de ses enveloppes. Le traitement doit viser d'abord à faire réapparaître l'éruption antérieure ; s'il y a des signes de collapsus, on donnera un bain sinapisé et on fera des frictions stibiées sur le cuir chevelu. On peut employer également la pommade suivante, recommandée par le Dr West.

Axonge..	30 grammes
Poudre d'ipéca.......................................	4 grammes

Pour faire une pommade dont on se servira toutes les trois heures.

Si l'abdomen est ballonné et dur, rien n'est mieux indiqué qu'une dose de calomel donnée par la bouche et une embrocation stimulante à l'aide d'un liniment savonneux camphré.

La *Lancet* de juin 1877 rapporte le cas d'un enfant d'un an qui fut atteint de graves convulsions causées par un long cheveu fixé en avant entre les incisives et dont l'autre extrémité plongeant dans la gorge de l'enfant avait déterminé une irritation incessante de l'œsophage et du canal alimentaire dont les convulsions étaient la conséquence puisqu'elles cessèrent après l'enlèvement du cheveu.

Les causes des convulsions sont idiopathiques ou symptomatiques, c'est-à-dire d'origine cérébrale ou non. Parmi les causes idiopathiques il faut mentionner les traumatismes de la tête pendant l'accouchement, soit par le forceps ou par toute autre circonstance, les tubercules, les inflammations du cerveau et des méninges, l'exposition aux rayons du soleil, une irrigation insuffisante du sang pur dans le cerveau, comme on l'observe chez les enfants strumeux et rachitiques.

Les convulsions sympathiques, heureusement les plus fréquentes et les moins graves, sont dues le plus ordinairement à quelque trouble du côté du canal alimentaire. De toutes les causes peut-être la plus commune est la *dentition*, sans que nous voulions y rattacher toutes les convulsions observées pendant la période d'évolution des dents. Parmi les causes occasionnelles des convulsions, c'est là peut-être la plus sérieuse, car elle développe toujours plus ou moins une congestion encéphalique et leur occurrence à cette époque est le plus souvent le point de départ de la maladie à laquelle les enfants succombent.

Si l'enfant atteint de convulsions est à l'âge de la dentition, si ses gencives sont chaudes et enflées, ses joues, —

une seule le plus souvent, — très rouges et luisantes, si la
salive ne bave pas hors de la bouche, si l'enfant se mord
constamment les doigts ou s'il mord tout objet porté à la
bouche, enfin s'il n'existe pas en même temps de la constipation, nous pouvons en toute sécurité attribuer les convulsions à la pression douloureuse de la dent dans la gencive enflammée. Dans ces circonstances rien ne provoque
un soulagement plus rapide que l'incision des gencives, ou,
ce qui effraye moins la mère, le déchirement de la gencive
sur la dent à l'aide de l'ongle du doigt explorateur, appuyé et promené sur la gencive, jusqu'à ce que la dent elle-
même soit nettement perçue. On peut donner ensuite de
petites doses d'aconit toutes les demi-heures pendant
quelques heures, et le soir une dose de poudre de Dover
avec ou sans poudre grise (1). — Généralement l'enfant
est rétabli le lendemain matin. — Quelquefois on peut
employer de préférence quelques doses de chloral le soir.
Les convulsions d'origine gastrique ont été mentionnées
plus haut. Dans la plupart des cas de convulsions, surtout
les plus violentes, lorsque l'entourage du malade est le
plus effrayé et que tout est en désarroi, l'emploi du chloroforme est un moyen inestimable qui permet de calmer
les mouvements désordonnés de l'enfant, en attendant
que le médecin puisse examiner la situation plus froidement et plus complètement. En fait, dans la plupart des
cas de convulsions et de désordres spasmodiques dans
l'enfance, l'action bienfaisante des inhalations chlorofor-
miques est très manifeste.

Le hoquet, dû au spasme du diaphragme, est une forme
de convulsions à laquelle les petits enfants surtout sont très
sujets. Il est généralement dû à une alimentation surabondante et à la dyspepsie, mais il peut être un signe de
mort prochaine lorsqu'il survient dans le cours d'une
affection aiguë où à la suite d'une lésion interne. Il est im-

(1) *Hydrargyrum cum creta.* — *Grey powder.* V. page 42.

possible de confondre le hoquet qui survient dans des circonstances aussi différentes (1).

Prophylaxie. — Dans les cas de convulsions par
causes secondaires, on peut faire beaucoup pour éviter le
retour des attaques, en faisant attention au régime et en
prescrivant un traitement approprié. L'état des intestins
est de première importance; un enfant d'un ou deux
ans doit avoir une selle au moins chaque jour, sinon
plus; toute infraction à cette règle doit faire l'objet d'une
surveillance et d'un traitement spécial. On réglera la
nourriture en quantité et en qualité, en sorte que l'enfant
prenne seulement ce qui peut être de facile digestion et
nourrissant à la fois Le lait formera la base de tous les
aliments pendant les premières années de la vie. L'exercice quotidien en plein air, la propreté la plus rigoureuse
seront prescrits sévèrement, parce que tout ce qui tend
à déprimer la santé générale augmente en même temps
les chances de convulsions chez les enfants déjà prédisposés. Quant au traitement interne, il n'en est pas de plus
efficace peut-être que l'emploi du bromure de potassium
et du chloral. Lorsque le retour des attaques est attri-

(1) Nous empruntons encore une fois aux excellentes leçons de M. J.
Simon, quelques prescriptions très pratiques à mettre en usage en cas
de convulsions chez les jeunes enfants. D'abord découvrir et déshabiller le bébé entièrement sur un lit, lui faire donner séance tenante un
lavement additionné de sel de cuisine ou d'huile ou de glycérine, provoquer des vomissements par la titillation de la luette faire une large
révulsion par les bains sinapisés; si l'attaque se prolonge faire respirer
largement de l'éther ou mieux du chloroforme en y recourant de nouveau à chaque nouvelle convulsion. Enfin, M. J. Simon prescrit une
potion dont il a observé maintes fois les beaux effets et que nous
transcrivons ici :

Eau de tilleul...........................	100 grammes
Bromure de potassium....	5 grammes
Sirop de codéine.........................	5 grammes
Sirop de fleurs d'oranger.................	10 grammes
Musc.....................................	5 à 10 centigrammes

buable à des causes extra-crâniennes, nous pouvons atteindre les résultats les plus satisfaisants à la suite de l'usage des deux médicaments que nous venons de signaler ; ils ne sont d'ailleurs nullement contre-indiqués dans les convulsions dues à des causes nerveuses centrales. Le Dr Ringer dit (1) que les expériences de Brown-Sequard, Meuriot, Amory, l'engagent à conclure que les bromures contractent tous les vaisseaux sanguins, produisant ainsi une anémie du cerveau et de la moelle qui diminue l'excitabilité de ces organes.

Les expériences semblent prouver que cette domination de l'irritabilité réflexe est due en partie à l'action modératrice du médicament sur le pouvoir réflexe de la moelle et en partie à son action sur les nerfs sensitifs. Un médicament possédant une telle puissance doit nous faire espérer nécessairement de très bons résultats, lorsque nous nous trouvons en présence d'une irritabilité réflexe exagérée. Le retour plus fréquent des attaques rend les nerfs sensitifs plus irritables et plus aptes à ressentir l'impression des plus petites causes. Dans ces conditions, le bromure de potassium à la dose de 15 à 30 centigrammes toutes les quatre ou cinq heures, à un an, produit les meilleurs résultats. Je n'ai jamais vu son emploi momentané suivi d'aucun accident, et c'est seulement lorsqu'on doit le prolonger longtemps, comme dans le vertige épileptique, etc... que son administration doit être surveillée à cause de l'anémie qui peut en être la conséquence. — Le chloral est parfois utile seul ou combiné au bromure de potassium ; dans le premier cas, il est plus avantageux de le donner le soir ; 15 à 25 centigrammes pour un enfant d'un ou deux ans, en répétant la dose au besoin après une demi-heure ou trois quarts d'heure.

S'il est prescrit en combinaison, 10 centigrammes de chloral et 15 ou 20 centigrammes de bromure peuvent

____

(1) *Handkook of Thérapeutic*, 6th Ed,, p. 123.

être donnés toutes les trois ou quatre heures jusqu'à obtention des effets désirés, et on devra effacer davantage les doses prescrites.

Supposons qu'un enfant ait eu des convulsions dans les premières années de la vie, devons-nous le considérer comme capable d'entreprendre les exercices scolaires auxquels un enfant qui n'a pas eu de convulsions sera régulièrement astreint ? En outre, pendant quelle durée de la vie de cet enfant devons-nous veiller à le prémunir contre toutes les causes occasionnelles de la maladie ? Ce sont deux questions importantes, sur lesquelles on nous interroge bien souvent, et auxquelles nous consacrerons par conséquent quelques détails.

Sans doute, la tendance actuelle est de pousser très vite et loin l'instruction des enfants, et d'en attendre plus qu'ils ne peuvent convenablement produire, de telle sorte que l'*entraînement intellectuel* est considéré comme plus essentiel que l'état de la santé générale. Comme résultat nécessaire, beaucoup d'enfants sont pâles, faibles et dépourvus de ces qualités corporelles et physiques, sans lesquelles le cerveau ne peut agir pleinement et régulièrement. La plupart des infirmités qui deviennent l'apanage des enfants précoces, lorsque l'âge mûr est arrivé, sont attribuables à ce système de *gavage intellectuel*. Le surmenage incessant d'un cerveau faible, dans un corps languissant, peut engendrer l'irritabilité et l'épuisement nerveux, peut-être même déterminer par suite d'un trouble de la nutrition locale, des altérations dans le tissu de l'encéphale ou de ses vaisseaux sanguins.

A ce sujet, le Dr Day (1) dit : « Si dans l'ignorance des maux qui peuvent suivre, on fait pousser l'intelligence des enfants à une tension trop grande, leur esprit devient chagrin, et une débilité générale s'empare définitivement de leur constitution au printemps de leur existence. Lors-

______

(1) *Headaches*, 1878, p. 265.

qu'un enfant grandit rapidement, son alimentation exige
des soins particuliers et il faut lui réserver des forces
pour qu'il puisse achever et parfaire son entier développement, s'il lui survient alors quelque trouble morbide,
quelque choc d'une espèce quelconque, un anneau se
brisera dans cette chaîne mystérieuse des forces vitales
qui maintient l'harmonie de l'être entier, la santé sera
manifestement altérée et la vie abrégée nécessairement.
Un plan d'études arrêté et poursuivi en dépit des règles et
des lois de la santé physique, conduit souvent à *la débilité
de la race.* »

Le Dr E.-H Charles (1) dit à ce sujet : « L 'étude et le
travail intellectuel en général favorise cette évolution ;
mais, comme nous l'avons vu, ce ne sont pas les seuls facteurs de la formation de l'encéphale. L'idéation est l'objet
d'un exercice du cerveau, et l'exercice développe l'organe
et le fortifie. Mais le cerveau provient d'une évolution de
l'organisme entier, et si cette évolution est incomplète,
le cerveau reste imparfait. En outre, la physiologie nous
apprend que l'idéation consciente ou, pour mieux dire,
volontaire, ne doit pas être exercée trop tôt dans les premiers temps de la vie. — Dans l'ordre naturel, le système
nerveux de l'individu est celui qui acquiert en dernier
lieu son plein développement, et dans le système nerveux
les ganglions cérébraux arrivent en dernier à leur évolution complète. Par suite, ces organes ne doivent pas
être mis en exercice tant que leur développement ne les
a pas mis en état de fonctionner régulièrement.

« Sans exercice, un organe n'atteint que peu ou pas de
développement ; d'un autre côté, l'exercice immodéré ou
prématuré occasionne un développement monstrueux ;
dans les deux cas, il en résulte un trouble préjudiciable à
tout l'organisme. »

En réglant le programme d'études de chaque enfant,

(1) *The building of a Brain*, 1875, p. 44.

nous devons penser à faire la part des différences d'aptitudes, car quelques enfants sont vifs, apprennent promptement et se rappellent avec facilité pendant des années ce que d'autres enfants ne peuvent acquérir même au prix d'une application constante et laborieuse. Combien plus encore devons-nous tenir compte de l'aptitude naturelle chez les enfants prédisposés à la maladie, et quel soin devons-nous apporter à ne pas trop pousser ces intelligences, et à leur interdire l'exercice cérébral au delà d'un temps déterminé pour chaque jour ! Cette même précocité est souvent un symptôme morbide. Le professeur Laycock dit que les enfants précoces sont souvent d'une constitution strumeuse.

Pour essayer de répondre à la seconde question : Pendant combien de temps faut-il veiller à écarter de l'enfant toute cause de convulsions ? nous devons nous rappeler d'abord que les enfants qui ont souffert de convulsions pendant la première dentition, sont beaucoup plus exposés à en avoir encore à la seconde évolution dentaire, de même que les filles qui ont éprouvé au début des fonctions menstruelles des troubles nervosiques, en ressentent presque toujours également à l'âge de retour. Le Dr Day (1) dit que « la période de la seconde dentition, qui commence vers la septième ou la huitième année, doit être considérée à ce point de vue comme l'époque la plus critique de l'enfance, période à laquelle l'éducation intellectuelle doit être soigneusement surveillée et modérée, car c'est l'âge de la croissance la plus active, âge auquel les fonctions animales s'exécutent avec le plus de rapidité et où il est nécessaire de donner plus de temps au repos et au sommeil, pour le développement normal et complet des tissus organiques. Cette période est beaucoup plus prolongée chez certains enfants que chez quelques autres ; elle peut durer chez les sujets rachitiques

(1) *Op. cit.*, p. 2 5.

et languissants jusqu'à treize ou quatorze ans. Les lois de la croissance ne permettent pas à un enfant avant neuf ans d'entreprendre de sérieuses études, et à treize ans la limite sera de neuf heures par jour, le développement graduel de la seconde dentition étant le meilleur indicateur de l'aptitude physique à ce point de vue. Durant la seconde enfance, les organes digestifs fonctionnent très activement, et les dérangements provenant d'une nutrition imparfaite sont particulièrement fréquents. Tout exercice intellectuel immodéré, lorsque les organes digestifs sont languissants et l'appétit insuffisant, peut altérer tellement la qualité du sang, qu'il en résulte une irritabilité excessive des centres nerveux. » Nous croyons en avoir dit assez sur ce sujet pour montrer combien il est nécessaire de régler la somme d'efforts à imposer au cerveau de l'enfant, surtout lorsqu'il existe une faiblesse constitutionnelle particulière. Une discussion plus étendue sur ce sujet sortirait du cadre de cet ouvrage.

Un bébé est, dit-on, parfois attaqué de convulsions internes. C'est ce qu'on observe lorsque l'enfant repose comme endormi, mais qu'il remue les paupières, que les muscles de la face sont légèrement tiraillés (sourire sardonique); c'est là un état dû le plus souvent à la flatulence gastrique ou intestinale, et qu'on fait disparaître aisément par des frictions douces et stimulantes sur l'estomac, et par l'administration à l'intérieur de quelques gouttes de teinture de cardamome dans un peu d'eau d'anis sucrée.

Néanmoins le pronostic sera plus grave lorsque les mains et les pieds seront agités par des soubresauts tendineux, les yeux à demi fermés, l'enfant se réveillant avec une peur subite et la face congestionnée; alors nous devrons craindre une attaque prochaine de convulsions générales. Les symptômes actuels de cette attaque sont l'aspect égaré et terrifié du regard, les convulsions de la face, les mouvements du globe de l'œil, quelquefois roulant dans l'orbite, quelquefois affecté de strabisme ou d'une déviation qui donne à la physionomie les traits de la mort ; la bouche pleine d'écume, l'opisthotonos ou l'emprosthotonos la rigidité des muscles dorsaux et les mouvements violents d'abduction des membres. Ces mouvements peuvent être limités à un seul côté du corps, et il est important de noter que cette localisation par elle-même n'implique pas l'existence d'une lésion organique des centres nerveux.

L'enfant a perdu tout sentiment et toute sensation, la face est cyanosée, les pupilles dilatées ou contractées, mais constamment immobiles, l'œil insensible, la respiration haletante et laborieuse, le pouls rapide, petit, dur, souvent irrégulier. L'urine et les fœces s'écoulent inconsciemment tandis qu'une moiteur visqueuse se montre sur toute la surface du corps. Cet état peut durer d'une ou deux minutes à une heure et plus, et l'enfant tombe alors dans une stupeur, ou s'endort, ou crie violemment pour reprendre petit à petit ses sens, ou il s'éteint progressivement dans le coma. Néanmoins, excepté dans la coqueluche, la laryngite striduleuse et l'apoplexie, ou après quelque longue maladie d'épuisement, il est fort rare qu'un enfant succombe pendant une attaque.

Nous venons de tracer rapidement un croquis dont on pourra rencontrer des variations et des déviations sans nombre. Il peut y avoir ou ne pas y avoir de prodromes, l'attaque sera courte ou prolongée, légère ou grave, partielle ou généralisée, revenant à intervalles plus ou moins rapprochés, toutes conditions qui méritent de fixer l'attention dans chaque cas particulier.

Lorsque la mort survient dans des cas de convulsions, elle peut être due au spasme de la glotte, à l'asthénie, à la violence de la congestion cérébrale, au coma.

Le Dr Gee, dans un remarquable mémoire publié dans les *St Bartholomews Hospital Reports* pour l'année 1867, donne une statistique détaillée de cent deux cas de convulsions, parmi lesquels il attribue vingt-quatre cas à des causes locales, maladie de cerveau ou de son voisinage ; soixante-treize à des causes générales, et sur soixante-un enfants atteints de convulsions éclamptiques ou essentielles, il en a trouvé cinquante atteints de rachitisme ; enfin, il inscrit cinq cas comme d'origine douteuse. En fait, le D' Gee a cherché à prouver la coïncidence presque constante de l'élément spasmodique avec la diathèse rachitique.

III. — TÉTANIE

C'est une contracture musculaire idiopathique qui affecte les différents muscles fléchisseurs des extrémités, surtout des doigts et des orteils, et qui se montre en l'absence de toute maladie apparente du système nerveux cérébro-spinal.

Elle est souvent associée au laryngisme striduleux.

Cette affection est plus commune d'un à trois ans et paraît ordinairement d'origine sympathique, quoiqu'elle puisse être quelquefois essentielle. Les causes de la tétanie sympathique sont l'irritation des voies digestives, la dentition, etc. L'état tétanique des extrémités est quelquefois aussi symptomatique d'une maladie cérébrale comme le tubercule de l'hémorrhagie méningée. Lorsque l'affection est bien manifeste, les pouces sont rétractés dans la paume des mains et les autres doigts fléchis et repliés par dessous les pouces. Cette flexion siège surtout aux articulations du métacarpe avec les phalanges ; celles-ci sont étendues et non accolées les unes aux autres. La contracture peut s'étendre aux poignets, aux avant-bras et même aux bras. Les orteils sont également dans un état d'extension ou de flexion forcée et le pied est étendu sur la jambe. Il est rare de voir le spasme gagner les genoux. On observe généralement de l'engourdissement et une douleur aiguë dans les parties atteintes. Il y a le plus souvent de l'agitation, de l'irritabilité, mais l'intelligence reste nette ; les convulsions, le strabisme et les autres symptômes d'un désordre nerveux grave peuvent se montrer, quoique ce ne soit pas ordinaire. Cet état peut se prolonger plusieurs semaines ou même plusieurs mois en augmentant de gravité peu à peu, ou bien en persistant dans le *statu quo*. L'amélioration se montre souvent d'une façon intermittente, les rémissions devenant de plus en plus *longues* à mesure que la santé se rétablit progressivement.

MM. Rilliet et Barthez établissent les distinctions suivantes entre les contractures essentielles et symptomatiques.

CONTRACTURE SYMPTOMATIQUE	CONTRACTURE ESSENTIELLE
Symptômes cérébraux et troubles fonctionnels accompagnant ou précédant la contracture.	Symptômes cérébraux inconstants et ne précédant jamais la contracture.
Irrégularité fréquente du pouls.	Pouls normal.
Contracture ordinairement partielle, commençant fréquemment aux coudes et aux genoux et le plus souvent d'un seul côté à la fois.	Symétrique des deux côtés et débutant par les doigts et les orteils.
Ordinairement constante.	Intermittente en général.

Pronostic. — Le pronostic est généralement favorable ; lorsque la mort survient, c'est le plus souvent à la suite de convulsions.

Traitement. — Le traitement doit varier suivant les causes qu'il faut d'abord rechercher et combattre, comme, par exemple, l'irritation gastro-intestinale ou l'inflammation des gencives à l'époque de la dentition. Lorsqu'on a rempli les indications générales, on pourra soulager l'état spasmodique local au moyen de bains chauds et par l'emploi à l'intérieur du bromure de potassium, à bonnes doses, du camphre monobromé, de la belladone ou de l'oxyde de zinc. On ne doit adopter aucune intervention débilitante, et il faut, au contraire, relever les forces de l'enfant par tous les moyens possibles.

III. — TERREURS NOCTURNES

C'est une source féconde d'inquiétude et d'angoisses pour les parents. J'ai remarqué nettement que cet état paraît localisé dans certaines familles, les enfants d'une même famille le présentant tous les uns après les autres, tandis que d'autres enfants habitant le voisinage ou la même maison, élevés dans des conditions identiques, restent complètement à l'abri de ces mêmes terreurs. L'enfant se met au lit tout à fait bien portant selon toute apparence, mais après deux ou trois heures de sommeil, il est réveillé soudain au milieu de la plus vive anxiété, il se met à pousser des cris de frayeur et semble épouvanté. Pendant quelques minutes, il ne peut pas reconnaître sa mère ou sa nourrice, il regarde fixement, avec une expression de terreur un point du lit ou sous les draps et s'imagine souvent qu'un objet quelconque, attaché au lit, un châle ou un vêtement, est un animal menaçant qui va l'attaquer. Cependant il reprend ses sens, éclate en sanglots, et demande à dormir dans les bras de sa mère ; l'attaque est terminée et peut ne pas récidiver pendant quelques nuits ou revenir, au contraire, toutes les nuits à peu près vers la même heure. J'ai connu des enfants, ainsi atteints pendant plusieurs semaines consécutives, qui éprouvaient ensuite une rémission et un calme d'un ou deux mois, pour retomber ensuite de nouveau dans leur frayeur habituelle. Heureusement que cet accident, si alarmant et si pénible, ne dépend nullement, en général, d'une maladie du cerveau et semble d'origine gastrique, quoique nous ne puissions oublier que ces symptômes peuvent, en somme, avoir une signification plus grave que nous n'étions enclins à le croire dès l'abord. Dans les cas de cette espèce, surtout lorsqu'ils sont récents, que les enfants sont déjà souffrants par ailleurs, alors même que rien n'est manifeste en ce sens, la possibilité de l'existence de tubercules cérébraux produisant seulement leurs premières manifestations, est une circonstance qu'il ne faut pas perdre de vue. Dans les cas de longue durée, lorsque nous avons le loisir de suivre la marche affectée par les attaques, nous pouvons dans le début ajourner la question ; mais si l'on veut bien se rappeler le caractère très insidieux de la tuberculose cérébrale et combien de temps elle peut exister sans se révéler par des symptômes définis, on sera provoqué à se tenir constamment en alerte, de peur qu'après avoir annoncé un très prochain rétablissement de l'enfant, on n'assiste ensuite au développement rapide des symptômes graves qui se terminent promptement par la mort.

Parfois des urines pâles, analogues à celles que l'on observe chez les hystériques, sont émises en abondance après l'attaque. La dentition coïncide souvent avec ces paroxysmes, et il y a fréquemment de la constipation.

Les vers intestinaux sont souvent cause de terreurs nocturnes véritables. En ce cas, le traitement est celui des maladies vermineuses (Voyez ce chapitre).

Traitement. — Le traitement de cette affection doit être caractérisé d'abord par des sentiments de douceur et de patience pour le jeune patient. Ses terreurs ne peuvent qu'augmenter par la rudesse et la sévérité, tandis que les caresses et les procédés de douceur les apaiseront bien vite. En aucun cas, l'enfant ne couchera seul dans une chambre, son berceau sera rapproché du lit de la mère ou de la nourrice. On laissera une lumière dans la chambre, et lorsque l'attaque viendra, on encouragera l'enfant, en lui parlant et en le caressant. Si les gencives sont chaudes ou enflées, on les incisera largement ; mais c'est une pure cruauté que de les inciser sans nécessité. Le strabisme accompagne fréquemment ces attaques ; mais il persiste rarement, si tant est qu'il persiste quelquefois.

On se trouvera bien de donner tour à tour des toniques et quelques légers laxatifs, qui ont pour effet de corriger le trouble gastro-intestinal qui existe presque constamment. Le régime sera soigneusement réglé, simple, nourrissant, de digestion facile. L'iodure de potassium est fréquemment utile, lorsqu'on le combine avec l'emploi des laxatifs, et j'ai obtenu aussi de bons résultats après l'usage du sirop de phosphate de fer composé. En outre, la valeur du bromure de potassium est dans quelques cas extrêmement marquée.

Somnambulisme. — Un état qui a quelque affinité avec le précédent est le somnambulisme. On le rencontre souvent chez les enfants de six ans et au-dessus, et quoiqu'il dépende ordinairement d'un trouble gastrique, cependant il peut être l'expression d'un désordre nerveux apparaissant chez les enfants avec une tendance à l'épilepsie. Pendant l'attaque, on a vu des enfants parcourir de longues distances, ouvrir des portes, accomplir certains actes avec une grande précision tout en restant inconscients. Les meilleurs moyens de combattre cette forme de l'éréthisme nerveux sont les soins de la santé générale, la vie calme et non agitée au milieu de la famille, le changement d'air quelquefois, le régime léger et bien choisi, et la balnéation maritime.

IV. — CONGESTION CÉRÉBRALE

Cette affection est si fréquente dans la première et dans la seconde enfance et ses conséquences ont une si grande portée, que tout engage le praticien à en surveiller attentivement les symptômes, pour être toujours prêt à les combattre dès leur apparition.

Il y a deux espèces de congestions : 1° congestion active, dans laquelle les vaisseaux encéphaliques sont surdistendus par un apport de sang excessif qu'il leur est transmis ; 2° congestion passive, dans laquelle un obstacle mécanique ou autre s'oppose à l'évacuation du cerveau par le sang qui s'y trouve déjà.

1. Congestion active. — Cet état peut résulter de quelqu'une des causes suivantes : le début d'une des fièvres éruptives ; l'irritation du travail de dentition ; l'exposition directe aux rayons du soleil, ou, ce qui est plus commun, l'habitude insensée de quelques mères qui veulent nettoyer et habiller leurs enfants devant un grand feu en tenant la tête des malheureux bébés sur les chenets, comme s'il s'agissait d'un gigot à rôtir, et cela de peur d'un refroidissement ou d'un rhume ! — Les troubles gastriques sont une autre source de congestion active et peuvent la provoquer dans le cours d'une maladie quelconque, alors même que l'organe atteint de cette maladie serait très éloigné du cerveau. Lorsque la congestion se montre dans les fièvres éruptives, elle est un symptôme de début.

Symptôme. — L'invasion est brusque ou graduelle, il peut exister en effet pendant quelques jours un malaise général, de l'agitation, de l'insomnie, quelque peu de fièvre et une constipation presque constante. Parfois, au contraire, l'enfant endormi se réveille soudain en poussant un cri de terreur, sa tête est brûlante, la face congestionnée et il vomit. L'importance de ce dernier symptôme est *inappréciable*. C'est là souvent le premier signe qui attire l'attention et souvent aussi c'est la meilleure raison pour suspendre notre pronostic jusqu'à ce que nous ayons pu vérifier l'importance réelle ou non de la situation. Si l'enfant est déjà grand, il se plaint de la tête ; s'il est trop jeune, la fontanelle paraît proéminente et lorsqu'on la touche, on y sent de fortes pulsations. Le pouls est fréquent, les muscles de la face s'agitent et sont grimaçants. A cette période de la maladie la résolution se montre fréquemment et l'enfant peut recouvrer la santé parfaite, ou bien le mal passe au second degré, dans lequel on constate une aggravation de tous les symptômes, l'enfant devient plus hébété et plus inconscient ; l'ouïe qui était auparavant extrêmement fine, devient dure, en sorte que l'enfant cesse de tressaillir au moindre bruit ; il veut être seul. Un enfant peut être tiré hors de cet état, mais il reste encore très irritable et demande qu'on le laisse dormir seul. Parfois les convulsions surviennent à cette période de la maladie ou bien l'enfant passe dans un complet état de torpeur et le coma vient terminer la scène. Cette poussée de congestion au début des fièvres éruptives, de la scarlatine par exemple, peut être assez grave pour tuer un enfant dans les vingt-quatre heures et avant l'apparition de toute éruption. On ne peut reconnaître la nature réelle de l'affection que s'il survient en même temps une scarlatine après des symptômes analogues mais moins violents, chez un autre enfant de la même famille.

L'attaque peut être moins grave ; en un jour ou deux le rash survient, ou la dent perce, ou bien en d'autres termes la cause cesse et les symptômes céphaliques disparaissent. De tels cas nécessitent de la part du médecin du jugement et du sang-froid ; il lui faut faire choix d'abord du traitement à suivre, et il doit agir ensuite froidement et énergiquement, alors que tout l'entourage est excité et anxieux, alors que chacun propose un remède ou un expédient, alors qu'on accable le médecin lui-même de questions surtout sur la terminaison probable de l'attaque. La première chose à faire est de rechercher et de déterminer autant que possible la cause du mal. On passera le doigt sur les gencives, si on les trouve chaudes et gonflées, on les incisera largement. Il est bon de faire tenir prêt un bain chaud et pendant qu'on le prépare, on peut faire quelques questions sur les faits qui ont précédé l'attaque. L'enfant est-il sorti ? s'il en est ainsi, le soleil était-il ardent ? Quel aliment ou quelle sucrerie l'enfant a-t-il mangé ? Quand ?

Ces questions doivent être faites aussi bien à la nourrice et aux domestiques qu'à la mère elle-même. Lorsqu'elles sont à la promenade, les nourrices donnent constamment aux enfants des pâtisseries et des sucreries détestables, dont ces attaques sont ordinairement le résultat. Il est sage, par conséquent, d'avertir la nourrice que la vie de l'enfant dépend de la véracité des renseignements qu'elle nous donne et en général on obtiendra ainsi la divulgation de la vérité. Il serait dangereux de faire des saignées ou des vésications locales, pour une hydrocéphalie ou une inflammation imaginaire, alors que le calomel associé au jalap suffirait à éclaircir la situation en provoquant l'expulsion d'un trop plein de *plum-cake*. Si l'on ne parvient à constater la présence d'une cause matérielle, on devra penser aux fièvres éruptives. Le malade a-t-il déjà eu l'une de ces fièvres? a-t-il été exposé à la contagion; si rien ne nous guide vers une étiologie de ce genre, si l'attaque est *très* violente, l'enfant fort et bien portant, on pourra faire placer sur le cuir chevelu un nombre de sangsues proportionné à l'âge de l'enfant. Il est toujours prudent, surtout dans les affections cérébrales, de déterminer la quantité de sang à extraire, en évaluant à **8** grammes l'évacuation faite par chaque sangsue, et alors, dès que la sangsue tombe, il faut arrêter l'hémorrhagie. Le D⁺ West dit que l'application d'une sangsue par trois mois d'âge de l'enfant, en évitant l'hémorrhagie consécutive à la suite de la chute de la sangsue, est une règle qui peut être adoptée comme très sûre. Une dose de calomel et de jalap sera utile pour évacuer l'intestin. La vésication derrière les oreilles ou sur le vertex est souvent utile. On doit la provoquer à l'aide d'une teinture cantharidienne. La glace sur la tête et les affusions froides sont également des moyens efficaces mais qui doivent être employés incessamment pour être réellement utiles. On doit soutenir la tête de l'enfant au-dessus d'une cuvette et l'éponger largement pendant trois ou quatre minutes. Cela suffit à tenir la tête fraîche pendant une demi-heure ou une heure surtout si l'affusion est faite alors que l'enfant est dans son berceau. On doit recommencer jusqu'à cinq ou six fois par jour lorsque la congestion est très violente. Ce traitement peut souvent remplacer les émissions sanguines concuremment avec l'usage interne du bromure de potassium avec ou sans aconit.

Les indications capitales de l'aconit sont la chaleur brûlante et la sécheresse de la peau, le pouls plein et fort, la respiration accélérée, la température élevée, la soif, la rareté des urines qui laissent déposer des urates. Plus tôt on aura donné l'aconit pendant l'attaque, meilleur sera l'effet produit, mais si la maladie dure depuis plusieurs jours, l'aconit n'est pas contre-indiqué pourvu que les symptômes ci-dessus existent en même temps. Pour un enfant de deux ans, un dixième de goutte de teinture d'aconit dans une cuillerée à café d'eau, peut être donné de demi-heure en demi-heure pendant trois ou quatre heures en surveillant soigneusement l'effet produit et en diminuant la fréquence des doses, au besoin. S'il est nécessaire de donner un calmant le soir, on pourra employer la teinture de jusquiame ou le chloral. Quel que soit le traitement employé, il est très important d'entretenir l'obscurité dans la chambre du malade, d'ouvrir portes et fenêtres pour laisser rentrer l'air frais et exiger un repos, une tranquillité et un silence absolus. Dans les cas bénins, chez les enfants délicats, on emploiera avec avantage un purgatif léger, un bain chaud et un pédiluve sinapisé. Quand le danger immédiat est conjuré, il faut persister dans l'application du traitement pendant quelques jours, pour compléter la guérison et prévenir le retour de la maladie. Les purgatifs salins et quelquefois la poudre grise sont des remèdes utiles à cet effet.

V. — CONGESTION PASSIVE

Cet état survient dans le cours des maladies telles que la coqueluche, la laryngite striduleuse, l'hypertrophie du foie et de la rate, l'engorgement du thymus, l'asthénie, et en général dans toutes les affections qui opposent un obstacle quelconque au sang veineux qui sort du cerveau.

Symptômes. — Un pouls plein mais facile à déprimer, la bouffissure et la cyanose de la face, la peau froide et moite, les mains et les pieds froids, un malaise ou même une douleur dans la tête. A ces symptômes se joignent souvent des selles argileuses, fétides, quelquefois diarrhéiques, des vomissements et de l'anorexie. Dans le paroxysme de la coqueluche, il n'est pas rare de voir un enfant présentant de tels symptômes succomber ensuite au coma. Dans ce cas les vaisseaux du cerveau et des méninges sont chargés de sang noir fluide, les plexus choroïdiens sont fortement congestionnés et à la section du cerveau on trouve des points sanguinolents plus nombreux qu'à l'ordinaire.

Traitement. — Si la cause est la laryngite striduleuse ou la coqueluche, aucun traitement ne réussira sinon ceux qui peuvent guérir ou soulager ces maladies ; c'est là ce qu'il faut observer avant tout. Les déplétifs de toutes formes, même les sangsues en petit nombre, sont très mal tolérés dans ces conditions ; il peut en résulter quelque avantage temporaire mais bientôt suivis d'un surcroît de faiblesse et d'épuisement. Dans les cas graves, les révulsifs sont utiles, comme, par exemple, un petit vésicatoire derrière les oreilles. Le plus souvent le meilleur traitement sera l'usage quotidien d'un bain chaud contenant un peu de moutarde ou un peu de sel marin de Tiedman, pendant qu'on fera des applications froides sur la tête. Seuls les purgatifs altérants peuvent faire des merveilles. La poudre grise, que l'on donne trop souvent *usque ad nauseam* dans les affections de l'enfance, est ici un remède de valeur. Un mélange contenant un peu d'hydrargyrum cum cretâ, quelques grains de rhubarbe et de poudre de jalap composée, s'il est nécessaire, sera donné chaque soir, et trois fois par jour une dose de sirop d'iodure de fer. Ce système donnera de bons résultats même lorsqu'il existe de la diarrhée argileuse car il rétablira l'état d'activité normale de l'intestin et donnera en même temps du ton à l'organisme.

Le régime sera soigneusement réglé. En règle générale on remarquera que le beef-tea (thé de bœuf), le bouillon de mouton ou de veau augmentent la diarrhée et que l'arrow-root, la farine de froment ne sont pas bien digérés. Les aliments les plus convenables sont le lait, le lait au riz, la viande crue hachée très finement et prise en petites quantités, du poudding léger (par exemple à la mie de pain et au lait), et pas de vin. Si les stimulants sont indiqués, on pourra donner un peu de vin en potion ou du cognac. L'enfant sera chaudement vêtu et sera élevé le plus possible en plein air.

VI. — HÉMORRHAGIE CÉRÉBRALE

Apoplexie cérébrale. — L'apoplexie cérébrale ou effusion de sang dans la substance du cerveau est chez l'enfant une affection rare. Les symptômes sont analogues à ceux observés chez l'adulte : lourdeur, somnolence, céphalalgie, devenant bientôt de la stupeur ; quelquefois avec un début soudain se traduisant par des convulsions, le coma ou la paralysie. — *Autopsie :* On trouve un caillot dans le cerveau, le plus souvent près des couches optiques ou des corps striés. Parfois il existe un peu de ramollissement autour du caillot ; conséquence de l'effusion.

Apoplexie méningée. — L'apoplexie méningée est plus commune et, suivant Cruveilhier, elle occasionne à elle seule le tiers des décès d'enfants nouveau-nés. L'effusion siège dans la cavité de l'arachnoïde ; il est très rare de trouver une hémorrhagie dans les ventricules. Cette forme d'apoplexie est rarement accompagnée de paralysie.

Le début est souvent manifesté par une attaque de convulsions qui reviennent à intervalles rapprochés et il y a en outre des contractions spasmodiques des mains et des pieds, du strabisme, des vomissements, une grande soif, de la fièvre et de l'abattement. Les convulsions reviennent avec plus de fréquence et bientôt elles terminent la scène. Parfois l'attaque peut être plus soudaine ; la somnolence d'abord, suivie par la stupeur, le coma et les convulsions. Ces deux formes dépendent de la quantité de l'*épanchement* ; lorsqu'elle est forte, la mort a lieu très promptement. Il est bon de se rappeler que l'hémorrhagie passive peut se montrer dans la cavité de l'arachnoïde par suite d'une maladie prolongée débilitante ; dans ces circonstances les symptômes sont très insidieux.

Autopsie. — Le sang épanché subit certains changements suivant le temps écoulé depuis l'hémorrhagie. Il est d'abord fluide et se coagule le quatrième ou le cinquième jour ; le sérum est absorbé et le caillot adhère à la membrane séreuse pariétale. La couleur s'atténue et le caillot devient une lamelle mince, fibrineuse, qui ressemble à une fausse membrane. Il est généralement impossible de découvrir la rupture qui a donné lieu à l'hémorrhagie. Chez les enfants affectés de tuberculose cérébrale, il n'est pas rare de rencontrer une apoplexie limitée consistant en un nombre considérable de points sanguinolents : c'est ce qu'on a désigné sous le nom d'apoplexie capillaire.

Pronostic. — Il est dans toutes les formes très défavorable.

Diagnostic. — Le diagnostic de l'apoplexie méningée avec la méningite aiguë doit être surtout basé sur cette observation, que les symptômes sont moins inflammatoires, l'invasion plus brusque et la perte de mouvement volontaire plus complète. L'hydrocéphalie chronique est plus lente à se développer et s'accompagne de prodromes antérieurs à l'épanchement, tandis que dans l'apoplexie méningée, les symptômes d'épanchement sont les premiers observés. La paralysie permettra de distinguer la forme cérébrale. Lorsque la maladie débute par des convulsions ou des symptômes inflammatoires, il est très difficile, sinon impossible même, de la distinguer des affections cérébrales aiguës ou tuberculeuses.

Traitement. — Il doit varier suivant la cause et la forme de l'apoplexie. Lorsque les symptômes sont ceux de la congestion, quelques sangsues sur le cuir chevelu, et, s'il le faut, des vésicatoires derrière les oreilles, suivis d'une dose de calomel et d'un lavement ; mais si, comme on l'observe plus souvent, l'épanchement est déjà un fait accompli, on préférera la glace sur la tête et les sinapismes aux jambes.

Si l'enfant est très faible, avec un pouls petit et la peau visqueuse, la seule chance de salut est dans le bain chaud, le cataplasme sinapisé sur la poitrine, les frictions douces sur tout le corps et l'emploi judicieux des stimulants.

A la période de la dentition, les symptômes alarmants disparaissent très vite par la scarification des gencives aidée d'un purgatif, au besoin d'un bain refroidi progressivement. Le régime variera d'après l'état actuel de l'enfant. Il sera toujours très simple et facile à assimiler ; dans la plupart des cas l'eau d'orge et le lait coupé d'eau suffiront pendant quelques jours.

VII. — MÉNINGITE TUBERCULEUSE (*Hydrocéphalie aiguë.*)

Cette cruelle maladie atteint très fréquemment les enfants de deux à dix ans et devient très rare à partir de dix ans. Pour plus de commodité nous diviserons les symptômes en trois périodes.

La première, période prodromique, commence par l'un ou l'autre des symptômes suivants: irritabilité et variabilité du caractère; céphalalgie et sensation de plénitude de la tête révélée par les mouvements instinctifs des enfants qui portent fréquemment les mains à la tête ou laissent prendre la tête en bas, hors du lit; somnolence et abattement, parfois un peu de trouble des mouvements dans l'une des jambes, que l'enfant traîne en marchant, appétit capricieux, vomissements, constipation, température élevée, sommeil agité; les selles sont peu colorées, argileuses, fétides; la langue humide, rouge aux bords et à la pointe et chargée au milieu; le pouls est fréquent, rarement cependant il dépasse 120, il est souvent irrégulier; il y a en outre de la photophobie. Pendant le sommeil l'enfant ne ferme pas entièrement les yeux, il grince des dents et se réveille souvent en sursaut; il est plus pâle que d'ordinaire, quelquefois pourtant ses joues se colorent d'une rougeur fugace; une toux irritante spéciale n'est pas rare et offre une signification prodromique très accusée. La physionomie pincée, grimaçante, hébétée, est très caractéristique. Elle se montre même à la période prodromique.

La respiration est dès lors un peu accélérée, inégale et irrégulière, accompagnée de soupirs et de bâillements; la température s'élève ordinairement, moins cependant que dans les autres affections tuberculeuses.

Diagnostic. — Le diagnostic de cette *première période* de la maladie, qui dure de quatre à cinq jours, est de la plus haute importance ; c'est pendant cette période seulement que le traitement offre quelque espoir raisonnable de succès (1).

Le début de la *seconde période* est marqué par un accroissement de la tristesse de l'enfant ; il veut rester seul ; il a souvent pendant la nuit un délire considérable ; le pouls est ralenti et tombe à 80, même à 40, il est irrégulier, souvent intermittent, quelques exacerbations passagères peuvent le faire remonter à un chiffre plus élevé pour quelque temps. La stupeur et l'insensibilité sont plus accusées ; l'enfant fronce le sourcil presque constamment ; la face est congestionnée et il y a beaucoup de chaleur à la tête, surtout à la fontanelle. Enfin on entend le cri perçant spécial appelé «cri hydrocéphalique». — Les pupilles sont souvent inégales ou il existe du strabisme. L'abdomen est remarquablement déprimé (2). Cette période se confond insensiblement avec la *troisième période*, dans laquelle la stupeur augmente, quoiqu'elle soit assez souvent entrecoupée de convulsions. Les convulsions laissent souvent après elles de la paralysie, parfois du même côté, parfois du côté opposé. Le pouls devient petit, fréquent, impossible à compter. Il y a des sueurs visqueuses. Les pupilles largement dilatées sont immobiles. L'aspect du malade inspire la pitié ; sa figure déprimée, son attitude ramassée, les yeux hagards encavés dans leurs orbites. Les convulsions reviennent constam-

---

(1) A M. Bouchut revient le mérite d'avoir indiqué le premier l'emploi de l'ophthalmoscope comme moyen de diagnostic au début de la maladie. Ce n'est pas un moyen infaillible, car la névrite optique ne se montre pas constamment Lorsque dans les cas douteux on constate les symptômes suivants, leur signification est caractéristique :

1. Congestion autour de la papille avec des plaques congestionnées sur la rétine et la choroïde ; — 2. Changement des veines rétiniennes au voisinage de la papille, modifications de dilatation, de sinuosité, état variqueux, thrombose et plaques hémorrhagiques dues à la rupture des vaisseaux ; enfin granulations miliaires blanches sur la choroïe et la rétine.

(Note de l'auteur.)

(2) Ventre en bateau.

ment et mettent bientôt fin à cette scène. Quelquefois cependant il arrive qu'un mieux passager se manifeste, peu de jours avant la mort.

C'est un fait caractéristique dans le cours de beaucoup de maladies chroniques aussi bien que dans les maladies aiguës. Peu de temps avant la mort, il survient une rémission qui porte parfois sur les plus mauvais symptômes. La douleur, qui était celle de l'agonie, disparaît; la respiration, tout à l'heure encore si haletante, devient plus facile; la diarrhée insurmontable jusqu'alors s'arrête; les amis du malade se bercent déjà d'espérances trompeuses. Le médecin doit toujours avoir ce fait dans l'esprit; il est remarquablement insidieux dans beaucoup de maladies de l'enfance et dans aucune ce caractère n'est plus accentué que dans la méningite tuberculeuse. Ne nous laissant pas tromper personnellement, nous devons mettre en garde l'entourage du malade, contre l'attente d'une amélioration définitive; de tels désappointements brisent le cœur (1).

Symptômes exceptionnels. — Les symptômes de la méningite tuberculeuse sont extrêmement variables à la fois comme caractère et comme distribution, et si l'on considère le croquis que nous venons de tracer comme

(1) Le strabisme avec diplopie est considéré par M. le professeur Peter comme un symptôme de premier ordre dans le diagnostic de la méningite tuberculeuse.

M. J. Simon attache surtout une grande importance aux variations du pouls et de la respiration.

Enfin, pour M. Henri Roger, la diminution considérable de la chaleur intermédiaire à deux périodes d'augmentation serait chez les enfants le signe pathognomonique de la phlegmasie tuberculeuse des méninges.

Le syndrôme classique : vomissements, céphalalgie, constipation, est loin d'être constant et il faut bien l'avouer, avec les maîtres les plus éminents, le diagnostic est ou très facile ou presque impossible et malheureusement jusqu'à ce jour le traitement est resté absolument sans efficacité. Voir l'article d'Archambault dans le *Dictionnaire de Dechambre* et les leçons cliniques de M. Cadet de Gassicourt, 3° vol. de son *Traité clinique des maladies de l'enfance.*

l'expression d'un type, il faut savoir que presque tous les cas pris en particulier s'en écarteront en quelque point.

Les symptômes les plus constants et les plus durables sont le vomissement, la constipation et la rétraction de l'abdomen. — L'hémiplégie, le ptosis et le strabisme ne sont pas rares. Trousseau considère comme diagnostique le signe appelé « méningitique », c'est-à-dire une ligne rouge qui paraît et persiste à la peau après qu'on y a fait un trait avec le doigt. Ce signe n'est cependant pas spécial à la méningite tuberculeuse ; on peut l'observer dans d'autres états provoquant de la congestion cérébrale et même dans la pneumonie. On ne peut le constater dans la fièvre typhoïde, ce qui est parfois un point utile pour le diagnostic. On a rapporté des cas dans lesquels les convulsions sont apparues tout à fait au premier début, d'autres, au contraire, où elles ont été seulement terminales. Quelquefois la douleur de tête est le symptôme le plus accentué et le premier de tous ; ailleurs, elle peut manquer tout à fait, alors même qu'il y a des vomissements, du strabisme et de la dilatation des pupilles. Néanmoins dans la marche des cas les plus divers, il y a une certaine ressemblance qui frappe dès l'abord un œil expérimenté, et les symptômes montrent toujours que le cerveau est l'organe malade. Le début de la méningite tuberculeuse est souvent très insidieux, et pour annoncer son invasion prochaine, il faut apporter la plus grande attention à tous les symptômes précurseurs.

Diagnostic. — D'avec la fièvre typhoïde ; dans cette maladie, les points suivants contrastent avec la marche ordinaire de la méningite tuberculeuse : la fièvre typhoïde est commune au-dessus de cinq ans ; les vomissements sont rares ; les intestins sont relâchés ; il y a de la sensibilité et du gargouillement surtout dans la fosse iliaque droite, l'abdomen est ballonné et les gaz abondants. La langue est sèche ; il y a plus de chaleur à la peau et pas d'irrégularités du pouls; les convulsions et la paralysie sont rares.

Avec la méningite aiguë simple, M. Rilliet établit les distinctions suivantes ; on doit admettre néanmoins que, dans un grand nombre de cas, les deux affections sont absolument impossibles à diagnostiquer.

1. — La méningite tuberculeuse se montre chez les enfants faibles et précoces, sujets aux engorgements ganglionnaires et aux maladies de la peau ; tandis que dans la méningite simple, les patients sont ordinairement des enfants vigoureux et d'une robuste santé.

2. — La méningite tuberculeuse est toujours sporadique.

3. — Les enfants s'étiolent et faiblissent, ils souffrent d'une irritation gastro-intestinale. Dans la méningite simple aucun prodrome.

4. — La méningite tuberculeuse ne débute pas par des convulsions.

5. — Dans la méningite simple, le mal de tête est, s'il est possible, encore plus atroce, les vomissements plus violents, la constipation moins tenace, la fièvre plus violente et le délire plus intense.

6. — Dans la méningite tuberculeuse, la marche est plus lente, les progrès de la maladie moins rapides.

7. — La durée est plus longue.

8. — Dans la méningite simple, la maladie est dès le début plus ataxique, et les aggravations plus rapides et plus constantes.

Le Dr Charlton - Bastian a découvert que, dans la plupart des cas de méningite tuberculeuse, il existe des altérations spéciales dans le sang. Une goutte de sang obtenue par la piqûre de la pulpe d'un doigt montre les globules blancs très nombreux et animés de mouvements amiboïdes très vifs : des corpuscules protoplasmiques nombreux se montrent parmi les hématies dont les disques rouges sont agglomérés en masses irrégulières. Ces altérations ne se présenteraient ni dans la fièvre typhoïde, ni dans les autres affections encéphaliques.

Pronostic. — Le pronostic est tout à fait défavorable; peu de cas guérissent lorsque la première période est passée. La maladie se prolonge de dix à vingt jours.

Autopsie. — On trouve dans les méninges des traces d'inflammation et des produits inflammatoires, du sérum, de la lymphe, du pus.

La dure-mère peut être saine ou injectée. L'arachnoïde est injectée, souvent opaque, sèche et gluante ; il y a en outre un épanchement de liquide clair, parfois purulent, entre l'arachnoïde et la pie-mère. A la base du cerveau, il y a également un épanchement liquide entre l'arachnoïde et la pie-mère, toutes deux opaques. En outre, on trouve dans ces deux membranes, surtout dans l'arachnoïde, des granulations tuberculeuses, petites, jaunâtres, friables ou grises, opaques et dures. La substance centrale est ramollie, et contient souvent des dépôts tuberculeux. Ces granulations présentent la même apparence microscopique et la même composition chimique que les tubercules ordinaires. Enfin, outre le ramollissement cérébral (qui peut avoir une consistance crémeuse), il existe dans les ventricules latéraux, un épanchement séreux dont la quantité peut s'élever à plusieurs onces (1).

La membrane qui tapisse les ventricules est elle-même épaissie et opaque, ses vaisseaux sont pleins et gonflés; quelquefois elle présente un aspect granuleux. On trouve souvent des dépôts tuberculeux dans les autres organes, surtout dans les poumons et les ganglions bronchiques, moins souvent dans le foie, la rate et les ganglions mésentériques, enfin le ramollissement de l'estomac s'observe dans les deux tiers des cas environ.

Il convient de mentionner ici la forme d'hydrocéphalie

(1) L'once fluide est de 28 grammes environ.

appelée par Gölis « coup d'eau » qui consiste dans un épanchement brusque de liquide dans le cerveau, survenant soit d'une manière idiopathique, ou comme résultat de l'arrêt de sécrétion imposé à un autre organe, ou comme affection secondaire dans le cours d'une maladie aiguë spécifique. Dans ces cas, la mort est tellement rapide, que le temps manque pour l'emploi d'un traitement quelconque.

Prophylaxie. — Lorsqu'un enfant meurt de méningite tuberculeuse, la santé des parents doit être l'objet d'une surveillance spéciale, et on doit chercher à l'améliorer autant que possible. A l'avenir, on ne laissera pas la mère nourrir ses enfants, et on donnera aux bébés une nourrice soigneusement choisie.

En outre, on accumulera toutes les précautions hygiéniques autour de l'enfant. Sa nourriture, ses vêtements, ses jeux, ses promenades, tout sera soigneusement examiné, et dirigé en vue de favoriser la croissance de l'enfant. L'air de la mer sera toujours utile, et les bains salins conviendront dès que l'âge de l'enfant en autorisera l'emploi. Le régime doit être abondant, simple et nourrissant; les stimulants sont à éviter. Un tel enfant sera laissé en retard dans les études ; toute tentative pour forcer son intelligence doit être repoussée, sa santé sera le premier et le seul objet d'attention et de soins. On doit avertir les parents de l'importance que prennent dans ces cas des faits ordinairement insignifiants, tels qu'un petit vomissement ou un peu de constipation. On ne doit jamais faire prendre de médicaments à ces enfants sans consulter leur médecin. Le cetraria islandica peut entrer dans le régime comme adjuvant. Les meilleurs remèdes à donner alors sont le sirop d'iodure du fer ou le sirop de phosphate de fer composé et l'huile de morue. Les intestins seront très exactement réglés, et on surveillera soigneusement toute tendance à un désordre des voies digestives.

Tout cela sera fait par une mère sage, sans faire voir à l'enfant qu'il est l'objet d'une sollicitude spéciale, mais avec une attention froide et calme, sans ostentation et sans étourderie. Beaucoup de tact, beaucoup de patience et de la fermeté, telles sont les qualités qu'on doit montrer dans l'éducation et le soin de ces enfants.

Traitement. — Si la maladie est déjà établie, le traitement devient l'objet de préoccupations et de discussions nombreuses. Je ne crois pas que la saignée sous aucune forme puisse être d'aucune utilité dans la très grande majorité des cas. L'objet d'une émission sanguine étant uniquement de diminuer la congestion locale, on peut obtenir ce résultat d'une manière bien plus satisfaisante par l'application locale du froid sur la tête, sous forme de lotion rafraîchissante, par évaporation ou par des compresses mouillées ou par la glace, moyens tous avantageux. Les cheveux seront coupés courts ou rasés.

Dans le cas de méningite aiguë simple, il est possible que l'emploi de quelques sangsues soit indiqué : elles sont parfois recommandées et ont été employées par Rilliet et d'autres médecins de talent. Dans la forme tuberculeuse, je suis absolument convaincu que les émissions sanguines comme tout autre moyen de dépression sont très mal tolérées ; nous devons chercher à procurer du soulagement par l'emploi des révulsifs.

Un grand nombre de moyens peuvent être mis en usage à cet effet. Les vésicatoires appliqués derrière les oreilles, de bonne heure, c'est-à-dire avant la période d'épanchement ; les sinapismes aux jambes et aux pieds, même de petits vésicatoires répétés sont des moyens utiles et préférables aux larges vésications qui laissent plus souvent des plaies rebelles. Le calomel est un remède qu'on nous a généralement habitués à mettre en usage. Je suis très convaincu que dans beaucoup de cas le calomel et les autres mercuriaux sont positivement nuisibles. La diathèse tuberculeuse, à la vérité, ne contre-indique pas aussi nettement le mercure que la scrofule, mais je crois plus utile de prescrire des purgatifs qui procurent une sécrétion intestinale aqueuse abondante. Un des meilleurs est la poudre de jalap composée. On peut la combiner avec quelques grains de poudre de scammonée composée. Il ne faut pas abuser de cette dernière préparation, mais, lorsque la constipation est, comme c'est la règle, très tenace, on donnera des laxatifs à doses convenables. Les émétiques me paraissent absolument inadmissibles. Quiconque a pris un émétique, sait combien les efforts de vomissements donnent de plénitude dans la tête, et pourra comprendre que le vomissement augmente la congestion cérébrale déjà existante. En outre, les nausées et les vomissements sont des phénomènes très pénibles et qui agitent et fatiguent beaucoup les malades, auxquels ces excitations sont bien loin d'être profitables. S'il existe beaucoup de fièvre, j'ai l'habitude de prescrire, en même temps que le jalap, la poudre de James à doses modérées.

Mais de tous, le remède qui m'inspire le plus de confiance et qui m'a paru le plus avantageux est l'iodure de potassium. Niemeyer affirme qu'il a obtenu des guérisons graduelles par l'emploi très prolongé de l'iodure, à doses poussées jusqu'à ce que les effets toxiques commencent à se manifester. Je n'ai pas trouvé cette condition nécessaire, mais dans plusieurs circonstances, j'ai constaté la valeur de l'iodure de potassium. Je crois que la raison pour laquelle beaucoup de praticiens n'ont pas obtenu de bons résultats après l'emploi de ce remède, est qu'ils l'avaient fait précéder pendant deux ou trois jours de calomel et de poudre grise à doses répétées, qui font autant, sinon plus de mal que l'iodure peut faire de bien.

Quelques autres remèdes ont été employés et doivent être signalés ici. La digitale, par exemple, que je n'ai pas essayée, a été employée par quelques médecins. L'opium, dont la valeur est discutée, et dont le principal mérite semble être de calmer les malades, lorsque l'excitation cérébrale est très vive.

Pour résumer l'ensemble du traitement, il semble, en fin de compte, que les meilleurs résultats aient été obtenus par une révulsion modérée, des purgations excitantes et par l'administration interne de l'iodure de potassium à doses de 10, 15, 25 et même 50 centigrammes, trois fois par jour pour un enfant de trois ou quatre ans. Lorsqu'il survient des convulsions, il y a bénéfice à remplacer l'iodure par le bromure de potassium ou par le bromure d'ammonium.

L'élaterium et l'huile de croton ont été recommandés pour combattre la constipation tenace qui s'observe dans cette maladie. Je peux seulement dire que leur usage exige les plus grandes précautions, et que des deux, je crois l'huile de croton la moins nuisible et la plus certaine dans son action. Dans une maladie où toute espèce de traitement donne des résultats si peu satisfaisants, je conseillerais volontiers de faire un plus large essai des tein-tures de gelsemine et de scutellarine.

J'ai fait un usage étendu des teintures concentrées de B. Keith et Cⁱᵉ de New-York, et je suis convaincu que dans la « thérapeutique éclectique » nous avons des remèdes trop peu connus dont la valeur sera de jour en jour mieux appréciée. Comme désavantage, j'ai remarqué le goût désagréable de certaines de ces teintures, mais il peut être souvent masqué par la glycérine, l'essence de citron et les autres stratagèmes de la pharmacie élégante. Chez les enfants cela est essentiel.

Nous n'avons pas le droit de donner aux enfants des remèdes répugnants alors qu'avec un peu de soin et de précaution, nous pouvons les transformer en remèdes agréables. Avec cette réserve, je conseille fortement l'essai de quelques-uns de ces agents si puissants.

La gelsemine est un déprimant moteur et un sédatif nerveux de valeur dans beaucoup d'affections convulsives. Elle a été inscrite dans la Pharmacopée Britannique, édition de 1885.

La scutellarine calme et dissipe l'irritabilité du système nerveux, affaiblit l'excitation cérébrale, et provoque en même temps la diurèse et les sueurs. Je puis attester l'opportunité que présente ici leur emploi alternatif ou combiné. La dose de teinture de gelsemine de Keith est d'une goutte pour un enfant de cinq ou six ans. De même pour la scutellarine. On peut donner également les deux médicaments sous formes de poudres.

Je suis heureux de trouver, comme confirmation de l'idée que je viens d'émettre, ce que dit le Dr Rob. Bartholow dans la quatrième édition de son *Traité de matière médicale* (1884) : « Dans les affections inflammatoires des méninges, dans la méningite cérébro-spinale, sporadique et épidémique, avec une réaction fébrile intense, cet agent (la gelsemine) est *extrêmement utile* à petites doses. » Le Dr Bartholow conseille cinq gouttes d'extrait fluide, toutes les deux heures chez l'adulte. La dose correspondante pour les âges de deux à sept ans serait de une à deux gouttes. Dans deux cas j'ai constaté un réel avantage à la médication suggérée ci-dessus. Cependant c'est une question qui demande à être éclairée de recherches nouvelles.

Le régime sera nourrissant et non pas trop restreint. Les stimulants sont absolument contre-indiqués dans les premiers temps de la maladie. On donnera souvent des aliments mais peu à la fois. Les vomissements se calment souvent par un purgatif assez énergique, autrement ils s'opposent à l'alimentation. Quand les vomissements sont tenaces, on peut prescrire la glace par petits fragments ou les sinapismes sur l'estomac. Lorsqu'ils sont incoercibles, l'injection hypodermique d'une faible quantité de morphine à la région épigastrique est, à mon sens, un moyen très efficace. La chambre de l'enfant sera obscure et très bien aérée. On prescrira sévèrement la tranquillité absolue ; on doit prohiber toute excitation. Il est de la plus grande importance au contraire de procurer tout le calme possible et des soins intelligents.

VII. – MALADIE HYDROCÉPHALOÏDE

(*Fausse hydrocéphalie*)

C'est une maladie qu'il faut éviter soigneusement de confondre avec l'hydrocéphalie vraie. C'est essentiellement une maladie non inflammatoire, mais due à la débilité par hémorrhagie ou par toute autre cause. Le Dr Marshall Hall, qui a le premier décrit cet état morbide, lui assigne deux périodes : la première dite période d'irritabilité et la seconde, période de stupeur. Dans la première période l'enfant devient irritable, agité, hargneux ; la face est cyanosée, la peau chaude, le pouls fréquent ; il y a une hyperesthésie tellement prononcée que l'enfant crie lorsqu'on le touche et même lorsqu'on fait du bruit autour de lui. Durant le sommeil, on observe des soupirs, des gémissements, même des cris. Les intestins sont flatulents et relâchés, les gardes-robes sont fétides. Si, à la suite d'une erreur de diagnostic, on cesse l'usage des stimulants et du régime tonique, ou bien si la diarrhée survient abondamment, l'épuisement qui existait déjà antérieurement se manifeste avec une aggravation rapide de tous les symptômes. La face pâlit et se refroidit, les paupières sont à moitié closes, les yeux se tournent, les pupilles sont insensibles à la lumière, la respiration devient irrégulière et haletante, la voix éteinte quelquefois accompagnée d'une toux entrecoupée. Les selles sont vertes, les pieds sont froids. Ces symptômes se montrent surtout chez des enfants récemment sevrés, nourris d'une manière imparfaite, quelquefois aussi après l'épuisement dû à un traitement spoliateur, ou bien après une atteinte de choléra infantile. Le point pratique est de bien rechercher les antécédents pathologiques, dans tous les cas où les symptômes du début sont insidieux, surtout chez les jeunes enfants, et il faut savoir en particulier si, dans la famille, un enfant n'a pas présenté des symptômes de tuberculose ou d'hydrocéphalie. On recherchera si l'enfant n'a pas perdu récemment sa fermeté de chairs, s'il vient d'être sevré et quelle est alors sa nourriture habituelle, s'il a de la diarrhée, s'il vomit alors qu'il a mangé ou même à jeun. Une cause d'erreur fréquente admise par beaucoup d'auteurs est que cette affection peut être le résultat des saignées locales et des vésications dans les cas de congestion vraie. On peut contredire cette affirmation en remarquant simplement que dans l'hydrocéphalie fausse la face est pâle et froide et la fontanelle déprimée, au lieu d'être tendue et animée de pulsations.

Traitement. — Quand on a diagnostiqué cette affection, il convient d'abord de mettre l'enfant à un bon régime. Si un traitement spoliateur a été mis en œuvre, il faut aussitôt le suspendre et le remplacer par des stimulants. Lorsque l'estomac est très irritable, la nourriture qui conviendra le mieux à l'enfant sera le lait d'ânesse légèrement additionné d'eau de chaux, de bouillon de veau ou de poulet avec ou sans graisse, pour les enfants les plus âgés. Si l'enfant est très affaibli, un bain de moutarde pourra relever l'organisme et le rendra capable de supporter un peu d'eau-de-vie ou d'autres stimulants.

Les opiacés ont l'avantage de calmer l'irritabilité nerveuse en même temps que la diarrhée qui l'accompagne souvent. Il est très important de rappeler que l'opium doit toujours être donné avec une extrême prudence. Le meilleur guide d'après le D' Churchill serait l'état des pupilles. Lorsqu'elles sont dilatées, il faut donner assez d'opium pour les contracter et faire dormir l'enfant ; des doses plus faibles peuvent seulement augmenter l'excitation. Le D' Churchill rapporte en outre un cas très sévère dans lequel, les anodins ayant échoué, il eut recours aux inhalations d'éther (trente gouttes sur un mouchoir) avec un succès marqué ; le sommeil survint et l'enfant fut guéri ensuite. Les toniques sont souvent utiles et les meilleurs sont encore le fer et la quinine.

IX. — ENCÉPHALITE SIMPLE

C'est une maladie très rare dans l'enfance, si ce n'est à la suite d'un traumatisme direct. Elle est plus rare dans la première enfance que dans la seconde. La maladie peut débuter brusquement par une attaque convulsive partielle ou générale suivie d'embarras de la parole : les yeux et la face restent contournés et il survient une stupeur profonde. Celle-ci peut se dissiper, l'enfant peut reprendre ses sens temporairement, puis survient une nouvelle crise convulsive, suivie par une hémiplégie complète, du strabisme et de l'insensibilité. En peu de jours la mort arrive. Parfois le cours de la maladie est moins rapide et un peu différent ; l'affection peut débuter par une altération générale de la santé, de l'anorexie, de la diarrhée, des vomissements fréquents, de la lourdeur, même un peu de stupeur, les yeux fatigués, les pupilles dilatées ; puis il survient une convulsion suivie à peu de jours d'intervalle par un coma fatal. Sir Thomas Watson pense que les nausées et les vomissements du commencement indiquent que la masse encéphalique est touchée, tandis que les convulsions révèlent une affection des méninges.

L'encéphalite qui survient après une otite est précédée par des symptômes de lésion locale. La douleur d'oreille, l'otorrhée purulente, etc., précèdent les symptômes d'inflammation cérébrale, qui suivent souvent une marche insidieuse.

Les vomissements, le délire, la fièvre avec frissons, les soubresauts tendineux, les spasmes ou les paralysies musculaires de la face et des extrémités, l'hémiplégie, le coma et la mort peuvent survenir. (Voir *Otorrhée*.) Dans les inflammations cérébrales de n'importe quelle origine, le pronostic est tout à fait défavorable.

Autopsie. — On trouve les vaisseaux encéphaliques congestionnés et une vascularisation extraordinaire de la substance cérébrale. La pie-mère est particulièrement vascularisée ; il y a en outre un épanchement séreux dans les ventricules et sous la pie-mère ; parfois des flocons de lymphe se rencontrent dans le sérum et les membranes peuvent être recouvertes de lymphe et de pus, elles sont épaissies et la substance cérébrale est ramollie. Les sinus veineux sont pleins de sang coagulé.

Traitement. — La première question qui se présente est celle d'une déplétion initiale ; pour être satisfaisante dans ses résultats, il est essentiel que la saignée soit pratiquée tout à fait au premier indice de la maladie et elle est en général plus utile dans les cas qui suivent un traumatisme direct. Lorsqu'elle est tardive, elle ne peut que contribuer à déprimer les forces du patient qui est déjà sous le coup de lésions irréparables. Au début même de l'attaque, on peut appliquer une douzaine de sangsues sur le cuir chevelu, et on peut donner en même temps le calomel et le jalap à la fois comme purgatif et comme dérivatif. Dans ma pratique particulière, j'emploie, comme je l'ai déjà fait observer, très rarement les sangsues et les vésicatoires. Le régime sera modéré, non excitant, graduellement augmenté à mesure que l'affection cérébrale semblera diminuer.

La glace et les applications froides sur la tête sont des moyens très utiles dans les cas légers qui, heureusement, ne sont pas rares, et dans les cas graves ce sont des adjuvants utiles après la déplétion. La répétition fréquente de petites doses de calomel ou de mercure et craie, peut être utile dans le cours de la maladie.

Les affusions froides, c'est-à-dire des lotions d'eau froide rapides et souvent renouvelées sur la tête, sont des moyens utiles dans cette maladie ; on en surveillera l'effet, car leur action est extrêmement déprimante. Prolongées pendant quelques minutes, les effusions froides déterminent généralement un mieux sensible. On peut obtenir quelque amélioration par l'emploi de doses assez élevées d'iodure de potassium, et l'aconit par quart de goutte ou par demi-goutte toutes les demi-heures est un remède très efficace comme dans toutes les inflammations aiguës. Un abaissement considérable du pouls et la diaphorèse sont les indications qui doivent faire suspendre ou même abandonner l'emploi de l'aconit. J'ai souvent constaté cette nécessité après l'usage de doses très modérées.

La convalescence exige dans ces cas le plus grand soin et la plus grande surveillance pour prévenir les rechutes ; toute cause d'excitation doit être soigneusement évitée. Le bromure de potassium et la teinture de gelsemium sont de bons moyens pour procurer du sommeil et pour calmer l'excitation insolite qui peut se montrer après une attaque d'encéphalite.

X. — HYPERTROPHIE DU CERVEAU

On la rencontre fréquemment chez les enfants rachitiques ou scrofuleux et chez les bébés de six à huit mois. Il est important de distinguer cette maladie de l'hydrocéphalie, avec laquelle elle offre quelque similitude. Cette distinction peut être faite en tenant compte des observations suivantes.

Les symptômes de l'hydrocéphalie chronique se montrent

plutôt, et deviennent plus rapidement graves, surtout au point de vue fonctionnel. Dans l'hypertrophie, au contraire, la tête est moins développée, les fontanelles et les sutures moins ouvertes, et l'augmentation de volume porte surtout sur la région occipitale. Le regard abaissé si caractéristique dans l'hydrocéphalie manque ici, et au lieu d'être tendue et saillante, la fontanelle antérieure est plutôt flasque et déprimée.

En outre, dans l'hypertrophie, l'enfant repose couché horizontalement, la tête rejetée en arrière, la région occipitale faisant un trou dans l'oreiller. Dans l'hydrocéphalie, au contraire, le corps est en pronation, la tête plus basse que le reste du corps et enfouie dans l'oreiller. La dyspnée est très marquée dans l'hypertrophie, moins dans l'hydrocéphalie, dans laquelle les troubles cérébraux sont les premiers symptômes de la lésion locale. Dans l'hypertrophie, l'enfant est souvent replet, tandis que dans l'hydrocéphalie il est menu et paraît vieux. Dans l'hypertrophie, la tête de l'enfant est presque toujours couverte d'une sueur profuse, et on entend un souffle cérébral qui n'existe jamais dans l'hydrocéphalie chronique. Lorsque la fontanelle est fermée de bonne heure et qu'il survient des convulsions partielles d'abord et courtes, puis épileptiformes ensuite, nous avons le droit de faire le diagnostic d'une hypertrophie cérébrale et d'exclure l'hydrocéphalie chronique (Rosenthal).

Il y a dans l'hypertrophie une sensation de résistance au doigt qui appuie sur les fontanelles. Les enfants qui sont prédisposés à l'hypertrophie sont ordinairement lourds, nonchalants, apathiques et irritables. Un appétit dévorant, du vertige et des maux de tête sont des symptômes fréquemment concomitants.

Autopsie. — On ne trouve pas de liquide dans les ventricules, la substance grise n'est que peu altérée, et l'apparence générale du cerveau est pâle et anémique, à

moins qu'une poussée congestive intercurrente n'ait déterminé la mort ; la substance blanche est pâle et plus ferme
que d'ordinaire, son poids est augmenté, d'après Rokitansky, par une infiltration albuminoïde dans le tissu
granuleux entre les fibres nerveuses. Ces changements
sont surtout manifestes dans les hémisphères et n'affectent
ni le cervelet ni la base du cerveau. Le thymus est souvent
hypertrophié, et on a rapporté la dyspnée à l'asthme
thymique (Muenchmeyer.)

La maladie n'est pas nécessairement fatale, quoiqu'elle
puisse le devenir, surtout lorsque les sutures sont ossifiées,
par suite de compression déterminant une attaque qui
met fin à la vie ; ou l'enfant peut, en revenant à la santé,
rester idiot, ce qui est heureusement rare. Le Dr West
remarque que le crétinisme et l'hypertrophie du cerveau
sont souvent associés. Fréquemment l'enfant est emporté
par une maladie intercurrente, par exemple par la coqueluche, la scarlatine, etc... Dans le plus grand nombre de
cas de ce genre, la congestion a été augmentée d'une
manière insolite. MM. Rilliet et Barthez signalent la propriété singulière des préparations de plomb qui produisent
cette affection.

Traitement. — Le traitement aura surtout pour objet
de maintenir et d'améliorer l'état de la santé générale.
En présence de l'état anémique du cerveau, la saignée
doit être mise hors de question. En outre, ces enfants
étant rachitiques ou scrofuleux, sont des sujets très mauvais pour l'emploi du calomel. La révulsion, le badigeonnage de la tête à la teinture d'iode par exemple, suivant
le conseil du Dr Churchill, peut être un moyen avantageux.
On rasera les cheveux avant d'appliquer la teinture.
D'autres recommandent les cautères et les sétons, dont
l'action est plus problématique. L'iodure de potassium
peut être employé à doses moyennes. Le Dr Elsasser emploie un petit oreiller de crin percé d'un trou au milieu

pour recevoir l'occiput de l'enfant; ce stratagème fait cesser les mouvements de l'occiput en arrière, et procure un peu de sommeil et de calme au malade.

En raison des sueurs profuses de la tête, on la couvrira le soir d'un bonnet léger destiné à prévenir les rhumes. Dans la journée, la tête sera épongée avec de l'eau froide. Lorsque la maladie paraît céder un peu, on augmente le traitement tonique, et l'on donne, par exemple, de l'iodure de fer et l'huile de foie de morue. Le régime alimentaire sera modéré et de digestion très facile.

Contre les symptômes cérébraux qui peuvent survenir, on emploiera un laxatif et les compresses froides sur la tête, suivis de l'usage interne du bromure de potassium qui sera prescrit pour diminuer et prévenir autant que possible le retour ou la fréquence des convulsions épilepliformes.

XI. — HYDROCÉPHALIE CHRONIQUE

Elle peut être congénitale ou acquise; dans les deux cas les symptômes de désordre cérébral sont très manifestes; on peut trouver la tête plus volumineuse qu'à l'ordinaire, et lorsqu'elle ne l'est pas dès la naissance, elle ne tarde pas à le devenir. Les convulsions récidivent constamment. Les enfants présentent un aspect digne de pitié; ils perdent de jour en jour leur fermeté de chairs, tout en prenant avidement le sein de la nourrice; le cri est dur et rauque; les yeux roulent souvent dans leurs orbites; il y a du strabisme; les jambes sont repliées sur le ventre, et les pieds sont constamment croisés. En outre, les mains et les pieds sont froids. Les fontanelles et les sutures sont largement ouvertes. La cause de la mort est souvent une attaque de convulsions.

Dans la forme acquise, les symptômes du début ne sont pas très marqués: en fait, on observe souvent que les fonctions diverses sont peu altérées et que les facultés intellectuelles elles-mêmes sont peu affaiblies jusqu'au dernier moment, tandis que, dans certaines autres affections, les symptômes constitutionnels sont pressants et l'idiotie existe complètement.

Les premiers symptômes sensibles sont peut-être l'affaiblissement de la force musculaire, l'assoupissement et un peu de lenteur intellectuelle ; l'enfant ne paraît pas dans son état ordinaire, et il semble toujours prêt à dormir. Peu à peu cette somnolence se transforme en une tristesse morose, la céphalalgie survient, la photophobie, une humeur très chagrine, l'amaigrissement, les tremblements musculaires des membres, et chez les petits enfants il peut exister en outre des convulsions. Chez les enfants plus âgés, les convulsions deviennent plus rares, mais on observe un froncement constant des sourcils, des grincements de dents la nuit, une constipation tenace, des urines rares, la mydriase, le strabisme ou même la perte de la vue. L'état de l'intelligence varie depuis l'idiotie complète jusqu'à une altération très faible.

Le phénomène le plus remarquable dans cette affection est le développement du crâne. Chez les petits enfants, ce développement est rapide, il est dû à la séparation encore existante entre les bords des sutures ; mais cet accroissement de volume peut avoir lieu alors même que les sutures sont ossifiées. C'est la convexité du crâne qui se développe, la base reste inaltérée. La face ne participe nullement à cette distension de la cavité cérébrale ; les os du crâne, le frontal, les pariétaux, la partie supérieure de l'occipitale et la région écailleuse du temporal, s'étendent et s'amincissent. Parfois on dirait des morceaux de parchemin, et il est possible de sentir nettement au travers une fluctuation liquide. Tandis que, dans le rachitisme, la fontanelle est élevée, ici, au contraire, elle est déprimée par le changement angulaire des portions supérieure et temporale du frontal, l'œil est tourné en bas et à demi caché par la paupière inférieure, ce qui donne à la physionomie un aspect tout à fait spécial et caractéristique. A mesure que la tête s'agrandit, son poids devient plus insupportable, de là des mouvements latéraux d'un côté sur l'autre, et l'application même de la tête sur l'une des épaules destinée à en soutenir le poids. Il y a dès lors, en général, une impuissance loco-motrice absolue et souvent de la paralysie. Les organes de la respiration, de la circulation et de la digestion sont les derniers affectés, et quoique des vomissements acci-dentels puissent se montrer, l'enfant est souvent très vorace; au bout de quelque temps néanmoins, cette si-tuation change, la respiration devient laborieuse, il y a un dégoût prononcé pour les aliments, et l'enfant peut succomber après une année ou deux, ou bien une sorte de « mort vivante » (1) peut se prolonger pendant plu-sieurs années.

Si l'attaque s'est manifestée après l'ossification des sutures, la mort est plus rapide, car le cerveau est plus comprimé. Souvent aussi, les hydrocéphales sont em-portés par quelque maladie intercurrente. L'époque de la dentition, lorsqu'elle s'accompagne d'une irritation très vive, est très dangereuse pour ces enfants.

Autopsie. — D'après M. V. Breschet, le liquide épanché se trouve entre la dure-mère et le crâne, entre la dure-mère et l'arachnoïde, dans les mailles de la dure-mère et enfin plus fréquemment dans les ventricules. Il est évident que le siège de l'épanchement doit modifier, par le fait, les symptômes pathologiques observés : une compression extérieure réduira le cerveau à un volume faible, et on l'a vu devenir aussi petit qu'une forte noix, ou bien au contraire une compression interne agissant de dedans en dehors transformera le cerveau en une sorte

(1) " sort of living death".

de sac à parois minces, ainsi qu'on l'observe également. Il est parfois très difficile de distinguer alors les différences entre la portion grise et la portion blanche. Les membranes sont ou absolument normales ou affectées des signes d'une inflammation, surtout dans la membrane interne des ventricules qu'on a trouvée épaissie et recouverte de granulations. Cette maladie est attribuée par quelques écrivains, par le Dr Batterby entre autres, à un arrêt de développement. Le Dr West, de son côté, pense qu'elle est due à une inflammation lente de l'arachnoïde et surtout de la membrane qui tapisse les ventricules.

Traitement. — Tous les moyens proposés laissent à désirer. Le système proposé par Golis est peut-être celui qui a été le plus généralement adopté. Il consiste à prescrire le calomel par dose de 15 à 30 milligrammes deux fois par jour et à faire tous les jours une friction avec 4 à 6 grammes d'onguent mercuriel sur la tête préalablement rasée. En même temps on se servira d'une bonne flanelle pour éviter les refroidissements. Lorsqu'après six à huit semaines, il n'y a point d'amélioration, on donne des diurétiques et on établit un cautère à la nuque ou sur les épaules.

Il faut nécessairement se rappeler que certains cas, surtout ceux qui sont d'origine congénitale ou qui dépendent d'une malformation, restent absolument incurables.

Un autre système consiste à entourer la tête de bandes de flanelle ou de diachylon, en ayant soin d'enlever ce bandage s'il survient des symptômes de compression, ce qu'on a observé quelquefois.

Un troisième mode de traitement consiste dans la ponction et l'évacuation des cavités contenant l'épanchement. Cette opération se pratique sur la suture coronale à l'aide d'un petit trocart muni de sa canule qu'on applique à 38 millimètres environ de la fontanelle antérieure en prenant soin d'éviter le sinus longitudinal ; on n'extraira chaque fois qu'une partie du liquide, et il faudra soigneusement maintenir la compression dans l'intervalle des ponctions. Cependant il est évident que cette méthode ne saurait s'appliquer aux formes intra-ventriculaires de la maladie, mais seulement à celles qu'on a désignées sous le nom d'hydrocéphalie externe. Langenbeck a conseillé, de passer derrière la paupière supérieure, de traverser la cloison supérieure de l'orbite et de pénétrer par là dans la corne antérieure du ventricule latéral.

Legendre donne un signe qui permet de diagnostiquer l'hydrocéphalie extrême : « Elle n'est jamais congénitale, mais elle débute ordinairement vers le dixième mois ou au moment de la première dentition. La tête grossit graduellement et n'atteint jamais le volume observé dans l'épanchement intra-ventriculaire. En outre il y a dans l'hydrocéphalie externe des prodromes manifestes : des convulsions répétées et d'autres symptômes de trouble cérébral. » Il existe encore d'autres raisons qui contre-indiquent l'opération : l'absence de collection liquide manifeste par exemple ; l'état du cerveau, lorsqu'on peut encore raisonnablement espérer qu'il pourrait recouvrer ses fonctions dans leur intégrité. Il y a enfin le danger de blesser un vaisseau sanguin et l'inflammation que l'opération peut occasionner.

Le Dr Churchill donne l'énumération de nombreux insuccès et rappelle la fréquence des observations analogues. Il reste acquis néanmoins que l'opération a été occasionnellement couronnée de succès et un cas peut-être sur quarante a pu être guéri de la sorte. En somme, on n'aura recours à ce procédé que lorsque les autres moyens auront échoué et seulement dans des cas soigneusement choisis.

Après la ponction, on a employé, paraît-il, les injections iodées faibles et fortes, sans occasionner des troubles inflammatoires.

Ainsi le Dr Tournesko de Bucharest a injecté 12 grammes de teinture d'iode dans 20 grammes d'eau distillée après une ponction qui avait donné issue à 720 grammes de sérosité. Après quinze jours l'enfant parut en très bon état de santé, le tour de tête avait diminué de 56 à 43 centimètres.

Ma pratique personnelle consiste à employer un liquide vésicant que j'applique tantôt derrière les oreilles, tantôt sur le cuir chevelu. En même temps j'administre l'iodure potassique à larges doses et très souvent je combine ce remède avec le sirop de phosphate de fer. Quelques-uns de mes malades de l'hôpital Victoria de Londres avaient obtenu une notable amélioration sous l'influence de ce traitement. L'iodure de fer est aussi efficace. L'emploi du mercure est sujet à maintes discussions. Sans doute son usage est parfois suivi d'excellents résultats, mais il est probable que, dans la majorité des cas, c'est un médicament à repousser. Sir Thomas Watson rapporte deux cas dans lesquels 50 centigrammes de mercure mélangés à 1gr. 80 de manne et 30 centigr. de scille fraîche, furent donnés toutes les huit heures. Dans les deux cas, ce traitement fut suivi de succès, alors que tous les autres moyens avaient échoué. On continua le traitement pendant deux ou trois semaines et on observa une abondante diurèse, l'émaciation, la débilité organique, mais pas de salivation. Après la disparition de l'hydrocéphalie, les forces furent relevées par l'emploi de la mixture de Griffith. Les diurétiques sont conseillés. La teinture concentrée d'eupatorium purpureum, à la dose de quatre gouttes, est un remède efficace dans ce but. C'est un médicament qui paraît avoir une valeur spéciale dans l'hydrocéphalie chronique ; je n'ai pas d'expérience personnelle à ce sujet, mais, comme je l'ai dit à propos de la méningite tuberculeuse, je suis pleinement convaincu de l'efficacité de la scutellarine et de la gelsemine dans beaucoup d'affections du système nerveux. Chez les enfants, la scutellarine est particulièrement utile pour combattre l'agitation, l'insomnie, l'excitabilité nerveuse aussi bien que les convulsions actuelles. Ce sont là des propriétés précieuses dans beaucoup de troubles cérébraux. Lorsqu'un enfant est venu au monde hydrocéphale, on recommande de donner à la mère du phosphate de chaux, pendant toutes les grossesses suivantes. Il est certain qu'on doit surveiller la santé du père et de la mère et qu'on doit porter remède à toute cachexie curable lorsqu'il en existe chez eux.

XII. — TUBERCULOSE CÉRÉBRALE

Très rare chez l'adulte, cette affection est assez commune dans l'enfance. MM. Rilliet et Barthez ont trouvé des tubercules du cerveau chez trente-sept enfants sur trois cent douze, entre un et quinze ans, chez lesquels un organe quelconque avait présenté des dépôts tuberculeux. Les masses tuberculeuses varient de volume depuis la grosseur d'un grain de mil jusqu'à celle d'une forte noisette. Leur nombre varie d'un à quarante ou cinquante ; parfois le tubercule est cru ; quelquefois ramolli au centre ; généralement globuleux ; souvent très dur et moins friable que dans les poumons ou les glandes lymphatiques. Ordinairement la substance cérébrale qui avoisine le tubercule est inaltérée. Les tumeurs sont souvent adhérentes à la pie-mère, mais on peut les trouver tout à fait indépendantes des membranes. Les hémisphères, le cervelet, le pont de Varole sont souvent le siège des dépôts tuberculeux. Ils sont souvent accompagnés de traces de méningite ; comme, par exemple, un état granuleux des méninges, un épanchement de liquide hyalin dans la pie-mère à la base du crâne, et les ventricules eux-mêmes sont souvent distendus par de la sérosité. On a prétendu que ces épanchements provenaient des obstacles apportés à la circulation par la pression des masses tuberculeuses.

Il est rare que le tubercule soit limité au cerveau ; il coexiste presque toujours dans quelque autre viscère et s'y montre comme une nouvelle preuve de l'existence d'un état diathésique, c'est-à-dire de la tuberculose.

Symptômes. — Malheureusement les symptômes sont très obscurs ; parfois même ils font absolument défaut et le tubercule du cerveau est découvert seulement à l'autopsie. Dans d'autres cas le mal de tête est le seul symptôme et il peut être exprimé chez l'enfant par l'assoupissement et l'apathie. Il n'est pas rare néanmoins que la céphalalgie soit intense, aiguë, lancinante par moment et absolument nulle quelque temps après ; ces attaques accompagnées de vomissements sont extrêmement inquiétantes et suspectes. La surdité et l'otorrhée sont très fréquentes, l'amaurose n'est pas rare. Les convulsions surviennent principalement lorsque les tubercules existent dans la partie centrale de la masse encéphalique. La rigidité ou la contracture de l'une ou de l'autre des extrémités n'est pas rare. Le D' West remarque que les convulsions peuvent se montrer d'un côté seulement quoique les tubercules existent des deux côtés du cerveau ; ou bien les convulsions peuvent être générales alors que le tubercule n'existe que d'un seul côté. En un mot aucune affection n'offre des caractères plus variables, en raison des nombreuses affections secondaires intercurrentes, par exemple, l'encéphalite, la méningite tuberculeuse, etc., et aussi en raison des variétés produites par le siège variable et l'état de la matière tuberculeuse, qui peut être crue, ramollie ou crétacée. Le résumé suivant fournira la meilleure clef du diagnostic.

1. — L'âge : la maladie est surtout commune avant trois ans.

2. — L'état général : tuberculeux ou autre.

3. — La céphalalgie, l'irrégularité du pouls et l'otorrhée coexistante.

4. — L'infiltration tuberculeuse d'organes divers.

5. — La marche chronique de l'affection, contrastant avec la rapidité d'évolution des autres maladies cérébrales de l'enfance.

Le pronostic est grave, mais non absolument désespéré, car on se souviendra de l'état crétacé dans lequel on a parfois rencontré les tubercules cérébraux pendant les autopsies.

Traitement. — Améliorer la santé générale et combattre les symptômes dès qu'ils apparaissent, sont les deux indications principales. Ainsi l'irritation gastro-intestinale sera traitée par des laxatifs doux, un régime régulier, etc., les poussées de congestion cérébrale exigeront l'emploi des purgatifs, du froid appliqué sur la tête et d'une révulsion modérée.

En fait, ces cas sont plus qu'on ne le pense susceptibles d'être améliorés par le traitement, mais il serait impossible dans une affection qui a des manifestations aussi variables, de tracer des règles absolues. L'huile de foie de morue et le fer peuvent être utiles. L'iodure de fer, avec une purgation légère de temps à autre et un régime bien réglé, constituent dans beaucoup de circonstances le meilleur mode de traitement.

Le bromure de potassium est utile quand on observe des convulsions et une irritabilité générale. Le phosphore est un remède avantageux comme dans maintes affections atoniques et tuberculeuses. Le sirop d'hypophosphite de chaux ou 3 milligrammes de phosphore pur en pilule avec 15 centigrammes de fer réduit, une pilule deux fois par jour après les repas pour un enfant de sept à dix ans.

Le cacao, le chocolat, la mousse d'Islande sont des substances très nutritives, très utiles dans le régime de ces enfants difficiles à soigner, chez lesquels il faut varier l'alimentation lorsque la nourriture ordinaire est mal supportée.

XIII. — CHORÉE OU DANSE DE SAINT-GUY

Cette affection n'est pas absolument limitée à l'enfance, mais elle est très commune entre sept et quinze ans. La maladie peut se montrer soit d'emblée ou à la suite d'un catarrhe gastro-intestinal et de quelque irritabilité nerveuse. Ces symptômes sont suivis d'un léger tressaillement, de mouvements convulsifs de la face ou d'une des extrémités ; ces symptômes deviennent de plus en plus accentués ; ils s'étendent aux autres membres et même à la langue. Cet état annihile parfois tous les mouvements volontaires ; l'enfant ne peut marcher sans soubresauts et sans chanceler ; il ne peut tirer la langue sans effort, et il la jette tout d'un coup hors de la bouche ; il ne peut rester debout et il s'agite sans cesse ; il ne peut saisir fermement aucun objet, il manque le but et fait des efforts accompagnés des plus étranges grimaces.

En général, sauf quelques exceptions encore assez fréquentes, les mouvements cessent pendant le sommeil. Dans les cas les plus tenaces, l'intelligence peut être sérieusement atteinte et elle s'émousse ordinairement pendant la période progressive, même dans les cas ordinaires. La santé générale n'éprouve souvent qu'une faible atteinte, mais il y a presque toujours de la constipation, quelquefois perte de l'appétit et d'autres troubles gastro-intestinaux. La maladie est plus fréquente chez les filles, souvent observée à l'époque de la puberté, et elle peut être alors en rapport avec les retards ou les troubles de la menstruation.

La densité des urines est notablement augmentée au moment du maximum de l'attaque choréique et elle diminue lorsque la maladie cesse de progresser. Il existe une relation réelle et très remarquable entre la chorée et le rhumatisme. Les enfants qui ont subi une attaque de fièvre rhumatismale, sont extrêmement exposés aux atteintes de la chorée. La proportion exacte des cas de ce genre n'a pas été parfaitement déterminée, pas plus que la cause de cette connexion. M. Sée rapporte que sur cent neuf cas de rhumatisme admis à l'Hôpital des Enfants, soixante et un furent compliqués de chorée. D'autres auteurs n'ont pas noté une proportion aussi forte. Feu le Dr Hillier a écrit que sur trente-sept cas il a trouvé quinze rhumatisants et sept cas dans lesquels un des parents du malade avait eu des rhumatismes. Mon expérience personnelle me porte à croire que M. Sée n'a nullement indiqué une proportion trop forte. D'ailleurs, dans certaines contrées, la relation susdite semble ne pas exister ; par exemple, M. Rilliet dit que le rhumatisme est très commun à Genève et la chorée extrêmement rare. M. Lombard dit que, pendant vingt années de pratique, il n'a observé qu'une fois cette complication. Le Dr West dit qu'après avoir soutenu autrefois l'opinion contraire, il a changé de vues en consultant les statistiques de l'Hôpital des Enfants d'Ormond Street, d'après lesquels, sur trente-trois enfants choréiques, onze étaient rhumatisants, et il admet la relation signalée comme étant très réelle. Trousseau Roger et Hughes sont des partisans convaincus de l'alliance du rhumatisme et de la chorée. Roger va jusqu'à dire que cette coïncidence est si fréquente « qu'il faut la considérer comme une loi pathologique » ; — d'un autre côté Romberg, Vogel et Steiner inclinent vers une opinion différente, d'après les résultats de leurs propres observations. Steiner dit que sur deux cent cinquante-deux cas de chorée, la maladie se présenta seulement dans quatre cas au déclin d'un rhumatisme articulaire aigu. D'ailleurs, un observateur habile, Tuckwell, a signalé récemment dans les *St Bartholomew's Hospital Reports*, dix-sept cas de sa pratique personnelle dans lesquels onze fois l'intervention antérieure du rhumatisme a pu être établie. Quelque lumière peut être jetée sur ces contradictions, en se rappelant que chez les enfants les manifestations rhumatismales peuvent être extrêmement légères, quoique très réelles néanmoins.

J'ai appelé l'attention sur ce fait, en parlant du rhumatisme aigu. Mais une complication beaucoup plus remarquable que le rhumatisme et qui peut, à la vérité, en être une conséquence, est la complication cardiaque qui s'observe si souvent dans la chorée. Elle se manifeste le plus souvent par un souffle systolique, à la pointe du cœur, parfois accompagné d'une grande irritation du rhythme et de mouvements désordonnés et tumultueux du cœur. Ce souffle est décrit comme dynamique et attribué par le D' Walshe, non pas à une inflammation, non plus qu'à une altération organique de la valvule mitrale. « Ces souffles ne sont pas accompagnés des symptômes qu'on observe dans les cas de souffles anémiques ; mais on peut les attribuer vraisemblablement à l'action désordonnée des muscles papillaires qui animent les valves de la membrane mitrale.» En ce qui concerne la fréquence des complications cardiaques de la chorée, le D' Hillier dit que sur trente-sept observations prises par lui, il y avait probablement lésion organique du cœur dans vingt-cinq cas; dans quatre autres, des signes évidents de troubles fonctionnels, et seulement dans huit cas des mouvements désordonnés du muscle cardiaque. Le D' Hillier croit que les souffles dynamiques de la pointe sont rares dans la chorée. Il attribue plutôt les souffles choréiques à une lésion organique, parce que cette lésion a rarement fait défaut dans ses observations personnelles. J'ai cependant observé récemment et traité deux cas remarquables dans lesquels des souffles très distincts de la région mitrale ont complètement disparu après la guérison de la chorée.

Les bruits choréiques sont souvent en rapport avec des végétations développées sur les valvules du cœur. Parfois ils sont dus à l'anémie seule et dans quelques autres circonstances, surtout lorsqu'il existe en même temps des palpitations, les bruits sont dus à la contraction irrégulière des parois musculaires du cœur. Rilliet et Barthez affirment qu'une maladie aiguë intercurrente diminue la chorée ou même la fait disparaître. Sur dix-neuf cas, neuf furent atteints de maladies aiguës dont huit sérieusement. Chez quelques-uns la chorée disparut dès le début, chez d'autres, elle diminua plus lentement ou même parut d'abord augmenter pour disparaître complètement dans la suite.

Le Dr West remarque qu'il a vu des cas dans lesquels le souffle cardiaque qui s'était manifesté pendant la chorée était devenu persistant et avait constitué une altération définitive suivie même par une dilatation manifeste du cœur ayant amené promptement une terminaison fatale.

La terminaison ordinaire de la chorée est la guérison ; mais la maladie peut se terminer par la mort, par épuisement ou dans le coma. Elle occasionne parfois des lésions cérébrales déterminant, par des convulsions, la paralysie, l'hydrocéphalie et l'apoplexie; ces complications sont néanmoins très rares. Il y a souvent des rémittences et des rechutes qui peuvent se renouveler plusieurs fois. Il n'est pas rare de voir la chorée se compliquer d'hystérie. La chorée est souvent le résultat d'une embolie d'un vaisseau du cerveau et, suivant le Dr Hughlings Jakson, des petites artérioles alimentant le corps strié et les circonvolutions du voisinage.

Quant à cette question des embolies capillaires et aux autres théories étiologiques de la chorée, on s'est livré à des discussions très étendues, et divers auteurs, tels que Tukwell, Broadbent, Ogde et autres, ont émis une série d'opinions diverses. Les remarques suivantes des Drs Meigg et Pepper m'ont paru très nettes sur une question encore discutée et très intéressante (1). Ces auteurs s'expriment

---

(1) *Diseases of Children*, sixth edition.

ainsi : « Il nous paraît démontré que, dans un certain nombre de cas, l'irritation particulière et la nutrition imparfaite des ganglions sensoriels et moteurs, causes des phénomènes choréiques, sont dues elles-mêmes à des embolies des vaisseaux artériels qui servent à nourrir ces régions de l'encéphale. Nous avons déjà exprimé cependant notre opinion sur la nécessité d'admettre deux autres classes de chorées dues primitivement à des altérations du sang ou à l'irritation réflexe. Il est donc très possible que dans quelques cas le rhumatisme engendre indirectement la chorée, soit en déterminant l'anémie et une diminution des forces nerveuses, ou bien en produisant des lésions inflammatoires dans les méninges spinales, par exemple, ou dans les gaines des nerfs spinaux, qui peuvent devenir des foyers d'irritation réflexe. »

Autopsie. — Les lésions observées appartiennent plutôt à l'affection secondaire qui a déterminé la mort, qu'à la chorée elle-même ; en fait, la mort a pu avoir lieu dans des cas de chorée, sans qu'on puisse découvrir aucune lésion organique. Ordinairement les vaisseaux de la moelle sont congestionnés, et on observe parfois un épanchement de sang autour de la dure-mère spinale.

Les membranes cérébrales sont aussi très souvent affectées et on observe des traces d'exsudation ou d'effusion séreuse ; parfois on a trouvé du ramollissement du cerveau et de la moelle. Le Dr Russell Reynolds considère la chorée comme une affection plutôt cérébrale que spinale, pour les raisons suivantes :

1. Le spasme tonique plutôt que le spasme clonique de la chorée, est le fait d'une irritation spinale ;

2. Les mouvements choréiques sont, dans une certaine mesure, sous la dépendance de la volonté ;

3. Les mouvements cessent dans le sommeil alors que les actes excito-moteurs sont augmentés par l'absence de la volonté ;

4. D'un autre côté, les efforts de la volonté excitent davantage les mouvements choréiques.

Causes. — La maladie est plus commune chez les filles ; trois filles sont affectées alors qu'un seul garçon est atteint. Les enfants de femmes nerveuses et hystériques sont prédisposés à cette maladie. Celle-ci s'est montrée épidémique, mais, comme pour l'hystérie, on doit tenir compte de l'influence de l'exemple et de l'imitation. Les causes occasionnelles sont les traumatismes, les frayeurs, les vers, la dentition, les excitations mentales et toute irritation du système nerveux. Le D' Anstie considère l'alimentation insuffisante comme une des principales causes de la chorée, et, au contraire, il attribue la guérison, dans certains cas, à une nourriture choisie, appropriée à l'enfant et réparatrice. Il appelle l'attention sur la gravité des cas qui se montrent chez les jeunes filles lorsque leurs règles ont été trop abondantes ou dans d'autres circonstances présentant quelque anomalie spéciale.

La durée de la maladie peut varier de deux à trois semaines jusqu'à plusieurs mois. Jaccoud observe que la durée de trois mois est la limite après laquelle la chorée prend une forme incurable. On a pensé que certains cas de bégayement et de clignement habituel des yeux étaient chez l'adulte, de nature choréique, et c'est ce qu'on a désigné sous le nom de « chorée locale ».

Traitement. — Les divers modes de traitement consistent dans l'emploi des toniques, des laxatifs, des antispasmodiques, etc. En tous cas on doit avoir toujours présente à l'esprit la *cause* probable de la chorée et on instituera le traitement d'après les indications étiologiques. Si l'on se souvient de la fréquence de la constipation dans cette maladie, on ne perdra pas de vue l'utilité spéciale des laxatifs légers. En même temps on se gardera des purgatifs répétés, dont on ne saurait trop soigneusement éviter l'action déprimante dans une affection essentiellement cachectique. De simples minoratifs, pour régulariser les fonctions intestinales plutôt que pour purger sont préférables aux purgatifs véritables. Le fer a été généralement recommandé comme un des meilleurs toniques. Le sirop de phosphate de fer composé m'a paru très efficace et a parfois dissipé les plus mauvais symptômes dans l'espace de deux semaines environ. J'ai trouvé aussi les bromures de potassium et d'ammonium très utiles. M. Gaillard croit que le bromure calmant surtout les mouvements violents et désordonnés, est plus utile lorsque ceux-ci existent que dans les cas ordinaires. L'un ou l'autre sera donné à bonne dose, 30 à 60 centigrammes par exemple pour un enfant de dix ans. Dans les cas graves, le malade sera tenu au lit. Le meilleur système est probablement celui qui consiste à prescrire d'abord un laxatif léger répété deux ou trois fois en une semaine pour entretenir la liberté du ventre. Le jour qui suit la première purgation, on commencera le sirop de phosphate de fer à la dose de 2 grammes par exemple, trois fois par jour en augmentant la dose jusqu'à 4 grammes. S'il ne survient pas d'amélioration en deux ou trois semaines, ou si, pour quelque motif, le fer n'est pas indiqué, on essayera la scutellarine, le bromure de potassium, surtout lorsqu'il y a de la dysménorrhée; la belladone, la liqueur arsénicale, le suc de ciguë ou la strychnine. Le suc de ciguë a été donné à un enfant de six ans, par le Dr Anstie, qui a pu administrer ce remède jusqu'à la dose de 240 grammes par jour (8 onces) sans produire plus d'effet que s'il avait donné de l'eau (1). J'ai vu un résultat semblable chez l'adulte avec des doses extravagantes de jusquiame et de

(1) *Succus conii*. — Le suc de ciguë de la Pharmacopée britannique est formé de 2/3 de suc exprimé de la plante fraîche et de 1/3 d'alcool. 25 gouttes équivalent à 6 centigammes d'extrait obtenu du suc avant l'addition d'alcool, en le faisant évaporer.

ciguë et nous connaissons la fameuse 1/2 once de digitale dans le delirium tremens (15 grammes). — Ces résultats ne me détourneront nullement des doses ordinaires dans les cas où je suis satisfait de leur efficacité, et je suis plutôt persuadé de la valeur des doses faibles que des doses exagérées, pour beaucoup de sédatifs végétaux. Le D' West prescrit la liqueur de strychnine (B. Ph.) par doses de 5 gouttes toutes les six heures à un enfant de sept ans, et il augmente graduellement la dose jusqu'à 10 gouttes ou bien 6 gouttes environ de noix vomique, également toutes les six heures. D'autres remèdes très employés sont la valériane (surtout la teinture ammoniacale), l'oxyde de zinc, l'antimoine dans les cas d'excitation fébrile, et le nitrate d'argent. Sir Thomas Watson, combine le cannabis indica avec de faibles doses de nitrate d'argent et un peu d'acide nitrique dilué. L'opium et la stramoine ont été employés, mais ils sont plutôt les auxiliaires du traitement que des agents de traitement directs par eux-mêmes.

L'arsenic est souvent très utile ; le D' Radcliffe conseille l'emploi de la solution de Fowler par la méthode hypodermique. J'ai trouvé son emploi ordinaire par la bouche, très utile dans des cas où d'autres remèdes avaient échoué. Le D' Finny parle très avantageusement de la strychnine et recommande comme supérieur au sirop bien connu de sulfate de strychnine de Trousseau, une solution de sulfate de strychnine moitié moins forte que celle de la Pharmacopée britannique, de sorte que 5 gouttes représentant 1/18 de grain d'alcaloïde, c'est-à-dire environ 1 milligramme 33. — 2 milligrammes 1/2 suffisent pour un enfant de huit à dix ans, peuvent être renouvelés deux fois d'abord, puis trois fois par jour (West.) Le D' Finny commence par 1 milligramme et, dans un cas dont il rapporte l'observation, il a pu élever la dose graduellement jusqu'à 3 milligrammes renouvelés trois fois par jour. En tous cas l'usage de la strychnine exige une surveillance active de la part du médecin, en sorte qu'on est disposé à souscrire à la déclaration de MM. Meigs et Pepper, qui « préfèrent l'une des méthodes différentes qui donnent des résultats équivalents et sont moins dangereuses ».

Le D' Copland recommande un bain de pluie froid pendant que l'enfant a le corps plongé dans un bain chaud. M. Baudelocque employait les bains sulfureux chauds, tels qu'on les prépare en ajoutant du sulfure de potassium à un bain ordinaire à 32°. L'enfant y restera pendant une demi-heure tous les jours. Le traitement de M. Jaccoud consiste dans l'emploi de pulvérisations d'éther sur toute la moelle, renouvelées deux fois par jour. Lubelsky et Trousseau parlent favorablement de ce moyen de traitement, c'est un traitement analogue aux applications de glace recommandées par le D' Chapmann. Tous deux paraissent mériter une ample série d'observations Le D' Dickinson parle avantageusement de l'emploi du sulfate de zinc dans la chorée. Il dit qu'on peut donner 5 centigrammes pour chaque dose tous les jours jusqu'à ce qu'on soit arrivé à donner de 70 centigrammes à 1 gramme 30 par jour. Lorsqu'il est suffisamment dilué, il ne provoque pas de nausées ni d'autres symptômes apparents, si ce n'est la diminution des grimaces et de la jactitation. Le D' Dickinson a donné jusqu'à 7 grammes de sulfate de zinc en vingt-quatre heures à une fille de sept ans. Il remarque que le zinc convient mieux aux enfants pléthoriques et le fer aux enfants débilités ; le zinc, lorsqu'il y a des symptômes aigus ; le fer, au contraire, dans les formes chroniques. On a également recommandé les exercices gymnastiques, les révulsifs, l'électricité. Les courants continus représentent la forme la plus convenable de l'intervention électrique ; le pôle positif sur les muscles affectés ; le négatif sur le nerf qui les anime. Dans une affection si souvent d'une ténacité extrême, il est bon d'avoir une série d'armes diverses pour lutter contre le mal. Lorsque la maladie est manifestement liée à la présence des vers, à la dentition ou à l'aménorrhée, il est absolument nécessaire d'observer que ces points doivent appeler toute l'attention et doivent être traités avant de songer à triompher de la chorée.

MM. Goeltz et Auger rapportent un cas de chorée traitée avec succès par des lavements d'hydrate de chloral : tous les autres remèdes avaient échoué. On administra deux lavements de 4 grammes pendant quinze jours, et au bout de ce laps de temps, la chorée avait complètement cessé. M. Polaillon, dans deux cas, prescrivit un lavement de 15 centigrammes de chloral dans 16 grammes d'eau. Il obtint du sommeil et la cessation des mouvements choréiques. La répétition du même lavement au bout de vingt-quatre heures suffit à faire disparaître entièrement l'attaque. Il reste seulement à signaler deux ou trois remèdes dont l'emploi est très récent et qui exigent des expériences plus complètes.

La cimifugine ou au moins la décoction ou la teinture ou l'extrait fluide d'actæa racemosa. Ce remède préconisé par le Dr Jesse Young, a reçu beaucoup d'extension, surtout aux États-Unis. Le Dr Bartelow le croit surtout utile dans les cas qui se montrent à la puberté et sont liés à des anomalies des fonctions menstruelles. On peut donner trois fois par jour de 4 à 8 grammes de teinture et nous conseillons d'augmenter les doses graduellement pendant plusieurs semaines. J'ai obtenu de bons résultats à la suite de son emploi, combiné à la pulsatille ; mais, comme la pulsatille a une action emménagogue très prononcée, je ne saurais attribuer tout le bénéfice des traitements à l'actæa seul.

La picrotoxine a été recommandée par le professeur A. Gubler à la dose d'un milligramme, qu'on pourra augmenter avec beaucoup de prudence, pour un enfant de douze à quatorze ans.

En dernier lieu, Bouchut a préconisé l'emploi du sulfate d'ésérine à la dose d'environ 2 milligrammes trois fois par jour ou à demi-dose par la méthode hypodermique, pour un enfant de douze à quatorze ans. L'action est temporaire, elle dure deux ou trois heures, mais pendant ce temps les mouvements cessent et ils sont graduellement modifiés de la façon la plus complète, suivant Bouchut, dans l'espace de dix jours environ. Le même auteur a donné 2 grammes 50 d'hydr. de chloral à la fois, de manière à faire dormir l'enfant pendant huit heures d'un seul trait et laissant alors le malade se réveiller pour lui donner quelque nourriture, il redoublait la même dose, deux heures après le repas. Il affirme n'avoir jamais vu de mauvais effets et dit qu'il a donné 2 grammes 50 de chloral à un enfant, pour lui extraire une dent. Cependant d'autres observateurs n'approuvent nullement cet emploi héroïque du chloral.

XIV. — ECLAMPSIA NUTANS
(*Tic de Salaam.*)

Cette affection est, en réalité, un spasme clonique bilatéral des deux muscles sterno-mastoïdiens ; elle se montre dans l'enfance depuis l'époque de la dentition jusqu'à la puberté. C'est heureusement une maladie très rare. Elle affecte parfois l'intelligence d'une manière permanente. Son caractère distinctif est la flexion spéciale de la tête, en avant et en arrière, assez forte parfois pour rapprocher la tête des genoux. Le mouvement, d'abord lent, augmente de vitesse et peut être répété cinquante et même cent fois de suite. L'accès revient souvent au réveil. Tôt ou tard on voit se manifester d'autres mouvements convulsifs, quelquefois du strabisme, et l'attaque peut finir par l'idiotie ou la paralysie. M. Neronham est porté à croire que cette maladie est de caractère strumeux et inflammatoire et affecte principalement les membranes d'enveloppe de la moelle allongée. D'autres auteurs attribuent la maladie à une hypérémie des racines du nerf spinal comme dans certains cas d'indigestion et de vers intestinaux. Elle peut être due à la carie des vertèbres, à des lésions de la moelle cervicale, à la compression des tumeurs du voisinage, etc.

Traitement. — Le traitement consiste dans les soins de la santé générale, l'emploi des sédatifs, surtout du bromure de potassium et aussi des toniques, surtout les préparations de zinc et de quinine. Les courants continus ont montré leur efficacité dans quelques cas, appliqués sur le nerf spinal et les muscles, ou sous forme de courants longitudinaux et transverses sur la tête (Rosenthal). Le chloroforme peut être applicable pour combattre un spasme particulièrement grave, mais il est douteux qu'on puisse en obtenir un bon résultat permanent. Ausch a rapporté trois cas de guérison par l'application de moxas de chaque côté de la colonne vertébrale suivie d'une suppuration longtemps prolongée.

XV. — ÉPILEPSIE

Dans un grand nombre de cas, il est facile de relever l'influence de l'hérédité dans la genèse de cette maladie.

Les causes déterminantes sont le froid, les traumatismes, les troubles gastriques et intestinaux, la dentition, etc. — Cette dernière cause est probablement la plus commune. On doit se rappeler que l'intelligence encore mal développée chez les enfants est plus exposée que chez l'adulte à des troubles irréparables. Chez les filles, l'invasion de la maladie avant la menstruation expose plus à la folie qu'après l'établissement des fonctions périodiques. Cette maladie est plus commune chez les filles après sept ans que chez les garçons. Si l'on considère surtout les symptômes actuels de l'attaque, l'épilepsie des enfants ne diffère pas matériellement de celles des adultes. Il peut y avoir des symptômes précurseurs, mais l'enfant est souvent trop jeune pour exprimer lui-même ses sensations. D'ailleurs les mouvements convulsifs, la morsure de la langue, le coma consécutif, la cyanose faciale, la fixité des pupilles, l'anxiété de la respiration, l'écume de la bouche, tous les symptômes se montrent chez l'enfant comme chez l'adulte. La durée de l'attaque peut se prolonger de cinq à huit minutes jusqu'à une demi-heure ou une heure et plus. Chez les enfants les caractères du début sont ceux du « petit mal ».

Autopsie. — De même que chez les adultes, on ne rencontre à l'autopsie aucune altération caractéristique. Souvent il existe de la congestion ; parfois les os du crâne sont épaissis ou altérés. Dans les cas de longue durée, on observe parfois l'induration ou le ramollissement du cerveau.

Pronostic. — Le pronostic sera fondé, non sur la violence des attaques, non pas davantage sur la fréquence pendant un certain temps, mais sur les rechutes et la fréquence des attaques, alors que la dentition ou toute autre cause palpable d'irritation auront disparu et lorsque l'enfant sera par ailleurs en état de bonne santé.

Traitement. — Il consiste, pendant l'attaque, à protéger la tête et le cou en les entourant d'objets qui ne puissent les blesser, à faire rentrer de l'air frais dans la chambre, à soulever la tête et à placer un morceau de liège entre les dents.

Quelquefois les affusions froides sur la tête peuvent rendre des services.

Dans l'intervalle des attaques, le régime sera tonique et abondant ; la viande cependant sera donnée avec modération. On conseillera fortement l'exercice au grand air et nous pourrons ajouter l'emploi des sels de fer et d'argent qui donneront quelques chances de guérison. La belladone est très hautement recommandée par West et Brown-Séquard ; Trousseau dit qu'il faut en prolonger l'emploi pendant deux ou trois ans et plus si les résultats sont avantageux. Les bromures de potassium ou d'ammonium à larges doses, 15, 20, 50 centigrammes et plus, trois fois par jour, sont des moyens actifs dans beaucoup de cas. Les enfants font souvent de remarquables progrès à la suite de cette médication. Le fer, la quinine, l'huile de foie de morue sont avantageux pour fortifier la constitution. Chez les sujets faibles, exposés aux attaques nocturnes, on a employé la picrotoxine. Les courants galvaniques sont parfois utiles dans les cas idiopathiques et la nitrite d'amyle, en inhalations prudemment faites, a pu bien souvent arrêter une attaque. La prescription suivante est avantageuse pour un enfant de quatorze à quinze ans

```
℞   Bromure de potassium.......      15 grammes
    Bromure de fer.............      10 grammes
    Glycérine..................     120 grammes
    Eau........................     240 grammes
F. s. a. Une cuillerée à bouche deux fois par jour.
```

On peut aussi tirer quelque avantage de l'emploi de l'arsenic et de la strychnine. L'arsenic semble mieux convenir aux cas d'origine gastrique et la strychnine aux cas idiopathiques accompagnés d'anémie cérébrale.

XV. — PARALYSIE

Cette affection n'est pas dans l'enfance aussi formidable que chez les adultes. Ses effets sont parfois permanents en raison de l'organe ou de la région affectée, mais alors même elle ne compromet point la vie et le plus ordinairement l'enfant peut se rétablir complètement par l'emploi d'un traitement convenablement choisi. Cependant la pa-

ralysie est quelquefois congénitale et, dans ce cas, elle
n'est pas susceptible de guérison.

Les causes de paralysie de l'enfance sont le plus souvent légères, par exemple la dentition, la constipation, un
refroidissement, une fièvre passagère et peu intense, etc.
Le plus ordinairement une seule jambe est atteinte, parfois les deux et quelquefois un bras et une jambe; il est
rare qu'un bras soit atteint isolément. Dans quelques cas,
le trouble est localisé à un seul muscle, le sterno-mastoïdien
par exemple. L'attaque peut être sous la dépendance
d'une lésion organique très grave, par exemple l'hydrocéphalie chronique, un abcès du cerveau, la méningite
tuberculeuse et diverses tumeurs du cerveau et de la
moelle allongée ; un symptôme remarquable dans cette
circonstance est la soudaineté de l'invasion. Le Dr West
fait observer qu'il y a des cas dans lesquels la paralysie
n'est pas complète, qui s'accompagnent d'hyperesthésie
pendant quelque temps et sont suivis ensuite d'une perte
plus complète du pouvoir moteur. Dans ces cas l'enfant
s'appuie sur sa jambe saine, tourne en dedans la pointe
du pied affecté pendant la marche, et se repose en plaçant les orteils de ce pied sur le dos du pied du côté
sain. De là une difficulté de diagnostic avec la coxalgie,
difficulté qui peut être vaincue en observant que l'hy-
péresthésie des membres paralysés varie considérablement à des instants rapprochés, que la douleur du genou
manque et qu'on ne développe pas de souffrance en
appuyant la tête du fémur dans la cavité cotyloïde en
poussant brusquement sur le talon. En outre la température locale de l'articulation supposée malade pourra
venir en aide au diagnostic, car cette température doit
augmenter lorsqu'il existe une inflammation. (Hilton.) Les
formes bénignes de la paralysie peuvent être distinguées
des formes graves en faisant attention à l'histoire du cas,
à la présence ou à l'absence de tremblements nerveux,
de contractures ou de mobilité des doigts et des orteils.

Si les convulsions ont précédé l'affection, la paralysie simple est ordinairement annoncée par une seule attaque ; tandis que les affections cérébrales déterminent une série d'accès pendant lesquels le membre qui doit devenir paralysé est animé de mouvements particuliers ou peut être le seul siège du mouvement.

La durée de la paralysie simple des enfants varie beaucoup ; quelques cas guérissent en quelques semaines, tandis que d'autres peuvent se prolonger pendant des années.

Quand la durée est longue, le membre paralysé dépérit, se refroidit et sa croissance est retardée.

La température peut tomber de 2° à 10°, l'atrophie musculaire, la dégénération graisseuse surviennent, et ce dépérissement, accompagné de paralysie, est aggravé par le relâchement des ligaments, qui occasionne de nombreuses difformités de l'enfance, telles que le pied-bot par exemple, etc. Les membres paralysés peuvent commencer à s'atrophier après quelques semaines ; mais ordinairement il s'écoule plusieurs mois avant le début de l'atrophie.

Il est à remarquer que le deltoïde et le tibial antérieur s'altèrent plus promptement que tous les autres muscles. Il est également curieux de noter que les muscles atrophiés qui ont perdu entièrement la faculté de se contracter sous l'influence des courants induits les plus puissants, réagissent encore fortement lorsqu'on les fait traverser par un courant galvanique direct de faible tension et à intermittences lentes. (Netten Radcliffe.) Aussi longtemps qu'un des deux courants produit la réaction musculaire, on est en droit d'espérer la guérison, et il est singulier que, lorsque le muscle reprend sa vigueur, l'action du courant induit augmente, tandis que celle du courant direct s'affaiblit. Lorsque la dégénérescence graisseuse a commencé, la guérison est presque impossible.

Duchenne recommande l'emploi d'un petit « emporte-pièce » pour examiner des fragments du muscle sous le microscope ; suivant le résultat de cet examen le courant employé sera direct ou induit. On pourra d'ailleurs compléter le diagnostic par les commémoratifs se rapportant aux cas particuliers. Les instruments de Stohrer de Dresde, employés pour cette affection, se trouvent chez Pratt, Oxford street.

La paralysie dite atrophique de l'enfance se montre entre les âges de six mois à deux ans, et la dentition est un des éléments actifs de sa genèse. Elle est ordinairement d'emblée et survient au milieu des apparences de la santé parfaite. Quelquefois cependant il y a de légers prodromes, tels que de la fièvre, des douleurs dorsales ou lombaires.

La paralysie myosclérotique progressive ou paralysie avec hypertrophie musculaire apparente est très rare, elle s'est toujours montrée chez des garçons et le plus souvent dans la première enfance, du douzième au quatorzième mois. Les muscles des jambes sont ordinairement les premiers atteints. Il y a dans ces cas une incapacité croissante de la marche et les chutes sont fréquentes.

Les pieds sont généralement très écartés et les balancements latéraux sont symptomatiques, d'après Duchenne. Un autre symptôme fréquemment observé consiste dans une difficulté d'appuyer le talon sur le sol. Il en résulte un talus-équin ou l'équino-varus, de là une courbure spéciale de la colonne vertébrale, dans laquelle les épaules sont rejetées en arrière au delà de la verticale passant par le sacrum. Par compensation il se produit une incurvation prononcée de la région lombo-sacrée, désignée par Duchenne sous le nom d' « *ensellure* ». Les muscles affectés ne tardent pas à enfler et à augmenter de volume surtout les cuisses et les mollets ; la peau qui les recouvre devient rouge malgré l'abaissement local de la température et la contraction volontaire s'affaiblit, de même que, le plus souvent, la contractilité électro-musculaire. Les sphincters et les muscles involontaires sont généralement indemnes.

L'appétit et la digestion restent en bon état et l'intelligence est intacte jusqu'à la fin. Après un temps plus ou moins long, variant de cinq à quinze ans, l'enfant est tenu au lit, la paralysie augmente ; les membres supérieurs se prennent à leur tour et il n'y a plus augmentation de volume, mais au contraire il survient une rapide diminution et une atrophie s'étendant à tous les muscles affectés. La mort survient fréquemment par suite de quelque maladie intercurrente bénigne. — L'altération pathologique la plus importante dans cette singulière maladie est l'hypertrophie considérable du tissu aréolaire, avec formation excessive de tissu conjonctif et de graisse. On n'a pu constater aucune lésion cérébrale ou médullaire, et tous les traitements paraissent également illusoires et le sont sans aucun doute après la première période. Les moyens conseillés sont les courants électriques continus ou induits et les toniques.

Traitement. — Le traitement général de la paralysie dépend beaucoup des causes de l'attaque ; en fait les premiers soins, lorsqu'on est appelé de bonne heure auprès du petit malade, doivent toujours être dirigés contre la cause supposée, dont la disparition suffit presque toujours à déterminer la cessation de la paralysie secondaire.

On recherchera donc s'il existe quelque trouble de la dentition, des vers intestinaux, de la constipation, etc., et on appliquera dans chaque cas particulier le traitement qui répond à l'indication causale. Les révulsifs sur la longueur de la colonne vertébrale, à l'aide de liniments rubéfiants ou vésicants, constituent une méthode efficace dans les cas provoqués par une congestion spéciale. L'ergot sous forme d'extrait fluide de Battley, peut être employé par doses de cinq gouttes, pour un enfant de deux ou trois ans. Rien n'empêche de combiner l'ergot avec l'iodure de potassium, si l'on croit que ce dernier puisse réellement prévenir les altérations inflammatoires de la moelle. L'enfant sera tenu au lit. Un des premiers symptômes d'amélioration est l'élévation de la température locale. On pourra très souvent combattre la constipation, qui existe si fréquemment, en donnant quelques légers purgatifs. On donnera quelques toniques, et le fer répond dans nombre de cas à une indication bien nette.

Le Dr West prescrit 8 milligrammes d'extrait alcoolique de noix vomique à un enfant de quatre ans, en renouvelant la dose trois fois par jour et en l'augmentant graduellement de façon à donner jusqu'à 20 milligrammes par jour. L'association du fer et de la quinine est souvent utile. Il est très important de faire exercer chaque jour les membres malades, à l'aide d'un *baby-jumper* (1), d'un chariot ou d'autres appareils analogues ; après cinq ou six ans on peut employer les béquilles et parfois il faut avoir recours à des frictions. J'ai observé que les bains d'eau de mer suivis d'une friction avec une serviette rude, donnaient de bons résultats, mais le remède qui dans mes mains a donné le plus de succès est l'électricité, sous forme de courants continus appliqués deux ou trois fois par semaine et ensuite plus fréquemment, sur les muscles paralysés. On en prolongera l'usage pendant dix minutes ou un quart d'heure chaque fois et on augmentera graduellement l'intensité du courant jusqu'à ce que l'amélioration se produise. Lorsque déjà on a obtenu un commencement d'amélioration par les courants continus, on peut accélérer les progrès de la guérison par l'emploi des courants faradiques ou induits. La paralysie faciale se montre aussi pendant la dentition, elle est ordinairement temporaire et n'implique aucun danger excepté cepen-

---

(1) Appareil élastique fixé au plafond et destiné à soutenir les enfants et à les soulever lorsque les pieds appuient sur le sol.

dant lorsqu'il existe une lésion du temporal, ce qui est rare.

Parfois l'hémiplégie faciale se montre aussitôt après la naissance. Elle peut être causée par le traumatisme d'une branche de nerf facial par le forceps ou par la compression de la tête au passage. Elle s'atténue rapidement et le plus souvent elle n'exige aucun traitement. Dans la paralysie faciale ordinaire, l'électricité peut rendre des services, on peut aussi employer les petits vésicatoires volants, ou bien la strychnine ou le fer seul ou combiné comme dans le sirop d'Easton par exemple.

XVI. — OTORRHÉE

Cette affection symptomatique est traitée dans ce chapitre en raison de la production fréquente des troubles cérébraux à la suite d'une otorrhée négligée. Une sécrétion abondante de l'oreille est chose très commune dans l'enfance ; elle provient d'une inflammation catarrhale subaiguë du conduit auditif, du tympan ou de la muqueuse qui le double, ce qui survient souvent lorsqu'il y a une rupture du tympan à travers lequel le pus s'est fait jour. Cette circonstance est favorable à la guérison d'autant plus que, si la sécrétion ne trouvait pas d'issue extérieure, elle aurait tendance à fuser en dedans et à développer une affection du cerveau ou de ses enveloppes. L'abcès de l'encéphale est occasionné souvent par une maladie primitive ayant son siège dans les cellules mastoïdiennes et donnant naissance à une purulence sans issue extérieure. L'otalgie, l'otorrhée et la surdité sont des symptômes qu'il faut constamment surveiller en prévision de la possibilité d'une affection cérébrale secondaire ; un arrêt brusque de la sécrétion est souvent le prodrome d'une complication cérébrale imminente. Si les choses se présentent de cette manière on pourra tenter de diminuer l'inflammation par des fomentations chaudes et au besoin par l'application d'une ou deux sangsues. Lorsque la maladie est d'origine strumeuse et chronique, on aura recours au traitement signalé à propos de la scrofule. Les symptômes aigus, tels que convulsions, vomissements, délire et strabisme, indiquent avec certitude la production d'une lésion cérébrale. Le cas devient alors très sérieux ; mais il y a encore quelque espoir grâce à la révulsion en arrière des apophyses mastoïdes ou bien à une large trépanation inférieure (Wilde). Ce dernier moyen est surtout utile lorsque le pus s'est formé sous le périoste. Quelques sangsues sur les côtés de la tête, lorsque la douleur et la sensibilité sont vives, des applications de vapeur chaude ou des fomentations d'eau de pavot, un régime léger, le silence et l'obscurité, d'autant mieux indiquée qu'il n'est pas rare d'observer dans ces cas une grande irritabilité et une vive intolérance pour la lumière. On surveillera les intestins et on emploiera les sédatifs indiqués par la violence de la douleur et par l'agitation.

L'otorrhée peut aussi se montrer dans le cours de la scarlatine comme résultat d'une otite moyenne. On observe ordinairement une vive douleur, qui s'étend de la gorge à l'oreille et s'accompagne de battements violents, d'une élévation de la température et souvent d'un délire très fort ; il survient en général de la surdité avant la suppuration, et la douleur commence à se calmer lorsqu'un suintement séreux rougeâtre se montre dans le conduit auditif ; cette sécrétion peut devenir rapidement purulente et fétide. L'affection ainsi décrite indique presque toujours une forme grave de la scarlatine. Le véritable traitement de cette complication consiste à faire pendant la marche progressive de la fièvre grave de nombreuses injections d'eau chaude ou d'une décoction faible de pavot.

La température et les autres symptômes indiqueront le traitement de la maladie générale celui de la complication peut être spécialement prolongé alors que la scarlatine est sur son déclin. Harvey recommande l'emploi de quelques sangsues suivi de fomentations. Mais l'état général de l'enfant doit dominer toutes les manifestations locales et doit nous guider entièrement dans notre intervention.

L'otorrhée se montre quelquefois après la scarlatine et a dans ce cas une tendance plus marquée à produire la surdité permanente, la nécrose du temporal, la paralysie faciale et quelquefois l'abcès encéphalique. L'otorrhée survient aussi comme conséquence d'une otite, d'un polype, de granulations du tympan ou d'une inflammation chronique de la muqueuse du tympan. On procédera soigneusement à un examen direct à l'aide d'un petit speculum auris en forme de petit entonnoir, analogue au speculum vaginal de Fergusson, ou bien en argent. C'est là le meilleur instrument. L'argent est préférable comme moins fragile, et, en règle générale, il faut éviter pour l'usage des enfants les instruments à valves.

Un certain nombre d'otorrhées sont améliorées par les injections largement faites avec des solutions diverses; mais dans tous les cas la propreté la plus scrupuleuse, les irrigations, les douches d'eau chaude ou d'eau et de lait, sont des moyens à mettre en usage. Les lotions pour l'oreille consistent en solutions faibles d'acide phénique, d'iode, de sels de zinc, de tannin et de nitrate d'argent. Je me suis très bien trouvé de l'emploi d'un tampon de ouate imbibé de glycérine et placé dans l'oreille.

On doit changer ce pansement deux ou trois fois par jour et chaque fois il faudra largement doucher l'oreille. Je crois que c'est M. Wakley qui a le premier signalé la valeur de la glycérine dans le traitement de l'otorrhée. L'otalgie, c'est-à-dire la vraie névralgie de l'oreille, est accompagnée d'une vive douleur qui ne s'aggrave pas comme celle de l'otite, qui ne s'accompagne point de fièvre et disparaît en général aussi promptement qu'elle est venue. Un bon laxatif, quelques gouttes de laudanum, de l'huile sur de la ouate placée dans l'oreille, ou bien l'emploi du chloroforme appliqué sur du coton sur le conduit auditif, enfin une potion de bromure de potassium et de chloral, sont les moyens qui amènent ordinairement la guérison de l'otalgie.

XVIII. — CÉPHALOEMATOME

Tumeur sanguine, non pulsatile, développée sous le cuir chevelu, sous le péricrâne, ou sous le crâne même; cette dernière forme est la plus rare et la plus difficile à guérir.

Ces tumeurs peuvent varier de volume depuis la grosseur d'une noisette jusqu'à celle d'une pomme. Elles se montrent le plus souvent sur l'un ou l'autre des pariétaux et sont souvent la conséquence d'un travail prolongé et laborieux. L'enflure est circonscrite, molle, fluctuante et elle disparaît par résorption en peu de jours. Il est donc bien rarement nécessaire de laisser cette tumeur s'ouvrir, à moins que l'inflammation survienne et ensuite la suppuration; on devra la traiter alors par les moyens ordinaires, d'après les règles générales.

Il n'y a aucun inconvénient à se servir d'une lotion de chlorhydrate d'ammoniaque, comme le recommandent quelques auteurs; d'autres préfèrent les lotions alcooliques.

On a quelquefois employé les sétons avec succès.

XIX. — MÉNINGITE CÉRÉBRO-SPINALE ÉPIDÉMIQUE

Cette affection se montre principalement pendant la seconde enfance et pendant l'adolescence. On l'a décrite sous les noms de fièvre cérébro-spinale, fièvre maligne pourprée, fièvre nerveuse pourprée, etc. C'est une maladie infectieuse, peut-être contagieuse. — Elle s'est montrée sous formes de petites et quelquefois de grandes épidémies, pendant six ans, dans plusieurs contrées d'Europe et d'Amérique. Cependant les observateurs sont bien loin de s'accorder sur un grand nombre de questions relatives à cette maladie. Ainsi, d'après Hanc, elle peut être sporadique, tandis que Boudin et d'autres affirment que la variété épidémique est la seule existante. Les observations suivantes suffiront à préciser les caractères de la maladie et à éclaircir le diagnostic. L'invasion de la céphalalgie est soudaine, elle est persistante ou paroxystique, la fièvre, le vertige, la prostration, les vomissements incessants, l'hyperesthésie cutanée et les autres troubles sensoriels, la constipation, la faiblesse du pouls, les contractions tétaniques affectant principalement les muscles du cou, le délire souvent violent et se terminant promptement par le coma le plus dangereux; la névralgie intestinale, les sensations de frisson suivies de bouffées de chaleur qu'on a comparées à des secousses électriques, en raison de la soudaineté et du choc. Tels sont les symptômes essentiels. La température peut varier de 39° à 40°,5. Lorsqu'elle dépasse 41°,6, il survient souvent bientôt une terminaison fatale. Cet état ne peut se prolonger au delà de douze à vingt-quatre heures ou, dans certains cas peu fréquents, trois jours. Il faut observer ici que la déglutition est souvent gênée et que le trismus et les contractures ne sont pas rares. Cette période se termine, à moins que la mort n'arrive pendant la dépression, ce qui s'observe dans les cas désignés sous les noms de fulminants ou foudroyants. Le pouls est plus lent, la figure pâle, les membres agités de tremblement, les pupilles ordinairement dilatées, quelquefois cependant contractées. On peut voir survenir une éruption comme la rubéole, par exemple, ou l'herpès, qui s'étendent des yeux et des oreilles en descendant au menton et sur le cou. Suivant Hirsch, la peau est en même temps cyanosée comme dans la période asphyxique du

choléra. Les extravasions, les taches pétéchiales surviennent, mais on en trouve rarement dans les méninges
(Rosenthal.)

La troisième période est celle de la convalescence ; elle
se prolonge assez longtemps et offre une certaine tendance aux rechutes. Le moment le plus dangereux se
montre du deuxième au cinquième jour. La durée moyenne
de la maladie est de deux à trois semaines. Suivant les
épidémies, la mortalité est de trente à quatre-vingts pour
cent. Les affections secondaires suivantes sont très communes : catarrhe intestinal, pleurésie, bronchite, pneumonie, péricardite et irido-choroïdite suppurative. La
paralysie passagère qu'on peut observer dans les muscles
disparaît facilement, mais beaucoup d'enfants restent
idiots, aveugles ou sourds, ou bien sourds et muets pour
la vie. Botkin a décrit d'autres complications et ceux qui
désirent plus de détails sur cette maladie curieuse et imparfaitement connue pourront consulter les travaux de
cet auteur et ceux de Hirsch, Mannkopff, Remy et autres.
Beaucoup d'épidémies se montrent pendant l'hiver, et les
causes principales sont les miasmes et les mauvaises
conditions hygiéniques.

Les maladies qu'on peut le plus souvent confondre avec
celle-ci, sont la fièvre typhoïde accompagnée de violentes
douleurs dans le cou, la scarlatine avec des symptômes
cérébraux graves au début, le tétanos idiopathique et la
rougeole maligne. On doit apporter la plus grande attention à l'ensemble des symptômes et des circonstances, et
on réussira sans doute ainsi à éclaircir le diagnostic dans
les cas douteux. Cependant la méningite cérébro-spinale
est une maladie à formes variables et très insidieuses et,
comme le dit Hirsch, non sans quelque exagération :
« Nous pouvons avoir affaire aux premiers symptômes
d'une méningite épidémique, mais après un traitement
approprié, le malade guérira, lorsque la chaleur et la
transpiration se seront établies de nouveau. »

Pronostic. — Le pronostic n'est pas nécessairement fatal. Les symptômes mauvais sont la lenteur persistante du pouls, la persistance des symptômes tétaniques et convulsifs, l'assoupissement et le coma, l'élévation considérable de la température, les sueurs profuses, la lividité de la peau, l'albuminurie, la déglutition difficile ou impossible, et les complications déjà signalées plus haut.

L'anatomie pathologique de cette affection a été très largement décrite par Klebs. Les lésions essentielles sont l'hypérémie des membranes cérébrales et rachidiennes, les exsudats gélatineux ou purulents et des altérations diverses de la substance corticale. Le siège réel de la méningite purulente est la pie-mère (Rosenthal). Si l'on désire plus de renseignements, il faut avoir recours aux écrits de Klebs, Kuhl, Hirsch et autres.

Traitement. — Rosenthal observe avec beaucoup de justesse que le traitement doit avoir trois objets en vue : soutenir le système nerveux, diminuer la violence de la fièvre et de la douleur, combattre enfin la dépression des forces par des stimulants. Il conseille des applications froides sur la tête et condamne les saignées coup sur coup que plusieurs médecins ont mises en usage. Ziemssen emploie des applications froides sur la nuque et laisse tomber de l'éther goutte à goutte sur l'occiput pour obtenir un refroidissement local par évaporation. La glace, si l'on peut en avoir, appliquée à l'aide des sachets spéciaux inventés par le Dr Champmann est un moyen qui peut être également utile. Wunderlich s'oppose aux applications froides sur la colonne vertébrale. Le calomel a été hautement recommandé, mais sans être appuyé par des faits probants. L'iodure de potassium est employé par Wunderlich, et en combinaison il paraît être le moyen le plus satisfaisant pour combattre la plupart des symptômes principaux de cette maladie. L'opium (ou les injections hypodermiques de morphine), le cannabis indica, la digitale, et quelques autres remèdes ont été employés pour calmer l'agitation, le délire et l'insomnie. De même que pour les douleurs névralgiques et les spasmes nerveux, il est toujours utile de prescrire des lavements nutritifs en raison même des vomissements incoercibles, et pour le même motif on peut avoir fréquemment recours à la méthode hypodermique. Wunderlich recommande de se méfier soigneusement de l'emploi des préparations d'atropine; il dit que ce remède, comme la belladone, exige les plus grandes précautions. Il recommande d'ailleurs les inhalations de chloroforme. On peut prescrire quelques petits fragments de glace et on donnera des stimulants dès que les symptômes de dépression seront manifestes. La quinine a été employée par Ziemssen et Hirsch à la fois au début et dans la période de la convalescence. Il est plus prudent de traiter la maladie comme infectieuse et contagieuse et de suivre en cela les règles de prudence et d'hygiène que nous avons tracées déjà en plusieurs circonstances.

XX. — MALADIES DE LA MOELLE ÉPINIÈRE

La congestion et l'irritation sont toutes deux assez communes. J'ai vu, il y a quelques années, un enfant dont la démarche était devenue chancelante et incertaine, qui marchait en tremblant et en traînant les jambes, qui montrait en outre une grande répugnance et une grande paresse pour la marche, quoiqu'il fût d'ailleurs gras et quoiqu'il mangeât et bût très avidement. Cet enfant était horriblement adonné à l'onanisme. La vésication du pénis suffit pour lui faire perdre cette habitude, dont il fut guéri ensuite par une surveillance incessante, et lorsque je le retrouvai dans la suite, après deux années, il était tout à fait bien portant et capable de marcher et de courir parfaitement.

Les cas sporadiques ordinaires d'inflammation des méninges rachidiennes sont rares, et il suffira d'en donner une courte description. Les intestins sont resserrés, souvent d'une manière très tenace. Il y a une céphalalgie modérée, des vomissements et souvent des douleurs lombaires et dans les membres. A ce moment peuvent se montrer tous les degrés de la perte du pouvoir moteur depuis un simple traînement ou un peu de faiblesse des jambes jusqu'à la paralysie complète. La rigidité et les spasmes sont considérés comme les symptômes spéciaux de la méningite spinale, tandis que la paralysie dénote plutôt une inflammation de la substance médullaire.

On rencontre généralement sur un point de la colonne vertébrale une sensibilité particulière à la pression. On n'observe pas toujours le délire ni l'intolérance de la lumière, mais les vomissements et les douleurs dorsales existent constamment; il survient parfois des convulsions graves, une rétraction en arrière de la tête produisant l'opisthotonos. Les vomissements sont alors plus violents, le pouls s'accélère et les convulsions amènent bientôt la mort du malade.

L'inflammation chronique de la moelle elle-même est due à la carie d'une des vertèbres ou à quelque traumatisme par contusion ou quelque effort violent sans lésion osseuse manifeste. Les enfants strumeux sont les plus exposés à cette affection. La paralysie se montre constamment, mais dans la carie elle n'est pas seulement le résultat de l'inflammation de la moelle, mais elle est encore produite par la déviation vertébrale et la compression de la moelle qui résulte du déplacement des vertèbres.

Traitement. — Le traitement des affections de la moelle épinière comprend d'abord le repos dans le décubitus latéral ou dorsal suivant les circonstances. A tous les moyens spoliateurs qui ont pu être conseillés, je préfère, dans les affections aiguës, l'application sur la colonne vertébrale d'un sachet de glace et les petites doses d'aconit et de gelsemium ensemble ou séparément. Dans les cas chroniques, on surveillera la vessie et les intestins, on tiendra toujours l'enfant très proprement et au sec. On prescrira un régime hygiénique et une diète modérée. Parmi les remèdes conseillés, la teinture de gelsemium est réellement un bon moyen de traitement dans l'inflammation spinale. Je recommande de l'employer à petites doses dans la névralgie, les crampes, l'irritabilité nerveuse, l'insomnie, et souvent on obtient de bons résultats. C'est un médicament qui mérite d'être plus largement essayé dans les affections du système nerveux. La ciguë est un autre remède employé dans les affections spinales chroniques ; son efficacité paraît douteuse. Si l'affection est syphilitique, ce qui est très rare, on pourra prescrire l'iodure de potassium et le perchlorure de mercure; souvent aussi le bromure de potassium sera utilement employé.

J'ai obtenu la guérison d'une affection cérébro-spinale qui paraissait sans remède (août 1876). — Le patient était un jeune médecin. Les vomissements, la surdité consécutive à l'otorrhée, les convulsions violentes, la constipation tenace, les autres symptômes particuliers à ce cas, paraissaient tellement graves que plusieurs confrères qui avaient vu le malade avec moi en consultation étaient tombés d'accord sur l'état désespéré du malade. Cependant la glace, l'iodure de potassium à très hautes doses, le bromure de potassium de temps à autre, un régime tonique, des lavements nutritifs, suffirent à prolonger l'existence du malade, qui revint me voir en août en me déclarant qu'il « était enfin, après quatre mois de maladie, en état d'écrire et que son état s'améliorait rapidement, quoiqu'il lui restât de la faiblesse, une surdité plus prononcée, de l'engourdissement du côté droit de la face surtout pendant les temps froids et une constipation toujours pénible ». Ce malade prit de l'iodure de potassium et du bromure de potassium avec de faibles doses de bichlorure d'hydrargyre et de la teinture de noix vomique. Il mit également en usage la faradisation spinale et abdominale. En décembre 1876, il reprit ses occupations professionnelles avec plus d'activité qu'il n'en avait jamais montré antérieurement. Je signale ce cas, que je considère comme montrant la valeur du traitement même dans les cas les plus désespérés alors qu'on peut craindre des, lésions irréparables des centres nerveux.

XXI. — TRISMUS

Le **Trismus infantile** ou tétanos des nouveau-nés, encore nommé *attaque de neuf jours*, est une maladie très rare sinon inconnue dans ce pays ; elle était primitivement très fréquente, mais a disparu devant les soins de propreté et l'amélioration des conditions d'hygiène. Elle s'observe encore souvent dans les Indes Occidentales, l'Allemagne, Minorque, l'Islande, etc. ; elle était autrefois très commune dans quelques États du sud de l'Amérique et peut se montrer peu d'heures ou seulement au bout de quelques jours après la naissance, rarement après la première semaine. L'enfant prend moins volontiers le sein, il crie et sa bouche parait, en quelque sorte, gênée dans ses mouvements ; il est sai-i par des convulsions violentes et irrégulières, la bouche est remplie d'écume; les pouces sont appliqués fortement contre la paume des mains, les mâchoires serrées, la face et tout le corps livide ; et enfin la maladie peut se terminer en quelques heures, — de huit à quarante, -— par la mort.

Autopsie. — On trouve généralement un épanchement sanguin fluide ou coagulé dans le tissu cellulaire qui entoure la dure-mère de la moelle. Les vaisseaux de l'arachnoïde médullaire sont ordinairement congestionnés et il y a parfois dans leur cavité une effusion séreuse ou sanguine. Certains écrivains attribuent le trismus à des causes fort diverses. Il est vraisemblable que le Dr Clarke a raison de le rattacher à une atmosphère viciée, aux négligences de propreté et de salubrité, ainsi qu'aux excès alcooliques de la mère. Ces vues étiologiques sont confirmées par l'existence du trismus dans des climats très éloignés, très divers, ou les usages des toilettes et les premiers soins de l'enfant sont très différents, et où les seules conditions qui semblent communes sont, en fait, l'alimentation vicieuse, les odeurs fortes et nuisibles, les fautes de toute sorte contre l'hygiène. Par exemple, en 1872, un sixième des nouveau-nés à l'hôpital de la Maternité de Dublin a succombé dans la première quinzaine de la naissance, et sur ce chiffre les 19/20 des décès ont été dus au trismus. Au contraire, sur 16,654 enfants nés dans le service du Dr Colin, après les améliorations apportées à la ventilation et à l'hygiène générale, on n'a relevé que 37 décès par trismus.

Tandis que la prophlaxie a dans ces conditions de grandes chances de succès, le traitement au contraire est souvent infructueux ; chaque méthode ayant été à son tour employée et reconnue inefficace. Les sangsues, les vésicatoires, les bains chauds, l'opium, les frictions térébenthinées sur la colonne dorsale, le hachisch, les lavements de tabac, le calomel, le musc, l'ambre gris, la teinture d'iode, l'assa fœtida ; tous ces moyens ont été essayés, ont eu leurs partisans et tous ont paru inutile dans la majorité des cas. On a rapporté cependant un certain nombre d'observations de guérisons. Le Dr Lewis Smith en rapporte huit et appelle l'attention sur deux points particuliers : d'abord l'âge des enfants au moment de l'attaque, environ une semaine, et ensuite la variabilité, l'inconstance des symptômes. Dans le cas de Smith, la durée fut de deux à trente et un jours et la maladie se prolonge dans un cas jusque pendant cinq semaines.

L'administration de l'éther et du chloroforme a paru plusieurs fois utile, au moins a-t-elle contribué à soulager la douleur. Le Dr Gaillard cite deux cas de guérison à la suite de l'usage du cannabis indica : dans un cas, le bébé âgé de huit jours, prit une 1/2 once (15 grammes) de teinture de hachisch en une seule journée. Le curare est cité comme ayant guéri huit cas sur vingt, la dose de l'adulte étant de 8 milligrammes environ, celle d'un bébé sera de 3 à 6 dixièmes de milligrammes en augmentant progressivement de manière à atteindre et même parfois à dépasser cette dernière dose.

Le Dr John Harley recommande aussi le curare. Il est inutile de dire que pour employer avec quelque sécurité ce dangereux médicament, il faut nécessairement posséder une préparation sûre. Le Dr Bartholow recommande la strychnine à doses suffisantes Enfin Hüttenbrenner a obtenu de bons résultats par l'emploi de l'hydrate de chloral et quelques succès ont été attribués également au gelsemium.

Quelle que soit la ligne de conduite adoptée par le médecin, il faut essayer d'entretenir la vie jusqu'à ce que les effets de la médication se manifestent, et on aura recours dans ce but aux lavements nutritifs lorsque la déglutition est impossible et, à une nourriture tonique et stimulante si la déglutition se fait naturellement.

C'est un point également important de rechercher si l'ombilic n'est point la cause du mal, par suite d'une ulcération tenace. Le Dr Colles affirme que c'est une cause fondamentale du trismus, assertion formellement contredite par les Drs Labatt et Breen. Il est probable cependant que cette affection reconnaît plus d'une cause.. quelques circonstances ayant dans certain cas plus d'influence que dans d'autre cas. Au moins est-ce la seule manière de concilier les opinions si différentes émises par des observateurs compétents et consciencieux.

XXIII. — HYDRORACHIS OU SPINA BIFIDA

C'est une malformation congénitale formée par une ou plusieurs tumeurs des régions lombaire, dorsale ou cervicale de la colonne vertébrale, en communication avec le canal médullaire. Ces tumeurs varient beaucoup de grandeur, elles sont quelquefois demi-transparentes, la peau qui les recouvre peut être presque naturelle, ou elle est emflammée, cyanosée, presque livide. Cette maladie est occasionnée soit par un arrêt de développement d'une portion du canal médullaire, ou par une hypersécrétion du fluide cérébro-pinal dont la pression occasionne la résorption des parois osseuses et ensuite la poche herniaire saillante décrite plus haut. Le siège le plus fréquent de cette malformation est la partie inférieure de la colonne lombaire. Il y a en général absence de tout ou partie des arcs latéraux des vertèbres, l'apophyse épineuse manque ou paraît divisée en deux. On cite des cas dans lesquels la peau ne recouvre pas la tumeur, qui est alors limitée extérieurement par la dure-mère, la pie-mère et l'arachnoïde. Parfois même la dure-mère manque et les deux autres membranes seules recouvrent la tumeur.

Le liquide est généralement un sérum clair, rarement sanguinolent ou même purulent. La quantité varie de un quart de litre à un litre trois quarts. La moelle qui traverse la tumeur est parfois indemne, parfois aussi elle est allongée, ramollie ou détruite, ou bien étiré sous forme de coupures ou de filament. Les observations de Chaunier à la Maternité de Paris prouvent que cette affection s'observe une fois environ sur chaque millier d'enfants nouveau-nés. La compression de la tumeur occasionne un malaise général et si elle est prolongée, elle peut déterminer les convulsions et le coma. Les symptômes déterminés par cette maladie sont la faiblesse musculaire des membres inférieurs, souvent même l'atrophie et la paralysie de ces membres ; parfois néanmoins il n'existe aucun trouble de ce genre. Ces différences dépendent sans doute des variations de la pression exercée sur la moelle. La tumeur peut se rompre avant la naissance sans tuer nécessairement l'enfant. Le plus souvent, cependant, la tumeur s'enflamme, s'ulcère et se rompt, en amenant rapidement les convulsions et la mort. En général la rupture de la tumeur a lieu avant la troisième année.

Pronostic. — Le pronostic dépend du volume de la tumeur, de l'état des téguments qui la recouvrent et de sa situation. Certainement plus haut survient la tumeur, plus grave est le pronostic, mais si le volume de la spina bifida est faible, si la peau qui la recouvre est saine, s'il n'y a pas de signes d'accroissement manifeste, l'enfant peut grandir et vivre lorsque la tumeur est soigneusement protégée.

Traitement. — Le traitement est loin d'être satisfaisant. En fait, beaucoup d'auteurs sont arrivés à cette conclusion que le mieux était d'abandonner le mal à lui-même. On a cependant proposé et pratiqué diverses opérations ; la meilleure, selon toutes les apparences, consiste à ponctionner la tumeur sur le côté à l'aide d'un trocart très fin, de manière à éviter soigneusement la moelle ; il faut ensuite maintenir une compression uniforme à l'aide de coussins de caoutchouc gonflés d'air, afin d'obtenir la résorption du liquide. On a employé aussi les injections iodées, qui ont donné un ou deux succès. La compression seule a été conseillée aussi. Beynard et Latil ont exercé la compression avec succès au moyen de fils passés dans des tuyaux de plumes ou dans de petits tubes de bois et serrés progressivement. En tous cas il faut surveiller la santé générale et fortifier l'enfant par tous les moyens possibles. On cite des personnes atteintes de cette maladie, qui ont pu vivre et arriver à un âge très avancé sans que la tumeur ait occasionné aucun accident.

CHAPITRE VII

MALADIES DES VOIES RESPIRATOIRES ET DES ORGANES THORACIQUES

I. — CORYZA

C'est une affection extraordinairement commune et très-important dans les deux premiers mois de l'existence. Le nom vulgaire de cette maladie est *rhume de cerveau* (the snuffles) — Elle débute par un léger mouvement fébrile, une respiration soufflante et des éternuements fréquents. Il n'y a d'abord qu'une faible sécrétion par les narines, mais cette sécrétion devient ensuite plus abondante, âcre et parfois même séro-purulente. Elle se dessèche et forme une croûte à l'entrée des narines, ce qui rend la respiration très laborieuse et force l'enfant à respirer par la bouche. Lorsqu'on se rappelle que la respiration à cet âge est presque exclusivement nasale et que l'inspiration de l'air par la bouche produit une grande sécheresse de la langue et de la gorge, alors même que la respiration est très imparfaite, on comprend le caractère grave de cet état de choses chez un bébé. Lorsque la respiration nasale est complètement impossible, l'enfant ne peut plus prendre le sein parce que dès qu'il y applique la bouche, il semble qu'il va étouffer. Il faut alors alimenter l'enfant à la cuiller. On doit toujours se souvenir de la possibilité d'un coryza d'origine syphilitique (voyez *Syphilis*). — Quelquefois un simple rhume n'est que le prélude d'une attaque grave de quelque maladie aiguë telle que la rougeole, par exemple, etc. Les rhumes chez les petits enfants sont souvent occasionnés par des lotions intempestives, par une imprudence telle que l'exposition à un vent froid, etc. Le traitement consiste à donner quelques doses faibles de teinture camphrée, des diaphorétiques appropriés, parfois un léger laxatif. La chaleur et l'enlèvement des croûtes seront des compléments utiles de ce traitement. On pourra prévenir la formation des croûtes par une grande propreté ; il faudra en outre graisser les narines avec une pommade au bismuth. — Le Dr Meigs recommande de toucher l'intérieur des narines avec un peu d'huile animale ou de pommade de concombres et de couvrir la tête pendant quelques jours avec un bonnet de flanelle. Dans les cas sévères, on peut cautériser les fosses nasales au moyen d'une solution de nitrate d'argent, appliquée plusieurs fois par jour : — 30 centigrammes pour 30 grammes. — Le coryza chronique de la première enfance est presque toujours syphilitique. Pour un simple rhume de cerveau chez les enfants plus âgés, aucun traitement n'est plus efficace que de petites doses d'esprit de camphre, répétées fréquemment, c'est-à-dire toutes les heures ou toutes les demi-heures. Les symptômes bien connus, tels que la lourdeur de tête l'écoulement de mucus nasal, qui font dire à n'importe qui : « Je sens que je m'enrhume », ces symptômes disparaissent et le rhume est arrêté dès le début, ou bien, si déjà la fièvre s'est montrée, si la peau est chaude, si les éternuements sont fréquents, etc., les petites doses d'aconit, c'est-à-dire une demi-goutte de teinture dans un peu d'eau toutes les demi-heures, produiront promptement une abondante diaphorèse, une rémission marquée de la fièvre et une grande sensation de mieux en général. La lassitude que le rhume laisse après lui, ou le rhume qui tend à devenir chronique, sont bien mieux amendés par l'usage de la teinture de noix vomique. Pour un enfant

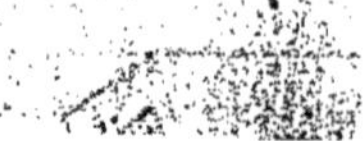

on prescrira une, deux, quatre ou cinq gouttes trois fois par jour, suivant l'âge, dans une faible quantité d'eau. J'ai tant de fois mis ces moyens de traitement à l'épreuve que j'ai en eux la plus grande confiance. Le bain froid, l'éponge, la douche ou le véritable bain sont plutôt des moyens utiles pour prévenir la facilité de contracter les rhumes et lorsque cela sera nécessaire, on enseignera aux jeunes enfants à respirer la nuit avec la bouche fermée, de manière que l'air passant par les fosses nasales se réchauffe avant d'arriver aux poumons. Si simple que paraisse ce procédé, il est très efficace pour prévenir les rhumes et le simple avis de « fermer la bouche » a en cela beaucoup d'utilité et dénote une sage prudence.

Lorsque nous avons lieu de penser à une manifestation d'un état syphilitique, il est très important de nettoyer les fosses nasales plusieurs fois par jour à l'aide d'injections d'eau tiède et de lait ou d'une solution faible d'alun, 5 centigrammes pour 30 grammes. On graissera bien ensuite l'intérieur avec de la vaseline appliquée à l'aide d'un pinceau et, si le cas est tenace, on pourra employer une pommade faible au nitrate de mercure belladonée.

> Extrait de belladone..................... 25 centigrammes
> Onguent de nitrate mercuriel........... 1 gramme 80
> Cold-cream .... 15 grammes
> Mêler, pour faire une pommade.

De faibles doses de *poudre grise*, c'est-à-dire 2 ou 3 centigrammes, matin et soir avec un peu de poudre d'ipéca composée et du sucre de lait, seront utiles pour atténuer la *teinte* syphilitique, ou bien on pourra donner quelques petites doses d'une solution de sublimé avec ou sans huile de foie de morue (1).

---

(1) La liqueur de Van Swieten qui est une solution $^1/_{1000}$ est un mode d'administration très utilement employé dans la médecine infantile. On peut en donner pour commencer une cuillerée à café mêlée à du lait.

II. — DIPHTÉRIE

C'est une maladie aiguë, spécifique, infectieuse, contagieuse, caractérisée essentiellement par une inflammation asthénique diffuse de la muqueuse pharyngienne, accompagnée d'une exsudation de lymphe plastique et déterminant souvent la mort, soit en raison de l'état local, soit par suite de l'infection générale. Le siège primitif de la maladie peut être la muqueuse des amygdales, du palais, de la luette et des fosses nasales. Au début on observe de la rougeur, puis des taches blanches ou grisâtres surviennent par suite de la concrétion de la lymphe. Parfois, dès le début, on peut voir deux ou trois points où l'exsudation se fait déjà. Le mal peut s'étendre à la partie postérieure des fosses nasales, à leur partie antérieure, à l'épiglotte, au larynx, à la trachée, aux bronches, à l'œsophage et à l'estomac ; en outre les plaies, les excoriations cutanées, et même le vagin et l'anus peuvent se couvrir de fausses membranes. Si la lymphe concrétée est enlevée, on peut voir la surface sous-jacente rouge et saignante et en peu d'heures recouverte de nouveau par un dépôt de lymphe. Cette lymphe épanchée peut être granuleuse et crémeuse ou très dure comme du cuir mouillé ; elle est élastique et parfois elle acquiert une certaine épaisseur, qui peut atteindre jusqu'à trois millimètres. La matière exsudée consiste en cellules épithéliales et granuleuses avec des globules graisseux et de la protéine. Parfois on y trouve des fibrilles et des cellules végétales.

J'ai pensé que l'article ci-dessous extrait de la *Lancet* du 9 avril 1881 était digne d'être cité comme résumant les dernières recherches faites à ce sujet.

« Les observations pathologiques de la diphtérie et la découverte d'un organisme, d'un micrococcus dans les fausses membranes, ont mis en évidence la production

presque certaine de la diphtérie par un parasite organique septique. — Les observations que nous signalons
plus haut et qui ont montré que les bacili se rencontrent
dans les urines des diphtéritiques pendant la vie et dans
les reins après la mort, constituent une autre démonstration de ce même fait. D'après une communication faite à
la Société anatomique de Paris, nous voyons qu'un interne des hôpitaux français, M. Talamon, a réussi huit
fois à cultiver ces organismes. Dans leur état de développement complet, ils nous offrent le mycelium et les spores
caractéristiques. Le premier se compose de tubes divisés
par intervalles et longs de deux à cinq millièmes de millimètres. Sous l'influence de circonstances favorables ces
tubes s'allongent, se bifurquent et présentent une disposition caractéristique de ces bifurcations qui sont incurvées
comme les branches d'une lyre. Dans d'autres conditions
les tubes du mycelium ne s'allongent pas, tout en se multipliant de manière à couvrir toute la surface du liquide
de culture. Ils restent courts, prennent une forme irrégulière et donnent naissance à des prolongements rigides
nombreux. — Les spores sont de deux sortes, ronds ou
ovales, ils peuvent être désignés sous le nom de spores de
germination et spores rectangulaires, ils sont nommés
conidies. Ces derniers sont caractéristiques de l'espèce.
Ils forment de petits rectangles de grandeur variée, longs
quelquefois de quinze millièmes de millimètre. Ils peuvent
être isolés ou réunis en festons ou en zigzag. Homogènes
d'abord ils se montrent bientôt remplis de petits granules
ronds très réfringents et de la taille du micrococcus ordinaire. Les spores ronds ou ovales sont ceux qui, en s'allongeant, constituent le mycélium. Ils se montrent sous forme
de petits points blancs de trois à cinq millièmes de millimètre de diamètre au milieu d'une masse de matière
granuleuse. M. Talamon a inoculé cet organisme sous la
muqueuse de la bouche ou du nez, il l'a donné plusieurs
fois en mélange avec les aliments à six lapins, deux co-

chons d'Inde, quatre grenouilles, une poule et quatre pigeons. Les lapins succombèrent au sixième, au huitième, au dixième et au dix-huitième jour. Celui qui mourut le premier présentait un gonflement énorme du cou ressemblant à l'œdème de la diphtérie et occasionné par une infiltration séreuse du tissu connectif. La culture de cette sérosité fit voir le même organisme avec les conidies caractéristiques. Le lapin qui mourut le dix-huitième jour présentait une pleurésie fibrineuse bilatérale avec épanchement. L'épanchement et la néo-membrane pleurétique montrèrent également, à la culture, le même organisme qui avait été inoculé à l'animal et qu'on peut retrouver soit par le simple examen microscopique ou par la culture, dans la plupart des cas, au sein des liquides contenus dans le péritoine, le péricarde et même dans les reins. On n'a jamais reproduit cet organisme par la culture du sang contenu dans le cœur. Le liquide reste clair ou présente seulement des bactéries ordinaires. Chez les quatre pigeons M. Talamon réussit à produire des fausses membranes. Il grattait d'abord la muqueuse buccale avec un bistouri et y déposait ensuite une petite quantité des organismes cultivés. Au bout de vingt-quatre heures une fausse membrane tapissait les deux côtés de la bouche, la langue, le palais et le fond du pharynx. Sa couleur était d'un blanc jaunâtre et elle était formée comme la fausse membrane diphtéritique chez l'homme, par des cellules épithéliales de la graisse, des micrococcus et des bactéries. Il y avait très peu de conidies rectangulaires, mais la culture de la membrane en produisit une grande quantité. Deux des pigeons moururent après trois jours. Chez l'un, l'entrée du larynx était tapissée de fausses membranes, et la trachée remplie d'un mucus épais, d'où la culture put extraire des organes spécifiques trouvés également dans les liquides péritonéaux et péricardiques, mais non dans le sang. Le troisième pigeon fut malade pendant huit jours et à cette époque les fausses membranes étant tombées, la guérison eut lieu. Malheureusement les expériences s'arrêtaient là pour le moment. Elles s'exécutaient dans le laboratoire de l'Hôtel-Dieu et quelques médecins craignant la contagion de ces organismes pour leurs malades, mirent fin à ces travaux. On nous promet de reprendre cette enquête plus tard.

Les faits observés sont de la plus haute importance et semblent ouvrir un champ tout nouveau d'investigation quant à l'étiologie de la maladie, d'autant plus que M. Talamon possède le fil qui semble devoir guider à la source des organismes, dans l'infection diphtéritique chez l'homme.

La diphtérie présente des caractères généraux très variables. Quelquefois les symptômes locaux et généraux sont bénins, accompagnés d'une fièvre légère, d'une inflammation peu étendue de la gorge; la dysphagie est peu prononcée, il n'y a pas de symptômes nerveux, pas d'albumine dans les urines. Quelquefois, au contraire, la maladie est d'une sévérité terrible, la muqueuse est d'un rouge vif ou livide, la dysphagie est extrême, la fièvre violente, mais d'un type adynamique sans réaction vive, la faiblesse musculaire est extrême; l'urine, chargée d'urates, contient de l'albumine et parfois des tubes moulés. Parfois, les symptômes généraux étant peu prononcés, les symptômes laryngés sont graves, insidieux, et la maladie se termine fatalement en quelques heures. Dans les cas de ce genre la toux est croupale, la voix altérée, et dès le début la suffocation est imminente. Chez les enfants qui ont eu la scarlatine, on a signalé souvent une sécrétion sanieuse coulant par le nez, une certaine sensibilité et du gonflement à l'angle de la mâchoire et à l'examen de la gorge des exsudats diphtéritiques étendus. Ceci n'est pas néanmoins de la vraie diphtérie, suivant certains auteurs. Sir John Rose Cormack (*Edin. Med. Journal Marsh.* 1876), fait ainsi qu'il suit la comparaison de la membrane diphtéritique avec l'exsudat scarlatineux.

La fausse membrane de la diphthérie est serrée, forte, difficile à déchirer, celle de la scarlatine est au contraire pultacée ; c'est un amas de détritus facile à déchirer, ou bien une portion de la muqueuse sphacélée. Cependant sir John Cormack fait remarquer « combien il est difficile de faire un diagnostic certain dans quelques cas ». La diphtérie, comme Graves et autres l'ont montré, et comme Trousseau le reconnait dans ses derniers enseignements, *suit souvent de si près la convalescence d'une scarlatine, qu'elle semble être alors une dernière période de cette maladie.* Les fausses membranes diphtéritiques du pharynx et du larynx paraissent la conséquence de la scarlatine. Dans ces conditions la diphtérie a suivi immédiatement la scarlatine ou bien a été en quelque sorte greffée sur elle. Les italiques expriment mon opinion personnelle et je confesse que je partage l'opinion du très éminent Dr Tracy, de Melbourne, lorsqu'il dit : « Je trouve que la distinction entre une mauvaise angine scarlatineuse et l'angine diphtéritique est en vérité d'une subtilité extrême. »

La mort peut survenir par apnée, par asthénie ou par pyohémie. L'intelligence reste nette ; le délire prolongé et les vomissements sont des symptômes très mauvais, ainsi que la rareté excessive ou la suppression des urines. L'albuminurie est toujours un symptôme grave, l'hémorrhagie également, le sang est généralement fluide tellement que la mort a suivi parfois les applications de sangsues.

En 1872, un rapport résumant de très nombreuses observations sur cette maladie a été présenté à l'Assemblée législative de Victoria. De ce rapport nous extrayons les propositions suivantes, qu'on peut considérer comme définitivement établies.

1. — La période d'incubation est de trois ou quatre jours.

2. — La diphtérie peut se montrer dans n'importe quelle localité et dans toutes les conditions sociales.

3. — Elle attaque également le riche et le pauvre, ceux qui ont un excellent régime et ceux qui sont mal nourris. En dehors d'un sol perméable sur une assise argileuse, qui semble particulièrement favoriser son développement, la fréquence de la diphtérie ne paraît avoir aucune relation avec les conditions géologiques.

4. — Tandis que les mauvaises conditions hygiéniques augmentent la virulence de la diphtérie, en déprimant la vitalité du malade, les conditions favorables n'exemptent pas de l'atteinte du mal.

5. — La température a peu d'influence; néanmoins les temps froids et humides qui précèdent l'hiver sont les époques de plus grande fréquence de la diphtérie.

6. — Les diathèses elles-mêmes paraissent modifier très peu la marche du mal, quoique plusieurs médecins considèrent la strume comme une cause prédisposante.

7. — Les enfants de trois à huit ans sont plus aptes à contracter la maladie. Les enfants à la mamelle sont rarement atteints.

8. — La durée dans les cas favorables est de dix à quinze jours. En général au bout de sept jours la terminaison fatale ou favorable est manifeste.

9. — La récidive chez le même individu n'est qu'une exception, et les récidives sont moins sévères que l'attaque primitive.

10. — Comme fait extrêmement spécial signalé par ce rapport, signalons l'immunité remarquable (sauf une exception) qui a été observée dans les institutions publiques. La race chinoise a paru absolument à l'abri des atteintes du mal.

Suites. — Dépression extrême du pouls ; débilité nerveuse ; paralysie, surtout du voile du palais et du pharynx, parfois étendue à d'autres régions et même aux membres; diminution de l'acuité visuelle, ordinairement peu prolongée.

La gravité de l'attaque ne paraît pas prédisposer aux complications paralytiques et comme l'hydropisie scarlatineuse, cette paralysie diphtéritique peut se montrer après des attaques très légères, presque inaperçues. La présence, l'absence, la quantité d'albumine contenue dans les urines, ne constituent point de meilleurs indices. Les symptômes paralytiques peuvent apparaître peu de temps ou plusieurs semaines après la cessation de la maladie primitive.

La paralysie peut être motrice ou sensorielle et surtout pour les extrémités, elle n'est jamais unilatérale ; elle est progressive et graduelle, et l'intelligence est rarement affectée. La durée moyenne des symptômes paralytiques est d'un mois environ, mais elle peut varier de quinze jours à plusieurs mois. Sur soixante-dix-sept cas observés par le Dr Russels Reynolds, neuf seulement eurent une terminaison fatale.

Quant à l'albuminurie, la proportion peut varier beaucoup depuis de simples traces jusqu'à une quantité très considérable. On observe aussi souvent des tubes graisseux. Bouchut regarde la fréquence de l'albumine dans les urines comme un signe très défavorable. Le Dr Hillier a cité trente-huit observations : cinq sans albuminurie avec guérison ; sur les trente-trois autres, au contraire, trente-deux furent terminées par la mort: c'est là une statistique instructive. L'embolie est fréquente dans le cours de la diphtérie.

Guersant a fait observer que la diphtérie a une tendance spéciale à se compliquer d'une forme insidieuse et torpide de la pneumonie, — par crase sanguine probablement et par stagnation. Cette pneumonie exige l'emploi des stimulants et du carbonate d'ammoniaque.

La raucité de la voix, une petite toux et l'expectoration de mucus sanguinolent, accompagnés de dyspnée, sont des signes qui indiquent la pneumonie. L'auscultation stéthoscopique complétera le diagnostic. Enfin la ten-

dance au rhumatisme doit être signalée comme ayant
été observée quelquefois après une attaque de diphtérie.

Il existe comme un air de famille entre la diphtérie, le
croup, la scarlatine et les érysipèles idiopathiques. Entre
le croup et la diphtérie, on peut établir les distinctions
suivantes: dans le croup, l'inflammation présente un caractère sthénique, et dans la diphtérie elle est au contraire
asthénique ; dans le croup, l'inflammation est d'abord
limitée au larynx, d'où elle s'étend à la trachée et aux
bronches ; la diphtérie débute par les amygdales, le pharynx, le voile du palais, d'où elle gagne les narines et les
voies aériennes; en outre dans la diphtérie la respiration
est fétide, on observe une sécrétion sanieuse coulant par
les narines et un engorgement des ganglions lymphatiques voisins, tous symptômes qui font défaut dans le
croup ordinaire. Il y a en outre une différence marquée
dans les suites des deux maladies. Le croup est en général
sporadique, et la diphtérie au contraire est ordinairement épidémique. (Voyez *Croup*.)

Diagnostic. — Le diagnostic d'avec les érysipèles
idiopathiques de la gorge (affections rares) est difficile,
mais dans ces érysipèles il existe plus de bouffissure, plus
d'enflure de la gorge et des régions voisines qui sont souvent œdémateuses ; l'exsudat est moins membraneux et la
langue d'un brun sombre ou noire et sèche est fendillée
profondément.

Entre la diphtérie et la scarlatine, les points les plus
importants pour le diagnostic sont les suivants :

1. — Une attaque de l'une de ces maladies ne confère
aucune immunité pour l'autre.

2. — Le rash particulier de la scarlatine manque dans
la diphtérie, quoique l'on puisse observer dans cette dernière une teinte érythémateuse fugace et des taches consécutives ; mais ces éruptions sont loin d'être constantes.

3. — L'albuminurie qui se rencontre dans le cours de

la diphtérie du cinquième au neuvième jour ne s'observe qu'au déclin de la scarlatine.

4. — La langue *fraisée* de la scarlatine et sa desquamation consécutive ne s'observe point dans la diphtérie.

5. — Les suites sont tout à fait différentes dans les deux affections.

Traitement. — Si l'on se souvient de la présence incontestable des germes infectieux dans l'air expiré, dans les exsudats de la gorge et probablement dans les sécrétions, on sera mis en demeure de se servir très largement des moyens désinfectants. L'appartement sera parfaitement aéré; l'air pur est de toute nécessité pour l'hématose et pour prévenir l'accumulation du poison. En ce qui regarde le caractère infectieux de la diphtérie, le Dʳ Thursfield donne les excellentes indications qui suivent : — Il dit que l'infection est très facile, mais que la distance que les miasmes infectants peuvent franchir dans l'air, sans devenir inertes, est très courte. Si quelque chose peut démontrer la valeur des désinfectants et de l'air pur, c'est assurément cette assertion. Le Dʳ Thursfield a rapporté d'ailleurs des cas remarquables dans lesquels la maladie avait été transportée au loin par des personnes qui étaient elles-mêmes épargnées par la contagion. Il dit que la contagion peut se faire même par les cadavres et peut avoir lieu par l'intermédiaire des vêtements, des tapisseries, des papiers peints, etc., et il ajoute que le contage semble avoir une prédilection spéciale pour ces moyens de transport. Les conclusions du Dʳ Thursfield sont les suivantes : « De même que le typhus est lié dans ses formes sporadiques et endémiques à la malpropreté et à l'encombrement, et la fièvre typhoïde aux gaz méphitiques des égouts et des fosses ; de même la diphtérie, dans sa manifestation sporadique et endémique, paraît se rattacher à l'humidité des habitations. » — Le Dʳ Reynolds de Mansfield rapporte deux cas désespérés dans lesquels, à bout de ressources, il avait fait sortir les enfants en plein air, nuit et jour, la bouche ouverte et, autant que possible, la face tournée contre le vent. Les deux malades furent guéris. Je conseille de pulvériser dans la chambre une solution d'acide sulfureux et d'en imprégner les portières afin de désinfecter l'air qui pénètre dans la chambre du malade. Sir J. Rose Carmack fait les remarques suivantes : « Il est très nécessaire d'humecter l'atmosphère à l'aide d'un jet constant de vapeur, fourni par une chaudière spéciale. » « La chaudière inventée par le Dr Petty a été décrite par Sir W. Jenner : — C'est une théière portant au sommet une petite ouverture fermée par une vis au lieu d'un simple couvercle. Sur le côté de la théière sortent deux tuyaux de trois pieds de long. L'un d'eux part du haut de la théière et sort en ligne droite. L'autre tuyau sort de la chaudière tout près de son sommet et s'écarte obliquement en montant de bas en haut. La terminaison du tuyau inférieur ressemble à une petite cuillère et vient se placer immédiatement au-dessous de l'extrémité du tuyau supérieur. Celle-ci est légèrement incurvée en bas et elle laisse échapper le jet de vapeur qui se condense en gouttelettes contre la petite cuillère, d'où l'eau ainsi distillée retourne dans la chaudière, par le tuyau inférieur. Un thermomètre et une chaudière pour produire de la vapeur sont indispensables dans la chambre d'un malade atteint de diphtérie. » — Le « pulvérisateur à vapeur » est spécialement utile à la fois pour désinfecter l'atmosphère et pour l'imprégner d'humidité. Je conseille aux personnes qui approchent les malades d'employer autant que possible les désinfectants et je crois qu'il est particulièrement avantageux de se gargariser avec une faible solution d'acide phénique comme moyen préventif. On doit enlever tous les tapis et les tentures de la chambre du malade. Les excrétions seront passées dans un récipient contenant de l'acide phénique ou tout autre désinfectant. La sécrétion nasale, très infectieuse et de mauvais augure, sera modifiée à l'aide de douches anti-

septiques ; il faut autant que possible se servir à cet effet
d'un injecteur à courant continu (un irrigateur par exemple);
une seringue de verre serait absolument insuffisante. La
solution de Condy (1) ou une solution d'hypochlorite de
soude peuvent servir pour les injections nasales. Dans la
seconde édition de ce livre je disais que le mélange d'acide
phénique et de glycérine était un topique, dont je n'avais
nulle expérience, mais qui pourrait avoir sans doute une
grande efficacité. Il est difficile d'exagérer sa valeur.
L'acide phénique dissous dans la plus faible quantité d'eau
ou mieux de glycérine, et appliqué localement, constitue
peut-être le topique le plus utile. Il importe peu que son
action soit caustique, désinfectante ou un peu l'un et un peu
l'autre, pourvu que le résultat soit bon, ce qui n'est pas
douteux d'après l'expérience des nombreux médecins de
Victoria, New-South-Wales et d'autres pays, où la
diphtérie est extrêmement fréquente.

Le Dr Robert Bell emploie le mélange suivant comme
topique appliqué toutes les deux heures.

Glycérolé d'acide phénique
Solution forte de perchlorure de fer   ăă 12 grammes
Acide sulfureux.
          Mêlez — Pour applications locales

Je considère comme très utile ensuite les applications
locales de teinture d'iode. Elles sont approuvées par de
nombreux auteurs. Quelques-uns recommandent une solution de nitrate d'argent. Sir William Jenner conseille une
large application de nitrate d'argent en solution, 3 grammes
pour 30 grammes d'eau. On a employé aussi la teinture de
fer et le mélange à parties égales de liqueur de perchlorure de fer et de glycérine ou d'acide nitrique et d'acide

(1) *Cond'ys patent Fluid.* — Liqueur désinfectante, rougeâtre,
devant ses propriétés à la faculté oxydante du permanganate de potasse.

chlorhydrique dilué à l'aide d'eau et de glycérine. Une so-lution d'hypochlorite de soude (18 grammes de liqueur de Labarraque pour 130 grammes d'eau) sera employée uti-lement pour les douches pharyngiennes, qu'on peut mettre en usage chez les enfants trop jeunes pour se gargariser. Il ne faut point chercher à déchirer la fausse membrane.

Quant au traitement constitutionnel, l'indication la plus importante est de soutenir les forces par tous les moyens en usage, la maladie étant peut-être la plus débilitante que nous connaissions, et la seconde indication consiste à réprimer et à prévenir autant que possible l'extension de la re-production de la fausse membrane. Trois médicaments ont été préconisés spécialement comme moyens de trai-tement général de la maladie. Le chlorate de potasse, l'acide chlorhydrique et la teinture de fer. La meilleure formule serait peut-être la suivante :

℞	Acide sulfureux	5 à 10 gouttes
	Chlorate de potasse	50 centigr.
	Teinture de perchlorure de fer	5 à 10 gouttes
	Glycérine	2 grammes
	Eau	8 grammes
	Mêlez	

Une autre formule a été conseillée :

℞	Chlorate de potasse	8 grammes
	Acide sulfureux	10 grammes
	Glycérine	30 grammes
	Eau	120 grammes

Dose : deux cuillerées à café toutes les deux heures pour un enfant de huit à dix ans.

Relativement à l'efficacité du chlorate de potasse, on lira sans doute avec intérêt le passage suivant tiré d'un journal de médecine étranger :

«Dans un récent numéro de la *Gazetta medical di Roma* le Dr Cesare Ciattaglia fait une communication intéres-sante sur le traitement de la diphtérie. Pendant quelque temps il a toujours réussi en traitant cette maladie, ordinairement si rebelle, par le chlorate de potasse à l'intérieur et par les applications d'hydrate de chloral. Il ajoutait à ce traitement un régime tonique et réparateur. Aux enfants de trois à six ans, il administrait le chlorate de potasse de 10 à 15 grammes par jour dans 140 grammes d'eau (1), et il faisait des applications d'une solution de chloral à 4 grammes par 20 grammes de glycérine en répétant par trois ou quatre fois par jour les badigeonnages sur les fausses membranes. Pour les adultes la dose de chlorate de potasse est de 20 grammes. Les preuves à l'appui sont des plus évidentes, et l'auteur rapporte en particulier une observation qui a fait voir l'arrêt des exsudations, et dès le second jour la suppression de la sanie fétide caractéristique, après l'emploi de la solution de chloral dans la glycérine. Cependant le Dr Césare Ciattaglia décline toute prétention à l'originalité dans l'institution de ce traitement. C'est à Vogel que nous devons l'emploi du chlorate de potasse, que ce savant médecin allemand a mis en usage dès 1860, tandis que le médecin italien Ferrini imaginait, l'an dernier à Tunis, pendant une épidémie, les badigeonnages à l'hydrate de chloral. » (1)

On donnera en même temps avec avantage du beef-tea, des potages et tout autre aliment léger. La tisane de pomme de reinette et le lait de beurre sont conseillés par le Dr Condie. La quantité de vin et de cognac qu'il faut donner est parfois très considérable et peut être augmentée largement sans inconvénient. Lorsque la dysphagie est très prononcée, il faut avoir recours aux lavements de

---

(1) Nous pensons que cette dose est trop forte. Nous avons lu récemment dans le *Concours médical* plusieurs observations démontrant que les doses élevées de chlorate de potasse ne sont pas données sans inconvénients à de jeunes enfants. La dose de 6 grammes par jour paraît devoir être considérée comme un maximum.

D'ailleurs l'efficacité du chlorate de potasse a été mise en doute avec raison, spécialement par M. Sanné, qui réduit cet agent au rôle de topique, utile seulement contre les fausses membranes minces. V. Sanné, *Traité de la Diphtérie*, p. 430 et aussi l'article *Croup* du Dictionnaire de Dechambre, par le Dr Archambault.

Porto et de beef-tea. Lorsque les vomissements sont tenaces ce qui est un symptôme très dangereux, on peut faire avaler de petits fragments de glace et en même temps il faut alimenter le malade par le rectum ; enfin lorsque les nausées ne cessent pas, on doit faire sur l'épigastre une injection de morphine à petite dose. Quand l'albuminurie est un symptôme du début, on ne doit pas employer le perchlorure de fer et il faut le remplacer par l'iodure potassique tout en faisant boire à l'enfant une grande quantité d'eau d'orge ou d'autres boissons délayantes. Le bichromate de potasse est très vanté par le Dr Orton, médecin américain, qui le conseille à la dose de 4 à 8 milligrammes dans un peu d'eau, de demi-heure en demi-heure, jusqu'à vomissements. On prolonge ensuite son action en le donnant de deux heures en deux heures environ. Le Dr Orton affirme que ce traitement a été couronné de succès dans 141 cas sur 142. Le Dr Maynard recommande l'hyposulfite de soude en applications topiques (12 grammes avec 8 grammes de glycérine, et 24 grammes d'eau) répétées trois fois par jour. On peut aussi en donner de 5 à 15 centigrammes toutes les quatre heures à un jeune enfant. Le Dr Revillent recommande le jus de citron comme gargarisme et il a cet avantage que même lorsque l'enfant en avale, il ne peut en résulter rien de fâcheux. La glace est toujours utile et on peut la prescrire largement. On a conseillé aussi les inhalations d'iode. Toute tentative de révulsion, de saignée, de vésication est plus dangereuse que profitable. Lorsque le larynx est envahi et la dyspnée très intense, on peut tenter encore d'obtenir la guérison grâce à la trachéotomie. C'est là évidemment une tentative presque désespérée, mais qu'il faut faire lorsque les poumons sont dans des conditions favorables. On doit éviter soigneusement de pousser la canule entre la paroi de la trachée et une fausse membrane. Pendant la convalescence, on conseillera le repos, la quinine, le fer et enfin la strychnine, tonique puissant dont l'emploi doit être considéré comme des plus utiles pour prévenir ou pour guérir la paralysie diphtérique, que l'on pourra combattre également avec efficacité, au moyen du gargarisme. Le changement d'air est dans ces conditions très avantageux, pour ranimer les forces nerveuses et le cœur, dont la maladie affaiblit souvent l'action.

III. — CROUP. — LARYNGITE MEMBRANEUSE AIGUE. — CYNANCHE TRACHEALIS

Cette maladie dont les symptômes sont très alarmants, est peu contagieuse, mais souvent mortelle, et elle mérite une attention particulière. Elle est très commune après la seconde année et rare au delà de la cinquième. Elle est plus fréquente chez les garçons que chez les filles. Il est rare que le croup primitif récidive chez le même individu. Les attaques de prétendu croup revenant tous les ans chez le même sujet ne sont nullement des attaques de vrai croup. Quand une récidive a réellement lieu, la seconde attaque est toujours plus bénigne que la première. On a chaudement et longuement discuté pour savoir s'il convenait de maintenir la distinction entre l'espèce morbide appelée croup et la diphtérie. Pendant plus de six mois, en 1875, les colonnes de *The Lancet* furent ouvertes à cette discussion, et malgré la grande autorité des partisans de l'identification, j'avoue que je n'ai pas été convaincu. Sir W. Jenner, parlant de l'identité des deux affections, fait remarquer qu'aucun caractère anatomique ne permet de les distinguer l'une de l'autre. Mais y a-t il une différence anatomique quelconque entre la gonorrhée et la simple vaginite ? et cependant l'une est d'origine spécifique et l'autre est purement idiopathique. Et certes nous trouvons plus de différences dans la nature, la marche et les suites entre le croup et la diphtérie, qu'il n'en existe entre la gonorrhée virulente et la simple vaginite aiguë observée chez une femme chaste ; mais à quoi sert-il d'affirmer l'identité des deux maladies ? Je pense qu'il est utile de citer à ce propos les lignes suivantes du D' Thomas de New-York. Il dit avec beaucoup de justesse : « De même qu'il n'y a qu'une seule cause qui puisse engendrer la scarlatine, la rougeole ou la variole, c'est-à-dire l'absorption d'un miasme spécifique, ou une contagion matérielle, de même il me semble qu'une seule cause peut produire la gonorrhée. A la vérité la vaginite aiguë simple peut simuler si exactement la gonorrhée que le praticien le plus expérimenté soit exposé à des erreurs de diagnostic, mais ceci ne prouve nullement l'identité des deux maladies. Le poison gonorrhéique produit une inflammation, comme conséquence matérielle de son contact, tandis que les causes de la vaginite la font naître accidentellement et ne la produiraient sans doute pas si l'organisme du malade était autrement disposé. Il me semble que nous avons un exemple identique dans la diphtérie d'origine septique et le croup purement idiopathique.

Mais en dehors de ces considérations mêmes, je pense que la distinction entre les deux maladies est bien établie. Quelques cas identiques par ci par là, ne suffisent pas à détruire la grande ligne de démarcation qui les sépare, lorsqu'on envisage les symptômes dans leur ensemble.

Dans la diphtérie, je reconnais une affection épidémique, éminemment contagieuse, de forme essentiellement asthénique dès le début, dont les exsudats se produisent sur les amygdales et le pharynx pour s'étendre en haut ou en bas, avec une tendance à la formation sur des surfaces éloignées (la plaie d'un vésicatoire par exemple), et présentant enfin une disposition spéciale à engendrer la paralysie au déclin de la maladie ; dans le croup au contraire, je trouve une affection sporadique, très probablement non contagieuse (1), sthénique dès le début, dans laquelle le

---

(1) Sir Thomas Watson, en 1857, affirmait que le croup n'était point contagieux, et il parlait au contraire de la diphtérie comme d'une affection extrêmement grave dont il n'avait vu jusqu'alors qu'un petit nombre de cas. — *Note de l'auteur.*

larynx et la trachée sont les parties attaquées d'abord et non pas les amygdales et le pharynx, dans laquelle l'extension est moins rapide, la paralysie consécutive inconnue et qui n'existe enfin que dans l'enfance exclusivement. Quiconque aura ces deux types présents à l'esprit, distinguera les deux affections l'une de l'autre aussi nettement que les types ordinaires de scarlatine et de rougeole, quelle que soit la ressemblance apparente dans certains cas particuliers.

Citons en outre les paroles du Dr Wilks disant : « Nos connaissances actuelles semblent attester que l'inflammation membraneuse des voies aériennes peut être le résultat d'un traumatisme, d'un choc dû au froid, ou d'un état idiopathique, ou de l'intoxication diphtéritique. » L'invasion de la maladie est parfois soudaine, mais le plus ordinairement elle est annoncée par un refroidissement, de la fièvre, de la soif, de l'enrouement et un écoulement nasal; on observe aussi dès le début un léger mal de gorge, et lorsque l'enfant est trop jeune pour s'en plaindre, il porte violemment les mains à la gorge et la gratte fortement. Cette première période peut se prolonger de vingt-quatre à trente-six heures. La maladie passe ensuite à la deuxième période, qui est spécialement caractérisée par la toux sonore et retentissante.

L'inspiration étant prolongée, la respiration est bruyante et s'accompagne d'un bruit particulier qui est, ainsi que la toux, très caractéristique. Ce bruit est criard, aboyant, et on ne saurait l'oublier lorsqu'on l'a entendu déjà une fois. Le Dr Meigs compare la toux du croup qui a envahi le larynx, à l'éternuement d'un jeune chat. Les paroxysmes de toux et la dyspnée augmentent et s'aggravent toujours à l'approche de la nuit, ainsi que cela s'observe dans toutes les maladies d'enfant, lorsqu'il existe des symptômes graves. Il y a une rémission matinale naturelle, qui ne doit pas induire le médecin en erreur quant à l'état exact du malade. En même temps la fièvre augmente, la soif

devient plus vive, la langue est chargée, l'enfant est agité,
et à mesure que la maladie fait des progrès, le jeune malade cherche à tout instant à respirer, en faisant de vains
efforts pour y arriver. Au commencement, dans l'intervalle
des paroxysmes, l'enfant tombait dans un sommeil troublé, résultat de l'épuisement; mais maintenant il n'y a
plus un instant de repos. Les attaques de dyspnée sont sans
cesse renaissantes, la face est anxieuse, l'œil est vitreux,
les lèvres sont livides, des sueurs visqueuses couvrent
bientôt le corps du malade. L'enfant rejette la tête en arrière, pour agrandir la trachée et rendre l'accès de l'air
plus facile. S'il sait parler, il évite de le faire en raison de
la douleur que la parole développe, mais il avale d'ordinaire facilement. Le cas peut évoluer dès lors de mal en
pis et la suffocation peut devenir de plus en plus imminente, jusqu'à ce que le patient tombe dans le coma ou
dans des convulsions, qui mettent fin à cette lutte contre
la mort. Plus souvent, cependant, on observe que la terminaison n'est pas précisément aussi prompte; l'enfant
semble mieux, le traitement l'a peut-être ranimé. La plupart des symptômes les plus graves s'atténuent; il peut
survenir une légère expectoration et, en somme, l'enfant
paraît mieux de toutes façons. Mais après quelques heures,
les premiers accidents reparaissent comme des combat-
tants qui se reposent seulement pour tenter une lutte su-
prême, et la scène se termine bientôt fatalement, ou bien
l'enfant tombe graduellement dans un coma d'où ne
peuvent le tirer les efforts et les soins de sa nourrice ou de
ses parents.

Les signes stéthoscopiques de la seconde et de la troisième période consistent principalement dans l'affaiblissement du murmure respiratoire dans la poitrine, qui est
néanmoins sonore à la percussion. Quelquefois même il
existe une dépression des parois thoraciques dans les
espaces intercostaux, au moment de chaque inspiration.
Dans d'autres circonstances on observe dès le début des

râles sonores, disséminés, qui indiquent la bronchite. Si la pneumonie se montre, il y aura, en outre, une crépitation fine localisée, accompagnée d'une matité facile à constater par la percussion au niveau du foyer inflammatoire du poumon. Cette forme de pneumonie est ordinairement double. Ces signes sont souvent masqués plus ou moins par le bruit croupal qui se produit dans la trachée.

La durée d'une atteinte de croup dépend de la vigueur constitutionnelle du patient et de l'intensité de l'inflammation ; la moyenne est de deux à cinq jours. Quelquefois la maladie se termine seulement au quatorzième jour. Le D' Cheyne dit que la terminaison fatale survient ordinairement au troisième, au quatrième ou bien au cinquième jour.

Autopsie. — La muqueuse du larynx et de la trachée est ordinairement enflammée, rouge, vascularisée, épaissie, et se desquame facilement; mais la *materies morbi* caractéristique est la membrane qui tapisse les voies aériennes. Au microscope on reconnaît qu'elle est formée de cellules nombreuses, disséminées entre des fibrilles très déliées. Il y a un dépôt de lymphe d'une épaisseur variable, blanc, jaunâtre ou cendré recouvrant le larynx et la trachée, et descendant même jusque dans les bronches. Cette fausse membrane peut se montrer en plaques ou sous forme de tuyaux cylindriques qui sont quelquefois des moules parfaits de tubes bronchiques. Elle est plus mince dans le larynx que dans la trachée et elle présente sa plus faible épaisseur dans les ramifications bronchiques. Sa surface libre est unie et souvent recouverte d'un enduit muco-purulent. Les bronches portent des traces d'inflammation étendue à toute leur surface. Il n'est pas rare de constater l'existence d'une pneumonie lobaire ou lobulaire et l'emphysème se montre ordinairement dans quelque partie du poumon. Le côté droit du cœur est ordinairement rempli de sang noir. La congestion est plus ou moins forte dans le cerveau, le foie, la rate et les reins. Généralement on trouve des deux côtés de la trachée, derrière le thyroïde, les ganglions lymphatiques engorgés. Parfois l'oreillette droite est occupée par un caillot fibrineux formé durant la vie et portant l'empreinte du courant sanguin qui passait en frottant sur sa surface : dans ces conditions la mort est venue par le cœur.

Pronostic. — Généralement défavorable, quoique des cas sévères puissent se terminer et se terminent en effet par la guérison.

On peut estimer que la moitié des malades succombent. Les symptômes favorables sont une expectoration facile et hâtive, la facilité de la respiration, le peu d'altération de la voix, qui recouvre de bonne heure son timbre naturel, et le peu d'intensité de la fièvre. Mais si, au contraire, la respiration est très gênée, si la fièvre est très forte, si les bruits de cornage sont intenses et s'il n'y a point d'expectoration, il faut craindre une terminaison fatale.

Diagnostic. — Le diagnostic sera fait entre le croup et la laryngite striduleuse par l'absence de la fièvre dans ce dernier cas et par la liberté de la respiration dans l'intervalle des attaques. Les enfants sont sujets à contracter une forme de catarrhe avec toux dite croupale et souvent dans ce cas le mot de croup est prononcé. Mais ces cas peuvent être distingués aisément par l'absence de fièvre, la facilité de la respiration et la disparition rapide des symptômes sous l'influence d'un traitement simple. (Voyez *Laryngite catarrhale spasmodique.*)

Le diagnostic avec la laryngite sera établi sur la fréquence beaucoup plus grande de cette dernière chez les adultes, sur la douleur localisée dans le larynx et sur l'absence de fausses membranes.

Traitement. — L'enfant sera placé sur un lit dans une chambre bien chauffée ; un bain chaud sera utile au début et ensuite un émétique ; par exemple une cuillerée à café de vin d'ipéca, renouvelée au besoin.

Le D' Meigs recommande de l'alun à dose de 4 grammes dans du miel ou du sirop comme un vomitif sûr, sans action déprimante trop prononcée. L'injection hypodermique d'apomorphine (1 à 2 milligrammes) est une autre méthode très efficace et qui ne déprime point les forces.

L'atmosphère de la chambre sera tiède et humide. Dans un cas grave, il peut être utile d'envelopper le lit d'une tente de laine ou de flanelle dans l'intérieur de laquelle on ferait arriver un jet de vapeur tiède. Dans les cas ordinaires il suffit de laisser dans la chambre une chaudière contenant de l'eau maintenue en ébullition. On aura soin d'éviter que toute la vapeur ainsi produite se dégage directement hors de la chambre par la cheminée. C'est une bonne chose de tremper des éponges dans de l'eau bien chaude et de les appliquer souvent sur la gorge du malade. Dans les cas graves de croup idiopathique on recommande ordinairement la saignée. J'avoue que j'ai la plus grande aversion pour cette pratique. Si le pouls s'élève trop, si le cas est d'un type nettement sthénique, une dose de calomel peut être indiquée, et je recommande alors une goutte de teinture d'aconit donnée de demi-heure en demi-heure, dans un peu d'eau, à continuer pendant trois ou quatre heures et plus, s'il y a lieu. En outre, des pulvérisations iodées, ou d'acide sulfureux, ou d'eau de chaux, seront répétées fréquemment dans la chambre. — Souvent un bain tiède, un peu plus frais que le corps, produira un effet avantageux. On recouvre la baignoire d'une couverture de laine et on plonge l'enfant sur la couverture dans le bain. Si la maladie se montre dans le pharynx, les topiques indiqués pour la diphtérie peuvent être mis en usage. On ne doit jamais employer les vésicatoires, même en cas de complications thoraciques.

Le Dʳ Meigs parle avantageusement des alcalins, surtout du chlorate de potasse qu'il combine avec la teinture de perchlorure de fer :

Chlorate de potasse.......	15 à 50 centigrammes
Teint. de perchlor. de fer..	3 à 5 gouttes
Sirop....................	8 grammes
Eau.....................	8 grammes
Mêlez. — A prendre toutes les trois ou quatre heures.	

La teinture d'iode en badigeonnages sur la gorge est un bon moyen pendant la convalescence.

Pendant le cours de la maladie il faut soigneusement soutenir les forces à l'aide d'un régime convenable ; s'il y a une dysphagie prononcée, ou si la déglutition provoque des accès de dyspnée spasmodique, on alimentera le malade par le rectum.

Les autres médicaments les plus vantés sont le sulfate de cuivre, non seulement comme vomitif au début, mais continué pendant le cours de la maladie, à dose de 5 à 20 centigrammes. Sir D. Gibb recommande le *sanguinaria canadensis*, le Dʳ Condi et d'autres médecins américains préconisent le chlorhydrate d'ammoniaque à dose de 15 à 30 centigrammes. On peut également l'employer comme topique. Le copahu, — trente à soixante gouttes, — est conseillé par le Dʳ Lincoln (1).

Il sera souvent utile de donner un stimulant expectorant, surtout lorsque la bronchite survient au décours de la maladie. Tel serait un mélange de polygala et de ses-

(1) Le copahu et le cubèbe ont été conseillés par le Dʳ Trideau, 1866, et depuis des essais ont été faits par plusieurs médecins des hôpitaux de Paris. MM Bergeron, Archambault,... — Leur emploi, qui s'accompagne souvent d'effets purgatifs fâcheux, n'a pas donné de résultats très encourageants.

quicarbonate d'ammoniaque, ou bien la teinture ammoniacale de valériane et d'ipéca. L'intervention de périodes de rémission ne doit pas provoquer la cessation trop prématurée du traitement commencé. Ces améliorations passagères sont très décevantes et doivent tenir constamment l'attention du médecin en éveil. Ainsi pendant la convalescence les soins les plus attentifs doivent être multipliés, et il faudra rigoureusement éviter l'exposition aux refroidissements.

Enfin surgit la question de la trachéotomie qu'on peut résumer dans les quelques propositions suivantes :

1. — La trachéotomie n'est pas un mode de traitement, mais un moyen de prévenir une asphyxie imminente.

2. — Elle s'oppose à l'obstacle mécanique qui ferme l'entrée de l'air dans les poumons, et elle diminue le spasme de la glotte, qui est encore une cause de troubles respiratoires.

3. — L'opération par elle-même n'est pas une opération grave et peut être exécutée avec une perte de sang de 8 à 10 grammes environ.

4. — L'opération peut déterminer ou accroître une bronchite intercurrente, contre laquelle il faut se tenir en garde.

5. — La trachéotomie doit être faite de bonne heure et dès que le traitement ordinaire s'est montré impuissant, dès qu'il y a suffocation imminente ; cependant, après l'opération, il faudra insister encore sur le traitement médical.

6. — Il faut choisir les cas dans lesquels on doit faire l'opération ; on s'assurera surtout qu'il n'existe pas de complications thoraciques graves, de nature à contre-indiquer l'intervention chirurgicale.

IV. — TRACHÉOTOMIE

Nous nous bornerons aux points les plus importants de cette question : on peut employer le chloroforne sans inconvénient lorsqu'il est indiqué, surtout lorsque le patient se débat violemment, la dyspnée étant récente et spasmodique et l'enfant vigoureux.

On se mettra à l'abri des chances d'hémorrhagie en opérant hardiment et en recherchant prudemment les gros vaisseaux, de manière à les éviter. L'opération faite à travers la membrane crico-thyroïdienne (laryngotomie) est plus facile et, dans quelques cas, il est préférable d'y recourir. En dehors de cela, c'est une opération mauvaise parce que : 1° l'ouverture est insuffisante pour l'accomplissement satisfaisant de l'acte respiratoire ;

2° L'intégrité du larynx et des cordes vocales, est détruite ;

3° La canule est en contact avec une muqueuse très sensible et occasionne une irritation locale assez vive ;

4° Cette irritation peut provoquer l'inflammation et l'ulcération du larynx et même la nécrose des cartilages.

Dans la trachéotomie on se rappellera que les trois ou quatre premiers anneaux de la trachée sont recouverts par l'isthme du corps thyroïde qu'on peut sans doute sectionner sans inconvénient, mais qu'il est néanmoins préférable de ménager.

Les *instruments nécessaires* sont une canule (1), un petit bistouri bien tranchant, un bistouri mousse, deux

(1) On en fait de diverses grandeurs.

N° 1	—	5mill.,4	pour un enfant de	1 à 4 ans.
N° 2.	—	6mill.,6	—	5 à 8 ans.
N° 3.	—	7mill.,2	—	9 à 11 ans.
N° 4.	—	8mill.,4	—	14 à 16 ans.

paires de pinces à disséquer, des pinces à artères, un tenaculum, deux écarteurs mousses et un dilatateur.

M. Durham recommande une canule dont la partie courbe est formée d'anneaux assemblés comme la queue d'un homard et il vante hautement un trocart mousse, sorte de mandrin destiné à introduire la canule (1).

Pendant l'opération, le chirurgien se tient à la droite de l'oreiller sur lequel repose l'enfant. Après l'administration du chloroforme ou de l'éther (2), on placera un oreiller sous les épaules et la nuque de manière à rejeter la tête en arrière et à faire saillir la trachée en avant. On pratiquera une longue incision superficielle en maintenant la trachée entre le pouce et l'index de la main gauche, de

(1) Déjà on avait conseillé de se servir d'une grosse sonde mousse en gomme, pour guider la canule à travers la plaie, jusque dans la trachée. C'est un expédient opératoire qui peut servir dans certaines circonstances et qu'il est utile de se rappeler. Depuis longtemps on a eu la pensée de pénétrer directement dans la trachée à l'aide d'un instrument qui puisse y abandonner et y laisser en place une canule. Les appareils proposés jusqu'à ce jour étaient des trocarts plus ou moins modifiés. M. le Dr Jacolot a imaginé un instrument qui nous semble préférable. Son trachéotome porte-canule n'est pas un trocart. C'est un instrument tranchant, agissant lentement et non par à-coups, facile à manœuvrer d'une seule main, suffisant seul à toute l'opération et supprimant d'une manière très heureuse le temps de la dilatation, c'est-à-dire le moment le plus délicat de l'opération. On peut dire que c'est un instrument d'urgence, très ingénieux et assurément le seul de ce genre qui paraisse maniable sans danger et qui ait donné des résultats pratiques. (V. *Trachéotomie d'urgence...* par le Dr Jacolot, et *Gaz. des Hôp.*, juin 1881.)

(2) En Angleterre et en Amérique il ne se fait guère de trachéotomie sans chloroforme. C'est là un fait qui eût pu paraître assez étonnant en France avant la discussion soulevée à la Société de Chirurgie, le 30 mars 1887, par M. Le Dentu et de laquelle il résulte que M. Le Dentu, M. Lucas Championnière, M. Terrier, M. Verneuil, M. Le Fort, M. Berger et M. Gouguenheim sont tous partisans de l'administration du chloroforme avant la trachéotomie, excepté dans la période ultime du croup où l'on observe d'ailleurs une anesthésie assez prononcée pour que l'opération ne provoque presque aucune douleur. Les premières inhalations régularisent le rhythme respiratoire et semblent diminuer les phénomènes asphyxiques. A l'hôpital Bochat, dans le service de M. Gouguenheim, toutes les trachéotomies se font après anesthésie chloroformique. Peut-être convient-il de faire quelques sages réserves sur ce sujet encore digne d'étudier.

manière à empêcher les mouvements ascensionnels du larynx, qui gênent considérablement l'opérateur; cette incision doit commencer immédiatement sous le cartilage cricoïde en descendant vers le sternum sur une longueur de 25 à 40 millimètres. On peut voir alors les deux muscles sterno-hyoïdiens qui occupent parallèlement chaque côté de la ligne médiane et qui seront écartés par les aides. On pourra diviser le tissu cellulaire à l'aide du bistouri mousse, rechercher avec le doigt l'emplacement de la trachée et dénuder sa surface sur une hauteur de quatre anneaux environ. Le ténaculum sera placé de manière à saisir l'anneau qui précède celui qu'on se propose d'inciser d'abord. L'incision sera faite très exactement sur la ligne médiane. Lorsque la trachée est ouverte, il se produit une poussée violente d'air et de mucus sanguinolent projetés au dehors.

On mettra aussitôt la canule en place, ce qui sera facilité, dit M. Heath, par « l'application du manche du bistouri tourné en travers, perpendiculairement à l'axe de la trachée, et appliqué dans la partie supérieure de la plaie » (1).

Pour panser la plaie, il n'y a pas lieu de faire de sutures, il suffit de placer d'abord sous le pavillon de la canule un morceau de lint imbibé d'huile qu'on recouvre d'un peu de taffetas gommé. On fixe alors la canule à l'aide d'une cravate de mousseline qui tamise l'air inspiré. — Une couverture formant tente sera établie au-dessus du berceau, l'air sera maintenu autant que possible à 21° environ jour et nuit, et l'atmosphère sera chargée de vapeur d'eau,

(1) En France on se sert presque toujours du dilatateur de Trousseau, plus ou moins modifié. Cependant on a conseillé dans ces derniers temps de se servir du doigt indicateur gauche placé dans la trachée pour guider la canule et la mettre en place. C'est ce qu'on appelle *l'opération au doigt.* — V. Pauquet (*Thèse de Paris*), Sanné, J. Simon, etc. En introduisant le doigt dans la trachée, on évite la pénétration du sang et on peut glisser la canule sur le doigt à mesure que celui-ci se retire.

soit par l'évaporation de l'eau, abandonnée à l'air libre, dans des plats creux chauffés avec une lampe soit au moyen d'une chaudière spéciale munie d'une sorte d'entonnoir pour répandre la vapeur dans toute la chambre. En cas de besoin on peut se servir d'un journal roulé en cornet pour opérer cette distribution de la vapeur d'eau. En tout cas, il faut, bien entendu, s'assurer que le niveau de l'eau dans la chaudière est inférieur à l'orifice du tuyau qui doit servir à la sortie de la vapeur. S'il en était autrement, la vapeur ne sortirait que par le couvercle. De tous les appareils, le meilleur serait encore le pulvérisateur à vapeur. Quoique la température de la chambre soit tenue nécessairement élevée, il est impossible de laisser l'air se vicier sans le renouveler ; au contraire tout doit être mis en œuvre pour que l'air, quoique tiède, soit toujours aussi frais, aussi neuf que possible. La canule sera enlevée et nettoyée trois fois par jour au moins, quelquefois toutes les trois ou quatre heures.

Lorsque la respiration devient bruyante, cela indique une obstruction de la canule qu'il faut examiner, retirer et nettoyer s'il y a lieu. Plus tôt la canule pourra être retirée, mieux cela vaudra. On bouchera la plaie pour essayer la respiration naturelle et si la suffocation survient, on replacera la canule. On répétera cette opération chaque jour et on insistera chaque jour plus longuement jusqu'à ce que la canule puisse être retirée avec toute sécurité. On a cité des cas dans lesquels la canule n'a pu être enlevée que le quinzième jour et au delà. On a même rapporté des cas extraordinaires, qui ne permettaient l'enlèvement de la canule qu'après plusieurs semaines.

Trousseau recommande de cautériser le bord de la plaie pendant trois ou quatre jours avec un crayon de nitrate d'argent pour s'opposer à l'envahissement des fausses membranes.

Le bruit de drapeau dans la canule annonce qu'elle est obstruée, et il faut la nettoyer aussitôt. La surface interne de la canule peut être graissée avec de la glycérine pure. Lorsque la respiration paraît gênée et bruyante, le Dr Meigs recommande de pulvériser de l'eau de chaux dans la canule de 2 heures en 2 heures environ. La pulvérisation excite la toux et ramollit le mucus épaissi, que l'enfant rejette alors plus facilement par la canule. Il considère que l'action dissolvante de la chaux sur la fausse membrane favorise ce résultat. Les solutions de chlorate de potasse ou d'acide lactique pulvérisées ont été employées avec succès par quelques autres observateurs. Parfois une fausse membrane, trop forte pour être rejetée par la canule, exige qu'on l'enlève directement. Il faut alors retirer la canule et ne la remettre en place qu'après l'enlèvement ou la sortie de la membrane. Le Dr B.-W. Richardson a rapporté un cas dans lequel la vie d'un enfant fut sauvée, alors que cet enfant paraissait mort. Ce résultat fut obtenu en entretenant la respiration artificielle au moyen d'un soufflet à double action, la canule ayant été bouchée.

La plaie se ferme en un mois environ après l'enlèvement de la canule. Ce temps peut être néanmoins plus ou moins long. Lorsque la dysphagie se montre après l'opération, on peut quelquefois la faire cesser en plaçant le doigt de l'enfant sur la canule, pendant la déglutition (1). Lorsque ce moyen échoue, l'alimentation peut être assez difficile pour exiger la plus grande attention. On aura recours principalement à l'alimentation par le rectum et, pour prévenir l'irritation de cet organe, il faudra ajouter quelques gouttes de laudanum à chaque lavement alimentaire. Parfois la dysphagie est limitée aux liquides. On l'observe rarement avant le troisième jour à partir de l'opération. Les fragments de glace dans la bouche

---

(1) Nous trouvons déjà ce conseil dans la clinique de Trousseau, qui rapporte à ce sujet les observations et la pratique de M. le Dr Archambault. On peut donner aussi dans ce cas des aliments ayant une certaine consistance : bouillies, potages, etc.

calment la soif du malade et des lotions tièdes sur tout le corps suffisent à procurer un peu de rafraîchissement. La crème, les potages au vermicelle, à l'extrait de bœuf concentré et frais, les œufs au lait, la soupe de tortue, sont des aliments très réparateurs. Le meilleur stimulant est le cognac. Presque tous les entremets légers indiqués dans l'article *Régime* peuvent être employés, il faut obliger l'enfant par des caresses, à prendre assez de nourriture. Si les moyens de douceur échouent, Trousseau conseille de ne pas hésiter à employer l'intimidation et la contrainte.

Il est certain que le traitement consécutif à la trachéotomie exige de la part du praticien la plus scrupuleuse attention et les plus grands soins. Autant que possible on s'assurera du concours d'un élève en médecine ou d'une garde digne de confiance, et on leur confiera la direction continuelle du malade. Les paroles de Trousseau sur ce sujet sont dignes d'être citées. Il dit que la trachéotomie la plus parfaitement réussie se termine fatalement par la mort, lorsque les soins consécutifs sont insuffisants ou mauvais.

V. — CROUP SPASMODIQUE. — FAUX-CROUP. — LARYNGITE CATARRHALE SPASMODIQUE

Cette affection est commune et spéciale à l'enfance. Guersant dit qu'elle est plus commune entre la seconde et la septième année qu'à tout autre âge. Elle diffère du vrai croup par l'absence des troubles pyrétiques intenses, par l'absence d'exsudat membraneux, par sa *tendance à la répétition* et son retour dans le cours de la même année, quelquefois à deux ou trois reprises. La ressemblance de cette maladie avec le croup, en ce qui regarde les symptômes laryngiens, est très remarquable. On observe également des paroxysmes nocturnes, une toux bruyante et la raucité de la voix. Cette maladie s'observe certainement avec plus de fréquence dans certaines familles et paraît même héréditaire. Elle est commune chez les enfants dont le tempérament nerveux est irritable et dans la diathèse tuberculeuse. Dans ces cas, on observe souvent des troubles gastriques, des indigestions, de la constipation ou la dépravation de l'appétit. Le diagnostic de cette affection et du croup peut être résumé dans le tableau suivant :

SYMPTÔMES	CROUP	FAUX-CROUP
Prodromes...............	Graves,...............	Légers ou nuls.
Fièvre...............	Forte et sans rémission...............	Légère et rémittente.
Voix...............	Éteinte, affaiblie, couverte...............	Rude, rauque, jamais voilée.
Expectoration.........	Mucus et fausses membranes...............	Nulle.
Respiration accompagnée d'un bruit striduleux croupal....	Constante...............	Intermittente et disparaissant dans l'intervalle des paroxysmes
Dyspnée...............	Pendant l'inspiration et pendant l'expiration également.....	Surtout pendant l'inspiration.
Dépression des parois thoraciques.........	Considérable.........	Moins prononcée.

Il existe une ressemblance considérable entre cette maladie et la laryngite striduleuse, mais elles ne sont pas identiques, comme on l'enseigne parfois à tort : car, dans la laryngite striduleuse, on n'observe pas de symptômes de catarrhe, c'est une affection purement spasmodique ; tandis que dans le faux-croup il existe une inflammation catarrhale du larynx et, en plus, un spasme de cet organe. En outre, la laryngite striduleuse est essentiellement une maladie de la première enfance (*Infancy*) souvent observée chez les rachitiques, tandis que la laryngite catarrhale spasmodique est commune depuis la première dentition jusqu'à sept, huit et neuf ans, et affecte des enfants de tous les types, mais surtout les enfants appartenant à la diathèse tuberculeuse. Enfin le faux-croup (catarrhal) récidive et produit souvent alors une épaississement de la muqueuse, qui occasionne la raucité de la voix.

Symptômes. — Les symptômes de l'attaque ordinaire sont les suivants : L'enfant se met au lit avec un rhume légèrement fébrile, quelquefois un peu d'enrouement, et la mère, qui a déjà vu plusieurs attaques, est en alerte et ne sait à quoi elle doit s'attendre. En une ou deux heures (d'après MM. Rilliet et Barthez, l'heure la plus ordinaire est onze heures), l'enfant se réveille avec une dyspnée bruyante plus ou moins forte et spasmodique, la voix est très enrouée, et la toux est rude. Le spasme est parfois très violent et souvent, à la vérité, l'enfant paraît dans un état très inquiétant. Il est quelquefois difficile de croire, en voyant l'enfant jouer dehors dès le lendemain, que nous avons sous les yeux le petit malade visité par nous pendant la nuit. Mais un vomitif et des fomentations chaudes sont des remèdes très efficaces dans cette affection. En tous cas, la tendance la plus nécessaire du traitement doit avoir pour objet de prévenir les récidives.

La première fois qu'une attaque de ce genre s'empare d'un enfant, les parents sont en proie à l'anxiété la plus vive ; la violence actuelle et temporaire des symptômes, l'imminence apparente de la suffocation, la jactitation, la terreur du jeune patient exigent, de la part du praticien le plus grand sang-froid et un jugement calme. L'attaque dure généralement une demi-heure au moins et peut se prolonger beaucoup plus. Il est très fréquent de voir le calme s'établir et une seconde attaque avoir lieu avant le matin. Il est prudent de prévenir les parents de cette éventualité et on peut dire que presque toujours cette seconde attaque est moins violente que la première.

En fait, lorsqu'un enfant devient sujet au croup spasmodique, on a généralement les remèdes sous la main, dans la famille, et non seulement la première attaque de la nuit se modère, mais l'attaque consécutive du matin disparaît presque toujours. Quelquefois la maladie suit une marche fébrile beaucoup plus intense, se rapprochant du type du vrai croup, elle revient dans ce cas chaque nuit, pendant deux, trois ou plusieurs nuits et l'enfant peut être affaibli, brisé par l'irritation due à la maladie ou même lentement asphyxié par la dyspnée.

En raison de l'intensité ordinaire des symptômes et de l'analogie avec le vrai croup, on devra toujours procéder très soigneusement et très complètement à l'examen de la gorge; si l'on distingue une exsudation membraneuse, d'une espèce quelconque, plus ou moins abondante, ou même seulement en très faible quantité, il faudra constamment réserver le pronostic, et le médecin s'appliquera soigneusement à empêcher l'extension de l'exsudat et à traiter tous autres symptômes qui pourraient indiquer le vrai croup ou la diphtérie.

Traitement. — Un vomitif au début, par exemple du sulfate de zinc ou de l'ipécacuanha ou de l'alun, suivi d'une friction térébenthinée ou d'applications chaudes sur la gorge. Une éponge imprégnée d'eau chaude peut être appliquée sous le menton et au devant du cou, sinon il faut se servir d'une compresse d'eau chaude et l'on peut en outre plonger l'enfant dans un bain chaud à 35° ou 38° centigr. Le bromure de potassium combiné avec un antispasmodique comme le lobelia et le cannabis indica, ou bien avec un sédatif, comme la ciguë et la jusquiame, peut être prescrit alors.

Il est utile de prescrire un bon régime et un usage modéré des stimulants. Les enfants qui « ont des attaques de croup revenant coup sur coup » sont très exposés aux rhumes et les contractent pour le moindre refroidissement. Leur santé générale doit être améliorée autant que possible, et il faut surtout éviter l'humidité.

Guersant va jusqu'à dire qu'il est possible de prévenir les attaques de croup spasmodique en couvrant soigneusement les enfants, en prenant soin de les faire vivre dans une atmosphère sèche, et en observant que le mieux pour eux est de leur faire prendre le plus d'exercice qu'il est possible.

Je suis absolument convaincu que les influences atmosphériques sont pour quelque chose dans la production des attaques de croup spasmodique. On rencontre des districts qui en sont parfaitement exempts. Dans certains autres, c'est, au contraire, une affection des plus communes. Je puis seulement recommander à ceux qui habitent des pays humides et fiévreux ou « mal ensoleillés » de veiller au moins à ce que la chambre à coucher de l'enfant soit sèche, bien aérée, parquetée et non sur le sol même, enfin que ce soit une chambre saine à tous autres points de vue. On est souvent étonné de voir les mansardes, les taudis malsains, les berceaux, où les enfants sont couchés, et cela non pas seulement chez les gens pauvres. Les enfants sujets au croup spasmodique doivent porter de la flanelle sur la peau.

En Allemagne, où l'habitude est de bien couvrir la poitrine et le cou, le croup spasmodique est une affection rare.

Dans les climats chauds, la belle flanelle des Indes est le meilleur vêtement : dans les climats froids, on peut conseiller la flanelle de Welsh, à laquelle souvent on ajoute des vêtements détestables, dits de santé. Mais en somme la santé est plus qu'une simple question de vêtements.

VI. — LARYNGITE AIGUE SIMPLE

C'est une affection beaucoup plus fréquente à l'âge adulte que dans l'enfance ; néanmoins elle peut se montrer chez les enfants et réclame par conséquent une courte description. Après des prodromes légers tels qu'un petit frisson ou une fièvre bénigne, on observe les symptômes suivants : le mal de gorge variant depuis un simple enrouement jusqu'à une douleur cuisante et constrictive dans le larynx; l'enfant, trop jeune pour exprimer ce qu'il éprouve, porte les mains à la gorge comme pour arracher quelque chose qui le gêne et il respire avec efforts; à mesure que le mal augmente, la voix devient un véritable chuchotement, l'enfant évite de parler alors même qu'il peut le faire, à cause de la douleur que la parole lui occasionne. La respiration est pénible et la déglutition difficile. La toux, lorsqu'elle survient, est spasmodique et violente. Le type de la fièvre, d'abord très élevé, avec une peau chaude, des urines rares, un pouls fréquent, se transforme bientôt et devient asthénique par suite de l'oxygénation insuffisante du sang. La maladie se termine par des convulsions ou par le coma et peut durer de quatre à six jours.

Autopsie. — On trouve la muqueuse du larynx enflammée et gonflée, parfois érodée, les follicules enflés et l'épiglotte indurée. Parfois la maladie présente une forme plus sévère encore; le tissu cellulaire sous-muqueux est œdématié, la glotte et l'épiglotte sont baignées de sérum ou de pus, et il existe souvent des ulcérations superficielles sur les cordes vocales.

Les causes de la laryngite sont l'exposition aux froids humides, la déglutition de liquides brûlants, l'extension de l'inflammation dans l'érysipèle, la scarlatine, la variole, la rougeole; et suivant Billard, Barthez et Rilliet, la laryngite aurait été vue par eux à la suite de cris violents très longtemps prolongés.

Diagnostic. — Le diagnostic avec la laryngite striduleuse se fera par l'absence de fièvre dans ce dernier cas, et par l'ensemble des autres symptômes, et avec le croup, par l'absence du bruit croupal, par l'état de la respiration, par l'absence de fausse membrane.

Pronostic. — Le pronostic est sérieux en raison de l'imminence de la suffocation. Au contraire, la diminution de la dyspnée, la facilité de l'expectoration et une moindre difficulté de la déglutition, sont des signes favorables.

Traitement. — Une atmosphère ambiante chaude et humide, l'application d'éponges imprégnées d'eau chaude sur la gorge, la teinture d'aconit (une goutte) toutes les demi-heures environ pendant trois ou quatre heures, tel est le traitement que je conseillerais. Je ne crois pas qu'on puisse tirer grand profit de l'emploi des révulsifs, mais il n'y a pas d'inconvénient à se servir pour l'usage externe de la teinture épispastique appliquée au devant de la gorge, sur le siège de l'inflammation. J'ai vu obtenir du soulagement par l'emploi de compresses imprégnées d'eau tiède recouvertes d'un taffetas ciré, et personnellement je les préfère aux vésicatoires et aux révulsifs de toute autre espèce. S'il existe un œdème de la glotte (ce qui n'est pas rare non plus dans la laryngite chronique) il faut donner issue au liquide par le moyen de scarifications, ou bien il faut avoir recours à la trachéotomie. L'opération devra être faite de bonne heure, sans attendre l'épuisement des forces de l'enfant. Lorsque l'alimentation ordinaire sera rendue impossible par suite de la dysphagie, il faudra s'appliquer avec beaucoup de soin à soutenir les forces du malade au moyen de lavements nutritifs.

VII. — LARINGITE CHRONIQUE

Maladie importante, commune dans l'enfance, la laryngite chronique est le résultat d'une inflammation chronique de la partie supérieure du larynx, avec épaississement

de la muqueuse. Dans cette affection la toux est rude,
dure et d'un ton criard ; la voix est le plus souvent enrouée. Vers la nuit, la toux devient presque croupale ;
elle est augmentée par la position horizontale, en partie à
cause du relâchement de la luette, qui est assez fréquent
dans ces circonstances, et qui permet à cet organe de
frôler et d'irriter l'entrée de la glotte, ce qui détermine,
lorsque l'enfant est au lit, une toux criarde, incessante,
se prolongeant souvent pendant deux ou trois heures. Les
personnes ainsi affectées sont très exposées aux rhumes.
Un vent d'est ou un brouillard froid suffit pour occasionner une toux nocturne criarde sans coryza prodromique
et sans aucun symptôme thoracique d'aucune sorte. Parfois, après les plus violents efforts de toux, prolongés,
incessants, on voit les malades rejeter un crachat nummu-
laire formé de mucus concret ; ce phénomène qui ne s'observe pas constamment, donne lieu à la cessation complète
et immédiate de l'accès. Le plus souvent, il semble que
l'accès de toux s'affaiblisse peu à peu, et vers minuit ou
dans les premières heures du jour, le malade s'endort. Il
se réveille le lendemain matin, avec l'apparence d'une
santé parfaite pendant tout le jour ; mais, à l'approche de
la nuit il y a lieu de craindre une récidive de l'accès.

Porter de la flanelle sur la peau, flanelle plus épaisse
l'hiver que l'été ; couvrir suffisamment le cou et les bras ;
faire porter aux filles des bas bien chauds, et pour les
garçons recommander pendant les mauvais jours l'usage
d'un cache-nez tissu de laine léger ; éviter les exercices
violents qui provoquent la sueur et occasionnent souvent
très vite un refroidissement interne par évaporation ; recommander un régime fortifiant et, pour calmer la toux
l'usage de la morphine à petites doses, tel est le traitement spécial à cette affection.

La morphine (surtout sous forme de biméconate en solution, à la dose de quelques gouttes à peine) agit souvent d'une manière étonnante et fait disparaître instantané-

ment le paroxysme ; mais la tendance aux rechutes doit être combattue par des moyens hygiéniques appropriés, parmi lesquels il faut placer en première ligne l'usage de la flanelle appliquée sur la peau, pour prévenir les refroidissements. S'il y a du relâchement de la luette, on peut employer un gargarisme astringent, à l'alun par exemple, ou bien la cautérisation au nitrate d'argent fondu ou en solution, ou bien encore le mélange par parties égales de glycérine et de tannin. L'usage de la glace absorbée en petits fragments destinés à fondre dans la bouche, est utile en amenant une contraction des régions enflammées et œdématiées. A l'intérieur on peut donner le sel d'Epsom et la teinture de fer.

Je n'ai jamais tiré, dans cette affection, le moindre avantage des expectorants... etc. Lorsque malgré tous les efforts du médecin, la luette reste longue, il convient d'en enlever l'extrémité. Les cas de ce genre donnent beaucoup de soucis à la famille et au médecin, jusqu'à ce que le diagnostic soit parfaitement établi. Cela est d'autant plus exact que la sévérité de la toux est souvent telle qu'il est difficile de dire si réellement les poumons sont affectés ou non.

Les enfants ont une grande tendance à avaler les objets qu'ils mettent dans la bouche, les billes, les pièces de monnaie..., etc. Lorsque ces objets sont avalés de travers, ce qui a lieu souvent, ils vont ordinairement se loger dans la bronche droite. Si l'emploi des vomitifs et si la toux ne suffisent pas à faire rendre ces objets, la trachéotomie est le seul remède.

VIII. — BRONCHITE OU CATARRHE DES BRONCHES

C'est une inflammation de la muqueuse des bronches, accompagnée d'une hypersécrétion des mucus. La bronchite peut être aigué ou chronique, idiopathique ou intercurrente.

Bronchite aiguë. — La bronchite aiguë commence par des frissons, de la fièvre, une toux qui s'accompagne de douleur et de la sécheresse dans la gorge. La toux d'abord rude devient plus grasse le second ou le troisième jour, ce qui augmente la dyspnée chez les jeunes enfants, qui ne savent pas cracher. L'intensité de la dyspnée varie suivant les circonstances ; si la bronchite est limitée aux grosses ramifications, la dyspnée est généralement insignifiante, mais lorsque l'inflammation s'étend aux bronches capillaires, la dyspnée est beaucoup plus grave. Le nombre des respirations varie depuis 60 environ dans les cas de gravité moyenne jusqu'à 70 ou même à 80 pulsations dans les cas graves de bronchite capillaire. Le pouls est fréquent ; à 130, 140 et même à 150 assez fréquemment ; la face est congestionnée, il y a une grande agitation et de l'anxiété, la couleur de la peau peut être livide, par suite de l'insuffisance de l'hématose dans les cas sévères. Cette affection se complique très facilement de pneumonie ; mais si elle marche d'une manière favorable, la fièvre se calme au bout de quelques jours, la toux est meilleure et l'enfant entre en convalescence.

Dans la bronchite aiguë la température est élevée et atteint fréquemment 38° 8 ou 39°, mais elle ne monte jamais aussi haut que dans la pneumonie. Il faut se rappeler et rappeler aux parents que les symptômes s'aggravent ordinairement vers le soir. Après une nuit agitée troublée par une toux assez fréquente, l'enfant peut se réveiller, après un sommeil calme pendant les premières heures du jour, et il semble alors très soulagé, joyeux et dispos, avec une notable amélioration de la toux et des autres symptômes. Malheureusement, dès la chute du jour, les troubles antérieurs se présentent de nouveau et dans la soirée la dyspnée est aussi forte que jamais, la fièvre plus violente, la toux en pleine recrudescence, et cela dure jusqu'au retour du matin qui s'accompagne de sommeil et d'une rémission nouvelle. Le D' Handfield Jones ex-

plique l'exacerbation vespérale de la bronchite et des autres
affections de nature catarrhale en disant que le soir le pouvoir nerveux s'affaiblit et que les vaso-moteurs éprouvent
aussi cette sorte d'anéantissement qui permet la dilatation passive des artères, une hypérémie consécutive très
prononcée avec hypersécrétion de mucus, etc. Je suis
porté à croire que beaucoup de personnes ayant souffert
des atteintes de la bronchite catarrhale, se rangeront à cet
avis, et je suis certain qu'une bonne et saine alimentation
accompagnée d'un stimulant très léger, comme du champagne de haute marque « Mumm » ou « Pommery et
Greno », par exemple, seront des moyens parfaits pour améliorer l'état général et procurer une meilleure nuit. Je parle
ici des adultes et bien entendu chez les enfants on choisira
un régime approprié à leur âge. On trouvera dans le *Régime* une foule d'aliments légers et convenables dans ces
circonstances, mais il sera préférable de laisser de côté
les stimulants, excepté lorsqu'ils seront indiqués par l'é-
puisement des forces, etc... Je conseillerais la gelée de
poulet, d'autres gelées alimentaires, sucrées, savoureuses,
contenant de la mousse d'Islande ou Irlande, d'autant plus
appropriées à cet état que leur emploi calme les accès de
toux nocturnes et l'agitation qui en résulte.

On doit s'attendre à voir la bronchite durer en moyenne
une semaine, mais elle peut se terminer plus tôt ou
se prolonger au contraire pendant deux ou trois semaines.

Dans les cas sévères de bronchite capillaire, les symptômes deviennent extrêmement inquiétants, la respiration est anxieuse, presque angoissante, on observe une
agitation incessante, un pouls impossible à compter, une
teinte cyanosée des traits du visage, des poussées de sueur
froide sur le front. La toux est adoucie et moins fréquente,
l'enfant a peur de parler, aussi bien à cause de la dyspnée
que par crainte de provoquer une quinte de toux.

Il est à peine nécessaire d'ajouter que cette situation

est pleine de péril et peut se terminer rapidement soit par des convulsions, soit par le coma.

Signes physiques. — La percussion donne un son clair, excepté lorsqu'il existe une pneumonie. L'auscultation révèle l'existence de râles sonores, muqueux et sibilants; les râles humides se montrent après que l'hypersécrétion de mucus est établie ; on entend le plus ordinairement une grosse crépitation à la partie inférieure et postérieure du thorax. Parfois un bouchon du mucus visqueux obstrue une bronche fine et produit ainsi un état appelé collapsus pulmonaire ; cet accident se révèle par l'augmentation de la dyspnée *sans augmentation de la fièvre*, et la percussion n'accuse pas de matité au lieu de la sonorité antérieure, pas plus qu'il n'existe de respiration bronchique. Il est d'autant plus nécessaire de distinguer cette complication de la pneumonie, que le traitement est absolument opposé dans les deux cas.

Dans la bronchite capillaire, la percussion donne un son clair, et à l'auscultation on entend un râle sous-crépitant, humide, dont la crépitation n'est ni grosse ni fine et souvent associé aux rhonchus sibilants et ronflants. Le siège de ce râle est la région inférieure et postérieure des poumons et à mesure que la maladie progresse, il est remplacé par une crépitation plus grosse.

MM. Rilliet et Barthez disent que la bronchite aiguë chez l'enfant existe rarement sans la pneumonie. D'où ils concluent que la valeur diagnostique du râle sous-crépitant varie dans la bronchite et diffère suivant l'âge de l'enfant. Si l'on entend ce râle dans un ou dans les deux côtés du thorax chez un enfant de moins de cinq ans, il faut craindre que la bronchite soit compliquée de pneumonie lobulaire. Chez les enfants plus âgés, cette coïncidence est moins probable. Lorsqu'on entend des râles crépitants, la pneumonie est presque certainement présente. La bronchite des enfants revêt assez souvent la forme chronique, avec des sueurs profuses et des poussées de fièvre surtout vers la nuit, ce qui donne alors à la maladie une grande ressemblance avec la phthisie pulmonaire.

Pronostic. — La bronchite est dangereuse chez les enfants à la mamelle et âgés de moins de cinq ans. La bronchite capillaire, la broncho-pneumonie et le collapsus des poumons sont extrêmement graves et très souvent mortels.

Broncho-pneumonie. — Rare pendant la première année ; commune après cette période jusqu'à cinq ou six ans, âge où sa fréquence diminue. C'est une suite de la bronchite capillaire, quelquefois de la coqueluche, de la rougeole et du collapsus du poumon. Elle est plus aiguë lorsqu'elle se montre après une bronchite capillaire, moins aiguë lorsqu'elle est une conséquence de la coqueluche. Le début dans le cours d'une bronchite capillaire est signalé par une ascension fébrile, l'accélération du pouls et de la respiration, l'élévation de la température et l'orthopnée.

La toux est très pénible, la face est cyanosée et l'agitation, l'excitabilité qui indiquent en définitive la « lutte pour la respiration », sont remplacées par l'indifférence et l'apathie et bientôt par le coma et la mort.

Cette maladie est très fatale et les stimulants, les vomitifs, les embrocations excitantes, sont les seules ressources qui puissent faire espérer la guérison.

Les signes physiques sont ceux d'une hépatisation survenant lentement ; la matité croissante, l'exagération des vibrations thoraciques, une fine crépitation à la base d'abord et bientôt étendue à toute la poitrine.

Autopsie. — La muqueuse bronchique est plus rouge que d'ordinaire, elle est souvent épaissie et ramollie, recouverte d'une sécrétion épaisse, grumeuse, muco-purulente. Les tubes aériens sont en outre très dilatés. Il y a ordinairement une congestion des poumons, et on rencontre souvent des traces de pneumonie lobulaire. Les parties des poumons atteintes de collapsus plongent dans l'eau et sont lourdes, denses et d'une couleur très pourpre ; elles reprennent immédiatement leur état normal, après l'insufflation.

Les bords des lobes sont les régions les plus promptement atteintes de collapsus, qui se produit d'une manière purement mécanique. La pneumonie lobulaire présente des taches dures, rouges, disséminées, faisant saillie à la surface du poumon. L'insufflation ne produit aucun changement dans ces taches. Par la pression on fait couler un liquide mousseux ou purulent.

Traitement. — Un large sinapisme à l'essence de térébenthine suivi de cataplasmes de farine de lin bien faits (v. *Cataplasmes*) et changés fréquemment, ou bien un morceau de spongio-piline imbibé d'eau chaude, constituent des applications externes fort utiles. L'enfant sera tenu au lit. À l'intérieur on pourra donner au début une dose de calomel avec ou sans jalap, on favorisera l'expectoration par l'ipécacuanha, la scille, le citrate de potasse, le polygala et autres médicaments appropriés. Une bonne formule pour un enfant de deux à quatre ans, est la suivante :

```
℞ Citrate de potasse...................    3 grammes 60
  Vin d'ipéca............ 3 grammes 60 à    7 grammes 20
  Teint. de camphre composée...........    3 grammes 60
  Sirop de Tolu........................   15 grammes
  Eau.................................   90 grammes
Mêlez — Dose : une cuillerée à café toutes les heures ou toutes les
                    deux heures.
```

Lorsque la sécrétion devient abondante, elle peut être évacuée au moyen des vomitifs. Suivant Bouchut, l'existence des râles muqueux et sous-crépitants est l'indication la plus nette des vomitifs. La poudre d'ipéca, la moutarde, l'alun, le sulfate de zinc, sont les meilleurs. Le vin d'ipéca ne réussit pas constamment, même à fortes doses. Un bain chaud, donné le soir, est d'une réelle efficacité et souvent le petit malade s'endort aussitôt après ; mais il faut avoir soin d'éviter ensuite le refroidissement. Lorsqu'il y a de l'agitation, il peut être utile de prescrire un peu de poudre de Dover au coucher. S'il survient du collapsus pulmonaire, il sera nécessaire de donner des stimulants, surtout le sesquicarbonate d'ammoniaque avec du vin et des liniments rubéfiants pour l'usage externe. Le régime, d'abord léger, sera augmenté à mesure du progrès de la maladie en ayant soin d'éliminer tous les aliments lourds et indigestes. Dans la bronchite chronique où la fièvre est moins intense, lorsque déjà la maladie a épuisé l'enfant, il faut combattre la toux par le bromure de potassium, la belladone, la morphine, etc... Les antispasmodiques et les anodins prennent de fait la place des expectorants et des stimulants. Les sinapismes sont encore utiles, et aussi des frictions et des embrocations stimulantes. Les inhalations peuvent être avantageuses ; elles seront faites avec de la vapeur d'eau ou des vapeurs médicamenteuses, surtout avec la vapeur créosotée. Le régime sera léger et nourrissant, de manière à restreindre plutôt qu'augmenter la sécrétion, il sera surtout limité et déterminé en fait de liquides.

Dans ce cas, la quinine peut être utile à faibles doses et lorsqu'elle n'est pas tolérée, le Dr Meigs recommande la préparation suivante :

℞ Elixir de quinquina jaune.......... 7 grammes 20
   Curaçao........................... 7 grammes 20
   Acide sulf. dilué................. 12 gouttes
   Eau............................... 45 grammes

Mêlez. — A prendre par doses de 4 grammes environ (une petite cuillerée à café) toutes les deux heures.

Dans les cas très chroniques accompagnés de râles muqueux persistants à la base des poumons, il est bon de recourir aux astringents, surtout à l'acide gallique ou à l'acide tannique. J'ai vu de bons résultats indiscutables après leur emploi.

En même temps on ne négligera point les moyens externes, comme les badigeonnages à la teinture d'iode ou les frictions douces avec un liniment excitant. Le Dʳ Stierlin, de Schaffhausen, recommande le carbonate d'ammoniaque de préférence à l'émétique et à tout autre traitement surtout dans la broncho-pneumonie et dans les attaques catarrhales chez les jeunes enfants.

La dose peut varier de 30 à 60 centigrammes, et même 1 gramme 20. Par ce moyen, le Dʳ Stierlin n'a perdu que sept malades sur cent cinquante, tandis que Rilliet et Barthez considèrent la pneumonie catarrhale, des jeunes enfants surtout, comme presque constamment fatale.

Il convient de mentionner ici d'une manière particulière une autre méthode de traitement, que nous avons déjà signalée dans les éditions précédentes comme très en vogue en Amérique et sur le continent et qui depuis a pénétré en Angleterre et ailleurs, méthode qui paraît applicable non seulement à la bronchite, mais à presque toutes, sinon à toutes les maladies inflammatoires aiguës; c'est le traitement par les sédatifs puissants du système vasculaire, c'est-à-dire par l'aconit et le veratrum viride.

Ce traitement, d'après ceux qui en ont fait le plus grand usage, est surtout efficace chez les enfants âgés de plus de trois ans, d'une bonne santé antérieure et chez lesquels l'inflammation est aiguë et primitive. C'est une remarque de Bouchut que dans la première enfance les lésions matérielles sont moins purement inflammatoires que dans le second âge et que la suppuration des tissus est à la fois moins fréquente et de moins bon caractère. D'après cela on conçoit que les puissants antiphlogistiques dont nous venons de parler aient dans les premiers temps de la vie une efficacité moindre. Outre l'âge de l'enfant, un point important à considérer, est le moment favorable pour administrer ces médicaments : il faut les donner aussitôt que possible au début de l'affection, à *doses faibles et répétées souvent*, jusqu'à ce que la violence de l'inflammation commence à tomber, le pouls à baisser en même temps que la température, et jusqu'à ce que la peau se couvre de moiteur. Plus tard, il est inutile de continuer le médicament qui peut amener en effet une dépression très considérable. Le Dr Lewis Smith, de New-York, recommande la formule suivante pour un enfant de cinq ans, au début d'une bronchite aiguë :

```
℞ Teinture de veratrum viride.............   12 gouttes
   Sirop de scille composé ................    8 grammes
   Sirop de baume de Tolu.................    60 grammes
```

Mêlez. — Une cuillerée à café de deux heures en deux heures ou toutes les quatre heures. La potion sera suspendue ou donnée à des intervalles plus éloignés, si la fréquence du pouls diminue notablement.

J'ai peu d'expérience de l'hellébore vert, mais je suis de plus en plus convaincu que l'aconit est l'agent le plus efficace lorsqu'on l'emploie dans les mêmes conditions. La dose de la Pharmacopée britannique est de 1/2 à 1 goutte toutes les heures ou toutes les demi-heures jusqu'à effet produit. C'est la dose convenable pour un enfant de cinq ans. Lorsque les symptômes inflammatoires sont atténués, il faut avoir recours au traitement ordinaire de l'affection locale et de ses suites. Dans la bronchite, par exemple, on s'adressera aux potions expectorantes ; dans l'amygdalite, aux gargarismes astringents, et ainsi de suite. En fait l'aconit et l'hellébore vert, employés comme nous venons de le dire, peuvent être considérés en partie comme remplaçant les émissions sanguines et les vésicatoires jadis en usage.

Enfin je pense qu'il est toujours utile, lorsque les enfants sont convalescents d'une bronchite ou d'une broncho-pneumonie de leur faire suivre pendant un mois ou deux un traitement par l'huile de morue ou par les hypophosphites de soude et de chaux (1).

IX. — COQUELUCHE. — PERTUSSIS

C'est une forme contagieuse et spécifique de l'inflammation bronchique, accompagnée d'une irritation réflexe des voies aériennes, surtout de la glotte. Les prodromes ordinaires de la coqueluche sont le coryza, un rhume léger, — accompagné d'abattement et d'une fièvre parfois assez forte, — puis une excitabilité nerveuse et même du délire la nuit ; ces prodromes peuvent durer de deux à dix jours ou bien manquer tout à fait. La toux prend bientôt un caractère spasmodique, chaque accès est soudain, les efforts respiratoires vont presque jusqu'à l'asphyxie, les veines de la tête et du cou sont gonflées, les yeux saillants, le nez saigne et parfois il y a émission involontaire du contenu de la vessie et du rectum. Lorsque

(1) En France, l'emploi de la médication vomitive avec le sirop et la poudre d'Ipéca est plus en usage que jamais. Sans dire avec Guersant, qu'on pourrait nourrir les enfants d'Ipéca, il convient d'employer le vomitif dans la bronchite des enfants ; à moins que le malade soit très jeune, on en retirera d'excellents effets. Il faut au contraire éviter le tartre stibié qui produit une dépression profonde. L'enveloppement des jambes avec des bottes de ouate et de taffetas gommé, l'application de teinture d'iode sur le thorax sont encore des moyens très employés et très utiles.

Quant aux vésicatoires qui répugnent si fort à nos voisins d'Outre-Manche, il est certain que leur emploi inconsidéré surtout chez des enfants cachectisés détermine d'irréparables ulcères par gangrène de la peau, mais il est incontestable par ailleurs que de très petits vésicatoires laissés à peine deux ou trois heures, pansés très soigneusement et posés même chez les très jeunes enfants au travers d'une feuille de papier huilé, donnent de bons, d'excellents résultats, sans avoir aucun inconvénient. Il faut en réserver l'emploi aux cas les plus urgents, et surtout en surveiller le pansement. Telle était la pratique de notre maître le Dʳ Archambault et nous nous en sommes constamment bien trouvés. Le pansement est le pansement simple avec pommade à la vaseline additionnée de 1/30 d'acide borique.

le spasme diminue, l'air pénètre dans les bronches avec une inspiration profonde et rapide, qui produit le son appelé « the hoop », — la *reprise*. — Les paroxysmes se terminent par l'expectoration d'une matière gélatineuse et gluante semblable à de l'albumine, souvent par des vomissements, lorsque l'enfant a demandé aussitôt après la quinte à prendre quelque nourriture, ou enfin la quinte se termine en laissant seulement après elle une grande faiblesse. Dans l'intervalle des quintes, l'enfant joue hors de la maison et paraît tout à fait bien. Les quintes sont plus ou moins nombreuses, d'une ou deux dans les vingt-quatre heures jusqu'à une ou deux par heure ; elles reviennent parfois sans causes apparentes, ou sont provoquées par un réflexe, dans la colère, à la suite d'un courant d'air froid ou par la déglutition ou par toute autre cause analogue.

Le pronostic s'aggrave en raison du nombre des paroxysmes nocturnes. Si le cas se présente favorablement, la toux devient moins spasmodique, l'expectoration moins glaireuse et la maladie cède graduellement. Il est rare que la coqueluche, qui est éminemment une affection contagieuse, frappe une seconde fois le même individu.

Signes physiques. — Les signes physiques, lorsqu'il n'y a point de complications, sont peu nombreux ; ils consistent en une matité croissante à la base des deux côtés, et l'auscultation révèle des râles sonores et sibilants.

Autopsie. — L'affection ne présente pas de caractère anatomique primitif, mais on y rencontre souvent du collapsus lobulaire, c'est-à-dire que, sur certains points, de grandeur variable depuis une pièce de cinquante centimes jusqu'à une pièce de deux francs, on observe une dépression pulmonaire en plaques. A la coupe, le tissu est visqueux et non aéré, il plonge dans l'eau ; le liquide grumeux de l'hépatisation fait défaut et les lobules peuvent être insufflés. L'emphysème n'est pas rare. Quelques auteurs ont décrit des signes d'inflammation du nerf vague.

La durée moyenne est de douze semaines environ et la maladie est généralement plus sévère à la fin de la quatrième ou de la cinquième semaine.

Complications — Bronchite, pneumonie, croup, convulsions, exanthèmes fébriles (surtout la rougeole), méningite tuberculeuse, vomissements, diarrhée. — La mort survient par asphyxie, par épuisement excessif des forces, par congestion cérébrale, par un collapsus lobulaire étendu, par bronchite capillaire ou bien par l'une ou l'autre des complications.

Les complications les plus fréquentes de la coqueluche réclament quelques détails. Les plus communes sont la bronchite et la pneumonie, surtout chez les enfants atteints de la diathèse rachitique, et la coqueluche est dans ces conditions une maladie très souvent mortelle. Il y a dans ces cas une exagération de la fièvre, de la dyspnée, surtout une respiration rude en dehors même des quintes ; on observe aussi moins de vomissements que dans la coqueluche ordinaire. En outre on peut constater les signes physiques de la bronchite et de la pneumonie. Le Dr Graily Hewitt a fait voir que la coqueluche devenait mortelle, non pas en occasionnant une pneumonie, mais en produisant une inflammation catarrhale des bronches accompagnée de collapsus dans une certaine portion du tissu pulmonaire.

En outre, les convulsions sont fréquentes dans le cours de la coqueluche, et le caractère violent de la toux provoque aussi une congestion cérébrale et favorise toute tendance latente à l'hydrocéphalie. Lorsque les vomissements sont extraordinairement graves et persistants, surtout lorsqu'ils s'accompagnent de somnolence, il faut redoubler de surveillance ; s'il y a, en outre, de l'agitation, de la photophobie, de la mydriase, des grincements de dents, des roulements et des secousses de la tête, le pronostic deviendra extrêmement grave.

L'hémoptysie pendant la coqueluche n'est pas un symptôme inquiétant et n'indique nullement avec certitude la présence des tubercules ; d'ailleurs il n'est pas rare d'observer des hémorrhagies par la bouche, le nez, les oreilles ou les conjonctives. Cependant il faut observer que la coqueluche survenant chez un enfant scrofuleux ou tuberculeux favorise considérablement le développement de la phthisie ou des affections strumeuses.

L'anasarque n'est pas non plus une complication rare.

On observe fréquemment un peu de bouffissure œdémateuse des paupières, etc., mais parfois l'œdème se montre sur la face, aux bras, quelquefois dans les cavités séreuses et dans le tissu cellulaire.

Le croup peut aussi se développer pendant le cours de la coqueluche, et on observe souvent aussi des vers intestinaux, surtout des ascarides, et spécialement chez les enfants strumeux.

Ces complications, même celles qui sont de nature inflammatoire, ne doivent pas être traitées par les moyens déperditeurs. Il faut se rappeler que les enfants rachitiques et strumeux sont surtout exposés aux complications de la coqueluche. Les sinapismes, les compresses chaudes, les fomentations, une alimentation tonique, facile à digérer, quelques stic lants soulageront très efficacement les complications thoraciques ; tandis que les affections d'origine cérébrale seront combattues par les affusions froides sur la tête et par les sédatifs qui agiront en outre avantageusement sur la toux elle-même. Le bromure de potassium paraît spécialement indiqué dans ces circonstances.

Diagnostic. — La seule affection avec laquelle on puisse confondre la coqueluche est la **tuberculose des ganglions bronchiques**, qui peut d'ailleurs être la conséquence de la coqueluche chez un enfant tuberculeux. D'ailleurs, la phthisie bronchique n'est pas contagieuse, la reprise n'est pas aussi marquée que dans la coqueluche et n'est pas suivie de vomissement. La maladie a une marche lente, il y a des sueurs nocturnes, des exacerbations vespérales et une émaciation croissante, qui aident à faire le diagnostic. Dans un cas (chez une fille de douze ans), la phthisie bronchique s'étant manifestée au cours de la coqueluche, la reprise persista pendant plusieurs semaines et l'intensité des quintes résista à tous les traitements, sans être atténuée sensiblement par des doses de 1 à 8 grammes de solution d'acétate de morphine, non plus que par la belladone, par le bromure de potassium et par tous les autres remèdes indiqués dans ces circonstances.

Pronostic. — Le danger est à son maximum chez les très jeunes enfants et la maladie est plus grave lorsqu'elle est épidémique et lorsqu'elle atteint un enfant déjà mal portant.

Traitement. — Il n'est sans doute aucune maladie pour laquelle on ait conseillé un plus grand nombre de spécifiques avec des résultats aussi peu satisfaisants. Pendant la première période, dite aussi période catarrhale, il faut à tout prix tenir l'enfant à la chambre ; la température ambiante sera tenue constamment chaude au même degré, et l'air sera renouvelé soigneusement.

La nourriture de l'enfant sera légère, et s'il prenait antérieurement des stimulants, on en discontinuera l'emploi. Comme remède, il suffira de prescrire une mixture expectorante ordinaire. — Le D\u1d63 Louvet-Lamare conseille pendant la période catarrhale la teinture de bryone : 1 gramme par jour pour un enfant de sept ans, et il affirme que ce traitement modifie très sensiblement la trachéo-bronchite. Dans la période paroxystique,

1 gramme par jour de teinture de drosera et le même auteur associe la bryone et le drosera tant qu'il existe des râles dans la poitrine. Cette méthode calme efficacement la violence des quintes.

La dose de drosera peut être augmentée et portée jusqu'à 5 grammes sans inconvénient. Ce traitement est précisément le traitement dit homœopathique, avec cette différence que les homœopathes prescrivent des doses infiniment faibles des mêmes médicaments, suivant les indications identiques à celles que le Dr Louvet-Lamare a tracées. La période catarrhale dure environ deux semaines plus ou moins, car cette période est très inconstante et peut même faire défaut; la maladie passe ensuite à la deuxième période, c'est-à-dire à son apogée. A cette époque, j'ai l'habitude de recourir au bromure de potassium ou d'ammonium, et dans les cas de nature particulièrement spasmodique, je combine l'un d'eux avec l'extrait de belladone. En commençant par 5 ou 6 centigrammes de bromure toutes les quatres heures, j'augmente graduellement jusqu'à 20 ou 30 centigrammes, suivant les indications tirées de l'intensité de l'attaque. Cinq milligrammes d'extrait de belladone représentent une dose suffisante au début, pour un enfant d'un an environ, et on peut aussi avec avantage augmenter prudemment cette dose jusqu'à 3 et 5 centigrammes. L'acide cyanhydrique dilué, le suc de la ciguë, l'alun, l'acide nitrique, la valériane, la morphine, ont eu tous leurs défenseurs, et on trouvera de nombreuses formules pour leur administration. Dans ma pratique particulière, je m'écarte rarement de l'emploi des bromures et de la belladone, parce que je suis satisfait des résultats ainsi obtenus. Cependant on peut quelquefois remplacer la belladone par de petites doses de morphine, surtout de biméconate (1).

(1) D'après Trousseau, le Dr J. Simon, le regretté Dr Archambault et M. Cadet de Gassicourt, médecin de l'hôpital Sainte-Eugénie, le traite-

Dans quelques cas particuliers où le spasme est très sévère et semble menacer la vie, on devra faire des affusions froides sur la face, appliquer aux pieds de l'eau chaude sinapisée, ou un morceau de glace sur la région épigastrique, suivant le conseil donné par le D' C. D. Meigs. Le D' Churchill recommande de confier à la nour-

ment le plus efficace aurait pour base la belladone, associée ou non au bromure de potassium, au chloral et au chloroforme. Nous avons employé très souvent avec des avantages réels les formules suivantes que nous devons à ces maîtres et que nous reproduirons d'après la clinique de M. Cadet de Gassicourt :

    Sulfate neutre d'atropine................   1 centigramme
    Eau distillée ....   200 grammes

Commencer par une cuillerée à café et augmenter progressivement.

Chaque cuillerée à café contient environ 1/4 de milligramme de sulfate d'atropine.

Le sirop de belladone est particulièrement efficace, on le prescrira seul à la dose d'une à quatre cuillerées à café par jour, suivant l'âge de l'enfant : ou bien on pourra l'associer au sirop de Tolu.

    Sirop de Tolu..........................   150 grammes
    Sirop de belladone.....................   50 grammes
    Une cuillerée à café représente 1 gr. 25 de sirop de belladone.

Commencer par une cuillerée à café en deux fois pour les enfants les plus jeunes, une demi-cuillerée le matin, une demi-cuillerée le soir, et augmenter progressivement en donnant le sirop par demi-cuillerées à café prises à intervalles réguliers dans la journée, jusqu'à ce que les quintes soient calmées. Dès qu'on constate une légère intoxication, dont les premiers symptômes sont la rougeur de la face et l'éclat brillant des yeux, on diminue les doses de la préparation. Pour les enfants âgés de plus de sept ans, on commence par deux cuillerées à café par jour, en augmentant la dose avec les mêmes précautions.

(Conf. Cadet de Gassicourt, op. cit., tome II, p. 321 et suiv.)

Le D' H. Roger, dans ses magistrales études cliniques, recommande contre la coqueluche l'association de la digitale avec la belladone et la valériane en sirop ou en teinture.

    Sirop de belladone.................   50 grammes
    Sirop de valériane.................   }
    Sirop de digitale ....   } aa 25 grammes
    M. de une à six cuillerées à café par jour.

Quelquefois, dans l'hypercoqueluche, M. Roger conseille le chloroforme à l'intérieur à la dose de 5 à 20 gouttes dans un julep gommeux.

On peut tirer un excellent parti des fumigations faites à l'aide de goudron ou d'acide phénique au 1/10 placés dans une assiette métallique au-dessus d'une veilleuse ou de la même solution phéniquée pulvérisée à l'aide d'un pulvérisateur à vapeur.

rice 2 grammes d'éther sulfurique et de faire approcher l'éther du nez et de la bouche de l'enfant au commencement de la quinte.

Les révulsifs sont utiles dans un grand nombre de cas.

L'embrocation de Roche (huile d'olive, 1, huile de girofle et huile d'ambre, aa 1/2), est un remède populaire et un sinapisme peut aussi avoir dans quelques cas une efficacité incontestable. Les vésicatoires sont des moyens de torture inutiles. Si la toux est très pénible pendant la nuit, ce qui est un grave pronostic, il est utile de donner le soir une faible dose de poudre de Dover. Pendant les dernières périodes de la maladie, lorsque l'enfant est épuisé et harassé par une lutte aussi prolongée, le changement d'air agit quelquefois d'une manière merveilleuse. Alors également l'huile de morue donnée avant le coucher est utile surtout aux enfants délicats. Les complications doivent être combattues dès leur début. Le collapsus pulmonaire révélé immédiatement par l'adynamie soudaine, par la dyspnée imminente, par la peau visqueuse, par l'anxiété de la face et la matité à la percussion, exige l'emploi du vin, du carbonate d'ammoniaque ou de l'éther et des autres stimulants diffusibles.

Le Dr Bottare recommande contre la coqueluche la benzine à la dose de 20 à 30 gouttes avec du mucilage et un sirop. « On peut, en même temps, dit-il, l'employer en inhalation. » Le Dr Bartlett recommande l'iodure d'argent à la dose de 6 à 7 milligrammes avec du sucre blanc pour un enfant de trois ans environ, en renouvelant la dose trois ou quatre fois par jour. Pendant une pratique de vingt-cinq ans, le Dr Bartlett a trouvé que ce remède était à la fois le plus efficace et le plus agréable, et en même temps qu'il ne troublait nullement les fonctions digestives. Récemment, on a beaucoup employé l'hydrate de chloral dans la coqueluche et dans les autres affections spasmodiques ; une dose de 25 centigrammes donnée à un enfant de trois ans et demi, avait amélioré la quinte, mais après l'avoir employée pendant sept jours consécutifs, on observa des symptômes d'intoxication qui cédèrent facilement d'ailleurs à l'emploi des stimulants, de la noix vomique et de l'alimentation. M. Ferrand recommande la dose de 30 centigrammes de chloral dans du sirop simple pour un enfant de cinq à six ans.

Le croton chloral a été également employé dans la coqueluche à la dose de 4 centigrammes deux ou trois fois par jour en augmentant graduellement pour un enfant de huit à dix ans. Il a donné des succès très remarquables suivant quelques autorités ; mais j'avoue que le croton chloral n'a pas réussi aussi bien chez l'adulte que chez l'enfant dans un certain nombre de cas, où je l'employai pourtant de bonne heure et à bonnes doses.

Trousseau a fait remarquer qu'une maladie aiguë survenue dans le cours de la coqueluche en diminue l'intensité et la fait disparaître soit pour quelque temps, soit même d'une façon définitive. Le Dr Ringer parle très avantageusement du lobelia inflata dans la coqueluche, surtout dans les cas compliqués. Il prescrit 10 gouttes de teinture toutes les heures à un enfant de deux ans et affirme que les effets désagréables du lobelia, observés chez l'adulte, ne se produisent pas dans l'enfance. Le Dr Ringer ajoute que la toux devient moins quinteuse et que la maladie s'atténue et prend de la gravité. Il ne sait pas d'une manière aussi certaine si la durée de l'affection est diminuée réellement.

Enfin la teinture de gelsémium mérite d'être expérimentée dans les cas tenaces, sur les sujets nerveux, et on a signalé aussi l'utilité du camphre monobromé à la dose de 10 à 15 centigrammes dans un mucilage et du sirop de Tolu. Cette dose peut être donnée trois ou quatre fois par jour.

X. — LARYNGITE STRIDULEUSE

C'est une affection qui se montre fréquemment chez les enfants rachitiques, quelquefois chez les strumeux, mais souvent chez des enfants qui ne paraissent affectés d'aucune maladie diathésique. Beaucoup d'auteurs rangent cette affection dans la classe des névroses.

L'invasion est généralement brusque, sans aucun avertissement antérieur et elle a lieu souvent pendant le sommeil. Parfois on observe quelques prodromes comme la flexion du pouce dans la paume de la main, un mouvement particulier des muscles de la face, qui a reçu le nom de « rire sardonique », et de légères contractures générales du visage. Puis survient le paroxysme, dans lequel la tête est rejetée en arrière, la bouche et les narines ouvertes, les veines de la tête et du cou généralement dilatées, tendues, gonflées ; les yeux brillants, les mouvements inspiratoires convulsifs et anxieux ; cet état peut durer de quelques secondes à près de trois quarts de minute, pendant lesquels l'asphyxie semble imminente, puis tout à coup la glotte contractée se relâche et l'inspiration se fait avec un bruit rauque et sourd qui a fait donner à la maladie son nom. On observe dans quelques cas une pâleur soudaine comme si l'enfant perdait connaissance, sans mouvements respiratoires, mais avec une légère lividité ; en fait comme si l'enfant venait de mourir ; cette espèce d'attaque se termine plus souvent d'une manière fatale que la première forme décrite. Ces accès peuvent se terminer par une congestion cérébrale manifeste plus ou moins permanente, et il n'est pas rare de voir survenir de l'hydrocéphalie, ou bien la terminaison se fait par une violente attaque et des cris, ou par des convulsions, et la mort est le résultat de l'asphyxie ou des convulsions.

Les accès sont généralement espacés à de longs intervalles, mais ils peuvent être plus nombreux, jusqu'à cinq ou six par jour. La mortalité est d'environ un sur douze. — Ce remarquable spasme est sans aucun doute d'origine réflexe et peut être provoqué par des irritations de plusieurs sortes, par la dentition par exemple ou bien par des troubles gastro-intestinaux, ou la peur, la colère, les courants d'air froid, la déglutition, etc.

Age. — Cette affection peut se montrer jusqu'à trois ans, mais elle est rare après douze mois, l'âge de la plus grande fréquence est de six à neuf mois.

Diagnostic. — Avec le croup. — Dans la laryngite striduleuse il n'y a pas de toux, pas de fièvre, aucun signe d'inflammation ; l'attaque est soudaine, le retour à l'état normal est également brusque et complet ; il n'y a pas de fausse membrane ; le croup récidive rarement, tandis que la laryngite striduleuse est souvent à répétition. — Pour le diagnostic avec le faux croup, voyez cette affection. — Avec la laryngite aiguë. — Celle-ci est rare chez les jeunes enfants ; son atteinte est graduelle, régulière dans sa marche et déterminant de la fièvre et de la dyspnée.

Traitement. — L'indication primordiale est de faire disparaître la cause du spasme ; d'inciser les gencives par exemple ou de vider l'intestin si la cause est d'origine gastrique ou intestinale. S'il y a des prodromes, l'enfant sera doucement réveillé, on plongera ses pieds dans de l'eau chaude et on fera des applications froides à la tête. Au moment même de l'attaque, placez l'enfant dans un bain chaud et faites tomber de l'eau froide sur la tête et sur les épaules, donnez quelques coups dans le dos et titillez la luette pour provoquer les vomissements.

Il est parfois utile d'appliquer sur le creux épigastrique un fragment de glace enveloppé dans un morceau de linge. On peut encore appliquer les sachets de glace du

D' Chapmann, sur la colonne vertébrale. Dans l'intervalle les toniques, surtout ceux qui agissent sur le système nerveux, des bains salés froids, un régime bien réglé et des vêtements bien chauds. Le bromure de potassium diminue certainement la fréquence des accès. La teinture de lobelia et le cannabis indica ont été employés aussi dans cette affection avec de réels avantages.

M. Brachet recommande l'oxyde de zinc, à 6 centigr., avec 6 ou 12 centigrammes d'extrait de jusquiame, renouvelés deux ou trois fois par jour.

Le changement d'air est surtout utile pour combattre la prédisposition à cette maladie, et lorsque l'enfant est rachitique ou scrofuleux le traitement convenable pour l'une ou l'autre est nécessaire pour obtenir la guérison. Le fer est particulièrement utile soit en sirop d'iodure ou de phosphate, par l'amélioration de la santé générale et en diminuant la tendance aux récidives.

Le D' Gee dans un récent article attribue la fréquence de la laryngite striduleuse aux brouillards froids de l'Angleterre, qui nécessitent la séquestration des enfants et déterminent ainsi un éréthisme nerveux et une excitation favorable à la genèse de la maladie. Dans les climats chauds, où les enfants vivent presque en plein air, j'ai rencontré peu de cas de véritable laryngisme striduleux, mais d'un autre côté le croup spasmodique est très commun. Je crois qu'il faut attribuer ces résultats à ce fait que l'atmosphère de ces régions, quoique chaude, est souvent très humide.

XI. — PNEUMONIE

Cette affection peut être primitive ou secondaire. Il y a chez les jeunes enfants une variété de pneumonie qui n'est pas idiopathique, c'est-à-dire qui ne résulte pas de l'irritation du tissu pulmonaire par une cause atmosphérique, mais qui résulte au contraire de la simple stagnation du sang dans les poumons. C'est essentiellement une maladie observée chez les individus mal nourris et surtout chez les enfants qui gardent longtemps le décubitus horizontal.

Dans la pneumonie idiopathique, les premiers symptômes observés sont ordinairement l'agitation, une fièvre légère dont l'intensité augmente vers la nuit, puis viennent la toux, la dyspnée, une grande chaleur à la peau, souvent des vomissements, la perte de l'appétit, la soif, une grande sécheresse de la langue, qui est rouge au sommet et sur les bords, blanche et chargée au milieu. Le mal de tête et la constipation sont très ordinaires dans ces circonstances. La difficulté de la respiration empêche l'enfant de téter commodément; il saisit le mamelon pendant quelques instants, tète avec avidité, et il s'arrête bientôt et se retire pour respirer. Il tient la bouche ouverte pour mieux absorber l'air, d'où résulte l'extrême sécheresse de la langue. Parfois le début de la pneumonie est encore plus soudain, l'enfant se réveille au milieu de la nuit, avec la peau brûlante, le pouls bondissant, la face congestionnée et une toux entrecoupée. Cette forme s'observe rarement chez les enfants à la mamelle, mais plus ordinairement chez des enfants un peu plus âgés, et quand la pneumonie débute de cette façon, elle est presque toujours compliquée de pleurésie.

Lorsqu'une attaque de pneumonie débute par des convulsions suivies d'une perte de connaissance, cette pneumonie est presque toujours localisée au sommet du poumon (Rilliet et Barthez). Dans ces cas, la respiration est en outre plus pénible et plus entrecoupée que dans la pneumonie siégeant en tout autre point. Le nombre ordinaire des respirations au début est de 30 à 60 par minute et le pouls varie de 130 à 160 ; dans la dernière période les mouvements respiratoires peuvent être de 50 à 80 par minute. Quand la dyspnée est très intense les narines sont agitées et dilatées considérablement, la bouche reste ouverte et ses commissures sont tirées en bas et en dehors, ce qui est un signe très mauvais ; la face est parfois d'une remarquable pâleur.

Cette période de la pneumonie, qui est désignée sous le nom d'engouement, cède sa place ensuite à l'état d'hépatisation. La toux cesse alors d'être courte et entrecoupée, elle devient incessante et pénible, la respiration s'accélère davantage, et l'agitation spéciale des narines qui s'observe alors est un excellent signe caractéristique de la maladie ; la peau est beaucoup plus chaude et sèche, la moyenne de la température étant de 40°, quoique les membres restent frais pendant que le tronc est brûlant ; la face paraît enflée et on remarque une teinte cyanique autour de la bouche, enfin la soif est vive.

Lorsque la maladie ne pouvant être enrayée passe à la troisième période (hépatisation grise, infiltration purulente), on observe des signes manifestes d'épuisement, une respiration irrégulière et la cessation de la toux ; la face exprime l'abattement, des sueurs visqueuses apparaissent et la peau néanmoins reste brûlante jusqu'au dernier moment. Le pouls devient si rapide et si petit qu'il est impossible de le compter, une agitation excessive, la cyanose, une sorte d'épuisement vital lent et graduel ou des convulsions suivies du coma, mettent fin à la scène. D'un autre côté une chute de la température le septième, le neuvième et le onzième jour, est un signe favorable.

Les symptômes les plus mauvais sont les convulsions, un pouls faible, petit ; la dyspnée excessive, la persistance de la respiration bronchique, une diarrhée excessive et tenace, et d'après Trousseau, le gonflement des veines des mains. Les signes physiques de la pneumonie chez l'enfant sont la matité à la percussion surtout dans la région sous-scapulaire du côté affecté ; le Dr West appelle l'attention sur une sensation de résistance plus grande au-dessous du scapulum, et il dit que ce signe peut être perçu avant que l'oreille puisse distinguer la moindre matité à la percussion. La véritable crépitation pneumonique s'entend sous l'influence d'une inspiration profonde, mais n'est pasaussi promptement manifeste que chez l'adulte ; mais on entend souvent associé à la respiration bronchique un râle sous-crépitant, râle humide plus gros que le crépitant fin de la pneumonie et plus fin que le gros râle de la bronchite simple. La respiration bronchique disparaît rarement avant le septième jour, pour être remplacée alors par le râle sous-crépitant. Sa persistance au delà du septième jour est un signe fâcheux. Si la pneumonie est simple, c'est-à-dire confinée à un seul poumon, on pourra constater de la respiration puérile du côté sain. Lorsque la résolution survient, la respiration bronchique disparaît, le râle sous-crépitant s'affaiblit et cède graduellement la place au murmure vésiculaire normal. Lorsqu'au contraire la maladie passe à la troisième période, la respiration bronchique vient complètement masquer le râle sous-crépitant et la suppuration survenant, on peut entendre de gros râles humides et des gargouillements. Si la pneumonie est consécutive à une bronchite, nous trouverons dès le début plus de dyspnée, plus de cyanose, une dépression des forces plus précoce, une toux d'un caractère plus paroxystique et la respiration se montrera plus tôt irrégulière que dans les cas idiopathiques. On entend, dans ce cas, des râles sous-crépitants des deux côtés du thorax sur une grande étendue, le crépitant fin est rare ; la maladie suit une marche plus rapide et plus grave en même temps; la terminaison est généralement fatale.

Il existe des différences considérables entre les opinions des différents observateurs, quant aux variétés distinctes de la pneumonie, MM. Legendre et Bailly faisaient observer en 1844 que beaucoup de cas groupés jusqu'alors sous le nom de pneumonie lobulaire étaient en réalité des bronchites compliquées de congestion et de collapsus du poumon, et ils décrivaient ces attaques comme des pneumonies catarrhales ; au lieu de distinguer la pneumonie en lobaire et lobulaire, ils adoptaient une division en pneumonie partielle ou pneumonie lobaire. Ils ont été suivis en cela par un grand nombre de bons observateurs, tandis que d'autres, surtout de l'école française, s'opposaient à leur classification. La déduction pratique n'en est pas moins claire : la bronchite accompagnée de collapsus lobulaire, ou broncho-pneumonie est infiniment plus commune que la forme lobaire (pneumonie croupale) ou lobulaire (pneumonie catarrhale).

Les observations suivantes résument les distinctions pratiques les plus dignes d'être notées à cet égard. La pneumonie lobaire est généralement confinée à un seul poumon et souvent au côté droit. La pneumonie lobulaire est beaucoup plus fréquente que la forme lobaire, les formes partielles sont plus communes que les pneumonies générales.

La pneumonie lobulaire est ordinairement double, mais elle peut être et elle est souvent plus étendue d'un côté que de l'autre. La pneumonie lobulaire est beaucoup plus fréquente chez les enfants avant l'âge de cinq ans. Celle-ci, lorsqu'elle est simple et non compliquée, est rarement fatale, surtout si elle se montre chez des enfants d'une bonne santé, entre six et quinze ans. Dans la pneumonie primitive on peut constater dès le début l'existence des râles crépitants ou sous-crépitants et souvent de la respiration bronchique d'un côté à la base. Dans la forme lobulaire les râles sous-crépitants sont plus étendus, tandis qu'on entend rarement la respiration bronchique ; celle-ci néanmoins augmente à mesure que la maladie progresse, tandis que les râles au contraire disparaissent. La respiration bronchique est un signe grave *per se*. Dans la pneumonie lobulaire, le râle sous-crépitant peut être le seul symptôme existant pendant tout le cours de la maladie. Enfin dans cette même affection, la température quotique haute, montre moins de régularité et plus de tendance aux rémissions que dans la pneumonie lobaire et le cours de la maladie est moins défini et plus prolongé.

La pneumonie des enfants est parfois une maladie insidieuse ; son existence peut être méconnue et passer inaperçue. Telle est la pneumonie de la rougeole, qui affecte surtout la pointe du lobe inférieur et doit être recherchée et délimitée dans cette région. De même pour la pneumonie de la dentition, maladie qui, à cause de sa durée et du dépérissement qui l'accompagne, est souvent prise pour de la phthisie ou une affection mésentérique ; on y rencontre, en effet, du ballonnement du ventre et de la toux dès le début.

Complications. — La bronchite peut compliquer et complique souvent la pneumonie lobaire primitive, outre les cas dans lesquels la bronchite primitive, maladie principale, se complique d'une pneumonie lobulaire secondaire. La pleurésie se montre dans 50 cas sur 100 et l'emphysème apparaît à la partie supérieure du bord libre du poumon le plus enflammé. Cet emphysème est plus souvent vésiculaire qu'intralobulaire.

Diagnostic. — Le diagnostic est souvent l'objet de difficultés assez grandes, en raison de la prédominance des symptômes cérébraux et de l'absence ou de la bénignité relative de la toux et de la douleur.

Avec la bronchite, on fera le diagnostic par la chaleur plus grande de la peau et la chaleur plus élevée du sang ; on constate, en effet, les températures de 40° et 40°, 4, tandis que dans la bronchite le thermomètre s'élève rarement au-dessus de 39°. — La respiration est plus aisée dans la pneumonie tout en étant d'ailleurs plus rapide. — Enfin à la percussion, on constate de la matité au niveau des régions pulmonaires hépatisées et une exagération concomitante des vibrations thoraciques.

Avec la pleurésie. — Dans cette maladie les vibrations thoraciques sont diminuées et l'aire de la matité varie souvent d'après la position de l'enfant, ce qui n'a jamais lieu dans la pneumonie. La voussure thoracique et le déplacement des viscères thoraciques et abdominaux joints à la respiration bronchique diffuse de la pleurésie, aideront à faire le diagnostic.

La pleurésie est rare avant six ans ; en outre, on n'y constate pas de râle et la toux est plus sèche.

Avec la broncho-pneumonie. — Le caractère secondaire de la maladie, le fait de l'invasion simultanée des deux poumons et cet autre fait observé par Ziemssen, que les lobes inférieurs sont rarement affectés dans leur totalité et que par conséquent la matité est ordinairement confinée à la région dorsale postérieure et ne s'étend pas aussi loin en avant

Avec la méningite tuberculeuse. — Le pouls est souvent un guide sûr ; il est plus lent que d'ordinaire dans l'affection cérébrale et beaucoup plus rapide au contraire dans la pneumonie. De même la température de la pneumonie est plus élevée que celle de la méningite, et les signes physiques complèteront la distinction.

Avec la tuberculose aiguë. — Les commémoratifs, la rémission plus fréquente de la température, la marche plus chronique, l'absence d'une agitation aussi marquée des ailes du nez, qui est au contraire caractéristique dans la pneumonie, telles sont les points essentiels ; mais lorsque ces mêmes conditions coexistent dans la tuberculose, le diagnostic peut être impossible.

Traitement. — La question du traitement d'une maladie telle que la pneumonie, ayant été transformée en un champ de bataille entre la médecine d'intervention active et la médecine expectante, est nécessairement une question très délicate à discuter. Il est probable néanmoins qu'en cela comme en beaucoup de controverses débattues avec ardeur, un peu de sens commun nous sera utile pour arriver à la solution du problème. Il faut d'abord nous rappeler (ce que tout le monde admet) qu'il y a pneumonie et pneumonie, différentes dans leurs symptômes, leur origine et leur gravité, autant que des maladies de même nom peuvent différer entre elles. De la pneumonie primitive sthénique à la pneumonie secondaire asthénique la distance est grande à la vérité, et nécessairement le traitement devra varier dans la même proportion. Il ne nous arrive guère de nos jours d'être appelés à soigner cette pneumonie aiguë que nos pères traitaient par la saignée et les vésicatoires, et quand cela nous arrive, nous savons par expérience que l'application d'une douzaine de sangsues à la région thoracique suivie d'un bon cataplasme de pain ou de farine de lin bien chaud, sont des moyens qui provoquent une amélioration rapide et merveilleuse et qui ont ensuite les conséquences des plus avantageuses. Pour ma part je peux dire seulement que depuis plus de six ans, dans une pratique pas mal étendue, je n'ai jamais employé de vésicatoires ni de sangsues pour un enfant malade, et je pense que dans le même temps je n'ai à répondre que de trois vésicatoires et douze sangsues environ appliquées chez l'adulte.

Ma prescription habituelle consiste à faire envelopper le thorax, devant et derrière, dans des cataplasmes de farine de lin. Il faut que la farine de graine de lin contienne toute son huile broyée avec elle, et le cataplasme doit être légèrement enduit d'un peu d'huile étendue sur la surface. Les cataplasmes ne seront pas trop lourds, mais modérément épais, bien chauds, humides et fréquemment renouvelés. Lorsque la douleur est vive, je conseille de faire le cataplasme avec une forte décoction de pavot au lieu d'eau; la décoction de pavot étant chaude sera mélangée avec de la farine de lin absolument comme on le fait avec l'eau. S'il y a une douleur particulièrement localisée en un point limité, j'applique sur la place une petite compresse trempée dans un mélange de liniments à la belladone et à l'aconit, et je recouvre le tout avec le cataplasme ordinaire. Alors j'administre à l'intérieur la teinture d'aconit, à la dose d'une demi-goutte à une goutte toutes les heures, seule ou le plus souvent en combinaison avec un peu de citrate de potasse et de vin d'ipéca édulcorés à l'aide de la glycérine. Lorsque la sueur se montre et que la fièvre est notablement amoindrie, je cesse ou je diminue les doses d'aconit. Cet effet se produit souvent après quatre ou six heures, et alors il suffit souvent pour le reproduire de donner un quart ou même un huitième de goutte. S'il y a lieu, rien n'empêche de vider l'intestin au début à l'aide de 15 à 20 centigrammes de calomel suivis autant que possible d'un lavement. En se rappelant l'habitude que présentent les enfants avant cinq ans, d'avaler leur salive, on aura soin de tenir les intestins libres de temps en temps. Dans ces circonstances je laisse soigneusement à mes malades un bon régime, mais je les sèvre absolument de stimulants; je donne de préférence du lait, du beef-tea modérément fort, et une certaine quantité de boisson telle que de l'eau d'orge, tant que la soif se prolonge. Mais si le cas est asthénique, c'est-à-dire s'il se manifeste chez un enfant d'un tempérament tuberculeux, rachitique ou scrofuleux, j'emploie une friction stimulante sur la région antérieure et sur la région postérieure du thorax, puis j'enveloppe toute la poitrine dans une feuille d'ouate et j'administre les expectorants stimulants, le carbonate d'ammoniaque principalement, à la dose de 10 à 15 centigrammes, toutes les deux ou trois heures, avec les adjuvants qui peuvent être indiqués. Dans ces cas, le régime doit être beaucoup plus nourrissant: du beef-tea fort, un jaune d'œuf battu avec du lait, de la gelée de poulet, des stimulants divers, peuvent être nécessaires en même temps et plus même que le carbon te d'ammoniaque; s'il en est ainsi, un bon bourgogne sera indispensable, et tout ce qu'il y a de meilleur, mais on pourrait le remplacer suffisamment par du vin de Porto ou par une petite quantité de cognac Henessy « trois étoiles ». — Ne permettez jamais aux malades de prendre comme stimulant une mauvaise eau-de-vie commune. Chez les enfants surtout, ce n'est pas la quantité qu'il faut rechercher, mais si peu qu'ils prennent, il faut que ce soit exclusivement quelque chose de très bonne qualité.

La pneumonie par « crase » et la pneumonie « typhique » exigent le régime le plus analeptique que les malades puissent s'assimiler et l'emploi très large des stimulants. Il s'agit tout simplement d'entretenir l'enfant en vie, et les médicaments doivent même être laissés de côté, au moins jusqu'à ce qu'on constate une amélioration.

Je pense qu'on ne surveille pas assez la convalescence de ces maladies aiguës de la poitrine; on ne saurait trop se prémunir contre le froid; les appartements doivent être tous à égale température et il faut, sans aucune hésitation, conseiller la flanelle portée sur la peau. S'il y a lieu de prescrire alors un remède, le meilleur de tous est assurément l'huile de foie de morue (1).

(1) Nous croyons devoir signaler ici les remarquables leçons cliniques qui ont été consacrées à l'étude des affections pleuro-pulmonaires, par M. le Dʳ Cadet de Gassicourt et spécialement ses études originales sur la congestion pulmonaire aiguë simple, espèce morbide fréquente chez les enfants; mal définie jusqu'alors et parfaitement déterminée par le savant auteur du *Traité clinique des maladies de l'enfance*. — Nous regrettons de ne pouvoir résumer ici ces leçons si intéressantes. Nous dirons seulement avec notre excellent confrère, le Dʳ Séjournet, que M. Cadet de Gassicourt nous a *révélé* la congestion pulmonaire aiguë simple, comme une espèce morbide distincte, caractérisée surtout par sa *brièveté* et sa *mobilité*, dont le thermomètre, l'auscultation et la percussion nous donnent une notion précise. « Ce sont là, en effet, les deux caractères qui permettent de reconnaître partout et toujours la congestion : ce sont les seuls qui lui appartiennent en propre. Ils sont même tellement pathognomoniques, qu'ils suffisent au diagnostic d'une congestion pulmonaire que ne révèlent ni l'auscultation ni la percussion. — V. Cadet de Gassicourt, op. cit., tome Iᵉʳ, pp. 7 et 8.

XII. — ATÉLECTASIE PULMONAIRE

L'atélectasie peut être congénitale chez les nouveau-nés. La respiration de ces enfants est faible et même intermittente; ils gémissent sans crier; ils tètent difficilement; ils sont froids, livides et ont un pouls faible. La maladie consiste simplement en une portion du poumon qui n'est pas pénétrée par l'air; le plus ordinairement c'est la partie inférieure et postérieure du poumon droit qui est le siège de cette affection. Le poumon lui-même est d'un rouge foncé, non crépitant; il ne laisse pas échapper de bulles d'air mais un sérum sanguinolent, et enfin le tissu affecté tombe au fond de l'eau. La cause est une insuffisance nerveuse, par compression. Le traitement consiste à frictionner l'enfant en le frappant doucement avant de couper le cordon ombilical, pour assurer l'expansion complète des poumons. Cependant, si les difficultés du commencement sont surmontées par un enfant placé dans ces conditions, il peut rester ensuite faible, incapable de téter convenablement, poussant des cris plaintifs, misérables, souvent ictérique et doué d'un pouvoir respiratoire très imparfait. La surface extérieure reste froide. Je pense que le mieux est d'envelopper ces enfants dans de la ouate dans le but de leur conserver artificiellement la chaleur dont ils ont si grandement besoin. En outre, il peut être utile de faire des frictions avec une embrocation stimulante, telle que la suivante :

℞ Huile d'amandes douces .... 15 grammes
   Huile de girofle .... 8 grammes
   Huile de succin .... 8 grammes
          Mêlez. — Usage externe.

Comme remèdes internes on peut administrer quelques gouttes de cognac ou d'esprit aromatique d'ammoniaque

Ces enfants sont souvent incapables de téter, et il faut alors tirer le lait de la mère et le leur faire prendre par cuillerées. Cependant, lorsque la lésion est étendue, l'affection se termine presque toujours fatalement. La forme *acquise* se rencontre le plus ordinairement chez des enfants de deux ans environ, et elle est caractérisée par une toux entrecoupée, par la dyspnée, les palpitations, l'épistaxis, le melœna, en outre pendant l'inspiration les côtes sont tirées en dedans et le sternum projeté en avant; la percussion donne un son mat au niveau des parties affectées. L'atélectasie est considérée par beaucoup d'écrivains comme analogue à l'hépatisation pneumonique : d'autres pensent que c'est l'état fœtal du poumon, qui reste pendant un certain temps sans se déplisser et que par conséquent la maladie n'est jamais réellement acquise. Il semble cependant qu'on ne puisse douter que des cris longtemps prolongés ne soient une cause assez connue d'atélectasie, ces cris peuvent avoir leur cause dans un spasme dû à des gaz intestinaux ou à des coliques d'origine dyspeptique, ou bien enfin ils peuvent tenir au caractère même de l'enfant. Les muscles respiratoires s'épuisant, se fatiguant, le thorax ne se développe plus complètement comme dans la respiration normale; certaines parties du poumon ne recevant plus assez d'air s'affaissent; dans les portions ainsi affaissées, le cœur droit se force; les vaisseaux sanguins deviennent turgescents et s'obstruent; l'apport du sang artériel est imparfait, d'où le coma, les convulsions, et la possibilité d'une mort très prompte. Telle n'est pas néanmoins la marche la plus habituelle de la maladie, qui guérit d'habitude lentement. Dans les cas où le collapsus pulmonaire a été étendu et a persisté partiellement sans amener la mort, Weber et Steffen ont tous deux observé consécutivement une affection organique du cœur.

Alors la cyanose peut survenir et compliquer l'état du patient.

Traitement. — Le traitement exige des soins hygiéniques, surtout quant à la ventilation, à la chaleur, aux vêtements et au régime alimentaire. Les stimulants, expectorants, l'ammoniaque, le polygala sont utiles, de même qu'une embrocation stimulante sur la région affectée. Il est important de laisser l'enfant couché « pour lutter », dit le Dr Rees, « autant que possible contre les inspirations imparfaites et donner plus de chance au poumon de s'étendre complètement. » Vogel croit que l'emploi prudent de l'électricité appliquée aux muscles pectoraux, pourrait être d'une haute utilité.

XIII. — PLEURÉSIE

La pleurésie idiopathique ou primitive est rare pendant les cinq premières années de la vie, mais elle se montre secondairement dans le cours de la scarlatine et d'autres affections aiguës spécifiques aussi bien que dans la néphrite aiguë desquamative, dans le rhumatisme et dans la pneumonie. Sa fréquence est alors très grande. En outre, de même que chez l'adulte, elle est parfois latente. La maladie débute par de la faiblesse, la perte de l'appétit et chez les enfants un peu grands par des frissons ; puis survient une douleur aiguë, poignante, le point de côté bien connu de la pleurésie, qui s'aggrave par l'inspiration, la toux, le décubitus sur le côté malade ou par la pression.

Parfois des vomissements, la fièvre et une petite toux sèche sont les premiers symptômes ; la respiration devient anxieuse, la langue blanche et chargée, les intestins resserrés, le pouls vif et dur, la peau brûlante, la face animée, l'urine rare et fortement colorée, et cependant les symptômes fébriles sont beaucoup moins intenses que dans la pneumonie. La dyspnée est également beaucoup moins forte. Elle est plus marquée chez les jeunes enfants et lorsque l'épanchement est rapide et considérable ; la moyenne paraît être de trente-six à quarante-huit respirations par minute. Le pouls peut être très fréquent dès le début pendant les premiers jours et atteindre 130 même 140 ; en même temps la température peut s'élever à 39°, 5 ou même 40°. Mais une chute survient bientôt et la maladie suit son cours avec une température moyenne de 38°, 3 à 39°.

M. Crisp pense qu'un bruit de frottement sec, avec une douleur accrue par l'élévation de la tête et des cris aigus fréquents annoncent certainement la pleurésie chez les jeunes enfants.

Le Dr West a fait observer que la douleur pleurétique est souvent rapportée à l'abdomen et non à la poitrine et que dans ces cas elle s'accompagne de vomissements bilieux et de diarrhée. C'est surtout ce qui arrive lorsque l'inflammation siège du côté droit et a pour point de départ le diaphragme. Les signes physiques de la pleurésie diffèrent chez l'enfant de ceux qu'on observe communément chez l'adulte, surtout par l'absence du bruit de frottement, au moins dans les premiers temps de la maladie. Lorsque néanmoins on perçoit un bruit de frottement pendant la période de résorption, persistant longtemps après que les symptômes aigus ont disparu, c'est un signe qui annonce probablement la formation d'un dépôt tuberculeux à la surface de la plèvre.

Les premiers symptômes de la pleurésie sont : une diminution de l'expansion thoracique et des vibrations vocales, la matité à la percussion et la respiration bronchique. MM. Rilliet et Barthez considèrent la respiration bronchique comme étant le premier signe stéthoscopique.

La bronchophonie et l'égophonie accompagnent quelquefois la pleurésie chez les enfants ; l'égophonie s'entend le plus souvent à la partie inférieure et postérieure du thorax chez les enfants de deux ans environ. Quand il se produit un épanchement, le degré de voussure du côté affecté, est en raison de l'élasticité relative des parois, beaucoup plus prononcé chez l'enfant que chez l'adulte. Les mouvements respiratoires du côté malade sont presque entièrement abolis et il y a une saillie des espaces intercostaux. En outre, ayant plus de travail à faire, le poumon sain augmente de volume, de telle sorte qu'après la résorption de l'épanchement, le côté malade reste plus petit que le côté sain et aplati à la région intra-claviculaire. Cette difformité est cependant atténuée en grande partie lorsque l'air pénètre plus facilement dans le poumon.

Lorsque la pleurésie est sur le point de se terminer par l'empyème, il est commun d'observer une sorte de fausse convalescence aussitôt après la disparition des symptômes aigus. Soudain, cependant, une dyspnée intense s'établit et l'enfant, qui précédemment se tenait volontiers couché sur le côté sain, préfère maintenant rester étendu dans son lit sur le côté malade. Les signes physiques dénotent dès lors l'affaiblissement du murmure vésiculaire. Si la quantité de liquide épanché est assez considérable et refoule le poumon contre la colonne vertébrale, on n'entend pas le murmure vésiculaire, mais il existe de la bronchophonie et un souffle bronchique. On entend parfois de l'égophonie à l'angle du scapulum. Si l'air ne pénètre pas du tout dans les bronches, c'est-à-dire si le poumon est complètement comprimé, on n'entend aucun bruit du côté du malade, mais la percussion dénote une matité absolue et les mouvements thoraciques sont notablement diminués. Du côté sain, la respiration aura fortement le caractère puéril. Il est fréquent de voir le liquide épanché se faire un passage à travers les parois thoraciques; quelquefois même l'empyème peut s'ouvrir dans une bronche ou bien traverser le diaphragme et s'évacuer dans la cavité péritonéale en déterminant une péritonite fatale. Ordinairement l'épanchement se fait jour à la partie antérieure de la poitrine, très souvent entre la quatrième et la cinquième côte, dans le voisinage et un peu en dehors du mamelon. L'ouverture naturelle ou artificielle peut rester fistuleuse pendant quelque temps et déterminer quelquefois, par suite de la rétraction soudaine des parois, une difformité considérable et même permanente.

Autopsie. — Elle révèle les mêmes altérations anatomiques que chez l'adulte ; la plèvre est ramollie, pâle, demi-transparente, souvent rougeâtre, parfois injectée finement ; on trouve des adhérences pleurales, une effusion séreuse quelquefois transparente, souvent rougeâtre ou séro-purulente avec des flocons de lymphe, les surfaces costales et pulmonaires sont recouvertes d'une couche de lymphe. On rencontre en outre souvent les caractères de la pneumonie et plus rarement la présence du pus.

Diagnostic. — Les cas d'origine abdominale apparente sont très faciles à reconnaître par la dyspnée, la toux, et en faisant suffisamment attention aux signes physiques. Parfois, chez les jeunes enfants surtout, l'attaque paraît cérébrale ; ici encore la dyspnée et les signes physiques rectifieront le diagnostic.

Avec la pneumonie. — On peut tirer quelque parti de l'aspect extérieur de l'enfant : sa respiration est courte, fréquente et laborieuse, mais ne présente pas l'agitation remarquable des ailes du nez qu'on observe dans la pneumonie ; l'attitude est celle d'un enfant qui a peur de respirer à cause de la douleur et qui retient et réprime les mouvements de la poitrine ; mais il faut se rappeler que la pleuro-pneumonie est une affection assez commune et d'un autre côté que la pneumonie secondaire de la rougeole, par exemple, est souvent compliquée de pleurésie. Un bon guide est le principe suivant établi par le Dᵉ West : « Un enfant est atteint de pleurésie lorsqu'il présente les symptômes graves et soudains de la pneumonie, tandis que l'auscultation ne révèle pas les râles crépitants fins, et fait découvrir seulement une respiration faible d'un côté et une respiration bronchique de l'autre. »

Dans l'hépatisation pneumonique, la respiration est plus dure et plus tubaire, les vibrations thoraciques et la résonance vocale sont exagérées. En outre, dans la pneumonie, le nombre des respirations peut égaler la moitié du chiffre atteint par le pouls et dans la pleurésie, à peine le tiers seulement ; la température est aussi plus élevée dans la pneumonie ; la matité enfin varie dans la pleurésie suivant la position du malade, ce qui n'a pas lieu dans la pneumonie. Enfin l'égophonie est caractéristique de la pleurésie.

Le tableau suivant résume l'ensemble des points de contraste les plus importants entre la pleurésie et la pneumonie lobaire.

PLEURÉSIE AIGUE	PNEUMONIE AIGUE
Rare avant cinq ou six ans.	Moins rare, quelque peu fréquente avant cet âge.
Commence par une toux sèche, une violente douleur (comme un coup de couteau), une respiration bronchique et métallique, pendant l'inspiration.	Toux, douleur généralisée, moins fixe dans un point ; râle crépitant et sous-crépitant
Le changement d'attitude du malade fait varier les signes physiques.	Rien de semblable.
Fièvre et dyspnée modérées, tendant à diminuer du 4ᵉ au 5ᵉ jour ; pas d'expectoration.	Fièvre violente, dyspnée intense se prolongeant au delà du 4ᵉ ou 5ᵉ jour. souvent jusqu'au 8ᵉ ou 9ᵉ; expectoration muco-sanguinolente.
Diminution des vibrations thoraciques et de la résonance vocale.	Augmentation au contraire des vibrations thoraciques et de la résonance vocale.
Marche de la maladie irrégulière.	Marche régulière.

Enfin le diagnostic avec l'hydrothorax se fera par l'absence de douleur dans ce dernier cas, par l'épanchement ordinairement double dans l'hydrothorax et par le fait que l'hydrothorax est presque toujours secondaire, consécutif à quelque maladie aiguë, comme la néphrite, etc... et accompagné d'effusion séreuse en d'autres points.

Pronostic. — La pleurésie intercurrente est plus grave que la forme idiopathique, et la pleuro-pneumonie est la forme la plus grave de toutes. Plus jeune est l'enfant et plus grand est le danger, en général. La mort survient souvent tout d'un coup, lorsque l'épanchement est très abondant, surtout lorsqu'il se produit très rapidement.

Traitement. — Comme pour toute autre affection aiguë, je n'ai pas l'intention de prétendre que les ventouses et les sangsues ne puissent procurer le soulagement qu'on leur attribue généralement. Je puis dire seulement que même chez des adolescents vigoureux je ne me suis point servi des saignées, et rarement ai-je employé les vésicatoires, quoique j'aie eu quelquefois à traiter des cas particulièrement aigus. Le D' Roberts conseille de fixer le côté affecté avec des bandes d'emplâtre adhésif, larges de 10 à 12 centimètres. Elles doivent être assez longues pour atteindre du sternum jusqu'à la colonne vertébrale. Le patient fera un mouvement d'expiration, et en commençant par en bas, on fixera une bande parallèlement aux côtes, la seconde bande sur la première, mais en croisant la direction des côtes, la troisième sur la première, qu'elle recouvrira à moitié, et la quatrième sur la seconde... ainsi de suite. C'est le traitement « par le repos » que l'on a conseillé aussi pour la phthisie et d'autres affections de la poitrine. Tant que la douleur est violente, je conseille une lotion opiacée et à l'aconit en frictions locales ; on recouvre ensuite de cataplasmes de farine de lin ou d'essence de thérébenthine, ou même, s'il paraît nécessaire, un vésicatoire au moyen d'une teinture vésicante.

Je me souviens d'un cas dans lequel rien ne put procurer de soulagement au malade avant l'application d'un vésicatoire, et la douleur étant revenue vers la fin de la maladie, la jeune personne exigea un autre vésicatoire malgré que le premier fût à peine guéri. Je suis très convaincu également du soulagement que donne souvent dans la pleurésie un mélange de calomel et d'opium, et je ne vois aucune contre-indication à leur emploi, surtout dans un cas particulièrement aigu. Une petite dose de calomel et de poudre de Dover est la forme la plus avantageuse pour les enfants. Mais, comme dans les autres maladies inflammatoires aiguës, je crois que l'aconit est ici d'une grande valeur et que l'on peut également parler avec avantage du veratrum viride, en remarquant néanmoins que ce dernier médicament doit être suspendu dès que la défervescence fébrile a été obtenue. L'iodure de potassium combiné avec un diurétique, le citrate de potasse, par exemple, est utile, et on pourra aussi employer avec avantage la digitale, surtout l'infusion fraîche. Le Dr Anstie recommande la teinture de fer. Lorsque l'épanchement est produit, la meilleure manière d'en provoquer l'absorption, consiste à faire appliquer des vésicatoires volants répétés ou bien à faire des badigeonnages a la teinture d'iode. Si ces moyens échouent, les symptômes continuant à être inquiétants, l'enfant devenant plus faible, le poumon étant manifestement très comprimé, la dyspnée par conséquent très intense, alors la question de la paracentèse doit être posée et, après tout ce qui a été dit sur ce sujet, la balance des opinions récentes est encore tout à fait favorable à cette opération bien faite, dans les cas où son indication est convenablement posée, et lorsqu'elle n'est pas retardée de manière à laisser les forces naturelles s'épuiser dans la formation lente d'une issue pour le pus.

Le Dr Anstie résume cette question dans les quelques propositions suivantes extraites de son article « *Reynold's System of Médicine* ». Il faut opérer :

1. — Dans tous les cas où le liquide remplit déjà toute la cavité pleurétique d'un côté et commence à comprimer le poumon de l'autre côté.

2. — Dans tous les cas de pleurésie double, lorsque la quantité totale du liquide peut être évaluée à la moitié des dimensions des deux plèvres réunies.

3. — Dans tous les cas où l'épanchement abondant a déterminé une ou deux crises d'orthopnée.

4. — Dans tous les cas où le fluide épanché est soupçonné de nature puriforme : une ponction exploratrice sera faite et le pus sera évacué.

5. — Toutes les fois qu'un épanchement dure depuis un temps assez long (un mois environ) et ne présente aucun indice d'absorption progressive (ce qui est rare chez les enfants).

Il est parfois utile, lorsque l'opération a été décidée, de faire d'abord une ponction à l'aide d'une aiguille creuse. On pourra ensuite employer un petit trocart avec sa canule. Le point où l'on conseille de ponctionner (à moins de contre-indications, adhérences, etc., est l'espace entre la cinquième et la sixième côte, au niveau des angles des côtes ; on peut néanmoins ponctionne railleurs, par exemple en arrière entre la neuvième et la dixième côte. On fait à la peau une incision de deux centimètres et demi environ, on traverse aussi les muscles sous-jacents, et on plonge ensuite le trocart dans la plèvre ; cette opération doit être faite près du bord supérieur de la côte à cause des vaisseaux intercostaux. Lorsqu'un tube à drainage est employé pour évacuer le pus à mesure qu'il se forme, une sonde aiguillée est introduite par l'ouverture et pénètre aussi bas que possible en arrière ; on fait alors une contre-ouverture sur le bec de cette sonde et on passe un cordonnet de soie destiné à entraîner le tube à drainage en caoutchouc. Lorsque celui-ci est dans la cavité pleurale, on attache en dehors ses deux extrémités et le pus coule librement. Le résultal n'est pas toujours aussi satisfaisant, car la présence du tube irrite la plèvre, qui suppure alors énormément et cette suppuration épuise le malade. Un meilleur moyen, sinon le meilleur de tous, est d'employer l'aspirateur à l'aide duquel on peut vider la plèvre sans permettre l'introduction de l'air. Il suffit ensuite d'appliquer sur la petite plaie une rondelle d'emplâtre adhésif recouverte d'une compresse de lait et d'un bandage pour maintenir le tout. Si le pus est fétide, on peut, lorsqu'on le juge convenable, faire une contre-ouverture et passer un tube à drainage ; la fétidité est diminuée par des injections iodées ; on ne saurait affirmer qu'elles exercent une action sur la cicatrisation de la cavité qui suppure ; pour commencer, il suffit de mêler une partie de teinture d'iode à sept parties d'eau en augmentant graduellement jusqu'au quart ; cela suffit souvent pour arrêter la sécrétion purulente et aucune douleur ne suit son emploi. — Pendant la convalescence, l'huile de foie de morue sera utilisée pour empêcher le dépôt de tubercules et pour favoriser le rétablissement de la nutrition chez l'enfant.

XIV. — PHTHISIE

Les différences principales entre le dépôt de tubercules chez l'enfant et chez l'adulte, ont été résumées de la manière suivante par le Dr West.

1. — Il existe une différence notable dans l'aptitude des divers organes à contracter l'affection tuberculeuse, chez l'enfant ou chez l'adulte.

2. — Les tubercules affectent généralement un plus grand nombre d'organes chez l'enfant.

Les poumons et, dans un quart de cas environ, les ganglions bronchiques, sont les organes le plus souvent affectés chez l'adulte, et la tuberculose est ordinairement confinée à ces organes.

En outre le tubercule de l'enfance n'est pas de même espèce que le tubercule de l'adulte.

1. — Les granulations grises et les tubercules miliaires crus existent constamment dans les poumons d'un enfant tuberculeux et rarement chez l'adulte.

2. — L'infiltration tuberculeuse jaunâtre, le tubercule caséeux se rencontre très fréquemment dans l'enfance, et il est souvent limité à un seul lobe, généralement le supérieur ; il est en outre fréquemment associé avec une tuberculisation avancée des ganglions bronchiques.

3. — Les cavernes sont plus rares chez les enfants que chez les adultes.

4. — Le tubercule des ganglions bronchiques n'est pas seulement plus fréquent que chez l'adulte, mais il se montre parfois d'une manière primitive dans l'enfance, de telle sorte qu'il dépasse même en importance les dépôts pulmonaires.

Symptômes. — La maladie commence insidieusement, l'enfant « dépérit », pour employer un mot expressif familier aux mères ; il est languissant irritable et se plaint de douleurs dans tout le corps. Une petite toux survient, sans expectoration, car les enfants avalent leurs crachats. Il n'y a point d'hémoptysie, rarement de la diarrhée et parfois des sueurs profuses. On observe néanmoins plus de dyspnée que chez l'adulte, une fièvre plus intense et un amaigrissement plus rapide.

Les intestins présentent beaucoup d'irrégularité, tantôt il y a de la constipation, tantôt de la diarrhée ; les selles sont ordinairement colorées comme de l'argile et gluantes. Le Dr Ringer fait remarquer qu'une température élevée persistant pendant plusieurs semaines à 39°, 5 ou plus, chaque nuit, est un signe de présomption très forte qui annonce la tuberculisation.

La peau se ride et la physionomie vieillit ; il n'est pas

rare d'observer une bronchite intercurrente ou bien une pneumonie.

La pneumonie qui complique fréquemment la phthisie doit être distinguée de la pneumonie ordinaire : dans la première, la fièvre est moins élevée, la chaleur de la peau moins âpre que dans la pneumonie aiguë et la dyspnée est hors de proportion avec le nombre et l'intensité des symptômes pneumoniques. Le pouls est aussi moins fréquent et enfin la différence est encore plus accusée si l'on tient compte de l'histoire et du type de la tuberculose coexistante.

Lorsque les ganglions bronchiques sont très affectés, l'attaque est signalée par une toux plus irritante et plus spasmodique, par plus de dyspnée, plus de manifestations catarrhales et une plus grande souffrance générale. L'hémorrhagie peut survenir à la suite de la suppuration d'un ganglion voisin d'un vaisseau sanguin. Très souvent on constate des traces de tuberculisation manifeste, hors de la poitrine : par exemple dans le péritoine ou dans le cerveau.

Signes physiques. — Les signes diffèrent, chez l'enfant, de ceux qu'on observe chez l'adulte, en raison de la localisation moins spéciale des tubercules dans les sommets et de leur diffusion dans toute l'étendue des poumons. On constate ordinairement une matité générale mais légère à la percussion ; un peu d'aplatissement sous les clavicules ; le murmure expiratoire est prolongé et la respiration entrecoupée. Le retentissement de la voix est un signe de moindre valeur chez l'enfant que chez l'adulte. Lorsqu'il existe, il fournit une preuve très forte d'induration du tissu pulmonaire ; mais il manque souvent alors même que l'induration existe.

Au début de la formation des tubercules, le murmure respiratoire peut être faible ou bronchique ; souvent avec un tintement à la fin de la respiration. Plus tard on entend des râles sibilants, muqueux, sous-crépitants, des deux côtés de la poitrine ou d'un seul côté et plus tard encore, lorsque le tissu se détruit et donne naissance aux cavernes, on entend des râles muqueux, une respiration caverneuse, des gargouillements et parfois de la pectoriloquie. La respiration bronchique a une signification particulière lorsqu'on l'entend dans une autre région que l'espace interscapulaire, où elle est normale : à la base par exemple ou au sommet.

MM. Rilliet et Barthez considèrent une respiration rude avec une exagération de la résonnance vocale, comme le symptôme le plus significatif indiquant le tubercule, ou surtout lorsqu'on l'entend dans un espace plus étendu que le sommet seul. Si la respiration rude persiste pendant plusieurs semaines et se montre suivie par une respiration faible, intermittente ou par cette forme d'inspiration terminée par un tintement, la probabilité d'un dépôt tuberculeux est excessivement grande.

La phthisie bronchique est spécialement indiquée par la matité à la percussion dans la région interscapulaire: s'il existe en même temps de la sonorité et une respiration régulière dans les parties supérieures de la poitrine et une saillie des veines du cou, d'un côté, surtout de la jugulaire qui gonfle pendant la toux, alors la probabilité de la phthisie bronchique est extrêmement forte.

L'engorgement veineux est dû à la compression du tronc innominé ou de la veine cave supérieure par les ganglions engorgés.

La phthisie bronchique et la phthisie pulmonaire coexistent fréquemment, et les signes physiques peuvent varier beaucoup, de telle sorte que le diagnostic présente dans ces cas de grandes difficultés.

La phthisie bronchique est plus commune entre deux et six ans. Des symptômes spéciaux peuvent être causés par la compression des ganglions dans des directions diverses ; elle produit par exemple l'œdème des poumons, l'hémoptysie et même l'hydrothorax par compression de la veine azygos (Jenner).

Le pronostic est toujours grave, mais rarement désespéré : si la maladie suit une marche extraordinairement rapide chez les enfants, par compensation, les remèdes sont plus puissants et la réparation plus active que chez les adultes.

Causes. — Les causes prédisposantes sont : l'hérédité, le froid, les brouillards, une alimentation insuffisante, de mauvais vêtements, une atmosphère viciée, et en général toutes les mauvaises conditions hygiéniques.

La cause déterminante est souvent une poussée de bronchite ou une pneumonie ou quelque fièvre éruptive. La phthisie aiguë se montre surtout volontiers après la pneumonie lobulaire (catarrhale). La durée moyenne de la maladie est de trois à sept mois chez les enfants.

Traitement. — Lorsqu'il existe une tendance héréditaire, il faut donner toute son attention et ses soins aux détails d'alimentation, d'éducation physique, etc., qui établissent une si grande différence entre l'enfant en pleine santé et l enfant languissant ; on évitera le froid et on fera mettre de la flanelle sur la peau. Il faut craindre et éviter soigneusement toutes les affections contagieuses, surtout la coqueluche ; le climat sera également l'objet d'une étude attentive. On retire parfois un grand avantage pour les enfants tuberculeux, du séjour pendant l'hiver dans un pays éloigné, Nice, Pau, Menton, Barcelone, Hyères et autres localités ; mais il faut discerner avec soin le climat qui est le plus convenable pour chaque cas particulier. Dans ce pays-ci (en Angleterre), Ventnor, Torquay, Penzance, Bournemouth, et peut-être Hastings, sont des localités qui peuvent servir avantageusement de résidence d'hiver lorsqu'il n'est pas possible de recourir aux climats étrangers. En outre tous les désordres gastriques exigent, chez les enfants tuberculeux, de grands soins et de prompts remèdes ; on ne laissera jamais la diarrhée se prolonger sans la combattre activement. Quant aux médicaments actuels, on en compte cinq ou six dignes de grande confiance et surtout l'huile de foie de morue. Lorsqu'elle déplait, comme on l'observe quelquefois, quel que soit le mode d'administration, on peut y substituer la crème et la glycérine.

Les sirops d'iodure de fer et de phosphate de fer sont aussi de bons médicaments. La quinine et le quinquina peuvent être parfois très utiles lorsqu'il existe une débilité nerveuse générale et de l'anorexie. On peut faire entrer la mousse d'Islande dans le régime. La toux sera combattue par les anodins. Pour les attaques de bronchite intercurrente les meilleurs remèdes sont les petites doses de morphine, de belladone et d'acide cyanhydrique, associées, lorsqu'il y a lieu, avec les expectorants. Lorsqu'il y a des sueurs nocturnes, on donnera les acides minéraux en même temps que le quinquina ; s'il existe de la diarrhée, les acides minéraux ou bien un lavement d'amidon légèrement opiacé. Il est souvent utile de faire des badigeonnages sous les clavicules ou sur d'autres régions du thorax, avec de la teinture d'iode ; et on peut agir de même, mais plus fortement encore, lorsqu'on constate la toux irritante de la phthisie bronchique ; on devra faire alors des badigeonnages dans l'espace inter-scapulaire. Il est très utile de recourir aux bains salés chauds ou froids suivant le temps et la force du patient. La nourriture sera fortifiante mais non stimulante ; le lait, le beurre, les graisses, lorsque le malade les digère facilement, sont utiles, mais il ne faut pas insister trop dans certains cas. Les douleurs locales seront atténuées par des sinapismes appliqués de temps en temps ; il vaut mieux s'abstenir des vésicatoires. Les embrocations stimulantes rendent de bons services, et il est souvent utile de frictionner le corps avec de l'huile de morue lorsque celle-ci n'est pas supportée par l'estomac. Dans ces cas on a conseillé de substituer à l'huile de morue, le beurre de cacao, à la dose d'une ou deux cuillerées à café par jour. L'huile de chaulmugra est également préconisée depuis quelque temps (v. Appendice dans le Formulaire). Les hypophosphites de chaux, de soude, de manganèse et de fer, ont été très employés par le Dr Churchill, de Paris, et par quelques autres médecins du continent. Leur action est d'une efficacité certaine et remarquable. Je me suis beaucoup servi des hypophosphites de chaux et de soude et souvent avec des résultats très satisfaisants.

Je pense que l'hypophosphite de soude est surtout utile lorsqu'il existe une sécrétion muqueuse très gluante et dans le cours des bronchites qui compliquent la marche de la phthisie ; M. Taylor regarde ce remède comme un bon réparateur du sang et croit que le sel calcaire convient surtout dans les affections des organes sécrétoires et dans la forme constitutionnelle ; comme je l'ai dit plus haut, j'ai trouvé leur action combinée très efficace. Je crois que c'est une bonne pratique de varier de temps en temps la forme du médicament en donnant par exemple pendant quelque temps du sirop de fer et en changeant la prescription quelque temps après. La pepsine et la pancréatine seront d'un bon usage dans les dyspepsies qu'on observe surtout chez les phthisiques et qui troublent si gravement la nutrition du patient : point qui est cependant pour lui d'une importance vitale.

Le Dr Henri Blanc administre le jus de viande crue, l'alcool et le phosphate de chaux. Il recommande le procédé suivant pour préparer la viande crue. Placer de 400 à 600 grammes de bœuf frais bien dégraissé, sur un feu vif, l'y laisser pendant quelques minutes pour blanchir et durcir seulement la surface de la viande ; couper alors en deux ou trois morceaux de la grandeur de la presse à viande et retirer tout le jus au moyen de la pression exercée par une vis très puissante. La coction superficielle est indispensable pour combattre l'élasticité qui rend l'extraction du jus très difficile malgré l'emploi de machines beaucoup plus fortes que la simple presse à viande ordinaire : 600 grammes environ de bonne viande fraîche donnent une pleine tasse à thé de jus, qu'il faudra renouveler chaque jour. Ce jus, qui possède toutes les propriétés physiques de la viande crue est en outre facilement digéré, bien toléré et toujours très agréable au malade, lorsqu'on le sert de la manière suivante. Le jus de viande sera mélangé avec une quantité égale de bouillon tiède, fait avec des os, salé et poivré, et auquel on ajoute du tapioca ou du vermicelle. Il faut veiller cependant à ne donner le bouillon que tiède et jamais à une température plus élevée, parce que la coagulation a lieu et l'effet désiré n'est pas obtenu.

En adaptant le traitement du Dr Blanc aux exigences spéciales des enfants, je crois pouvoir l'établir de la manière suivante : — De bon matin on fera prendre du lait chaud avec du pain et du beurre et, si cela plaît à l'enfant, on y joindra un œuf. Vers huit ou neuf heures, le déjeuner, avant lequel on devra donner une demi-cuillerée à café du sirop des trois phosphates de Easton ; pendant ce repas, on peut associer aux aliments un peu de phosphate de chaux et la moitié de la ration journalière de viande crue. Le déjeuner lui-même consistera en mets très nourrissants, poisson ou volaille, légumes frais, un peu de vin, de préférence du bordeaux ou du Santorin ou bien un peu de Manzanilla vrai ou enfin du Carlovitz de Hongrie, qui contient une petite quantité de phosphate de fer. Le dîner vers deux heures, sera encore un repas nourrissant : soupe ou potage avec le reste du jus de viande, et au lieu du sirop des trois phosphates, on essayera de donner une dose d'huile de foie de morue une heure environ après le repas. — Un peu de phosphate de chaux dans les aliments pendant le dîner ; ce remède n'a presque aucun goût lorsqu'on le donne entre deux minces tartines de pain beurré.

Enfin le dernier repas, ou le thé, sera composé encore de lait chaud et fraîchement trait, auquel on ajoutera, s'il est nécessaire, un peu d'eau de Vichy, d'Apollinaris ou de Friedrichshall, ou tout autre digestif léger.

Je crois pouvoir dire que j'ai rencontré peu de méthodes plus rationnelles et plus encourageantes, dans le traitement de la phthisie avancée. Au moins le médecin aura la satisfaction de penser qu'il aura fait tous ses efforts pour soutenir et prolonger la vie du malade (1).

XV. — CYANOSE OU MALADIE BLEUE

Coloration bleuâtre de la peau en connection avec une malformation du cœur, due ordinairement à la persistance du trou ovale ou bien à des ouvertures anormales dans la cloison auriculo-ventriculaire, ou bien à l'origine commune de l'aorte et de l'artère pulmonaire dans un seul ventricule ou bien enfin à la persistance du canal artériel (2). Lorsque ces malades survivent, ils souffrent d'un froid général, de palpitations, de dyspnée, de syncopes, de congestion et d'hydropisies.

Sur cent quatre-vingt-six cas réunis par le Dr Lewis

(1) Nous croyons devoir signaler l'emploi du tannin à la dose de 1 à 2 grammes par jour. Cette méthode conseillée par le Dr Raymond mérite d'être essayée dans la pratique, en raison des résultats excellents obtenus par l'expérimentation. (Annales de l'institut Verneuil.)

(2) La théorie de Gintrac, dans laquelle on admet l'existence d'une communication entre les deux cœurs et par conséquent le mélange du sang rouge et du sang noir, semble devoir être abandonnée, et au contraire la théorie de Louis, telle qu'elle est exposée et admise par M. le Dr Cadet de Gassicourt, paraît être plus conforme aux observations. Il est probable, en effet, que la cyanose est due le plus ordinairement au rétrécissement ou à l'oblitération de l'artère pulmonaire, ou bien à un obstacle à la circulation pulmonaire. — V Cadet de Gassicourt, op. cit., tome II.

Smith, soixante-sept ou plus du tiers furent terminés par la mort avant la fin de la première année ; cent vingt et un, ou plus des trois cinquièmes, avant l'âge de dix ans ; vingt-quatre seulement purent atteindre vingt ans et quatre l'âge de quarante ans.

La mort survient dans la plupart des cas par un accès subit de dyspnée. Chez les petits enfants, les convulsions, l'hémorrhagie, le coma sont aussi des terminaisons fréquentes. Il faut remarquer, — comme contraire au prétendu antagonisme entre la tuberculose et les affections cardiaques en général ou la cyanose, — antagonisme dont Rokitansky s'est déclaré convaincu, — que treize fois sur cent le Dr Henri Smith a constaté la présence de la tuberculose et dans quelques-uns de ces cas les poumons étaient creusés de cavités.

Traitement. — Le traitement doit être nécessairement palliatif : bon régime, climat tiède, vêtements chauds ; éviter toute excitation et toute fatigue ; rechercher l'attitude dans laquelle la dyspnée est à son minimum et conserver cette attitude ou la prendre au moment des paroxysmes. D'ordinaire il convient de placer les enfants sur le côté droit sur un plan incliné de vingt à trente degrés, la tête et les épaules à la partie supérieure; on laissera l'enfant seul pendant plusieurs heures s'il le faut jusqu'à ce que la teinte livide, la dyspnée et la tendance aux convulsions aient disparu. Cette position sur le côté droit donne au cœur faible et surchargé le plus de liberté possible pour ses mouvements et l'élévation de la partie supérieure du corps diminue la dyspnée. L'enfant sera nourri à l'aide d'une cuiller ou sucera quelque substance molle et spongieuse imprégnée du lait de la nourrice. On pourra donner toutes les deux ou trois heures quelques gouttes d'eau-de-vie et on veillera à garder autour de l'enfant une tranquillité absolue.

XVI. — PÉRICARDITE, CARDITE ET ENDOCARDITE

Ces affections sont rares chez les enfants, parce que chez eux le rhumatisme n'est pas fréquent, non plus que les affections rénales ou les nombreuses conditions qui constituent un obstacle mécanique à la circulation et qui se rencontrent à un âge plus avancé. Cependant la péricardite, intercurrente dans le rhumatisme, dans la scarlatine (où elle est encore probablement liée à une faible poussée rhumatismale), dans le rougeole, dans la diphtérie et dans les affections rénales, la péricardite réclame une étude attentive. Au chapitre du rhumatisme on trouvera l'exposé d'une forme de péricardite insidieuse qui se manifeste avec une faible douleur ou à peine un peu de malaise ; mais parfois la maladie se traduit par une violente douleur et une forte fièvre, douleur au cœur, douleur violente aux épaules, douleur parcourant les bras. Les palpitations surviennent aussi et le cœur bat irrégulièrement, son impulsion est exagérée ; la respiration est rapide, la face anxieuse, la tête douloureuse, les tempes sont animées de battements; il peut survenir une syncope, des paroxysmes où la suffocation semble imminente, des épistaxis ou une hémoptysie.

Il faut toujours se rappeler en outre que les formes les plus légères du rhumatisme ou même, pour parler plus correctement, les manifestations les plus bénignes de la diathèse rhumatismale, — par exemple, le torticolis ou l'érythema nodosum, — peuvent se compliquer d'une affection cardiaque.

Les autres causes de la péri ou endo-cardite sont l'extension d'une inflammation pleuro-pneumonique ; rarement la pyohémie ; la coqueluche et le rachitisme occasionnent une tension exagérée dans les cavités droites et produisent la dilatation et l'hypertrophie.

Signes physiques. — Ils varient en raison de la partie de la séreuse ou du tissu cardiaque qui est attaquée; dans la péricardite il existe un bruit de frottement, de « frou-frou » perceptible au toucher, — une matité exagérée résultant de l'épanchement de sérum dans le péricarde. — Si l'endocarde est attaqué, on entend des souffles qui ont une signification variable suivant leur siège. La table suivante suffira pour résumer les différences essentielles entre les formes les plus fréquentes de lésions valvulaires :

SOUFFLE DE LA BASE OU AORTIQUE

Systolique. — Rétrécissement Diastolique. — Insuffisance	Pouls régulier, bondissant, visible.

SOUFFLE DE LA POINTE OU MITRAL

Systolique. — Insuffisance Diastolique. — Rétrécissement	Pouls irrégulier, mou, intermittent avec une forme tremblante spéciale.

Les affections mitrales, surtout l'insuffisance, sont chez les enfants beaucoup plus fréquentes que les lésions aortiques. C'est une raison pour penser que la valvule mitrale est quelquefois atteinte dans les exanthèmes de l'enfance et aussi qu'elle peut subir facilement dans la jeunesse une dégénérescence aboutissant à la sténose. (Dr Hilton Fagge.)

L'insuffisance aortique est rare et existe rarement seule. L'insuffisance mitrale et le rétrécissement s'observent souvent ensemble. Chez les enfants atteints d'affection mitrale la région cardiaque est très proéminente.

L'hypertrophie est rarement isolée; elle existe souvent avec la dilatation, à laquelle les enfants sont particulièrement exposés. Le croup, les laryngites, la broncho-pneumonie, la bronchite capillaire, la coqueluche, sont toutes des affections ayant une tendance à produire la dilatation du cœur. Les palpitations chez les enfants ne produisent jamais l'angine qui s'observe chez l'adulte et l'hydropisie est plus tardive.

Les récidives sont considérées comme pathognomoniques d'adhérence péricardite.

Il est important de distinguer la matité de l'épanchement péricardique de la matité due à l'hypertrophie du cœur ; cette distinction peut se résumer de la manière suivante :

ÉPANCHEMENT	HYPERTROPHIE
La matité s'étend jusqu'à la deuxième côte, mais en bas elle ne dépasse guère la limite naturelle et change de jour en jour. En outre il y existe toujours un *thrill*.	La matité s'étend dans toutes les directions et reste stationnaire. La maladie est caractérisée par un pouls particulièrement plein.

Lorsque le tissu cardiaque est atteint, le pouls est tumultueux, irrégulier et il peut survenir des syncopes fatales. La cardite s'observe rarement seule, mais elle est souvent associée avec une endo-péricardite. La matité de l'endocardite, qui est rare, se distingue de celle de la péricardite par ce fait que les battements paraissent superficiels dans l'endocardite et profonds au contraire dans la péricardite.

Le résultat de ces inflammations se traduit nécessairement par des lésions plus ou moins permanentes dans la structure du cœur ; lésions définitives des valvules, induration par dépôt de lymphe, dilatation sacciforme des parois cardiaques, rarement des abcès, très rarement la rupture. Parmi les suites il faut noter l'hydropisie générale, les affections cérébrales, etc.

Pronostic. — Malheureusement, en règle générale, l'état des valvules lésées dans leur texture s'accroît, devient de plus en plus grave, et l'enfant succombe après

quelques années de souffrance. Parfois les progrès du mal
sont plus lents ou même la maladie paraît stationnaire;
le Dr Latham pense « qu'il existe une sorte de pouvoir
inhérent à l'accroissement du tissu cardiaque et qui lui
fait accommoder sa forme et son développement, en raison
des accidents matériels de manière à combattre et à com-
penser les résultats fâcheux qui peuvent résulter de cet
état »; d'un autre côté, comme nous allons le voir, le
Dr Will Jenner ne partage pas cette manière de voir.

Il est certain que la présence de l'hypertrophie ou de la
dilatation du cœur avec ou sans hypertrophie modifie
matériellement le pronostic, le rendant plus grave et néces-
sitant un repos absolu qui semble l'attitude la plus défavorable à la production d'une dilatation cardiaque.

Cela est d'autant plus nécessaire que la dilatation se
produit plus promptement chez l'enfant que chez l'adulte,
en raison de la plus grande faiblesse du tissu, de la circulation plus rapide, et de la tendance spéciale aux palpitations et à l'excitabilité.

MALADIES DU CŒUR CHEZ LES ENFANTS

Sir William Jenner a récemment publié quelques observations sur les maladies du cœur dans l'enfance, et en
raison de leur importance pratique, je ne crois pas pouvoir
mieux faire que de les transcrire ici. Elles sont extrêmement intéressantes et pratiques. « Dans une attaque de
rhumatisme, dit l'auteur, la tendance aux inflammations
cardiaques est en raison directe de la jeunesse du patient;
plus jeune est-il, plus vite le cœur sera pris et plus la
maladie deviendra grave avec le temps. Les parents
expriment souvent l'espoir que « l'enfant puisse guérir en
grandissant. » — Le cœur certainement augmentera,
mais si ses valvules sont imparfaites, leur imperfection
ne pourra que s'accroître en même temps que le volume

du cœur augmentera; tandis que chez les malades plus âgés, le cœur cessant de grossir, la maladie reste au moins stationnaire. En fait, en ce qui concerne les lésions valvulaires, le désordre ne fait qu'augmenter au lieu de disparaître avec la croissance de l'enfant. La pathologie du cœur est aussi une question d'âge; par exemple, si je venais à être atteint, à mon âge, ce serait sans doute d'un processus de dégénérescence, tandis qu'un enfant, ou même l'un de vous ne saurait guère avoir qu'une altération d'origine rhumatismale. Rappelez-vous toujours néanmoins la possibilité d'une connexion avec l'albuminurie, avec la syphilis ou une anomalie congénitale. Indépendamment de ces causes, l'affection cardiaque est presque toujours certainement rhumatismale, quoique l'attaque de rhumatisme ait pu avoir une bénignité telle qu'on n'y ait point fait attention. Si vous trouvez des signes d'affection cardiaque et si vous ne pouvez reconnaître une des causes ordinaires, vous pouvez être certain que ces causes n'existent pas. Moins une cause paraît probable, plus fortes doivent être les raisons qui nous forcent à y croire. Mais si l'endocardite existe à l'état de symptôme *isolé* chez un enfant, vous pouvez cependant la considérer comme une preuve évidente de rhumatisme. Je me rappelle un garçon qui nous vint avec une affection mal définie, mais à qui nous trouvâmes un bruit de frottement très prononcé au cœur; une semaine après il présentait une enflure des articulations et d'autres symptômes de rhumatisme. Un autre cas plus frappant fut celui du jeune enfant d'un médecin ami. On le trouva dans la nuit en proie à une dyspnée violente. On m'envoya chercher à la hâte, en l'absence du père, et je trouvai un bruit mitral très fort que l'on n'avait jamais observé. Une demi-heure plus tard le père revint pour trouver mort l'enfant qu'il avait quitté avec toutes les apparences de la santé. Cet enfant avait deux ans et après maintes réflexions, les parents purent se rappeler qu'un an auparavant environ, ses membres étaient très sensibles, qu'il marchait avec peine : mais ces symptômes ayant disparu avaient été oubliés : sans doute ils annonçaient le début d'une attaque. Enfin le moindre signe d'une atteinte semblable doit être surveillé attentivement chez l'enfant. Il faut aussi se rappeler combien la maladie a de tendance à revenir et après une première attaque, il faut être constamment sur ses gardes.

La chorée a été considérée comme une affection rhumatismale des méninges médullaires. Le rhumatisme est ici peut-être une coïncidence, mais assurément le cas est fréquent.

Lorsqu'il y a en même temps une endocardite, je la considère comme certainement rhumatismale ; mais dans l'appréciation d'un bruit anormal, il faut rechercher s'il varie, s'il manque à certains battements, ou s'il est permanent, parce que, dans le premier cas, il est souvent dû à une action irrégulière des muscles papillaires. Je me souviens d'un enfant choréique qui présentait un bruit de caractère organique sans autre symptôme de rhumatisme. Cependant au bout d'une semaine il présentait de l'urticaire et ensuite tous les signes d'un rhumatisme aigu incontestable.

Un autre bébé atteint de chorée était extrêmement colère, et j'en trouvai l'explication en constatant des symptômes d'une péricardite aiguë, qui devint promptement mortelle. *L'ascite* ne se montre jamais occasionnée immédiatement par une affection cardiaque, mais elle survient lorsque le foie est atteint déjà d'une maladie organique.

Il sera utile, avant de rechercher le traitement qui convient aux affections cardiaques, de résumer les conditions pathologiques spéciales à ces maladies et leur diagnostic.

1. — Hypertrophie simple, c'est-à-dire épaississement de la paroi d'une ou de plusieurs des cavités du cœur sans augmentation du volume de ces cavités.

2. — Hypertrophie avec dilatation ; c'est-à-dire épaississement des parois et augmentation des cavités.

3. — Hypertrophie concentrique, congénitale dans laquelle les parois sont épaissies et les cavités diminuées.

Le ventricule gauche est le plus souvent affecté d'hypertrophie. L'hypertrophie et la dilatation du ventricule droit sont dus ordinairement à une affection pulmonaire offrant un obstacle matériel à l'ondée sanguine venant du cœur.

La dilatation présente aussi trois modes différents.

1. — Active, lorsqu'elle accompagne l'hypertrophie.

2. — Simple lorsque les parois du cœur sont normales.

3. — Passive lorsque les parois du cœur sont amincies.

Parmi les signes physiques les plus importants de ces affections, nous en distinguerons deux : savoir, le pouls bondissant, qui indique l'hypertrophie, et la matité croissante à la percussion, qui caractérise la dilatation. Avec ces symptômes on peut trouver plus ou moins de dyspnée, de vertiges des palpitations, mais dans l'hypertrophie, le pouls est plus fort, le battement de la pointe est visible, tandis que, dans la dilatation, surtout dans la dilatation passive, le pouls est faible, le battement de la pointe du cœur imperceptible et en outre il survient promptement une hydropisie généralisée.

Traitement. — Le traitement des affections aiguës et chroniques du cœur est un sujet bien vaste pour le peu d'espace que nous pouvons y consacrer. Pour commencer par les affections aiguës, nous avons déjà eu lieu de parler du traitement de la pédicardite rhumatismale. Lorsque l'affection est aiguë et idiopathique, nous avons l'habitude de faire placer quelques sangsues à la région précordiale et ensuite de faire une vésication à la même place avec une teinture vésicante ; nous administrons ensuite des purgatifs légers, l'iodure de potassium et des diurétiques. On recommande aussi fortement le calomel et l'opium à fortes doses, et je me suis bien trouvé en effet de leur emploi. Je crois néanmoins que ceux qui abandonneront ce traitement routinier pour suivre soigneusement la méthode que nous allons indiquer, ne regretteront pas d'agir de la sorte.

En premier lieu, il convient d'entretenir localement une moiteur chaude constante par l'usage des cataplasmes de farine de lin faits, s'il y a lieu, avec une décoction de pavot; on les changera fréquemment.

Veillez à ce que tout, autour du malade, concoure à lui procurer du repos intellectuel et physique. Prescrivez un régime très léger, quoique nourrissant, et ne défendez nullement le vin lorsque l'état général semble en exiger l'emploi. Lorsque l'inflammation est violente, nous possédons deux grands remèdes, le veratrum viride et l'aconit. Quelque puissant que soit l'aconit, donné comme je vais le dire, je suis porté à croire cependant que le veratrum viride l'est encore davantage dans ces circonstances De faibles doses, une demi-goutte ou moins de la teinture concentrée de Keith, données toutes les deux heures exercent une influence favorable et certaine.

Depuis 1868 le Dr Waring Curran a dit dans le « *Practitioner* » qu'il était presque tenté de considérer ce remède comme un spécifique de la péricardite. Il diminue la fréquence du pouls et accélère les sécrétions rénales et hépatiques. Mais les effets d'un remède aussi énergique doivent être surveillés de très près, et tout signe de défaillance de l'action cardiaque de même qu'une chute trop rapide du pouls..., etc., devra être combattu en remplaçant ce médicament par la digitale, surtout s'il survient des symptômes d'hydropisie.

La digitale est un stimulant du cœur, dans un des modes de son action multiple et encore mal définie sur le fonctionnement de cet organe.

Il suffit d'une à cinq gouttes de teinture toutes les quatre ou six heures, ou mieux une dose analogue d'infusion fraîche chez un enfant de un à cinq ans (une goutte par année) pour modifier l'action désordonnée et flottante du cœur. Le pouls devient plus fort, plus régulier, plus lent, tandis que la sécrétion des urines est largement augmentée. Lorsqu'il y a lieu, on peut appliquer de l'extrait de belladone sur le cœur pour diminuer l'excitabilité de cet organe. Les signes d'engorgement par coagulation (orthopnée, anxiété, tendance à la syncope) seront combattus par le carbonate d'ammoniaque et les stimulants à larges doses.

Pour faire disparaître l'épanchement, on recommande généralement les vésicatoires ou de badigeonner avec une teinture d'iode forte, de l'iodure de potassium et des diurétiques, surtout la digitale. On a essayé avec succès la ponction du péricarde suivie d'une injection iodée; on pourrait y avoir recours dans les cas d'épanchement considérable. Un aspirateur muni d'une aiguille fine est un instrument commode et sûr. J'ai vu évacuer ainsi du liquide des ventricules cérébraux, trop tardivement pour obtenir un succès clinique, mais à la vérité sans accidents opératoires d'aucune sorte.

Dans beaucoup de complications possibles, congestion pulmonaire, pleurésie, hémorrhagie, congestion du foie, etc., on peut employer des moyens divers qu'il est impossible d'énumérer ici et qui doivent varier suivant les cas. En ce qui concerne l'hémorrhagie, il ne faut pas perdre de vue l'efficacité de la digitale. La glace, si souvent utile en médecine, sera encore un adjuvant précieux. Quant à l'hypertrophie et la dilatation, leur développement sera évité bien souvent en exigeant du malade un repos absolu; dans ces cas le Dr H.-C. Wood de Philadelphie dit: « Rien n'est plus merveilleux en clinique que le soulagement instantané apporté à la dilatation du cœur par la digitale. » La circulation hésitante se régularise, les battements précipités et irréguliers deviennent plus fermes, les poumons moins engorgés, la dyspnée se calme.

Un pouls rapide et un cœur faible sont des indications de

la digitale, de même que les congestions veineuses d'origine cardiaque et les hydropisies. D'un autre côté l'hypertrophie exige de préférence l'emploi du veratrum et de l'aconit.

Dacosta affirme que « dans une légère hypertrophie avec irritabilité du cœur, on se trouve bien d'un mélange de digitale et d'aconit. »

Il n'est pas douteux d'ailleurs que, dans quelques cas d'hypertrophie, la digitale ne soit réellement utile. L'irrégularité est un autre symptôme cardiaque qui exige encore l'emploi de la digitale, mais c'est une circonstance rare chez les jeunes enfants. Il serait trop long d'entrer dans le détail des conditions multiples et variées des lésions valvulaires. En fait la digitale procurera dans la plupart des cas un soulagement dont nous avons témoigné à maintes reprises.

Prenez le cas suivant comme un type admirablement dépeint par le Dʳ Ringer : — « Un enfant est souffrant d'une insuffisance mitrale avec engorgement et dilatation ventriculaire, mais surtout du côté droit. Il y a une impossibilité constante de reposer dans le décubitus horizontal, des palpitations douloureuses durant pendant des jours entiers avec un pouls très fréquent, mais toujours irrégulier. L'hydropisie survient, la digitale atténue les palpitations et fait cesser l'hydropisie ; en augmentant considérablement la sécrétion rénale, elle donne un grand soulagement. Dans cet état, tantôt mieux, tantôt plus mal, le patient peut rester, pendant plusieurs années, puis le pouls devient irrégulier, sans aggravations des autres symptômes. Ceux-ci reviennent de temps à autre, mais chaque fois la digitale les fait disparaître aussitôt qu'elle a diminué la fréquence du pouls. »

Ce tableau considéré attentivement, est singulièrement instructif. D'ailleurs le Dʳ Ringer en tire cette conclusion: « Il est impossible de prédire combien la digitale sera efficace dans les affections cardiaques, ni pendant combien de temps on pourra bénéficier de son action. »

En d'autres termes, dans l'état actuel de nos connaissances, l'emploi de la digitale est aléatoire et doit être surveillé très soigneusement. Il sera préférable de commencer par une faible dose à la fois par précaution et encore plus parce que le patient fera un usage prolongé du remède et que, pour produire un effet, il y aura lieu d'augmenter les doses suivant les progrès du mal. Il est inutile d'ajouter que les questions d'hygiène seront l'objet de soins particuliers dans les affections cardiaques : — bonne alimentation, air pur, pas de fatigue, un peu de bourgogne ou de porto, lorsque le besoin s'en fera sentir. On n'appellera pas l'attention de l'enfant sur son cœur malade, comme le font quelque mères peu sensées, mais on lui fera comprendre seulement qu'il est délicat et moins fort que ses camarades et qu'il ne doit pas par conséquent aller jouer avec eux. Une mère avisée saura délicatement remplacer pour l'enfant infirme beaucoup des distractions qui lui manqueront par ailleurs. La belladone est utile pour calmer la toux quinteuse et les douleurs névralgiques qui affectent quelques-uns de ces enfants ; la jusquiame et le bromure de potassium sont les meilleurs remèdes pour l'insomnie et l'excitabilité nerveuse qui s'observent fréquemment chez ces jeunes patients susceptibles et délicats. Enfin, il ne faut pas perdre courage trop tôt ; les forces conservatrices de la nature sont puissantes et de nombreux malades atteints d'affections valvulaires chroniques ont pu arriver à l'âge adulte et durer (comme le proverbial carreau de verre fendu), aussi longtemps que ceux qui sont en meilleur état.

XVII. — EPISTAXIS

L'épistaxis est primitive ou secondaire. Dans le premier cas elle n'est jamais dangereuse. Lorsqu'elle est secondaire, elle se montre dans le cours du purpura, de quelques affections spécifiques aiguës, surtout la fièvre typhoïde, dans la coqueluche, dans les lésions valvulaires cardiaques, etc.... c'est alors une affection plus sérieuse.

Lorsqu'un traitement est nécessaire, on peut appliquer de la glace sur le front et sur l'épine cervicale. Seringuer les fosses nasales avec de l'eau glacée, une solution d'alun, une décoction de matico, ou si l'épistaxis est tenace on peut tamponner les narines avec des bourdonnets de lint imbibés d'une solution de perchlorure de fer et pousser aussi loin que possible. Si cela ne suffit pas, il faudra tamponner l'ouverture postérieure des fosses nasales, mais on n'aura recours à ce moyen que comme dernière ressource. Les remèdes internes, trois surtout, méritent d'être mentionnés : l'ergot, la térébenthine et la digitale ; les doses seront faibles, souvent répétées et on surveillera les effets avec soin. On s'est servi des injections hypodermiques d'ergotine, mais il peut survenir une ulcération tenace après la piqûre. On se rappellera nécessairement que dans l'épistaxis secondaire, outre le traitement local, il convient d'instituer un traitement général adapté aux indications fournies par l'affection générale.

CHAPITRE VIII

MALADIES DES VOIES DIGESTIVES ET DES ORGANES ABDOMINAUX

I. — MUGUET

C'est une affection très commune chez les jeunes enfants, surtout chez ceux qui ne sont pas nourris au sein. Elle a d'autant plus d'importance qu'elle dénote une nutrition imparfaite. La membrane muqueuse de la bouche est couverte d'une multitude de points blancs qui ressemblent à des parcelles de lait caillé ; ces points sont surtout nombreux à la face interne des joues, sur la langue et dans la gorge. Ils s'élargissent en peu de jours, tombent et se reproduisent rapidement. La bouche de l'enfant devient chaude, les lèvres sont enflées, la salive coule hors de la bouche, bien plus, il y a presque toujours en même temps des troubles gastro-intestinaux graves, souvent des selles vertes. L'âcreté de ces selles occasionne une poussée érythémateuse autour de l'anus, et il n'est pas rare d'y trouver des ulcérations marginales. On dit alors que le muguet a passé « au travers du corps de l'enfant ».

Suivant Dewees, les enfants nourris à l'aide de féculents sont spécialement exposés aux atteintes de cette maladie, surtout quand les aliments sont sucrés avec de la cassonade. Le Dr Eberle partage cette opinion, et ajoute qu'il faut se tenir en garde contre le lait qui n'est pas frais ou qui est aigri. Le Dr Berg regarde l'alimentation artificielle de toute espèce comme favorisant le développement du muguet.

Valleix remarque avec insistance que, parmi les causes multiples qui semblent de nature à favoriser le développement du muguet, une seule lui paraît avoir une influence positive : c'est « l'alimentation vicieuse ». Valleix affirme qu'il n'a jamais vu de muguet chez les enfants « nourris *exclusivement* au sein pendant les premiers mois de la vie » Bouchut et Trousseau apportent le même témoignage. Trousseau ajoute « qu'il n'a jamais vu succomber à la suite du muguet un enfant élevé au sein, lorsque la nourrice est bonne ». Tous ces arguments viennent appuyer encore les raisons nombreuses qui ont été si souvent données en faveur de l'allaitement, qui est ici encore bien supérieur à tous les autres modes d'alimentation des bébés. Le muguet paraît dominer surtout pendant les mois les plus chauds de l'année. La diarrhée, les vomissements, un état fébrile plus ou moins intense, sont des symptômes concomitants, dans les cas graves. On observe aussi une grande sensibilité de l'abdomen et dans certains cas assez fréquents, des tranchées.

De même que chez l'adulte, une poussée de muguet n'est souvent que l'indication d'un mauvais état général de l'enfant, et dans ces conditions c'est une affection purement secondaire.

Le professeur Berg de Stockolm a le premier signalé la présence constante du *Leptothrix buccalis* et de *l'oïdium albicans*, dans les dépôts blancs du muguet. La croissance de ces végétaux paraît être favorisée par les troubles digestifs, l'inflammation subaiguë de la muqueuse et les sécrétions acides. Comme les sécrétions buccales de l'enfant sont acides, dans les six premières semaines, la fréquence du muguet à cet âge s'explique aisément.

Traitement. — D'abord il convient de surveiller l'état général. Les intestins seront réglés, on corrigera l'acidité de l'estomac, on observera une propreté excessive pour tous les vases et objets servant à la nourriture de l'enfant; cuillères, bouteilles, etc... Après chaque repas on nettoiera doucement la bouche avec un morceau de linge mou et fin. Localement on appliquera deux ou trois fois par jour avec un pinceau une solution de borax (2 grammes pour 30). Cela vaut mieux que le miel boraté, car on se demande si le miel fermenté ne peut pas augmenter le mal. Chez les enfants très jeunes on peut mêler 5 à 10 centigrammes de borax avec un peu de sucre. On dépose ce mélange sur la langue où la poudre se dissout et est absorbée. Cette méthode est facile à suivre et très efficace. On peut aussi employer le borax avec la glycérine, et la mère lavera ses bouts de sein avec ce mélange, après chaque tétée ; nous devons à sir William Jenner un autre remède très efficace, qui n'est autre que le sulfite de soude ; la sécrétion buccale étant acide, le sulfite est décomposé, l'acide sufureux mis en liberté détruit les végétations cryptogamiques. La solution doit être de 4 grammes de sulfite pour 30 grammes d'eau. Dans les cas graves, Guersant prescrit une lotion suivant la formule ci-dessous :

```
⁒ Chlorite de soude................  30 grammes
  Décoct. de quinquina............  90 grammes
  Sirop d'écorces d'oranges amères..  30 grammes
              F. — Une lotion.
```

On pourrait obtenir bien souvent des résultats très avantageux, par l'emploi d'une solution d'acide salicylique ou d'acide phénique dans un peu d'eau et de glycérine (50 centigrammes pour 30 grammes).

Enfin, dans les cas très tenaces, on peut essayer une solution de nitrate d'argent (30 centigrammes pour 30 grammes) ou la cautérisation faite avec prudence à l'aide du crayon et lorsque la maladie persiste on tirera un grand avantage du changement d'air.

II. — STOMATITE OU INFLAMMATION DE LA BOUCHE

Cette affection présente trois variétés, suivant qu'elle atteint les follicules muqueux de la bouche, les gencives ou les joues.

1. Stomatite folliculeuse ou aphtheuse. — Elle se montre primitivement et provient alors des troubles gastriques, ou secondairement après les fièvres éruptives, surtout après la rougeole. Elle est rare après cinq ans. La maladie débute par une difficulté pour téter et pour avaler, une salivation sans cesse croissante et de la sensibilité dans la région des glandes sous-maxillaires. En même temps que ces symptômes, on observe un mouvement fébrile et de l'agitation, souvent de la diarrhée. A l'intérieur de la bouche, sur la langue, paraissent des vésicules semi-transparentes qui crèvent et laissent après elles des ulcérations grisâtres indolentes. On n'y trouve point de véritables végétations parasites, comme dans le muguet. Billard regarde les aphthes comme une maladie des follicules muqueux caractérisée par un dépôt sébacé. Parfois les ulcérations se fusionnent, mais le plus ordinairement elles disparaissent, de nouvelles poussées surviennent et, si la maladie n'est pas enrayée par le traitement, elle prend une marche très chronique. Dans la majorité des cas, il suffit, pour guérir cette affection, de surveiller l'état des intestins et de l'estomac. Combien de fois nous a-t-on présenté à l'hôpital Victoria des enfants qui avaient « le chancre dans la bouche », et qui, examinés avec soin, étaient porteurs du « fons et origo mali », sous forme d'un morceau de pomme aigre et verte, de quelque mauvaise friandise, ou tout autre aliment détestable que les pauvres gens donnent aux enfants pour les faire « tenir tranquilles ». — En rejetant ces aliments malsains et en se servant pendant quelques jours de la glycérine boratée (de préférence au miel boraté), on guérit promptement la maladie ; on peut aider à restaurer l'état des voies digestives en prescrivant un peu de rhubarbe et de bicarbonate de soude. Le chlorate de potasse est utile dans les cas graves, mais son utilité sera mieux appréciée dans le cas suivant.

2. Stomatite ulcéreuse. — C'est une affection ulcéreuse des gencives qui s'étend rapidement, différente en cela de la stomatite aphtheuse dont l'extension est lente et qui ne détruit guère les tissus. Dans cette affection on constate une grande chaleur de la bouche, de la sensibilité sous-maxillaire, de l'agitation, de la fièvre, une haleine fétide et des désordres intestinaux. L'enfant met constamment les doigts dans la bouche et à la gorge. En examinant la bouche on trouve un dépôt d'un blanc sale, grumeux, qui laisse voir, lorsqu'on le détache, la gencive sous-jacente d'un rouge vif et saignante au moindre contact ; les gencives sont généralement enflées et infiltrées. Si le mal est négligé, il se forme de vastes ulcérations gangréneuses, la langue se tuméfie et devient bouillante, la salive est horriblement fétide et diminue; parfois même, quoique rarement, on constate dans la bouche un véritable sphacèle. J'ai vu un cas incontestable de cette grave complication. Les causes de cette maladie sont un état général cachectique, une alimentation insuffisante, de mauvaises conditions d'hygiène, et surtout l'humidité ; c'est une maladie commune à l'automne. Elle est plus fréquente chez les enfants de un à huit ans. Elle se montre surtout à la suite ou pendant le cours des maladies qui amènent l'adynamie comme les fièvres éruptives, les inflammations, etc., parfois elle a pris la forme épidémique. M. Taupin croit que c'est une affection contagieuse, qui peut se communiquer par exemple par l'usage d'une cuiller commune, etc.

Traitement. — Ces affections se guérissent d'ordi-

naire assez facilement par l'usage du chlorate de potasse
à bonnes doses, données trois ou quatre fois par jour, la
bouche étant rincée soigneusement avec une solution de
chlorate, ou chez les jeunes enfants, la bouche étant lavée et injectée avec cette même solution. Après chaque
nettoyage on peut faire une application locale de glycérine
boratée. Les fonctions digestives sont régularisées et lorsque l'amélioration se montrera, on pourra très utilement
se servir de la teinture de quinquina, qui est le meilleur
tonique dans cette circonstance. Lorsque l'enfant est
faible, il faut conseiller un régime nourrissant et du vin.

M. Bouchut conseille le chlorure de chaux à la dose de
2 grammes 50 pour 25 grammes de miel, en application
faite avec un pinceau. — Dans certains cas tenaces on se
trouve bien de l'acide nitrique dilué et de l'acide chlorhydrique comme topiques. On peut donner en même temps
à l'intérieur les acides minéraux et le quinquina ou l'ammoniaque et le quinquina. Le Dr Dewees recommande
spécialement :

℞ Sulfate de cuivre,................. 0,50 centigrammes
Poudre de quinquina jaune........ 8 grammes
— de gomme arabique......... 4 grammes
Miel commun................... 8 grammes
Eau de fontaine,................. 90 grammes
F. s. a. — Us. ext.

pour toucher les ulcérations deux fois par jour.

3. Stomatite gangréneuse (cancrum oris). *Noma.* —
C'est une maladie très souvent fatale mais heureusement
rare. Elle se montre principalement de deux à cinq ans
(elle peut survenir même à douze ans), chez des enfants
débilités déjà par une affection antérieure surtout par des
fièvres. Le mal commence par la fétidité de l'haleine, un
écoulement de salive infecte, une rougeur foncée avec un
gonflement luisant d'une des joues, sans grande douleur,

avec beaucoup d'induration. L'ulcère devient promptement phagédénique, sa suppuration est putride, il envahit les gencives, ramollit les dents, détruit les tissus voisins, faisant des ravages effrayants et creusant des cavités ; si l'enfant vit assez longtemps, la nécrose du maxillaire peut survenir ; la suppuration fétide augmente, mais la déglutition est néanmoins possible et l'enfant peut ordinairement s'alimenter jusqu'au dernier moment.

Il est presque impossible de confondre la gangrène de la bouche avec une autre maladie ; excepté peut-être avec la pustule maligne. M. Baron établit entre ces deux maladies les distinctions suivantes ; la pustule maligne commence extérieurement et affecte d'abord l'épiderme, puis le corps muqueux et les parties sous-jacentes ; la gangrène attaque d'abord la muqueuse, puis les muscles et enfin la peau en dernier lieu.

Traitement. — La seule méthode de traitement donnant quelque chance de succès est la prompte et complète destruction de tout le tissu gangréné, au moyen de caustiques puissants, — l'acide nitrique, par exemple, — en ayant recours à l'anesthésie chloroformique. Si la gangrène n'est pas complètement détruite après une première opération, on devra recommencer quelques heures plus tard. Les moyens héroïques donnent seuls quelque chance de succès ; l'acide sera employé largement et appliqué au moyen d'un pinceau de charpie monté sur une tige de bois ; on aura soin de ménager le plus possible les parties saines. Le cautère actuel et le nitrate acide de mercure ont été employés également avec succès ; il est probable que l'acide nitrique est le meilleur des caustiques et le moins dangereux. On a récemment conseillé l'acide phénique pur. La bouche sera nettoyée, irriguée largement avec de l'eau contenant un peu de liqueur de Condy ou une faible solution d'acide chlorhydrique dans de la camomille, ou une décoction de quinquina ou

encore le chlorate de potasse dans une décoction de
quinquina, ou bien encore la liqueur d'hypochlorite de
soude étendue (1/12°), ou une solution faible d'acide phénique. On soutiendra les forces avec un bon régime tonique et du bon vin de Bourgogne, du vieux Porto ou le
superbe vin de Tokay seront les meilleurs stimulants ; on
donnera largement celui qu'on aura choisi, on prescrira
des lavements de beef-tea ; du carbonate d'ammoniaque,
du chlorate de potasse, du fer, du quinquina, remèdes internes tous très efficaces. La pneumonie est une complication assez fréquente du cancrum oris. Son intervention
sera surveillée, et on l'évitera autant que possible en surveillant les refroidissements et les excès de tisanes froides.
La plus extrême propreté, une surveillance incessante et
intelligente sont même indispensables pour assurer le
retour à la santé dans les cas les plus encourageants.

III. — PHARYNGITE CATARRHALE. — ULCÉRATIONS
DE LA GORGE

La pharyngite n'est pas aussi commune chez l'enfant
que chez l'adulte, mais quelques enfants y sont particulièrement sujets, la cause doit être recherchée dans l'exposition au froid et à l'humidité. C'est un des résultats possible du vulgaire « refroidissement », parfois néanmoins la
pharyngite est en rapport avec une affection de l'estomac.

L'enfant se plaint d'une difficulté à avaler avec une
sensation de chaleur et de sécheresse dans la gorge. La
voix est altérée, elle devient rauque et voilée. Il existe en
général un peu de gonflement et de sensibilité aux angles
de la mâchoire, et si l'enfant est de tempérament strumeux, les glandes cervicales seront engorgées dans bon
nombre de cas.

Il y a aussi plus ou moins de céphalalgie, des douleurs
dans les membres et de la fièvre. La muqueuse de la

gorge est rouge, sèche, et luisante. Il se forme un vernis muqueux sécrété à la surface de la gorge, sur les amygdales et dans le voisinage. Ces mucosités s'amassent sous forme de crachats, que l'enfant rejette s'il est assez âgé ou qu'il avale.

Traitement. — La teinture d'aconit par gouttes de deux heures en deux heures, une compresse moite et tiède extérieurement suffiront en général pour dissiper rapidement un simple mal de gorge inflammatoire. Le chlorate de potasse est utile comme dans toutes les maladies de la gorge, et si l'enfant est assez âgé on peut le lui donner en gargarisme ou le pulvériser dans la gorge, ou bien on peut le donner intérieurement à doses modérées.

Dans la pharyngite chronique la glycérine au tannin est un excellent topique, qu'on applique trois fois par jour à l'aide d'un pinceau. Il y a des cas cependant dans lesquels la solution de nitrate d'argent ou la teinture d'iode paraissent plus utiles. Pour aider à la guérison de ces pharyngites tenaces, on conseille les topiques tels que le sirop d'iodure de fer ou l'aliment chimique de Parrish (Parrish's chemical food).

Les ulcérations de la gorge peuvent être superficielles, folliculeuses (plus profondes, irrégulières et de grandeur variable), ou même gangréneuses, etc... Le chlorate de potasse à l'intérieur et topiquement; une cautérisation avec le crayon de nitrate d'argent, des gargarismes antiseptiques sous forme de pulvérisation, constituent les indications thérapeutiques principales des ulcérations de la gorge. Le sulphophénate- de soude est une bonne préparation surtout lorsqu'il y a une tendance au sphacèle. On soutiendra les forces à l'aide d'une alimentation généreuse sous un petit volume (car souvent les malades ne peuvent avaler de grandes quantités même de liquides), et dans les cas les plus mauvais, on pourrait remplacer l'alimentation ordinaire par des lavements nutritifs. Un

morceau de glace dans la bouche est agréable, et l'eau qui
en provient avalée lentement, presque insensiblement,
domine la soif. On donnera du Porto par la bouche, si
cela est possible ; sinon il faudra l'associer aux aliments
donnés par le rectum. (Voyez le chapitre du *Régime*.)
— Dans les quelques cas où la dyspnée survient, le praticien se tiendra prêt à pratiquer la trachéotomie, si les
symptômes l'exigent.

IV. — CYNANCHE PAROTIDEA. — PAROTIDITE
(Oreillons)

C'est une maladie aiguë, spécifique, affectant une seule
des parotides ou toutes les deux à la fois, le plus souvent
c'est la glande de gauche qui est enflammée la première ;
ordinairement la maladie ne se montre qu'une fois chez
le même sujet surtout chez des enfants au-dessus de cinq
ans. Le début est marqué par un léger frisson fébrile,
puis de la douleur et un gonflement à l'angle de la mâchoire ; le gonflement très dur et très douloureux s'étend
depuis le dessous de l'oreille jusqu'au cou et au menton.
Il y a de la douleur pendant la mastication, la déglutition
et la parole. — La maladie est souvent épidémique, elle
atteint ordinairement son maximum en trois ou quatre
jours, puis son intensité diminue et elle disparaît graduellement ou la métastase se produit, fait remarquable qu'il
faut surveiller, et qui peut avoir lieu sur le cerveau, complication très grave qui se manifeste par du coma et du délire et peut se terminer fatalement en quelques heures ; ou
sur les glandes mammaires chez les filles et sur les testicules
chez les garçons. Ces parties deviennent douloureuses et
enflées. L'humidité de l'atmosphère ou des vêtements, ou
des lits, paraît être une condition favorable à la production
de cette maladie ; il est très rare que la suppuration survienne.

Traitement. — On fera plusieurs fois par jour des fomentations chaudes avec une flanelle imbibée d'une décoction de camomille et de pavot et on appliquera ensuite un cataplasme de farine de lin. On tiendra le corps libre à l'aide de laxatifs et dès le début il est utile de prescrire une dose de calomel et de jalap. Les sangsues sont tout à fait inutiles, excepté lorsqu'il se produit une métastase sur le cerveau. Il faut alors en appliquer un petit nombre sur les tempes ; les pieds seront plongés dans un bain sinapisé et on donnera toutes les trois heures environ une forte dose purgative. Il n'est généralement pas admis comme étant de bonne pratique, qu'on cherche à ramener l'inflammation sur les parotides. Si les testicules ou les seins se gonflent, il faudra faire des fomentations chaudes et employer de même les dérivatifs et les purgatifs. Le jaborandi est utile dans l'orchite causée par la métastase des oreillons ; cette orchite est fréquemment suivie d'hydrocèle.

Bubon parotidien. — Le bubon parotidien peut se montrer dans le cours du typhus, de la rougeole, de la scarlatine, etc., et il peut suivre aussi l'érysipèle de la face. L'état général est souvent adynamique et réclame des toniques pendant que l'on traite le bubon suivant les règles ordinaires.

V. — AMYGDALITE. — ESQUINANCIE

Rare chez les enfants au-dessus de douze ans. Quand elle survient, ses premiers symptômes sont ceux d'un rhume, avec frissons, fièvre, congestion de la face et une voix couverte ; quelquefois il y a de la dysphagie, mais la dyspnée est toujours rare, la langue est très chargée, la soif est vive. — A l'examen on trouve les deux amygdales ou une d'elles seulement, plus grosses que d'ordinaire, rouges, enflammées, la luette et le pharynx gonflés et souvent œdémateux ; la dysphagie augmente, la salive coule hors de la bouche et le malade expectore un mucus épais. La douleur, se prolongeant le long de la trompe d'Eustache jusqu'à l'oreille, est ravivée par chaque effort de déglutition ; l'inflammation se termine ordinairement par la résolution ou par l'hypertrophie des amygdales, rarement par la suppuration immédiate. Lorsqu'il se forme du pus, il se fait ordinairement une ouverture interne et la quantité de la suppuration est faible.

Le résultat le plus ordinaire est une hypertrophie des amygdales qui rend la voix plus dure et provoque pendant le sommeil un ronflement bruyant avec des accès intermittents d'une toux quinteuse et violente. Ces accès sont provoqués par la luette, dont la longueur est exagérée et qui va pendant le sommeil, en suivant un mouvement de déglutition, titiller la muqueuse de l'ouverture glottique et provoquer ainsi une attaque convulsive de toux.

Traitement. — Le traitement de l'amygdalite aiguë est assez simple. On peut quelquefois enrayer une poussée d'amygdalite en employant à temps un vomitif suivi d'une purgation ou un gargarisme astringent, ou mieux encore une inhalation de vapeur médicamenteuse et surtout d'acide sulfureux. La valeur de l'aconit donné de la manière ordinaire est souvent remarquable dans l'esquinancie. « Prise au début, » dit le Dr Ringer, « il est rare que la maladie ne disparaisse pas en vingt-quatre ou quarante-huit heures. » En même temps on peut appliquer extérieurement un sinapisme sur la gorge. Lorsque l'inflammation est plus avancée, on pourra soulager la douleur à l'aide d'inhalations de vapeur imprégnée de vapeur de pavot ou d'autre remède anodin. On appliquera extérieurement des cataplasmes de farine de lin ; on tiendra le corps libre, on lavera la bouche avec une solution de chlorate de potasse (4 grammes sur 32), à laquelle on ajoutera 4 à 12 grammes de teinture de kino et on réussira sans doute par ce moyen à débarrasser l'enfant de la sécrétion visqueuse qui s'accumule dans la bouche. Pour l'usage interne on a vanté surtout deux médicaments, le chlorhydrate d'ammoniaque et le gayac. Ce dernier peut être donné de la manière suivante :

℞ Acide citrique...................... 75 centigrammes

Pour ajouter à

℞ Bicarbonate de potasse............. 3 grammes 60
Teinture de gayac de................ 10 gouttes à 2 gram.
Mucilage, environ................... 30 grammes
A prendre toutes les quatre heures pendant l'effervescence

Le chlorhydrate d'ammoniaque a été conseillé à doses de 15 à 20 centigrammes dans de l'eau toutes les quatre heures.

Je préfère donner le chlorate de potasse par dose de 50 centigrammes et j'ajoute quelquefois 2 centigrammes d'iodure de potassium à chaque dose. Les vésicatoires sont peu utiles et doivent toujours être évités, autant qu'on le pourra, dans les maladies de l'enfance. Lorsque les abcès sont ouverts, on peut se servir d'eau chaude pour rincer la bouche ; on applique à l'extérieur de la gorge des cataplasmes chauds, on entretient le bon état des forces au moyen d'un régime léger mais nourrissant, car cette maladie est une affection très débilitante. On n'emploiera pas les stimulants avant l'ouverture des abcès, mais alors le meilleur de tous est le vin de Porto. Il peut être parfois nécessaire d'ouvrir les abcès; généralement il vaut mieux s'en abstenir. A ce sujet on devra se guider sur la situation, la force du malade et l'aspect général de la maladie dans le cas particulier.

Contre l'engorgement chronique des amygdales, je ne connais pas de topique plus efficace que l'application quotidienne soigneusement faite de la teinture d'iode (1) badigeonnée à la surface de ces organes. J'ai maintes et maintes fois employé ce moyen chez des enfants de tout âge et je l'ai rarement vu échouer; en même temps il faudra prescrire le sirop d'iodure de fer. Je n'ai aucune confiance dans les vésicatoires répétés, les applications caustiques et les gargarismes; je n'ai jamais vu leur emploi suivi de succès. Si l'affection ne guérit point par les applications de teinture d'iode, on peut penser à l'ablation partielle des amygdales. Cette opération peut se faire au moyen de l'amygdalotome ou du bistouri et d'une pince, ou bien par la cautérisation avec la potasse fondue, suivant le procédé de M. W.-J Smith. Lorsqu'une hémorrhagie survient après l'ablation de l'amygdale, il peut être utile de suivre le conseil du Dr Warthon Hood, c'est-à-dire de prescrire un vomitif pour arrêter l'hémorrhagie par compression mécanique. Lorsque la luette anormalement allongée occasionne des accès de toux pénibles, il faut la sectionner et, si la plaie a une tendance a saigner, il suffit de la toucher avec le crayon de nitrate d'argent. Il suffit d'enlever une faible partie de la luette, car il survient toujours un retrait plus ou moins prononcé à la suite de l'opération.

Récemment, on a obtenu de beaux succès en injectant dans le tissu de l'amygdale de l'ergotine et de l'iode, au moyen de la seringue de Pravaz; il suffit d'injecter trois à cinq gouttes chaque fois, une ou deux fois par semaine, des solutions suivantes : ergotine, 4 grammes pour 30 grammes d'eau; ou iode, 4 à 8 grammes pour 30 grammes d'eau.

---

(1) La teinture d'iode anglaise contient 15 gr , 6 d'iode et 62 grammes d'iodure de potassium dans 447 grammes d'alcool. La teinture française est beaucoup plus forte, puisqu'elle contient 10 grammes d'iode pour 120 d'alcool. Ici, on pourrait avoir recours au mélange de glycérine et de teinture d'iode par parties égales, qui est employé si souvent par les laryngoscopistes.

VI. — ABCÈS RÉTROPHARYNGIEN

Cette affection rare est diagnostiquée par la dyspnée et par la dysphagie, due à la rétraction de la tête par le torticolis et par la difficulté de la parole. La dyspnée, qui est souvent alarmante quand l'enfant est couché, cesse lorsqu'on l'assied sur son séant. Dans ces cas, il est presque toujours nécessaire d'ouvrir l'abcès, car la rupture spontanée est toujours tardive et même s'opère rarement. On découvre facilement l'abcès à l'examen; il se montre sous forme d'une tumeur ronde, immédiatement placée derrière la base de la langue et sur la ligne médiane. Cette affection se montre assez fréquemment dans le cours de la scarlatine.

VII. — DYSPEPSIE

Dans la première enfance, la dyspepsie se manifeste ordinairement par des vomissements; « il n'est pas bien, il rejette tout ce qu'il prend, » telle est la plainte qu'expriment presque toujours les mères des enfants atteints par ces désordres gastriques et, le plus souvent, ces troubles sont dus à une faute de régime alimentaire; par exemple, l'estomac de l'enfant est surchargé ou l'enfant est sevré maladroitement et nourri avec des aliments mal choisis; ou bien c'est la mère qui se nourrit mal ou qui est surmenée. Quelquefois le lait revient tel qu'il a été pris, quelquefois il est rejeté en gros caillots qui sentent l'aigre.

Très souvent, cette acidité qui fait cailler le lait est due au manque de soins de propreté, surtout au lavage imparfait du biberon, chez les enfants élevés à l'allaitement artificiel. Le biberon doit toujours être lavé très soigneusement avec de l'eau bouillante, et parfaitement débarrassé de tous détritus de lait aigri et caillé.

En outre, le vomissement peut être le symptôme de quelque autre maladie, ainsi qu'on l'observe souvent au début des fièvres éruptives, des inflammations aiguës, etc., ou il peut être le résultat d'un spasme, comme dans la coqueluche, ou bien l'effet d'un trouble intestinal et d'une gastrite. Lorsque la dyspepsie se prolonge avec des vomissements, l'enfant finit par s'émacier, et ces cas se terminent souvent d'une manière fatale, en raison de l'épuisement graduel et progressif.

Il y a une variété de dyspepsie, appelée par Romberg *gastro malacia*, qui s'observe couramment à la consultation des hôpitaux d'enfants, c'est-à-dire parmi les enfants pauvres et mal tenus ; cette forme exige quelques détails particuliers. Ces enfants sont tous élevés au biberon ou au verre ; c'est ordinairement l'enfant d'une nourrice ou ce que, par une atroce parodie, on nomme un « enfant de l'amour » ; cet enfant a été constamment nourri d'une façon absurde et drogué dès les premiers moments à l'aide des opiacés, de la poudre de Steedmann, des carminatifs de toute espèce que ses protecteurs ont eu l'ingéniosité de lui administrer. On nous raconte que l'enfant est irascible (ce qui n'a rien d'étonnant), qu'il est constamment pleureur et ne dort pas pendant la nuit ; il a en outre la langue d'un blanc jaunâtre, quelques taches de stomatite ulcéreuse çà et là dans la bouche. La diarrhée ne cesse pas, les selles sont vertes et infectes. L'enfant est maigre, sa figure est ridée et flétrie, sa respiration courte et rapide ; son aspect général est pitoyable à l'extrême. Ordinairement un cas de ce genre progresse et ne fait qu'empirer ; l'enfant, trop malade pour être porté dehors, reste enfoui dans un taudis, où il demeure étendu sur le dos et pousse des gémissements plaintifs. A ce moment les yeux sont à demi fermés, l'abdomen est tympanisé, quoique libre en apparence de toute douleur, même à la pression. L'affaissement devient plus profond et se termine par la mort; quelquefois c'est une attaque de convulsions qui termine la scène. Après la mort, on trouve un ramollissement gélatiniforme de la muqueuse stomacale et intestinale sans inflammation : le ramollissement paraît dépendre d'une cohésion amoindrie des tissus, par suite d'une inanition lente. Il ne faut jamais oublier que le vomissement est un des premiers symptômes de la méningite tuberculeuse, et qu'il faut, par conséquent, en présence de ces symptômes, en rechercher la cause avec soin. Si le mal vient manifestement de la mère, il faut diriger le traitement en conséquence; mais s'il est clair que c'est l'enfant lui-même qui est en mauvais état de santé, on devra rechercher si la dentition, l'état des intestins et les évacuations, si l'alimentation ne sont point pour quelque chose dans la production du mal. On cherchera à refaire la tonicité de l'estomac et à diminuer le travail de la digestion. On réglera les repas à des intervalles constants, on changera les aliments qui ne seraient pas convenables, on se rappellera que, dans ces cas, il est souvent utile d'avoir recours au lait de chèvre ou d'ânesse.

Le D⟨r⟩ Meigs cite le cas d'un enfant de trois ans qui ne pouvait prendre ni lait, ni pain, ni viande, et ne digérait que les huîtres crues, des biscuits sodiques et du petit lait; cet enfant put se nourrir ainsi pendant quinze jours et prendre ensuite un peu de blanc de poulet (1).

(1) Epstein de Prague préconise le lavage de l'estomac chez les jeunes enfants atteints de vomissements et de diarrhée et lorsque par le lavage il a débarrassé l'estomac des produits décomposés de l'alimentation et des germes infectieux qui y sont contenus, il met l'enfant à la diète albumineuse (blanc d'œufs dilué dans de l'eau). D'après la discussion qui a suivi la communication d'Epstein, le lavage de l'estomac serait très facile et très efficace, mais à la condition d'être suivi de la diète hydrique, ou à l'eau albumineuse simple : le retour au régime ordinaire devant se faire très lentement et la médication par le calomel à très petites doses, contribuant beaucoup au succès en cas de diarrhée, surtout par l'action antiseptique du médicament. (V. *Assemblées des naturalistes et médecins allemands*, session de Wiesbaden, 1887.)

En tous cas, le lavage de l'estomac a été sérieusement pratiqué et suivi de résultats satisfaisants en Allemagne, en Suisse et à Copenhague.

Dans les cas extrêmes, on reposera l'estomac en donnant seulement un peu d'eau glacée; si l'enfant la conserve, on y ajoutera un peu de lait ou de gélatine. Dans les cas les plus graves, on pourra donner un bain de lait et des lavements nutritifs, pendant qu'on laissera l'estomac se reposer durant quelques heures, et on essayera seulement alors la méthode indiquée tout à l'heure. Les intestins seront réglés, et, s'il existe quelque acidité des voies digestives, on se trouvera bien de l'emploi d'une dose de rhubarbe et de bicarbonate de soude, ou, s'il y a de la diarrhée très acide, on donnera de la craie avec un peu de bromure de potassium, à doses répétées deux ou trois fois par jour; il est souvent utile d'appliquer un petit sinapisme à l'épigastre, ou un peu de chloroforme sur du lint recouvert d'un cataplasme de farine de lin bien chaud; ce moyen produit rapidement une rubéfaction superficielle, et il faut le surveiller soigneusement pour qu'il n'aille pas jusqu'à la vésication.

Dans les cas plus chroniques, chez des enfants plus âgés, il faut insister davantage sur la quantité et la qualité des aliments, et sur les conditions hygiéniques, telles que l'exercice, etc. Les toniques sont utiles, surtout les acides minéraux, et spécialement l'acide chlorhydrique; une goutte avec de la teinture de quinquina ou une infusion de columbo bien sucrée, remplit suffisamment bien l'indication. On peut recourir à la pepsine dans les cas les plus tenaces, et souvent avec grand avantage. On la donne en pilules ou sous forme de vin. La *constipation* est un symptôme fréquent dans les diverses formes de dyspepsie infantile; on peut la combattre, non pas par les purgatifs, mais par un régime choisi; des suppositoires savonneux, un peu de manne ou de sirop de séné. Une cuillerée à café d'huile d'olives ou du sel de Seignette dans une infusion de rhubarbe avec quelque aromatique, sont de bons remèdes, qui ont, en outre, l'avantage d'être des stomachiques et des toniques. Je ne saurais trop répéter que

ces cas ne sont pas justiciables du traitement par les mercuriaux, quoique que ce soit la pratique d'un grand
nombre de médecins, à qui je voudrais faire connaître
cette judicieuse observation de sir W. Jenner disant:
« Toutes les fois que vous visitez un enfant, ne pensez pas
à lui donner de la poudre grise (1) quand même ! » Non pas
que la poudre grise et le calomel ne puissent être utiles
quelquefois, même dans la dyspepsie, — dans les cas de
selles infectes, argileuses, décolorées, rien ne réussit mieux
qu'une dose de 5 à 10 centigrammes de calomel suivie d'un
laxatif léger, — mais il n'en est pas moins vrai que le
système de traiter constamment les enfants par les mercuriaux est très répréhensible.

Un verre d'eau froide le matin de bonne heure; des
frictions douces sur l'abdomen, un exercice régulier, sont
les meilleurs moyens de combattre la constipation habituelle. Quelques petites doses de teinture de noix-vomique
sont également utiles dans ce but, peut-être en donnant
du ton aux intestins et en excitant leurs mouvements pé-
ristaltiques. J'ai trouvé la noix vomique très efficace,
surtout lorsque le rectum paraissait être la cause du mal.
Il est très important, chez les filles surtout, de combattre
dès les premiers temps de la vie l'habitude de la constipation. Combien pourra-t-on éviter ainsi de misères
futures et combien de purgatifs drastiques et de pilules
de toute sorte seront rendus inutiles ! Un peu de soin dans
le régime alimentaire de l'enfant, de huit à onze ou douze
ans surtout, suffira pour régler cette fonction. On donnera, par exemple, au lieu de pain blanc, du pain noir ou
du pain fait avec « toute la farine », ou bien, au déjeuner
on fera prendre une soupe et, s'il est nécessaire, au lieu
le sucre de la mélasse. Des fruits mûrs et frais, des fruits
cuits, des légumes et beaucoup d'exercice en plein air
sont des laxatifs naturels et dignes de toutes les drogues

____

(1) *Hydrargyrum cum creta.*

de la pharmacie. On habituera l'enfant à provoquer régulièrement chaque jour les garde-robes à la même heure et à prévenir sa mère ou sa bonne lorsqu'il n'y aura pas eu d'évacuations. Combien il est rare qu'on puisse être renseigné nettement à ce sujet ! L'enfant et la mère cherchent « à se rappeler », tandis que par la méthode indiquée, toute irrégularité sera signalée et la mère pourra, en tenant compte de ces indications, y porter remède et prévenir quelquefois le développement de désordres plus graves. Tant que l'on ne jugera pas nécessaire de s'inquiéter de ces prétendues bagatelles, nous devons nous attendre à voir augmenter la richesse des vendeurs de pilules, et à voir décliner, au contraire, la santé de nos femmes.

On voit parfois des bébés vomir le sang. Dans ces cas, il arrive fréquemment que l'enfant a tiré du sang des ulcérations du mamelon; parfois, néanmoins, il survient une véritable hématémèse, soit par congestion des organes abdominaux, à la suite d'une irrégularité congénitale de la circulation, et alors, l'enfant ayant vomi ou uriné du sang, peut guérir et nous laisser dans l'incertitude, quant à la cause de ce symptôme, l'administration de 5 à 10 centigrammes de calomel suffit pour faire évacuer des selles noirâtres et, s'il y a lieu, une cuillerée d'eau glacée est le meilleur traitement et le plus rationnel en pareil cas.

VIII. — GASTRITE

La gastrite ou inflammation de l'estomac peut se terminer par ramollissement, ulcération ou gangrène. L'inflammation de l'estomac est rare, ses symptômes sont obscurs; les vomissements sont constants, et lorsqu'il existe de la douleur, elle est paroxystique. Il peut y avoir de la diarrhée ou de la constipation; on observe souvent de la tympanite, de la soif, de l'agitation et de la fièvre;

il y a une sensibilité très variable à l'épigastre. La gastrite peut être produite par l'ingestion d'un poison irritant; en dehors de cette circonstance, c'est l'alimentation vicieuse qui est la principale cause de cette affection. Elle peut survenir secondairement dans le cours d'une fièvre ou d'une affection inflammatoire ou comme suite de la stomatite. Il n'existe aucun symptôme pathognomonique du ramollissement.

Gastrite subaiguë. — La gastrite subaiguë existe probablement plus souvent qu'on ne le suppposait; au moins n'est-il pas rare d'en trouver des traces après la mort dans la congestion, l'épaississement et l'induration des parois stomacales. Les symptômes sont ceux d'une dyspepsie grave; manque d'appétit alternant avec une faim insatiable, douleurs après les repas, sensibilité et malaise plus ou moins prononcés à l'épigastre; vomissements intermittents; selles fétides et irrégulières; mauvais teint avec des cercles de couleur foncée autour des yeux.

Catarrhe gastrique. — Le catarrhe gastrique ou flux muqueux est une indisposition fréquente chez les enfants; on l'observe comme suite de quelques maladies, surtout de la rougeole et de la coqueluche; les vers intestinaux, la dentition et en général toute irritation du canal alimentaire, peuvent provoquer cet état, dont les premiers symptômes sont des vertiges, ou malaise général, avec nausées, des vomissements bilieux et de la diarrhée. L'appétit est variable, généralement mauvais; ou bien il existe une faim insatiable et les aliments sont rejetés aussitôt pris. L'enfant maigrit, paraît pâle et cachectique; l'haleine est forte, le sommeil interrompu, les intestins constipés pendant une semaine et relâchés pendant la semaine suivante; les selles sont fétides, visqueuses, formées en parties de mucus et elles contiennent quelquefois un peu de sang. La bronchite et la pneumonie viennent souvent compliquer cet état.

Traitement. — Le traitement de la gastrite diffère suivant que la maladie a pour cause un poison irritant ou qu'elle survient primitivement ou secondairement. Lorsqu'un enfant a ingéré quelque poison, il faut le faire vomir aussitôt et ensuite l'huile et le blanc d'œuf sont les meilleurs remèdes sous la main, puis, si le temps le permet, il faudra recourir aux antidotes spéciaux.

Dans la gastrite primitive, on surveillera attentivement le régime alimentaire et on le modifiera, s'il est mal entendu; si la dentition est la cause du mal, il faudra surveiller les gencives; si c'est la stomatite, on se servira largement de la glycérine boratée et on donnera du chlorate de potasse. La douleur épigastrique sera soulagée par l'application d'un cataplasme de farine de lin bien chaud ou de fomentations avec la décoction de pavot. Si les vomissements sont incessants, on donnera un peu d'eau froide avec un morceau de glace et une dose de 5 centigrammes de calomel avec 2 centigrammes environ de poudre d'ipéca composée; dose qui pourra être répétée une ou deux fois dans la journée suivant l'état général du patient. En général, l'enfant dormira aussitôt après sa première dose de calomel et de poudre de Dover, et il se réveillera ensuite bien soulagé et mieux en tous points. Un peu de bon thé de bœuf sera utile lorsque l'enfant pourra le prendre; c'est une préparation très nutritive. On peut ajouter au lait des enfants une petite quantité de gélatine. On prendra de grands soins de la convalescence, surtout à son début, afin d'éviter une rechute.

Dans la gastrite chronique ou subaiguë, diète modérée, laxatifs légers, éviter les aliments échauffants et tous les excitants, donner de la glace à sucer et un peu de pepsine deux fois par jour avant les repas, les toniques stomachiques unis à de faibles doses d'alcalins; le bicarbonate de potasse, par exemple, et l'infusion de gentiane. La noix vomique est toujours très utile en rétablissant la tonicité du tube digestif, lorsque les symptômes aigus sont apaisés Dans le catarrhe gastrique, une purgation avec du calomel et du jalap est utile au début du traitement, d'autant plus qu'elle débarrasse le canal intestinal des sécrétions altérées, du mucus, etc., qui le remplissent fréquemment dans ce cas, et en outre, s'il existe des vers, ils sont généralement rendus, et de là ressort une indication nouvelle pour le traitement.

L'indication suivante est de diminuer le flux muqueux, ce qui s'obtient par l'emploi du bismuth administré dans une infusion amère. La cascarille ou le colombo conviennent bien à cet effet. Quant au régime, il consistera en lait avec de l'eau de chaux ou de l'eau de Seltz, jaunes d'œufs, viande fraîche et tendre, en évitant les sucreries, les pâtisseries et les féculents. Les bains d'eau salée, l'exercice en plein air, sont des moyens qu'il ne faut pas négliger Une purgation sera parfois utile et la meilleure à mon avis est la poudre de jalap composée avec 1 à 3 centigrammes de leptandrine, d'autant plus utile qu'aucun remède ne fait plus aisément évacuer les mucosités glaireuses et que son action sur le foie est avantageuse, cet organe étant presque toujours paresseux dans ces circonstances. La guérison sera complétée par les toniques ferrugineux et le changement d'air.

IX. — ENTÉRALGIE. — COLIQUES. — ENTÉRITE

On sait qu'un enfant a des coliques lorsqu'on le voit tout à coup se mettre en colère, plier les genoux et les rapprocher du ventre, crier, puis redevenir calme comme si rien ne s'était passé. Une émission de vents qui peut être provoquée par de douces frictions sur le dos et sur l'estomac ou par un peu d'eau d'anis sucrée, procure un très grand soulagement. La constipation, le froid aux pieds, une mauvaise nourriture, sont les causes ordinaires des coliques, affection généralement peu grave, qui s'accompagne de cris perçants, de congestion de la face, de tension et de ballonnement du ventre, et d'une agitation considérable. Un bain chaud, des fomentations chaudes sur l'estomac, une mixture contenant un peu d'esprit aromatique d'ammoniaque, de l'eau d'anis, ou quelque alcalin, l'eau de chaux surtout, — constituent le traitement à mettre en usage. L'huile de ricin est le meilleur des laxatifs. Le Dr Condie recommande comme très efficace pour combattre la constipation des bébés et prévenir le retour des coliques, le mélange suivant :

℞ Magnésie calcinée............ 1 gramme 20 à 2 grammes 50
  Extrait de jusquiame........ 20 à 30 centigrammes
  Poudre d'ipéca.............. 10 à 15 centigrammes
  Mêlez et faites 12 paquets. — Un toutes les trois heures.

Entérite simple. — Elle n'est pas aussi fréquente que la gastro-entérite ou l'entérite associée à l'inflammation du gros intestin. Les symptômes dominants sont le vomissement, la diarrhée, une tension et une douleur abdominale, qui augmentent par la pression, la fièvre, le tympanisme, la rougeur et la sécheresse de la langue. L'enfant est étendu sur le dos, les cuisses fléchies sur le tronc et rapprochées, la figure exprime une anxiété douloureuse qui est caractéristique dans les affections abdominales. Le traitement est semblable à celui de la gastrite, — diète modérée, applications et fomentations de pavot, boissons froides, bain chaud. Le Dr Condie recommande l'association du calomel avec l'acétate de plomb et un peu de jusquiame et d'ipéca ; la dose de calomel doit être faible.

℞ Calomel..................... ⎫
  Poudre d'ipéca.............. ⎬ aa 10 centigrammes
  Extrait de jusquiame........ 20 à 30 centigrammes
  Acétate de plomb............ 40 à 60 centigrammes
  F. s. a. — Douze pilules. Une toutes les trois heures.

A peine est-il nécessaire d'ajouter qu'une diète modérée doit être observée soigneusement après la disparition des symptômes aigus. Les opiacés peuvent être utiles lorsqu'il y a de la douleur; on les donne par la bouche ou en lavement comme dans la dysenterie.

X. — DIARRHÉE

Elle peut être simple ou inflammatoire, aiguë ou chronique, féculente ou bilieuse, muqueuse, chyleuse ou lientérique. Il est préférable de considérer la maladie d'une manière générale en signalant au passage les formes particulières. En médecine, les noms et les variétés sont des distinctions relativement peu importantes, car il est rare en pratique de rencontrer les formes typiques. La diarrhée est une affection importante à connaître, car elle est très commune chez les enfants de tout âge. Pour reconnaître sa présence, il faut se rappeler l'état normal des intestins de l'enfant. Un enfant doit avoir de trois à six selles dans les vingt-quatre heures ; la couleur des évacuations doit être jaune foncé ; la consistance, celle d'une bouillie épaisse, très analogue à la moutarde jaune, et sans odeur.

Il peut y avoir bien des différences entre la réalité et ce type, même dans l'état de santé, et sans qu'il y ait lieu d'intervenir.

Pendant la dentition, une diarrhée modérée est préférable au symptôme contraire. Quand cependant cela dépasse une limite modérée, surtout lorsqu'il y a de la douleur manifestée par le retrait des cuisses sur l'abdomen, il est temps d'intervenir alors et la première chose à faire est de supprimer la cause du mal, qu'il est presque toujours facile de trouver dans l'alimentation.

Si le lait n'est pas toléré, il faudra changer la nourrice ou bien améliorer la santé de la mère, qui présente

souvent quelque trouble, ou si l'enfant est sevré, il faudra
régler très soigneusement la quantité et la qualité des
aliments. On défendra sévèrement le bouillon. J'ai vu
bien des cas de diarrhée entretenus par la mère de l'enfant malade en persistant à donner des beef-tea, contrairement à mon avis. Le riz et l'arrow-root sont les meilleurs aliments à conseiller dans ces irritations du canal
alimentaire. Parfois il sera très utile de donner un peu de
viande crue finement hachée. Lorsqu'elle est bien tolérée, c'est la seule nourriture qu'on doive permettre ;
elle rend les selles très fétides mais le résultat est toujours très avantageux, et dans certains cas ce moyen a
pu sauver la vie des malades. (Voyez au *Régime*.) — Le
lait sera étendu d'eau de chaux et donné froid ; rien
n'empêche de donner des jaunes d'œufs. On peut dans
quelques cas ajouter au lait coupé d'eau de chaux une
faible quantité d'eau-de-vie.

Si les gencives sont gonflées et sensibles, il faut les inciser, mais seulement lorsque cette indication existe : c'est
une folie d'inciser les gencives à tout propos. Lorsque la
diarrhée est féculente, une petite dose d'huile de ricin
suffira pour la faire disparaître ; si elle est abondante,
aqueuse, avec des épreintes, les meilleurs remèdes sont
une mixture calcaire ou aromatique, ou de faibles doses
de poudre de Dover. La décoction de campêche est une
bonne préparation, mais elle tache le linge ; il faut s'en
souvenir d'autant plus que quelques mamans protestent
contre ce résultat. Le cachou et la teinture de kino sont
de bons astringents dans les cas les plus tenaces.

Dans la diarrhée bilieuse, il peut être utile de remplacer
l'huile de ricin par un peu de poudre grise et donner ensuite une mixture calcaire à laquelle on pourra associer
un peu de bicarbonate de soude, dans le même cas.

Dans la diarrhée muqueuse, quand les selles ressemblent à des épinards hachés et sont parfois légèrement
sanguinolentes, la poudre d'ipéca composée est utile et

tend à calmer le ténesme qui existe ordinairement. L'ipéca est un moyen d'une efficacité incontestable dans beaucoup de formes de diarrhée. Les doses faibles et répétées agissent mieux que toutes autres. Lorsque les évacuations sont blanches et laiteuses, ou contenant des particules graisseuses apparentes (diarrhée chileuse), il faut donner de faibles doses de calomel et d'opium ou la poudre grise, qui, à petites doses, suffit par elle-même à modifier les selles. La viande crue finement hachée est d'autant plus utile dans ce dernier cas, qu'il survient bientôt une émaciation profonde. Les lavements contenant quelques gouttes d'un remède anodin sont également d'une certaine valeur. Dans la diarrhée lientérique, les aliments passant au travers du tube digestif sans être altérés, il est évident que l'estomac est surtout en faute, et tous nos efforts doivent tendre à modifier cet état; on réglera soigneusement la quantité et la qualité des aliments, on donnera des acides minéraux, du sirop de phosphate de fer composé ou du fer réduit avec de la pepsine. L'enfant prendra des bains salés et sera ensuite frictionné avec une serviette-éponge; il reposera dans une grande chambre bien aérée, il fera un exercice modéré en plein air. le Dr Muller regarde la noix vomique comme un spécifique dans ce cas et fait observer, — comme le démontre la nature du mal, — que l'opium est inutile.

Dans la diarrhée catarrhale aiguë, diarrhée saisonnière. ou diarrhée de dentition, le nitrate d'argent peut rendre des services à la dose de 2 à 8 milligrammes. Les indications spéciales pour ce traitement sont, d'après le Dr Müller : 1° des dépôts de nature croupale (1) dans la bouche et la gorge ; 2° une rougeur spéciale et du ramollissement de la langue ; 3° une soif insatiable

Dans la diarrhée chronique, surtout de forme féculente,

(1) C'est-à-dire des exsudats superficiels, d'après la théorie admise en Angleterre. — (Voyez *Diphtérie* et *Croup*.)

j'ai trouvé un grand avantage à employer l'acide phénique (de Calvert) à doses de 1 à 4 centigrammes à l'intérieur dans un peu d'eau sucrée, pour des enfants de deux ans environ. Je l'ai combiné quelquefois très utilement avec le sirop de phosphate de fer composé.

L'intertrigo qui se montre par suite d'une diarrhée acide sera traité surtout par des ablutions très copieuses d'eau tiède et ensuite par des applications de poudre d'oxyde de zinc pur ou de lycopode, qui est préférable dans les cas mauvais, parce que l'eau glisse sur cette poudre comme sur une étoffe de soie huilée. Les aphorismes suivants de Bouchut sont des considérations éminemment pratiques sur les variétés de diarrhée dans l'enfance.

1. — Une diarrhée apyrétique jaunâtre et homogène a généralement peu d'importance.

2. — Une diarrhée jaunâtre qui verdit au contact de l'air sous l'influence de la réaction des urines, n'a rien de grave (c'est la diarrhée dite saburrale).

3. — La diarrhée jaune verdâtre ou panachée de grumeaux de caséum indique une irritation intestinale considérable.

4. — Une diarrhée séreuse abondante est toujours un phénomène grave.

5. — La diarrhée catarrhale qui se prolonge engendre toujours l'inflammation des intestins.

6. — La diarrhée tend à faire ballonner le ventre des enfants.

Outre les formes ordinaires de diarrhée aiguë ou subaiguë, il y a aussi une diarrhée chronique qui se montre surtout après les maladies aiguës spécifiques, la bronchite ou la pneumonie. Rilliet et Barthez rapportent cent quarante cas de diarrhée secondaire chronique ; trente-sept avaient été précédés par la rougeole ; vingt-sept par la pneumonie ; dix-sept par la typhoïde, la variole ou la scarlatine, et vingt-neuf par d'autres maladies, la bronchite, le croup, la pleurésie, etc. — Sur ce nombre, vingt-et un malades seulement guérirent, tous les autres succombèrent. Cette forme de diarrhée est insidieuse ; elle s'améliore pendant un jour ou une semaine et devient un peu plus grave pendant la semaine suivante, de telle sorte qu'elle est souvent négligée par les parents.

La diarrhée chronique peut être entretenue ou causée par des vers intestinaux, par un mauvais régime alimentaire, par la négligence et toutes les conditions d'une hygiène mal entendue surtout par des changements de température et par les refroidissements. Enfin chez les enfants de plus de deux ans, la diarrhée chronique peut avoir une origine tuberculeuse, c'est le cas observé prinpalement dans la péritonite tuberculeuse et le tabès.

L'état général et la présence de tubercules de quelque autre organe suffiront pour éclairer le diagnostic. Dans tous les cas il existe une grande ressemblance entre les symptômes généraux ; l'enfant est pâle, son teint est plombé, la peau est rude, sèche et brûlante ; les lèvres et ses paupières sont anémiées, des lignes de couleur sombre se montrent sous les yeux et autour de la bouche, l'émaciation progresse rapidement, l'appétit est capricieux ; l'enfant est parfois vorace, parfois au contraire il repousse tous les aliments qu'on lui présente. Le ventre est tuméfié et ordinairement sensible à la palpation ; les selles augmentent généralement de fréquence de trois ou quatre à dix ou quinze dans les vingt-quatre heures avec du ténesme et parfois des stries sanguinolentes. Les évacuations deviennent de plus en plus fétides et anormales, le mucus se montre en grande quantité : parfois la couleur des selles est verte au début, puis elles deviennent argileuses et gluantes. La langue est très caractéristique, rouge et vitreuse, rarement chargée. A mesure que la maladie progresse, il survient un peu d'œdème ou un épanchement séreux dans la plèvre, plus rarement dans le péritoine. En outre, si l'enfant garde le lit, la pneumonie, — pneu-

monie hypostatique ou de stagnation, — se montre presque
fatalement, sans toux et reconnaissable seulement par les
signes physiques. Lorsque la bouche se remplit d'aphthes
et lorsque le cri cessant d'être vigoureux, passe à l'état de
gémissement, la fin est très prochaine. Le traitement comprendra dès le début et en première ligne les soins hygiéniques, surtout quant au régime et quant à la température ;
on fera tout son possible pour tenir les pieds chauds ; on
fera mettre de la flanelle sur la peau. Il faudra rouler une
ceinture de flanelle autour de la taille des enfants affectés
de diarrhée.

Les parents seront avertis de l'inportance capitale d'une
alimentation régulière et judicieuse. Chez les jeunes enfants, le riz, l'arrow-root, la farine de froment passée au
four ; la quantité donnée à chaque repas sera modérée, afin
de ne point surcharger l'estomac et les intestins. L'eau de
chaux et un peu de cognac seront utilement associés au
lait. Les selles étant d'ordinaire aussi fetides que fréquentes, au début il sera bon de prescrire une faible dose
de poudre grise, avec un peu de rhubarbe et de bicarbonate de soude. Dans quelques cas le calomel mêlé à du
sucre est préférable, mais il ne faut jamais prolonger l'emploi des mercuriaux, quelque grand que soit le bénéfice
qu'on en ait retiré. — Chez les enfants rachitiques ou
scrofuleux, il vaut mieux n'en jamais prescrire, même dans
les cas où l'on craint des dépôts tuberculeux. Dans ces
cas, la rhubarbe, les préparations sodiques et un peu
de gingembre suffiront. D'ailleurs c'est un sujet assez délicat que le choix des meilleurs remèdes, et le plus grand
soin est nécessaire de peur de faire plus de mal que de
bien. S'il y a quelque symptôme dominant, c'est une sage
pratique de le choisir pour guide, mais en même temps de
ne pas s'y attacher trop servilement : on pourra par
exemple combattre les épreintes douloureuses et le
ténesme par une préparation opiacée.

℞ Teinture d'opium.............. 1 à 2 gouttes
    Citrate de potasse.............. 15 à 30 centigr.
    Sp. d'écorces d'oranges......... 2 grammes
    Eau de cannelle................ 8 grammes
Mélangez. — Dose à prendre toutes les trois ou quatre heures.

Si ce moyen échoue, on peut avoir recours à un lavement d'amidon contenant quelques gouttes (trois ou quatre) de laudanum. Le bismuth à la dose de 10 à 15 centigrammes fréquemment renouvelé; la craie est indiquée, lorsque les selles ont une odeur aigre et sont fréquentes; l'huile de ricin, lorsque les selles sont vertes et fétides. La prescription du Dr West indiquée à propos de la dysenterie est la meilleure forme pour administrer ce remède. (Voyez plus loin.)

Les astringents sont utilisés seulement pour combattre la fréquence des selles; les meilleurs sont la gomme rouge, le krameria et le cachou. Dans les cas tenaces, Trousseau recommande un lavement avec 5 centigrammes de nitrate d'argent dans 150 grammes d'eau, deux fois dans les vingt-quatre heures; on donnera aussi un mélange de craie, de bismuth et de mucilage avec quelques gouttes de teinture d'opium ou mieux d'elixir parégorique; cette dose sera renouvelée à quelques heures d'intervalle. Le Dr Brakenbridge a recommandé l'oxyde de zinc à la dose de 10 centigrammes pour un enfant d'un an, dans une petite dose d'eau mucilagineuse et sucrée donnée toutes les deux ou trois heures; ce remède est surtout destiné à combattre la débilité du système nerveux chez les enfants dont les intestins sont irritables et relâchés. J'ai essayé l'oxyde de zinc dans plusieurs cas et j'ai obtenu deux fois de bons résultats; mais j'ai été peu satisfait dans les autres circonstances. Dans un des cas où le résultat avait été nul, j'obtins un plein succès avec de petites doses de veratrum album. J'ai déjà vu les bons effets de ce remède dans d'autres cas et j'ai l'intention de l'expérimenter plus amplement. Le camphre est souvent employé dans la diarrhée sévère chez les enfants, quelques gouttes de teinture sur du sucre, ou dans un peu de lait, peuvent être données toutes les deux ou trois heures. Enfin l'usage de l'arsenic est conseillé par le Dr Ringer pour les enfants de huit à douze ans chez lesquels la diarrhée est demi-solide et contient des fragments d'aliments incomplètement digérés. Une ou deux gouttes de liqueur arsenicale avant chaque repas est la dose recommandée et l'auteur prescrit une dose faible de perchlorure de mercure « pour les selles très visqueuses, surtout lorsqu'elles contiennent du sang et s'accompagnent de douleurs et d'épreintes ». C'est ce mucus visqueux, coloré par un peu de sang et coagulé qui forme ce que les mères désignent par des lambeaux de chair fraîches, ou lavures de chair que l'enfant aurait rendu. Le Dr Ringer prescrit 5 centigrammes de perchlorure de mercure dans 300 grammes d'eau et en donne une cuillerée à café toutes les heures. Pour ma part je me suis surtout bien trouvé, dans ces circonstances, de la teinture de noix vomique et quelquefois d'une combinaison analogue à la suivante, qui est due au Dr King Chambers :

℞	Teinture d'opium.................	5 à 10 gouttes
	Poudre d'ipéca..................	10 centigrammes
	Bicarbonate de soude..	1 gramme
	Thériaque......	8 grammes
	Eau	45 grammes

Mêlez. — Dose : Une cuillerée à café toutes les heures.

Très récemment le professeur Von Giett, de Munich, et d'autres auteurs ont employé l'écorce de cota dans la diarrhée infantile et en ont obtenu des effets spécifiques très remarquables. L'élixir d'écorce de cota est la préparation la plus employée et la dose est de 6 à 12 gouttes, renouvelée, suivant le besoin, toutes les heures ou toutes les trois heures (1).

(1) D'après M. Hayem (Ac. de Méd. de Paris, 17 mai 1887, et séances suivantes), la diarrhée verte des enfants est de nature microbienne, et l'acide lactique en solution à 2 0/0 donné par cuillerées à café à la dose d'une cuillerée après chaque tétée est le remède le plus actif. On

XI. — DYSENTERIE OU DIARRHÉE INFLAMMATOIRE

Cet état est si grave et si différent de la diarrhée ordinaire, bien moins souvent fatale, que nous devons y consacrer une soigneuse attention. La dysenterie peut être idiopathique et se montrer secondairement à une diarrhée prolongée. Elle est presque toujours précédée de vomissements, accompagnés de selles fréquentes, incessantes même, jusqu'à ce que les matières d'abord normales deviennent gluantes puis striées de sang; leur expulsion s'accompagne d'épreintes et de ténesme plus ou moins douloureux. Au bout de quelque temps, l'évacuation des matières ne procure aucun soulagement; au contraire, la douleur et le ténesme augmentent, l'abdomen enfle, devient

en fait prendre de cinq à huit dans les 24 heures, ce qui représente environ 40 à 60 centigrammes d'acide lactique pur.

Les matières vomies, les selles et les linges souillés de ces matières sont désinfectés avec une solution de sublimé au millième et éloignées le plus tôt possible.

Sous l'influence de ce traitement, les vomissements cessent, le nombre des garde-robes diminue et les selles redeviennent jaunâtres. En deux ou trois jours, six au plus la maladie est guérie, excepté chez les athrepsiques et les tuberculeux, où elle subit néanmoins une amélioration considérable. Le calomel a été souvent conseillé parce qu'il agit également comme antiseptique, mais à un degré moindre.

Dans une communication plus récente (23 oct. 1887), M. Hayem reconnaît que la diarrhée verte est parfois purement bilieuse surtout chez les enfants d'un mois, mais de deux à six mois c'est la diarrhée microbienne qui prédomine. Celle-ci est souvent épidémique dans les crèches. Parfois la diarrhée verte bilieuse est due à ce que l'enfant tète trop ou trop longtemps et absorbe trop de lait : elle est d'ailleurs due le plus souvent à une faute de régime et c'est à bien régler le régime qu'il faut surtout s'appliquer, lorsque la diarrhée n'est pas microbienne. On obtient en outre de bons résultats par l'emploi des alcalins, surtout de l'eau de chaux.

Enfin, dans la séance du 13 janvier 1888, de la Société médicale des Hôpitaux, M. Hayem et M. Sevestre ont montré qu'il était parfois nécessaire d'augmenter les doses d'acide lactique, jusqu'à quinze ou vingt cuillerées à café de la solution à 2 0/0 dans les vingt-quatre heures.

M. Sevestre ajoute que les diarrhées bilieuses résistent à l'acide lactique, mais sont très rapidement guéries par le bicarbonate de soude à dose un peu forte.

sensible à la pression et brûlant; il y a une fièvre constante, de l'agitation, une émaciation rapide; les matières deviennent encore plus fétides, le pourtour de l'anus est excorié et vers la fin de la maladie, les aphthes, le cancrum oris, la bronchite et l'irritation cérébrale sont des complications fréquentes.

Les causes de la dysenterie, lorsque la maladie n'est pas survenue dans le cours d'une fièvre, sont principalement l'humidité, la chaleur et un air malsain; il faut ajouter à ces causes l'influence d'une mauvaise alimentation, des vêtements insuffisants et de la dentition. C'est une affection fréquemment épidémique dans les climats chauds et qui peut se montrer aussi quelquefois dans les latitudes septentrionales. La maladie étant essentiellement une inflammation avec ulcération du colon, on trouve généralement des traces de ces lésions, en faisant l'autopsie.

Les ganglions mésentériques sont souvent engorgés mais d'ailleurs leur couleur et leur texture ne changent pas. L'intestin grêle est généralement sain, le foie est souvent engorgé, et il est commun de trouver la muqueuse dans les environs de la valvule iléo-cœcale épaissie et congestionnée. Il n'est pas rare non plus de trouver la muqueuse détruite au niveau des replis, surtout dans l's iliaque et dans le rectum. Il faut toujours examiner le rectum avec soin pour y rechercher les ulcérations, qui sont fréquemment limitées à une portion de la muqueuse. Le pronostic de la dysenterie même de la forme idiopathique doit toujours être réservé. C'est éminemment une affection dangereuse.

Traitement. — On fera prendre à l'enfant un bain chaud et ensuite on appliquera sur le ventre un cataplasme de son ou de graine de lin. C'est un bon système de faire un cataplasme à l'aide d'une décoction de pavot au lieu d'eau ordinaire. Si l'enfant ne vomit point, on peut pres-

crire avec avantage le traitement recommandé par le
Dr West, c'est-à-dire :

    ℞ Huile de ricin...................... 4 grammes
      Gomme arab. pulv............... 2 grammes
      Sirop simple .... 4 grammes
      Teinture d'opium...... .... 4 gou.tes
      Eau de fleurs d'oranger.......... 25 grammes
Mêlez. — Une cuillerée à café toutes les quatre heures pour les enfants
d'un an.

Si ce remède est vomi, on donnera un lavement d'une
quinzaine de grammes au moins, avec du mucilage ou de
l'amidon additionné de trois ou quatre gouttes de teinture d'opium et soigneusement injecté, ce qui suffit souvent pour calmer très vite le ténesme. Le mucilage et la
mixture de craie avec de l'opium et un peu de poudre
d'ipéca composée à petites doses, sont souvent utiles.
L'ipéca reste encore le médicament le plus utile dans la
dysenterie, et il est regardé par quelques auteurs presque
comme un spécifique. Il faut en donner des doses suffisantes et la poudre paraît être la meilleure forme. Pendant
la maladie il faut soutenir convenablement les forces du
patient, et de tous les stimulants, le cognac est le meilleur :
son indication est subordonnée cependant à l'appréciation
des circonstances générales. La viande crue hachée
finement sera toujours de la plus grande utilité pour soutenir les forces, et de temps en temps il conviendra de
donner un peu d'extrait de viande, lorsque l'épuisement
se manifestera.

On peut donner largement du lait, de l'arow-root et du
riz. Lorsque les symptômes les plus aigus sont calmés,
c'est le moment de prescrire les astringents, l'acide sulfurique aromatique avec de la teinture de quinquina. La
teint. de kino, l'hematoxylon, la gomme rouge, le cachou,
l'eucalyptus ou le plomb, peuvent rendre encore des services

L'enfant devra être surveillé pendant quelque temps après la disparition de tout danger, par suite de la tendance des plus faibles causes à reproduire les symptômes. Lorsque la maladie a une tendance à la chronicité, Trousseau recommande de petites doses de nitrate d'argent. Le sulfate de cuivre, le tannin, les bains ferrugineux seront mis en usage dans ces circonstances, et on prescrira la mixture suivante :

    ℞ Liqueur d'azotate de fer (1).........   2 grammes
        Acide nitrique dilué..............   2 grammes
        Sirop de gingembre................   30 grammes
        Eau d'anis........................   90 grammes
        Une pleine cuillerée à café toutes les quatre heures.

Le Dr Ringer recommande de faibles doses de perchlorure de mercure et lorsqu'il y a beaucoup de sang dans les selles, on peut trouver quelque utilité de l'emploi de la teinture d'hamamelis.

Depuis que j'ai écrit ces lignes, j'ai eu l'occasion de traiter un cas de dysenterie très chronique et très marquée contractée, aux îles Fidji, par une jeune fille de quatorze ans. Elle était très anémiée par suite d'une perte de sang quotidienne très forte ; les selles très fréquentes avaient souvent le caractère des « lavures de chair fraîche ».
— Cette jeune fille avait été traitée pendant quelque temps suivant la méthode homœopathique, et « n'était nullement soulagée mais au contraire elle souffrait encore plus ». — Après l'avoir soumise à un régime convenable, je lui donnai cinq gouttes de solution de perchlorure de mercure avec 2 gram. de teint. de quinquina trois fois par jour et en outre 20 centigrammes de poudre de Dover avant le coucher. Le soulagement fut si remarquable, dès la première semaine, que la mère eut peur que le traite-

(1) *Liquor ferri pernitralis.* — Obtenue en dissolvant le fer dans l'acide nitrique dilué et en réduisant la solution à un degré déterminé.

ment ait produit trop d'effet. Mais la jeune personne ayant eu l'occasion de faire par un temps très chaud un petit voyage en mer, et cette épreuve n'ayant ramené aucune rechute, le succès obtenu fut suffisamment démontré et acquis.

II. — VERS INTESTINAUX

Nous concluons à la présence des vers intestinaux chez un enfant lorsque nous apprenons qu'il porte fréquemment les doigts au bout du nez, qu'il grince des dents pendant la nuit, qu'il a un appétit vorace et capricieux ; lorsque le nez est pincé et effilé, la bouche cernée d'une teinte sombre ainsi que les yeux, le ventre tuméfié et enfin lorsque l'enfant est souvent atteint de malaise et se plaint de démangeaisons à l'anus. Le Dr Eustache Smith décrit la langue des enfants atteints de vers intestinaux et dit quelle est visqueuse, très chargée, et que les papilles latérales sont plus fortes qu'à l'ordinaire. Mais aucun de ces symptômes ne permet de faire le diagnostic ; la seule preuve absolument certaine de la présence des vers, c'est de les voir ou d'en voir des fragments rendus par 'enfant. On se rappellera que les enfants scrofuleux sont les plus facilement atteints par les vers intestinaux.

On distingue parmi ceux-ci les variétés suivantes :

I. — Cœlelminthes ou vers creux (ayant une cavité abdominale.)

1. — *Trichocephalus dispar* (long ver filiforme), long de cinq centimètres environ, ver mince, habite le cœcum et le gros intestin.

2. — *Ascaris lumbricoïdes* (ver rond), analogue au ver de terre des jardins, légèrement jaunâtre, long de 10 à 25 centimètres. Habite l'intestin grêle, mais est quelquefois rejeté par l'estomac dans lequel il se glisse.

3. — *Ascaris* ou *Oxyurus vermicularis* (ver filiforme), long de 6 millimètres, très commun. Habite le cœcum, toute la longueur du colon et le rectum; il est souvent évacué en masse.

II. — Sterelminthes (vers pleins), — n'ayant pas de cavité abdominale.

1. — *Tœnia solium* (ver solitaire) de 1 mètre 50 à 3 mètres de long, commun. Habite l'intestin grêle; blanc et plat, la tête est petite, armée de quatre ventouses, entre lesquelles est la bouche, surmontée de cinq crochets. — Rare chez les enfants au-dessous de six ans.

2. — *Bothriocephalus latus* (grand ver solitaire), long de 6 à 30 mètres. Habite l'intestin grêle; ses segments sont plus larges mais plus courts que ceux du ver solitaire ordinaire; il est presque confiné à quelques régions : Suisse, Pologne, Russie.

Traitement, pour les vers du gros intestin :

Ascarides. — Lavement d'eau salée, de quassia, d'eucalyptus, de santonine (20 à 40 centigram. dans 120 gram. d'eau de chaux, ou bien : eau de chaux, 120 gram. avec 4 grammes ou 2 grammes de teint. de perchlorure de fer). Avec ce lavement on pourra prescrire une poudre laxative (calomel et scammonée ou jalap). — Le Dr Spencer Cobbold affirme que le cœcum est le vrai quartier général des vers lombrics et que, par conséquent, les remèdes donnés par la bouche sont aussi nécessaires que les lavements. Dans cette pensée, il emploie les purgatifs salins avec ou sans aloès et sulfate de fer. — Les amers de toute sorte sont utiles. On en boira l'infusion en quantité assez considérable plutôt que de la prendre trop concentrée. Même après avoir rendu des vers, l'enfant prendra pendant quelque temps un peu de teinture de perchlorure de fer dans une infusion de quassia, et on recommande de bien cuire la viande que l'on donnera à l'enfant et de la saler largement.

Le **trichocephalus dispar** sera traité d'après les mêmes indications.

Traitement des vers qui habitent l'intestin grêle.

Vers ronds. — La santonine (10 à 20 centigrammes) peut être donnée le soir à l'enfant n'ayant pas soupé afin de mieux exposer les vers à l'action du médicament, et le lendemain matin on donnera un peu d'huile de ricin, une ou deux cuillerées à café, par exemple, avant le déjeuner. On répétera ce moyen une ou deux fois, jusqu'à ce que les intestins paraissent débarrassés. La santonine produit souvent des vertiges, des nausées, des troubles visuels; on la donne quelquefois sous forme de tablettes ou de « biscuits pour les vers ».

Ayant habité pendant quelque temps un pays où les ascarides pullulent chez les enfants, j'ai eu fréquemment l'occasion d'essayer la santonine et d'autres remèdes, et je puis affirmer qu'aucun médicament n'est plus efficace que la santonine et que, dans plusieurs centaines de cas où je l'ai employée, je n'ai jamais vu survenir aucun symptôme fâcheux ou désagréable. J'ai essayé de la donner de toutes façons; seule, avec le jalap ou la scammonée, et je pense que le meilleur moyen est de l'associer avec une égale quantité de calomel; on donnera donc, en tenant compte de l'âge de l'enfant, de 5 à 15 centigrammes de chacune des deux poudres. Comme je l'ai déjà dit, j'emploie souvent le fer et le quassia pendant le traitement et quelquefois après que tous les vers paraissent avoir été expulsés. La teinture concentrée de chélonine, à la dose de cinq gouttes environ, renouvelée au besoin, est encore un remède efficace contre les vers ronds et les vers filiformes.

On peut prescrire aussi la spigélie, ou œillet de la Caroline.

℞ Poudre de spilégie (1)............. 50 centigrammes
   Poudre d'étain.................... 6 grammes
   Sp. de gingembre,............... 4 grammes
   Miel.   Q. S.
(Neligan)

F. s. a. — Un bol à prendre au coucher.

On prendra un purgatif le lendemain matin.

℞ Huile de chenopodium (2)......... 44 grammes
   Poudre de gomme................. 88 grammes
   Sp simple....................... 30 grammes
   Eau de cannelle,................ 60 grammes
M. — Une cuillerée à dessert trois fois par jour pendant trois jours, à répéter après quelques jours d'intervalle.

Le mucuna pruriens (3) ou cowhage, agit seulement comme irritant et il est rarement employé. La dose est de 4 grammes pris avant le dejeuner dans du miel ; on donne ensuite de l'huile de ricin.

Ténias. — Nous avons contre ces vers un certain nombre de remèdes. L'huile de fougère mâle (extrait liquide de la Pharmacopée britannique) à la dose de 30 à 60 gouttes dans un mucilage donné à jeun. Si l'on se sert de l'huile éthérée, qui est une préparation plus vieille que la précédente, on en prescrira seulement 10 à 30 gouttes On donnera un purgatif avant et après l'em-

(1) *Spigelia marylandica.* — Plante américaine de la famille du strychnos nux vomica (Loganiacées). — Le rhizome est la partie employée : c'est un poison assez énergique.

(2) *Wormsed oil.* — Huile essentielle du chenopodium anthelminthicum (*L.*) — Les fruits sont les parties de la plante qui servent à préparer l'huile essentielle.

(3) Cette plante, encore appelée cow-itch (gale de la vache), est le dolichos pruriens de Linné. Elle croît dans l'Inde et l'Amérique et appartient aux Légumineuses phaséolées. Les fruits ressemblent à des chenilles velues et sont appelées pois à gratte, petits pois pouilleux. Leurs poils très fins et piquants produisent en pénétrant dans les chairs de violentes démangeaisons.

ploi de ces remèdes, qui peuvent servir aussi dans quelques cas contre les vers ronds.

La térébenthine mêlée à l'huile de ricin à hautes doses, est un bon remède ; la dose varie de 2 à 8 grammes. Ce remède chasse également bien les ascarides. L'extrait fluide de l'ailanthus glandulosa (1) à la dose de 10 gouttes à 2 grammes pour un enfant de douze ans, est un remède efficace contre le ver solitaire ; on peut encore faire infuser 2 grammes d'écorce fraîche dans 90 grammes d'eau.

La décoction d'écorce de racine de grenadier à la dose de 30 grammes est un moyen actif, mais désagréable.

Le kousso (4 à 8 grammes) est aussi efficace ; il faut le faire suivre d'un purgatif. On a recommandé en outre le pétrole et la créosote contre le ver solitaire ; 10 gouttes au plus de pétrole et 1 goutte de créosote, deux ou trois fois par jour. La poudre de kamala peut être donnée à dose de 1 gramme à 1 gramme 30 ou sous forme de teinture :

℞ Teinture de kamala.............. 2 à 4 grammes
Sp. d'oranges................... 4 grammes
Mucilage de gomme.............. 2 grammes
Mêlez. — Pour une dose.
Faire suivre de l'usage d'un purgatif comme pour la plupart des anthelminthiques.

Après l'expulsion de vers intestinaux, il sera bon de prescrire pendant quelques semaines un traitement ferrugineux auquel on associera les amers toniques.

Je ne peux pas oublier de signaler ici les symptômes graves et alarmants qui sont parfois occasionnés par la présence des vers et l'irritation consécutive de l'intestin. La diarrhée de caractère dysentérique, accompagnée de ténesme ; la miction fréquente, pénible, involontaire

(1) Arbre de la famille des Simaroubées (Chine). C'est un poison assez violent.

parfois ; la leucorrhée tenace, les convulsions, le vertige, la syncope, les troubles de la vue, et parfois même une cécité passagère, le strabisme... etc. — Parmi les symptômes considérés surtout comme caractéristiques des affections vermineuses, il faut citer les démangeaisons à l'anus causées par les oxyures vermiculaires ; le ténesme et le vertige dus aux ascarides lombrics ; les douleurs abdominales rongeantes et accompagnées de ballonnement, surtout au nombril, dans le cas de présence du ténia. Lorsque, comme on l'observe quelquefois, il survient des troubles dyspeptiques ou une irritation intestinale par suite de la présence prolongée des vers, il faudra régler soigneusement le régime, donner avec modération les légumes, surtout les pommes de terre, et proscrire tous les farineux ; on donnera des toniques eupeptiques appropriés et de temps à autre un léger laxatif, jusqu'à disparition complète des symptômes gastriques. — Les vers ne sont sans doute dangereux pour la vie que lorsqu'ils envahissent des organes essentiels, le foie par exemple, ou les voies respiratoires.

XIII. — JAUNISSE

L'icterus neo-natorum est la jaunisse qui se montre peu de jours après la naissance et disparaît, — ordinairement toute seule, — en une semaine ou deux. Cette maladie se manifeste surtout chez les enfants nés avant terme, et délicats ; il semble qu'elle soit alors sous la dépendance d'une respiration insuffisante et d'un accomplissement imparfait des fonctions de la peau ; troubles auxquels la jaunisse est absolument secondaire. (West.) Dans ces circonstances le traitement est des plus simples : éviter les refroidissements, donner un léger laxatif, mercuriel au besoin, et laisser l'enfant rigoureusement au sein ; tels sont les moyens qui amèneront certainement la guérison.

Parfois, la jaunisse des petits enfants a une origine plus grave ; elle peut dépendre de l'absence congénitale des voies biliaires. Il survient alors à bref délai une hémorrhagie ombilicale, et le sang ayant peu de tendance à se coaguler, l'hémorrhagie n'est enrayée ni par les styptiques ni par la ligature. Il se fait un suintement hémorrhagique permanent à la surface de la plaie ombilicale granuleuse. Lorsque le sang a pu être arrêté (par exemple en suturant sous des épingles placées en croix à travers l'ombilic), la mort survient bientôt par atrophie ou par une diarrhée qui affaiblit considérablement les petits malades et les emporte en une semaine ou deux.

La jaunisse est déterminée chez les enfants plus âgés, de même que chez les adultes, par un obstacle passager à l'écoulement de la bile dans le duodenum et par une sécrétion insuffisante de la bile. Dans les deux cas, les éléments biliaires n'étant pas séparés du sang pénètrent dans la circulation générale. Les conduits biliaires peuvent être obstrués par des calculs (très rares chez les enfants), par un cancer du foie ou du pancréas, par l'inflammation ; un spasme nerveux et par la constipation, lorsque les intestins chargés de matières compriment les voies biliaires. D'un autre côté, l'élimination de la bile peut être arrêtée par la congestion et l'inflammation du foie, par les émotions mentales et par les troubles gastriques.

Lorsque la jaunisse est déclarée, la peau est d'une couleur jaune safran, de même que les conjonctives ; les selles sont décolorées, l'urine d'un rouge très foncé, et généralement il existe une douleur à la région hépatique. La peau est souvent sèche ; il y a des vomissements bilieux, de la céphalalgie, du vertige, de l'agitation, de l'insomnie et une altération du caractère qui devient morose et capricieux. Ces cas cèdent facilement à de faibles doses de poudre grise données au coucher ; on donne aussi un peu d'extrait liquide de taraxacum avec une dose faible de sel d'Epsom renouvelés tous les jours, et lorsque la guérison s'accentue, quelques doses minimes d'acide chlorhydrique très étendu suffiront pour compléter la cure. La leptandrine et l'acide chlorhydrique sont les meilleurs remèdes dans les affections chroniques du foie chez les jeunes enfants. Ces moyens ont été prescrits parfois à doses fortes avec le calomel ou la poudre grise, et il faudrait cependant éviter toujours d'augmenter l'irritation du foie et d'altérer la santé générale par cette association. Dans ces cas, il vaut mieux, lorsque les purgatifs sont indiqués, avoir recours à une petite dose de leptandrine, 1/2 ou 1 centigramme avec 1 centigramme de podophylline et un peu de gingérine : ce mélange agira parfaitement et pourra, chez un enfant de trois ou quatre ans, être renouvelé deux ou trois fois par semaine, au besoin, pour provoquer la sécrétion biliaire. En tous cas, l'emploi de ce remède ne nécessite point l'usage du mercure sous aucune forme (1).

Dans les cas chroniques, les bains d'acide chlorhydrique peuvent être utiles. Le Dr Waring Curran pense que la bile est souvent retenue par une sorte de rétention spasmodique pour laquelle il recommande la teinture de belladone par doses de deux gouttes.

XIV. — PÉRITONITE AIGUE

La péritonite idiopathique est rare chez l'adulte et plus rare encore dans l'enfance; notre article sera donc très concis. On sait que cette affection se montre parfois avant

(1) L'*Evonymine* est un médicament qui m'a été réellement utile dans plusieurs cas de mauvais fonctionnement du foie. Je l'ai employée le plus souvent en combinaison avec de faibles doses d'extr. comp. de coloquinte et un peu d'extrait de jusquiame ou de gingembre, 3 à 6 centigrammes suffisent pour un enfant de douze à quatorze ans. On a reconnu que ce remède produisait de la dépression et d'autres symptômes fâcheux, mais je n'ai jamais rien observé de semblable, même à doses répétées une ou deux fois par semaine, par exemple, 10 à 12 centigrammes par dose pour les adultes. Lorsqu'on le juge convenable, on peut combiner l'évonymine avec l'iridine ou la léptandrine.

(Note de l'auteur).

la naissance et peut causer la mort du fœtus ; ces cas sont probablement d'origine syphilitique.

Les symptômes les plus accentués dans la péritonite sont la douleur aggravée par la pression et les mouvements ; le poids seul des couvertures est même intolérable ; l'enfant repose sur le dos, les genoux pliés, les cuisses fléchies sur le ventre et ses traits portent l'empreinte de la douleur la plus aiguë. L'abdomen est ballonné, souvent tympanique ; il y a de l'agitation, de la fièvre, de la diarrhée plus souvent que de la constipation, et parfois des nausées et des vomissements ; le pouls est filiforme, rapide et bondissant. Lorsqu'il se fait un épanchement intra-abdominal de sérum, le ventre cesse d'être tympanique, mais il peut le redevenir plus encore qu'auparavant, peu de temps avant la mort.

Les symptômes de la péritonite secondaire sont absolument semblables, quoique moins intenses peut-être ; elle se montre secondairement dans le cours de l'ascite, de la typhoïde, par suite d'une perforation intestinale ; dans la scarlatine, l'érysipèle... etc. — Le pronostic est toujours grave. Le Dr Churchill dit : « Il n'y a pas de maladie plus fatale. »

Traitement. — Il consiste à diminuer la douleur par des fomentations anodines ou par des applications d'onguent à l'extrait de belladone sur le ventre. On pourrait donner avec prudence le calomel et l'opium, et pour procurer du sommeil au malade on aura recours aux lavements anodins. S'il y a beaucoup de diarrhée, il faudra diminuer la quantité de calomel et augmenter la quantité d'opium. Pour un enfant de deux ans, il faut commencer par 3 centigrammes environ de calomel et 5 centigrammes de poudre de craie opiacée (1) toutes les deux heures,

(1) Pulvis cretæ aromaticus cum opio (Br. Ph.) — Craie, 13 — poudre aromatique, 26 (cannelle, muscade, safran, girofle...) et opium, une partie 3 grammes 60 centigrammes contiennent environ 6 centigrammes d'opium.

dans aucun cas on ne se trouvera bien de l'usage des purgatifs cathartiques.

Les vésicatoires sont également inadmissibles et la saignée sous une forme quelconque doit toujours être repoussée. Si la constipation survient, un lavement suffira pour la faire disparaître.

Le régime sera d'abord très léger, mais on visitera l'enfant toutes les quatre heures et on surveillera l'indication d'une nourriture plus abondante de manière à y satisfaire aussitôt qu'il y aura lieu.

La glace est utile pour calmer les vomissements. Quelques praticiens recommandent l'emploi de l'onguent mercuriel en frictions sur les cuisses pour produire la salivation on peut étendre 8 grammes d'onguent hydrargyrique sur un linge qu'on appliquera sur le ventre ou qui servira à faire des frictions sur la face interne des cuisses. L'attaque peut dégénérer en péritonite chronique quoique cette affection, plus commune après trois ans, soit presque toujours alors indépendante d'une péritonite aiguë et presque toujours liée au contraire à la diathèse tuberculeuse, d'où le nom de péritonite tuberculeuse.

L'attaque est insidieuse, ordinairement accompagnée de diarrhée, douloureuse ou non; par ailleurs l'enfant paraît assez bien. Enfin il survient une douleur et une sensation de tension abdominale, le ventre est ballonné, la douleur devient de plus en plus fréquente et paroxystique; on perçoit bientôt une fluctuation vague et les veines de la paroi abdominale deviennent grosses et proéminentes.

La douleur est rarement constante dans la péritonite tuberculeuse, rarement aussi confinée au siège de la lésion; c'est plutôt une douleur sourde, intermittente, qui s'accompagne de coliques et d'une sensibilité à la pression. La fluctuation n'est pas due, ordinairement au moins, à l'ascite, mais à la transmission de la poussée manuelle par l'intermédiaire de la masse intestinale agglutinée. (Rilliet et Barthez.)

Lorsqu'une tumeur peut être circonstrite, c'est presque toujours le péritoine qui en est le siège.

Néanmoins la langue de l'enfant peut être à peu près propre, son appétit passable, les intestins fonctionnant à peu près régulièrement. Lorsque l'épanchement survient, la dyspnée s'y établit, le pouls s'accélère, la peau devient chaude, il y a des exacerbations matinales et vespérales, les forces déclinent, l'émaciation fait de rapides progrès, la diarrhée suit ces symptômes, et la mort vient rapidement terminer la scène, par suite de l'épuisement ou d'une affection tuberculeuse intercurrente.

Le traitement comprend surtout l'emploi de l'iodure potassique et des frictions fréquentes sur l'abdomen avec la pommade iodurée à l'huile de morue. On peut aussi faire sur le ventre des badigeonnages à la teinture d'iode, et, pour soulager la douleur, il faut avoir recours aux fomentations chaudes. Wolff recommande la poudre de digitale avec de faibles doses de bitartrate de potasse. Le régime sera nourrissant et on soutiendra les forces par tous les moyens possibles. L'air de la mer peut être utile, ainsi que les toniques, dès que la maladie semble entrer en décroissance ; mais malheureusement, c'est une affection généralement rebelle à tout traitement.

XV. — TABES MESENTERICA
(Carreau)

Cette affection, désignée aussi sous le nom de tuberculose des ganglions mésentériques, ou carreau, a une ressemblance symptomatique très grande avec la péritonite chronique ou péritonite tuberculeuse. C'est une affection assez rare. Les enfants y sont exposés depuis un an jusqu'à huit, mais la maladie est spécialement rare avant la cinquième année.

La présence de petites masses tuberculeuses dans les ganglions mésentériques est pourtant très commune.

Les symptômes sont une douleur plus ou moins persistante dans la région abdominale, de telle sorte que l'enfant reste couché, lorsqu'il ressent cette douleur, sur le dos et les jambes fléchies sur le ventre ; les intestins sont généralement mal réglés, relâchés ou resserrés ; les selles sont argileuses et fétides ; l'abdomen grossit et se tuméfie, tandis que le reste du corps, au contraire, amaigrit notablement (ce qui distingue cette maladie du rachitisme) ; enfin la débilité augmente rapidement. La maladie ne peut être diagnostiquée avec une certitude absolue que lorsque les ganglions engorgés peuvent être perçus à travers les parois abdominales, et cette palpation n'est possible qu'après que la maladie a déjà fait quelques progrès. Lorsque les ganglions grossissent, il survient plusieurs symptômes dus à la pression de ces organes sur les organes voisins. L'œdème et le gonflement des veines pré-abdominales sont fréquents. L'ascite est ordinaire, mais pas constante ; le mécanisme de sa production peut être rattaché à la compression sur le canal thoracique ou sur la veine-porte, ou bien à la péritonite chronique survenant aux diverses périodes de la maladie ; cette péritonite est rarement générale et ordinairement localisée ; elle est révélée à l'autopsie par des zones d'inflammation récente ou ancienne. Dans ces cas la douleur, la fièvre et les autres symptômes de la péritonite peuvent manquer ou être trop obscurs pour fixer l'attention (1). Parfois l'ascite est très considérable et la fluctuation est parfaitement distincte ; le plus souvent cependant la quantité de liquide est faible et la fluctuation rendue moins nette par les adhérences. Il peut y avoir un tympanisme exagéré, parfois aussi des vomissements et de la diarrhée ; la langue est ordinairement propre et l'appétit assez bon. Dans certains

(1) Voyez un cas de ce genre rapporté dans *the Lancet* 21ᵉ Aug. 1869.

cas on n'a observé aucun ballonnement du ventr qui, au contraire, était plutôt affaissé; dans ces cas on trouve en général facilement la tumeur ganglionnaire; elle est dure, noueuse, et quelque peu mobile. Les dépôts tuberculeux de la péritonite chronique sont généralement plus mous, moins noueux et plus mobiles. La fièvre, la douleur, le ballonnement abdominal et la sensibilité dès le début, avec une fluctuation plus ou moins manifeste, tels sont les symptômes qui dénotent surtout la péritonite; mais comme les deux affections peuvent coexister, le diagnostic est souvent très difficile. Une hypertrophie considérable des ganglions cervicaux indique avec plus de probabilité le tabes et non la péritonite.

Vers la fin se montre la fièvre hectique; le pouls devient extrêmement rapide, les sueurs profuses sont fréquentes; l'enfant succombe enfin soit à l'épuisement, à quelque attaque intercurrente d'entérite, ou bien à la péritonite. La maladie se prolonge souvent pendant plusieurs mois, avec des exacerbations et des rémissions, et elle peut parfois, quoique très rarement, se terminer par la guérison.

Traitement. — Le traitement sera celui de la tuberculose en général, c'est-à-dire qu'il consistera surtout à relever les forces, à régulariser les fonctions intestinales et hépatiques et à prescrire l'iodure ou le phosphate de fer, les hypophosphites de chaux et de soude et l'huile de foie de morue. Des frictions et les onctions iodurées et à l'huile de morue sont utiles. Le changement d'air, surtout pour prendre l'air de la mer, est de toute importance; les bains de mer chauds ou froids suivant la saison sont également indiqués. La viande crue, la crème, le chocolat, le cacao, sont d'excellents aliments dans ce cas. Le Dr Dobell recommande aussi l'émulsion pancréatique à la dose d'une cuillerée à café toutes les quatre heures.

XVI. — TUMEURS ABDOMINALES. — LEUCOCYTHÉMIE. — MALADIES DES CAPSULES SURRÉNALES... ETC.

On doit se rappeler que lorsque l'on dit qu'un enfant a « un gros ventre », il arrive souvent que l'augmentation de volume du ventre est tout simplement l'état normal et nullement en relation avec une maladie d'aucune sorte. Les enfants ont naturellement le ventre gros. Dans les cas où le développement du ventre est réellement morbide, il est presque toujours lié au rachitisme ou à la péritonite tuberculeuse.

Le foie est l'organe qui donne le plus souvent lieu au développement de tumeurs abdominales chez les enfants, puis vient la rate, et après la rate, les reins. Le foie peut être augmenté de volume par suite d'un dépôt de graisse constituant le « foie gras ». — Friedrichs appelle l'attention sur la coïncidence fréquente du « foie gras » et du tubercule pulmonaire. Chez les enfants au sein les cellules hépatiques sont ordinairement riches en graisse, et le foie se montre souvent hypertrophié pendant les premières semaines de la vie, en raison du gavage absurde imposé quelquefois à l'enfant. En outre l'hypérémie et l'hypertrophie du foie peuvent résulter de l'arrêt de la circulation, dans une affection cardiaque, surtout dans les lésions mitrales (insuffisance ou rétrécissement), et aussi dans le rétrécissement de la cavité thoracique par suite d'une incurvation. Dans ces cas d'obstacle mécanique à la circulation sanguine, le foie s'hypertrophie uniformément, sa capsule est distendue, et son parenchyme plus ferme. A la coupe, le tissu hépatique présente l'apparence de la *noix muscade*, de là le nom de foie muscade donné à cet état particulier. Les symptômes sont (outre ceux qui sont révélés par la palpation et par la percussion) un état gastrique catarrhal, une légère teinte ictérique, la constipation et une urine fortement colorée et rare, légèrement albumineuse. L'organe hypertrophié paraît d'abord lisse et ferme, puis enfin il est rude et granuleux. Le traitement doit être surtout palliatif, d'autant que le « fons et origo mali » est incurable. Quand il existe beaucoup de douleur dans l'hypochondre, il peut être utile d'appliquer quelques sangsues ou des ventouses sèches. — Les purgatifs salins légers avec du taraxacum et de temps à autre l'emploi de la leptandrine ou de la podophylline sont les indications principales. Frierichs recommande les eaux de Marienbad et de Kissingen.

La dégénérescence *amyloïde, albuminoïde* ou *cireuse* donne lieu à d'énormes développements du foie ; elle est associée souvent avec : — *a.* la carie ou la nécrose des os surtout aux articulations et aux vertèbres, plus rarement dans la diaphyse des os long; — *b.* le rachitisme; — *c.* la syphilis constitutionnelle; — *d.* la fièvre intermittente paludéenne ; — *e.* la tuberculose pulmonaire ou intestinale.

La maladie se prolonge ordinairement pendant plusieurs mois ; le début est souvent inaperçu, car il donne lieu à un petit nombre de symptômes dans les premiers moments et le foie peut atteindre un volume considérable avant que la santé générale soit compromise; de temps en temps néanmoins on rencontre dans ces cas l'albuminurie, l'ascite et l'engorgement splénique. Le foie lui-même est dur, sa surface est lisse, le bord net et bien coupé, ce qui permet avec la tuméfaction splénique et l'association avec la carie, la strume ou la syphilis, de diagnostiquer l'altération cireuse d'une hypérémie simple ou même du foie gras, qui est plus doux au toucher et qui coïncide rarement avec une maladie splénique ou rénale. Le pronostic est toujours grave. Lorsque l'albuminurie survient, la maladie se termine toujours fatalement.

Traitement. — L'iodure de potassium et l'iodure de fer sont les remèdes qu'il convient d'opposer aux états constitutionnels avec lesquels le foie cireux est en corrélation. Le Dr Budd recommande le chlorhydrate d'ammoniaque à la dose de 30 centigrammes. Les sources de Karlsbad, Ems et Weilbach sont recommandées. En un mot, les sources alcalines et les sulfureuses chaudes paraissent les plus avantageuses.

Autopsie. — Le foie dans ces cas est toujours gros, lisse et dur, la surface des coupes est pâle et luisante. Au contact d'une solution d'iode, il se produit une teinte d'un rouge foncé caractéristique de la présence de la matière amyloïde ; l'addition d'acide sulfurique transforme cette teinte en un violet foncé ou plus rarement en bleu. La rate est grossie, ferme et présente à la section l'apparence connue de la « rate sagou », dans laquelle les petits corpuscules analogues aux grains de sagou deviennent bleus lorsqu'on les traite par l'iode et l'acide sulfurique. Les reins sont aussi fréquemment augmentés de volume et présentent une dégénérescence granuleuse.

Hydatides du foie. — Les hydatides du foie donnent naissance à une tumeur que l'on rencontre bien rarement dans l'enfance. Les symptômes sont peu nombreux, quelquefois nuls, tant que la tumeur n'a pas acquis un volume considérable, et surtout lorsque les vésicules hydatiques sont enfoncées encore dans le tissu hépatique. Plus ordinairement cependant on peut distinguer dans l'hypochondre droit ou gauche ou à l'épigastre, une tumeur ronde et saillante. Ces tumeurs sont lisses, globuleuses, élastiques, parfois elles présentent une fluctuation manifeste. On a décrit un *thrill* vibratoire comme étant très caractéristique lorsqu'il existe, il indique alors un kyste multivésiculaire. La douleur existe rarement ainsi que la jaunisse et l'ascite. Il n'y a point de fièvre, mais les symptômes de compression par la tumeur deviennent peu à peu plus manifestes à mesure que la maladie fait des progrès. Ainsi on observe la dypsnée, les palpitations, la constipation et l'œdème. Le kyste peut se rompre et s'ouvrir dans des directions variables, par exemple dans la plèvre, le péritoine, les intestins, ou bien extérieurement. Dans ces cas, il survient, suivant la direction dans laquelle la rupture s'est faite, une pleurésie, une pneumonie, avec expectoration ou vomissement des hydatides, qui peuvent aussi être rendues dans les évacuations. Le mieux encore est la rupture dans l'estomac ou dans les intestins. Parfois la guérison spontanée s'effectue, et ce n'est qu'à l'autopsie qu'on découvre les hydatides dont l'existence n'avait pas encore été reconnue pendant la vie. Souvent la rate est affectée ainsi, en même temps que le foie. Lorsque le diagnostic est certain, Récamier recommande la ponction avec un trocart fin. Le liquide évacué doit être limpide, aqueux, non albumineux, et les scolex avec leurs crochets peuvent être reconnus facilement au microscope.

Le sel commun et l'iodure de potassium ont été recommandés dans cette affection. La ponction a été pratiquée souvent avec succès, lorsque le kyste était adhérent aux parois abdominales. On doit veiller à ne pas laisser couler de liquide dans la cavité péritonéale, et à cet effet on applique les parois abdominales contre le kyste, et après l'opération on pose un bandage élastique et on recommande au malade le repos le plus absolu pendant vingt-quatre heures. Pour déterminer l'existence des adhérences, le Dr Budd conseille de tracer à l'encre le bord de la tumeur et le bord du foie, et de voir ensuite si le changement d'attitude et les inspirations profondes modifient les rapports de ces parties et surtout si la partie la plus saillante reste fixe au même point.

Cancer du foie. — Le cancer du foie est aussi très rare ; j'en ai vu un cas chez un enfant de sept ans, et le dépôt cancéreux était seulement secondaire. — Le diagnostic s'aidera de la présence de la cachexie cancéreuse, de la douleur, de l'amaigrissement, de la pâleur cireuse et maladive et de la diarrhée féculente. La tumeur est dure et bosselée, sensible au toucher, quoique ces conditions puissent manquer dans quelques cas. L'ascite est fréquente. Lorsque la jaunisse survient, elle est persistante. La rate reste généralement indemne et garde son volume ordinaire, ce qui a une certaine importance au point de vue du diagnostic avec la dégénérescence amyloïde. La dyspepsie est ordinairement un symptôme du début et constant. Les hémorrhagies sont communes vers la fin de la maladie. Malheureusement le traitement ne peut qu'être palliatif.

Cancer des reins. — Le cancer des reins est encore une cause de tumeur abdominale chez l'enfant. De même que dans le cancer du foie, on observe également la cachexie cancéreuse, les troubles gastriques, la diarrhée, l'ascite; parfois l'hématurie qui a dès lors une signification diagnostique. Le cancer du rein droit est généralement séparé du foie par une anse intestinale, qui aide à faire le diagnostic. Le cancer du rein gauche se distingue d'une hypertrophie splénique par la forme arrondie de sa face antérieure, la rate présentant au contraire un bord rude, et aussi par la plus grande extension de la tumeur rénale dans la région lombaire.

Cancer de l'estomac, maladie également rare, donne naissance à une dyspepsie encore plus violente, à l'hématémèse et à une douleur qui suit chaque repas. En outre la percussion donne lieu à un bruit tympanique lorsque l'estomac est malade et à une matité étendue lorsque c'est le foie qui est atteint.

Leucocythémie. — Cette affection, qui semble due à l'excès des corpuscules blancs dans le sang, s'accompagne surtout d'une hypertrophie de la rate, parfois aussi du foie, de la glande thyroïde et des capsules surrénales. Il existe en outre de la pâleur, une grande émaciation, de la débilité, une tuméfaction abdominale par suite de l'augmentation de volume de la rate; de la diarrhée et une tendance aux hémorrhagies, surtout à l'épistaxis et à l'hématémèse; on observe aussi dans ce cas l'anorexie, des nausées, la jaunisse, l'œdème et l'ascite.

Cette maladie n'est pas rare chez les enfants; on la distingue de la tuberculose par l'engorgement splénique et hépatique, l'extrême pâleur qui est parfois très remarquable, ainsi que je l'ai constaté dans un cas, en particulier, dans lequel l'enfant succomba à une rougeole intercurrente. Cet enfant avait présenté une débilité générale sans symptômes particuliers, excepté une faiblesse sans cesse croissante; le petit malade se nourrissait cependant assez bien et paraissait souffrir très peu. Une attaque très bénigne de rougeole lui devint rapidement fatale.

Traitement. — Le traitement n'est guère satisfaisant. On recommande en général les toniques. Le fer et l'huile de foie de morue me semblent utiles, quoique je ne puisse dire que leur usage ait donné réellement une amélioration notable. L'iodure de fer est peut-être la forme la plus avantageuse. Le Dr Broadbent et le Dr Wilson Fox ont signalé des cas chez l'adulte où le phosphore avait produit de bons effets. Le Dr Fox dit même « qu'il espère qu'une nouvelle maladie a été rayée de la liste des affections presque irrémédiables et sans espoir ». Il suffit de donner 1/2 ou 1 milligramme environ deux ou trois fois par jour. (V. le Formulaire.)

Maladie des capsules surrénales. — Cette maladie est extrêmement rare chez les enfants. Je transcris l'observation suivante comme un cas intéressant. Elle a été prise à l'hôpital des enfants de Melbourne et rapportée par le Dr Snowball.

Maladie d'Addison. — W. P.; douze ans, garçon, né dans le district de Victoria ; admis à l'hôpital des Enfants Malades dans le service du Dʳ A. Beckett. — 20 octobre 1879.

« Les renseignements antérieurs à l'admission sont très peu satisfaisants. Cet enfant est orphelin ; ses parents sont morts phthisiques, et depuis six mois il a été très négligé, autant qu'on peut le savoir, d'après le récit diffus qui en est fait par la sœur du malade. Il a toujours été délicat, mais jusque cinq semaines avant son entrée à l'hôpital, il pouvait encore se rendre à l'école. A cette époque, il devint tellement faible qu'on fut obligé de le garder à la maison ; il se plaignait alors d'une forte douleur de tête, d'une sensation de morsure au creux de l'estomac, symptômes qui disparaissaient par l'alimentation, bien que l'enfant se trouvât toujours souffrant après avoir mangé ; en même temps sa sœur avait remarqué qu'il prenait un teint très jaune.

« A son entrée, le malade paraît très émacié ; les joues creuses, les yeux très saillants, les sclérotiques perlées, la langue, les lèvres, les conjonctives extrêmement pâles. *Toute la surface du corps présente une teinte bronzée très foncée.* Les bruits du cœur sont normaux, quoique faibles ; les poumons sont sains ; l'urine, fortement colorée, n'est ni albumineuse ni diabétique.

Huit heures après son admission le malade se plaint d'une sensation de malaise et d'un violent mal de tête. Au bout de dix minutes à peine, il perd connaissance et reste étendu sur le dos, les yeux ouverts, les pupilles insensibles à la lumière et poussant toutes les minutes un cri aigu. Cet état se prolonge environ pendant une heure, puis l'enfant reprend peu à peu ses sens et paraît ne pas se rappeler ce qui s'est passé. Il dit seulement que la tête lui semble alourdie et stupide. Il est soumis alors à un traitement tonique. On n'observe point d'autres symptômes, mais pendant les douze jours suivants, le malade a encore sept attaques semblables à la première, et le 8 novembre, après une attaque, il tombe dans le coma et meurt.

Autopsie. — Six heures après la mort. — Rigidité cadavérique très marquée. *Cerveau :* congestionné, nombreux points sanguinolents dans les hémisphères, veines méningées et sinus très distendus par un sang noir et fluide, qui se coagule aussitôt son exposition à l'air : liquide abondant dans les ventricules latéraux.

Cœur. Les ventricules sont vides, celui du côté droit est affaissé ; un petit caillot blanchâtre dans l'aorte ; les valvules sont saines et les veines pulmonaires sont distendues. — *Poumons :* sains, crépitants, congestion hypostatique. — *Foie :* congestionné et dur ; la vésicule biliaire est pleine. L'estomac et les intestins sont sains et aérés. Le pancréas est normal, la rate adhérente en un point au diaphragme mais saine, — *Reins :* la substance corticale est congestionné, les pyramides pâles, les capsules se détachent aisément et sans déchirures. Les capsules surrénales sont plus grandes que d'ordinaire et indurées ; le Dr Allen ajoute à cette observation la description des capsules surrénales observées dans ce cas :

« Les *capsules surrénales* sont très grosses ; la distinction normale entre le tissu cortical et la substance médullaire a disparu ; la surface de la coupe est marbrée de taches jaunes et grisâtres.

« Les coupes histologiques présentent des aspects bien différents suivant les parties, mais en général elles consistent en petites cellules rondes du volume des globules lymphatiques, entremêlées en grand nombre dans ces fibrilles délicates formant un filet. En dehors de ces granulations, on ne peut distinguer qu'une matière amorphe ; par place on trouve de larges bandes de tissus fibreux et de cellules en fuseaux ; ailleurs c'est un amas de cellules sphériques ou de matières granuleuses entourées par un anneau plus ou moins large de tissus demi-fibreux infiltrés

de petites cellules rondes : par ci par là quelques restes
des tubes glanduleux en colonne appartenant au tissu
des capsules lorsqu'elles sont saines. »

Un cas de coloration bronzée de la peau chez un
enfant de onze ans a été rapporté également par le
Dr Snowball, et dans ce cas il n'existait point de lésion
des capsules surrénales, bien que la peau de l'enfant
fût aussi brune que celle d'un mulâtre avec une tache au
devant du cou. Les affections trouvées à l'autopsie
étaient une tuberculose méningée et un dépôt tuberculeux
avec dégénérescence du rein droit. « Une des pyramides
était devenue caséeuse ; » sa coupe était jaune, opaque,
friable, imbibée de suc. L'aire pulpeuse s'ouvrait directement dans un des calices, mais les tubuli paraissaient
oblitérés à ce niveau. Il n'y avait pas eu de symptômes
de maladie des reins pendant la vie, et l'urine ne contenait
pas de trace d'albumine.

XVII. — MALADIES DES REINS

Diabète et Polyurie. — Le véritable diabète est tellement rare dans l'enfance, qu'il n'est pas nécessaire de l'é-
tudier ici, d'autant plus que, lorsqu'il existe, le traitement
est absolument le même que chez l'adulte, tant pour les
remèdes que pour le régime. Une simple polyurie suit parfois un trouble gastrique plus ou moins prolongé. Dans
ce cas, il y a une soif vive et l'enfant dépérit souvent
sans cause apparente. L'urine est généralement d'un jaune
pâle et sa densité varie de 1010 à 1028. Il existe un excès
d'urée. La diathèse strumeuse est souvent en corrélation
avec ces désordres. Lorsqu'on est en présence de cette
affection, il faut surveiller le régime. Les aliments les
plus convenables sont les viandes, les farineux et le lait ;
ce régime et le traitement des troubles gastriques et intestinaux suffisent à compléter la guérison.

Les bains chauds et le changement d'air sont également utiles dans cette affection, qui est d'ailleurs très rare.

Néphrite desquammative aiguë idiopathique. — Cette maladie est rare, mais on l'observe souvent après la fièvre scarlatine ; les symptômes sont semblables dans les deux cas, savoir : frissons et fièvre, agitation, douleurs lombaires, vomissements. L'hydropisie est ordinairement un symptôme initial, et la face est la partie envahie d'abord; on note une bouffissure particulière des traits ; puis le corps entier enfle et on observe souvent un épanchement dans une cavité séreuse, surtout dans la plèvre, d'où l'indication d'ausculter fréquemment ces malades ; l'urine devient rare quoique la miction soit fréquente ; sa couleur est foncée, elle contient beaucoup d'albumine. Lorsque les urines augmentent, le pronostic devient plus favorable et l'hydropisie cède rapidement. Pendant la convalescence les malades émettent une grande quantité d'urines, variant de 1 litre 1/2 à 3 litres dans les vingt-quatre heures. L'examen microscopique des urines révèle l'existence des cristaux d'urate d'ammoniaque, du mucus, des tubes épithéliaux, des moules de tubuli et des corpuscules du sang.

Traitement. — Le traitement doit viser à rétablir les fonctions cutanées dans toute leur activité, et dans ce but les bains de vapeur sont d'une grande efficacité;il faut les combiner avec les diaphorétiques. La crème de tartre et la poudre de Dover constituent une bonne combinaison, à petites doses, au moment du coucher. Lorsque la maladie rétrogade, l'anasarque diminuant, il est bon de donner des diurétiques, tels que le citrate de potasse avec un peu d'esprit de nitre. Il est nécesaire d'entretenir la liberté du ventre et à cet effet nul remède n'est préférable à la poudre de jalap composée. Le Dr Lickinson recommande de faire boire au malade de grandes quantités d'eau pour diluer les urines et diminuer la quantité d'albumine. Dans les cas sévères, le D' Johnson recommande les ventouses sèches à la région lombaire. Les ventouses sèches m'ont toujours paru très utiles et sans inconvénients chez les enfants ; c'est surtout après la scarlatine qu'il faut éviter toute émission sanguine. A peine est-il nécessaire d'ajouter que les vésicatoires sont ici complètement inadmissibles. Pendant la convalescence il faut prendre de très grandes précautions contre les refroidissements, et il faut régler le régime avec soin. La teinture de fer et le quassia sont souvent utiles, même au début de la convalescence dans cette affection.

Le traitement de l'albuminurie scarlatineuse peut être tracé en général de la manière suivante : Dès qu'on aura constaté la présence de l'albumine, on donnera un peu de perchlorure de fer ou mieux du fer dialysé. La viande et tous les aliments solides seront suspendus excepté un peu de biscuit fouetté ou du pain trempé dans du lait. L'enfant sera excité au contraire à boire beaucoup de liquide ; du lait coupé avec de l'eau, de l'eau d'orge, etc., sont utiles pour diluer les urines, et avec un diaphorétique convenablement choisi, ces moyens suffiront à entretenir l'action de la peau. S'il survient des symptômes d'intoxication urémique : vomissements, fièvre, agitation, urine rare et colorée, très albumineuse, sanguinolente et contenant des tubes granuleux, et même avec menace de l'anurie, alors les ventouses sèches seront appliquées sur les reins, ou bien des cataplasmes de moutarde suivis de fomentations ; on donnera un léger purgatif en restreignant la diète à l'eau et au lait et en excitant l'enfant à boire une limonade à la crème de tartre ou à l'acétate de potasse. Généralement 30 grammes de tartrate pour environ 1/2 litre d'eau ou plus, avec un peu de sucre et de jus de citron, suffiront pour améliorer cet état en trente-six ou quarante huit heures. Un enfant peut rester dans le coma avec une anurie complète pendant quatre ou même cinq jours et guérir néanmoins.

Ces circonstances réclament une surveillance extraordinaire et la plus grande attention aux minuties du régime et de la thérapeutique à la fois pendant l'attaque et aussi pendant la convalescence entière. Le Dr Robert Bartholow fait observer que dans l'hydropisie rénale, surtout d'origine scarlatineuse, lorsqu'il n'existe pas de contre indication dans l'état du cœur, la jaborandi est un remède de la plus grande utilité. (Voyez quelques notes sur la pilocarpine, dans l'appendice au formulaire). Les renseignements suivants sur l'emploi de la fuchsine nous ont paru intéressants.

EMPLOI DE LA FUCHSINE DANS L'ALBUMINURIE. — De courtes notes ont été publiées dans le *British Medical Journal*, pour octobre et décembre 1879, sur l'emploi de la fuchsine ou chlorhydrate de rosaniline dans l'albuminurie compliquée d'anasarque. Cette méthode a été surtout expérimentée par M. Bouchut à l'hôpital des Enfants Malades. Sous l'influence de ce médicament, l'albuminurie diminue rapidement et finit par disparaître dans quelques cas après un traitement de un mois à six mois, la dose variant de 10 centigrammes à 20 centigrammes par jour. Les malades étaient soumis en même temps à un régime composé surtout de lait et de viandes blanches ; quelques-uns d'entre eux furent aussi enveloppés chaque jour pendant deux heures dans une couverture chaude imprégnée de vapeur de benjoin. Pendant tout le traitement l'urine s'est montrée d'une couleur plus ou moins rosée, les lèvres et la langue rouges, l'appétit constamment bon ; les malades n'ayant jamais souffert de gastralgie, de colique ou de diarrhée.

Bouchut cite dix cas de guérison dont sept dans sa pratique privée. Le Dr Sawyer de Queen's Hospital, à Birmingham, a depuis donné à cette méthode une plus grande extension, et il écrit : « Tout en tenant compte des intermittences naturelles qu'on observe dans l'albuminurie et de toutes autres sources d'erreur, je pense que le traitement par la fuchsine m'a donné de meilleurs résultats que tous les autres traitements de l'albuminurie rénale. » — Il ajoute : — « Dans la plupart des cas, l'albuminurie diminua considérablement ou même disparut complètement après l'administration de la fuchsine. » Pour éviter la coloration des lèvres il donne de préférence la fuchsine en pilules à dose de 5 centigrammes, avec l'extrait de gentiane auquel on peut ajouter, suivant les indications, un peu de carbonate de fer ou de fer réduit. — (*The practitionner*, january 1881.)

XVIII. — INCONTINENCE D'URINE

Cette maladie est associée parfois avec les affections r énales, la gravelle, par exemple, ou l'excès d'acide urique dans l'urine ; parfois également avec la débilité générale, les vers intestinaux, la constipation ou l'onanisme. Plus souvent elle provient d'excès dans l'usage des liquides, ou du décubitus horizontal pendant le sommeil. S'il n'y a point de cause spécifique dans l'urine, ni vers, ni habitudes vicieuses, le meilleur traitement consiste à lever l'enfant une ou deux fois par nuit à la même heure. On peut aussi fixer le long du dos un bourrelet de coton destiné à empêcher le décubitus dorsal, et on peut administrer à l'intérieur la teinture de belladone à doses faibles.

On pourra aussi appliquer sur le sacrum un emplâtre belladoné. Dans les cas rebelles il est utile d'avoir recours aux suppositoires de beurre de cacao, contenant un peu d'extrait de belladone. L'abstinence, ou du moins l'usage modéré des liquides, surtout le soir, est un complément nécessaire du traitement. Il est rare qu'on puisse avec raison gronder l'enfant pour le corriger de cette habitude qui est involontaire en général, mais lorsque c'est l'effet de la paresse et de la malpropreté, comme on l'observe dans quelques cas, on peut avoir recours avec succès à une correction convenable. Quelquefois on se trouve bien de la combinaison de la strychnine avec la belladone.

> ℞ Liqueur de strychnine.............. 1 goutte (1)
> Teinture de belladone............:... 2 gouttes
> en augmentant prudemment jusqu'à 5 ou 10 gouttes.
> Infusion de cascarille.......... ... 8 grammes
> Dose à renouveler trois fois pour un enfant de trois ans.

On emploie quelquefois l'acide benzoïque en pilules à dose de 5 à 20 centigrammes, et ce remède pourra donner des succès lorsque la belladone aura échoué.

Dans quelques cas, surtout lorsque la périodicité semble un des éléments de l'incontinence, la teinture de cantharide peut être employée utilement. L'irritation produite ainsi au col de la vessie, au moment où le flot d'urine commence à couler, suffit, dit le Dr Condie, pour réveiller le patient. On donnera trois, six, dix ou quinze gouttes trois fois par jour, suivant l'âge du malade, en augmentant la dose jusqu'à ce que la strangurie soit produite. Il ne faut avoir recours à ce moyen que dans les cas re-

(1) Solution de strychnine (à l'aide de l'acide chlorhydrique), 32 milligrammes dans 3 grammes 60 centigrammes d'eau.

La méthode de Trousseau consiste à donner des pilules 1 cent. d'extr. de belladone au moment du coucher, en commençant par une pilule et en augmentant graduellement, jusqu'à huit ou dix ; Trousseau allait jusqu'à vingt. Mais ces phénomènes d'intoxication atropique, se produisant (ivresse, insomnie, hallucinations, sécheresse de la gorge, mydriase, rougeur de la peau...) il faut diminuer aussitôt les doses. Cette méthode convient dans le cas de contraction exagérée de la vessie. On peut y joindre le bromure de potassium.

Lorsqu'il y a insuffisance des sphincters, Trousseau conseille la noix vomique. Une cuillerée à café ou deux de sirop de sulfate de strychnine à 0,05 0/0 de cinq à dix ans. On cesse pendant deux jours et on reprend de deux en deux jours, en augmentant très doucement, car les accidents d'intoxication sont très fréquents, et se manifestent par la raideur des mâchoires, des muscles du cou, de la céphalalgie, des vertiges et des troubles visuels. Enfin, la strychnine s'accumule et par conséquent c'est un médicament difficile à manier. M. le Dr Picard conseille le *seigle ergoté* en poudre dans un véhicule approprié. On pourrait essayer l'électricité faradique, un pôle au périnée, l'autre dans l'anus ou à l'hypogastre. Le fer et l'hydrothérapie peuvent donner également de bons résultats.

belles, lorsqu'il n'existe pas de troubles digestifs ni d'état anormal des urines. Lorsque la strangurie est trop violente, on peut la combattre par l'emploi de lavements émollients et des boissons mucilagineuses, par le camphre et les bains de siège chauds, ou par un lavement anodin. Le cubèbe a été employé par Deiters, à la dose de quelques grains (6 centigr.) pour les petits enfants et 2 grammes trois fois par jour chez les enfants plus âgés, en continuant pendant trois à huit semaines.

Le chloral et l'ergot ont été conseillés à leur tour et méritent d'être essayés dans les cas rebelles. Dans l'appendice au formulaire, on trouvera l'indication du rhus aromatica, remède nouveau, qu'on dit très efficace dans cette maladie.

La **dysurie**, ou difficulté d'uriner, peut se montrer dans les deux sexes. Chez les garçons les causes ordinaires sont l'acidité excessive des urines, le phimosis, une inflammation du méat urinaire, la pierre dans la vessie ou les ascarides lombrics. Chez les filles, les causes les plus ordinaires sont l'acidité de l'urine, l'inflammation du méat, de petites excroissances ou tumeurs vasculaires du voisinage et la leucorrhée prolongée. Le traitement devra évidemment varier suivant les causes ; quand l'urine est anormalement acide, ce qui coïncide souvent avec les affections cutanées et le rhumatisme, la douleur est ordinairement forte, l'urine est très colorée, et il survient une fièvre vive et une dyspepsie considérable. Les délayants et les alcalins, surtout le citrate de potasse, les boissons mucilagineuses et émollientes et de temps à autre un bain chaud, suffiront pour amener la guérison. Les autres causes sont surtout du domaine de la chirurgie et lorsqu'elles ont été reconnues, il convient de les traiter en conséquence; nous n'avons pas à nous en occuper ici.

Parfois on observe chez les petits enfants une anurie ou totale suppression des urines. Cet état peut se prolonger douze ou vingt-quatre heures sans exciter une trop vive inquiétude.

Les intestins seront évacués à l'aide d'un léger purgatif; on prescrira un bain chaud et quelques gouttes d'esprit de nitre (1) dans une boisson sucrée. Lorsque la cause n'est pas congénitale ou dépendante d'altérations organiques irrémédiables dans les reins, ces moyens suffiront pour guérir la rétention.

Rétention d'urine. — La rétention d'urine due à un spasme de l'urèthre n'est pas rare dans l'enfance. Elle peut être occasionnée par un simple refroidissement, plus souvent encore par les vers intestinaux, quelquefois par une cystite du col de la vessie. Le traitement consiste en un bain chaud, purgatif ou mieux un lavement et l'usage de la sonde, s'il y a lieu. Lorsqu'il existe une inflammation du col de la vessie, les meilleurs remèdes sont la poudre de Dover à petites doses, ou l'extrait de jusquiame et l'ipécacuanha; en outre le cathétérisme sera presque toujours nécessaire.

XIX. — LEUCORRHÉE

La leucorrhée n'est pas rare chez les filles, à tous les âges; généralement le siège de l'écoulement est limité à la vulve, mais il peut s'étendre au vagin. On rencontre cette affection surtout chez les enfants scrofuleux et assez fréquemment dans le cours ou à la suite de la scarlatine. La dentition et les vers sont souvent des causes de cet état. La sécrétion ne diffère pas de celle de la gonorrhée, mais l'historique de la maladie, l'absence de violences extérieures, le gonflement des parties, la présence de l'hymen imperforé et la présence ou l'absence de douleur

____

(1) Acide nitrique dilué.

à la miction au début de l'attaque, suffiront à établir la
véritable origine du mal. La maladie suit fréquemment
une marche très lente, lorsqu'elle est due à des causes
manifestes faciles à faire disparaître, par exemple, les
vers, la dentition et la constipation. Le point essentiel
du traitement est une propreté absolue, le pus sera enlevé
avec des lavages fréquents à l'eau chaude, comme dans
l'ophthalmie, et on emploiera ensuite une lotion astringente
au sulfate de zinc, ou bien avec de l'alun, ou de l'acétate
de plomb, ou du nitrate d'argent suivant la gravité du
cas. C'est une bonne méthode que d'employer à tour de
rôle ces différentes lotions. Les bains d'eau salée froide et
les frictions rudes sont très utiles ainsi que le changement
d'air, surtout l'air de la mer et les bains de mer. Les ferrugineux et les amers toniques seront administrés, et les
lotions astringentes seront continuées pendant trois ou
quatre semaines après la guérison apparente, car cette
affection récidive fréquemment. On doit se rappeler que
la sécrétion leucorrhéique infantile est extrêmement contagieuse; on a vu un enfant infecter sa mère en couchant
dans le même lit qu'elle et les plus petites quantités de pus
portées dans l'œil peuvent déterminer une ophthalmie
aiguë.

XX. — PROLAPSUS ANI

C'est une affection très commune surtout chez les enfants des gens pauvres, qui ont l'habitude d'employer souvent des moyens physiques pour faire aller les enfants à
la selle. Une autre cause est l'habitude de laisser ces malheureux enfants faire des efforts pendant vingt et trente
minutes lorsqu'ils font leurs besoins. Quelquefois le prolapsus est simplement dû à la constipation, quelquefois
aux efforts occasionnés par une violente attaque de dysenterie ou d'entérite, qui affaiblit les tuniques musculaires de
l'intestin. Le traitement varie suivant la cause. S'il y a eu

abus des purgatifs, surtout de la poudre de Stedman, du calomel et du jalap, etc., on proscrira ces remèdes et on donnera uniquement des laxatifs pour entretenir les selles liquides. Le séné sous forme d'essence sucrée ou de confection ; l'huile d'olives ou même l'huile de foie de morue sont ordinairement suffisantes et n'ont aucun inconvénient, tandis que l'huile de ricin doit être repoussée, parce qu'elle tend à produire la constipation. Le régime sera soigneusement réglé. On donnera du pain noir au lieu de pain blanc et tous les jours un peu de gruau ou quelques fruits cuits, surtout des pommes. Localement, on aura soin de rentrer l'intestin avec précaution en le refoulant à l'aide d'un doigt bien huilé, et après chaque prolapsus on fera une large affusion d'eau froide. Les bains de siège à l'eau salée froide et de rudes frictions sur le ventre et les reins peuvent agir efficacement.

J'ai trouvé rarement quelque avantage à faire des injections astringentes, quoiqu'elles aient été fréquemment recommandées et ne peuvent nuire en aucune façon. Si les précautions invoquées plus haut sont insuffisantes, on obligera l'enfant à faire ses besoins dans le décubitus dorsal. C'est encore un bon moyen dans les cas très rebelles, de tenir l'enfant au lit pendant plusieurs semaines, en soutenant les genoux à l'aide d'un oreiller. Les opérations chirurgicales, par exemple le pincement d'un pli intestinal ou la résection d'une partie de la muqueuse relâchée, sont quelquefois nécessaires. Lorsque cette infirmité résulte d'une maladie de débilité, on se servira utilement des toniques, des ferrugineux et des amers ; on pourra prescrire également les bains ferrugineux ou toniques avec du quinquina, renouvelés tous les jours.

CHAPITRE IX

NOTIONS DE THÉRAPEUTIQUE GÉNÉRALE

L'action des médicaments sur les enfants diffère souvent en nature et en intensité de celle qu'on observe chez les adultes. Des médicaments reconnus généralement inertes chez l'adulte ont dans l'enfance une activité et une efficacité parfois surprenantes. Les enfants tolèrent certains médicaments beaucoup mieux que les adultes, et ils sont au contraire moins tolérants pour d'autres remèdes. Le calomel et l'opium en sont des exemples remarquables. Les enfants sont, en raison de la délicatesse de leur constitution, plus sensibles à l'action des remèdes qui agissent activement sur les organismes faibles; c'est un fait qui est trop souvent méconnu par beaucoup de praticiens. Les enfants tolèrent bien, et souvent on doit leur donner certains médicaments qui ne conviendraient pas du tout aux adultes dans les mêmes conditions pathologiques; les vomitifs sont en cela des exemples intéressants à connaître. Les émissions sanguines abondantes sont au contraire très mal supportées et la saignée générale, à mon avis, ne leur conviendrait jamais; les sangsues peuvent être appliquées et peuvent produire un bon effet au point de vue de la diminution des souffrances et des affections constitutionnelles en général, lorsque leur intervention est nettement indiquée.

On se servira aussi rarement que possible des vésicatoires; tous les médecins ont pu constater les effets funestes, sur les enfants malades, l'anxiété vive et l'excitabilité, l'albuminurie et les ulcérations intraitables qu'on voit survenir après leur emploi. L'emplâtre de cantharides sera rejeté et quand la vésication *actuelle* sera nécessaire (comme pour diminuer un épanchement séreux...), on se servira d'un liquide vésicant et on favorisera la cicatrisation rapide par tous les moyens possibles. C'est derrière les oreilles et au vertex qu'on fait la vésication de la tête, l'application sur la nuque est un raffinement de cruauté qui empêche les enfants de prendre le moindre repos. Les médecins dont la foi thérapeutique a été ébranlée par la médecine d'adultes, sont souvent émerveillés et heureux de voir les effets favorables des mêmes médications appliquées aux enfants. Il y a tout au plus deux ou trois règles pratiques pour formuler que nous rappelons ici et qu'il faut avoir toujours présentes à l'esprit.

1. — C'est une mauvaise pratique de donner beaucoup de remèdes actifs en même temps. Quelques praticiens semblent vouloir transcrire toute la pharmacopée sur une seule ordonnance, et fréquemment ils arrivent à prescrire une composition inerte ou formée de remèdes incompatibles. Un médicament tel que l'arsenic par exemple, n'a pas besoin qu'on lui en associe une demi-douzaine d'autres pour agir avec efficacité. Si le résultat est bon, on n'a pas le droit de l'attribuer de préférence à l'arsenic, parmi tant d'autres. Si l'effet produit est mauvais, on ne saurait accuser l'agent le plus actif, alors que sa puissance a pu être altérée par l'intervention des autres médicaments.

2. — On choisira pour les enfants des remèdes qui se donnent en petites quantités et ne soient pas trop désagréables. La meilleure pratique est de leur rendre le médicament agréable ou acceptable au moins, car le combat qu'il faut leur livrer sans cela est suffisant pour détruire tout le bénéfice dû au remède.

Je connais un excellent praticien qui a un malheureux enthousiasme pour l'assa-fœtida dans les affections nerveuses des bébés. Quant aux résultats spasmodiques obtenns par cette prescription, plus d'une infirmerie d'enfants pourrait en témoigner.

3. — Les narcotiques et les irritants seront évités autant que possible, et quand on les prescrira, on aura soin de surveiller prudemment leur action.

4. — Pour les doses, il n'il y a pas de règles sans exception, mais la table suivante de Gaubius est un guide généralement utile.

ÂGE	QUANTITÉS PROPORTIONNELLES	DOSE
La dose de l'adulte étant supposée de 3 grammes 60		
Un enfant au-dessous de 6 mois prendra	$1/30$....	0,12 centigr.
— 1 an —	$1/12$....	0,32 centigr.
— 2 ans —	$1/8$.....	0,18 centigr.
— 3 ans —	$1/6$....	0,64 centigr.
— 4 ans —	$1/4$.....	0,96 centigr.
— 7 ans —	$1/3$.....	1 gramme 28
— 14 ans —	$1/2$.....	1 gramme 80
— 16 ans —	$2/3$.....	2 grammes 40
— 21 ans p. la dose entière,		3 grammes 60

FORMULAIRE

Il est commode de se servir pour classer les médicaments, des expressions généralement adoptées, telles que : purgatifs, toniques, émétiques... etc. Chaque groupe sera catalogué ensuite à la fin du volume dans la table. Ces divisions n'ont pas la prétention d'être ni rigoureuses, ni complètes, mais elle serviront uniquement à guider dans l'association et le choix des remèdes appropriés aux affections de l'enfance.

I. — RECONSTITUANTS DU SANG

*Fer. — Mangnanèse. — Huile de Morue.
— Préparations de Fer.*

A. — Sans astringence (véritables reconstituants du sang).

Citrate de fer et d'ammoniaque. — Dose : 5 à 25 centigr. dans de l'eau additionnée de teinture d'orange, ou dans une infusion de gentiane, ou simplement dans un peu d'eau.

Citrate de fer de quinine. — Dose : 5 à 25 centigr. dans un peu d'eau sucrée.

Iodure de fer. — Presque toujours en sirop. — Dose :

1 gramme à 4 grammes. Spécialement utile dans la scrofule... etc.

Phosphate de fer. — Surtout en sirop composé contenant les phosphates de fer, de chaux, de soude et de potasse ; cette préparation est connue sous le nom de Parrish's chemical food. — Dose : 1 gramme à 4 grammes.

Je me suis servi de ce médicament dans une foule de cas avec le plus grand succès ; il est bien supporté alors que les autres ferrugineux ne peuvent être tolérés, et n'a jamais déplu aux petits malades à qui j'ai dû le prescrire. Son goût agréable et sa jolie couleur ne sont pas les avantages les moins appréciés par les enfants. On ne saurait trop estimer sa valeur dans le rachitisme, la scrofule et la débilité générale. J'ai parfois fait ajouter à chaque dose une faible quantité de quinine. Si on le juge convenable, on pourra donner en même temps l'huile de morue.

Le Fer dialysé, — liquor Ferri dialysati, — à la dose de 3 à 5 ou 8 gouttes dans un peu de glycérine et d'eau, est un remède simple, agréable et utile dans beaucoup de cas. Il ne noircit jamais les dents et ne constipe point.

On a récemment préconisé le sirop de lacto-phosphate de fer. Je l'ai employé quelquefois, mais surtout chez l'adulte. Le sirop d'Easton, contenant du fer, de la quinine et de la strychnine, est encore un excellent tonique.

Fer réduit. — Dose : 1 à 5 centigrammes. — Forme excellente, en raison de son faible volume et de l'absence de goût et d'astringence. — Bon médicament dans l'anémie, la chorée... La Pharmacopée Britannique fait préparer des losanges ou tablettes avec le fer réduit. La dose est d'un ou deux par jour.

1.   ℞. Fer réduit...................... 1 gramme 80
       Pepsine de porc................ 1 gramme 80
       Phosphate de zinc............. 0 gramme 90
       Glycérine Q. S. pour faire une masse
   Divisez en 30 pilules. — Une ou deux par jour, dans l'anémie,
       la chlorose, etc (Tanner.)

Tartrate de fer. — Employé sous forme de vin, à la dose de 10 à 25 centigrammes.

Légèrement astringent, non incompatible avec les alcalins, employé largement dans les affections infantiles.

B. — Ferrugineux astringents.

Teinture de perchlorure de fer. — Dose : 2 à 15 ou 20 gouttes ; très utile en combinaison avec le quassia ou le colombo contre les vers et comme tonique. On le donnera avec un sirop, car son astringence est désagréable. Incompatible avec les alcalins. (1)

FORMULES DIVERSES

FER EFFERVESCENT

2.	℞.	1° Citrate de fer......................	20 à 40 centigr.
		Acide citrique.......................	30 à 50 centigr.
		Eau.................................	15 a 30 grammes
	℞.	2° Bicarb. de potasse	30 à 50 centigr.
		Sp. d'oranges......................	1 gr. 80 à 3 gr. 60
		Eau	15 à 30 grammes

Mélangez les deux préparations et prenez pendant l'effervescence trois fois dans la journée.

FER ET QUININE

3.	℞.	Sulfate de quinine.................	0 gramme 03
		Sulfate de fer......................	0 gramme 03
		Ac. sulfurique dilué................	5 gouttes
		Avec ou sans addition de sulf. de magn.	60 cent. à 1 gr.
		Teinture de chloroforme............	1 à 3 gouttes
		Eau	15 grammes

Deux ou trois fois par jour.

ELECTUAIRE FERRUGINEUX

4.	℞.	Hydr. de peroxyde de fer..........	60 grammes
		Conserve d'oranges................	aa 30 grammes
		Thériaque.........................	

F. s. a. — Une demi-cuill. à café, — ou 1 cuill. à café entière suivant l'âge de l'enfant.

(1) La teinture de perchlorure de fer contient 1/4 de solution de perchlorure de fer pour 3/4 d'alcool.

Manganèse. — Tonique sans astringence, cholagogue à doses élevées.

Carbonate de fer et de manganèse avec du sucre.
— Dose, 15 à 30 centigrammes. — Peu employé. —

Huile de morue. L'ancre de salut dans la thérapeutique de la scrofule, de la tuberculose et de toutes les affections de débilité, engorgements ganglionnaires, rachitisme, etc.

L'art d'administrer avec un plein succès l'huile de morue consiste à ne pas en donner de trop fortes doses et à les donner au moment convenable. Il est préférable de débuter par de faibles quantités, — quelques gouttes pour un très jeune enfant, 2 à 4 grammes pour un enfant plus âgé, — dans du vin d'orange ou dans un peu d'eau sucrée et acidulée avec une très faible quantité d'acide chlorhydrique. — On donnera l'huile de manière à ne pas empêcher les repas, c'est-à-dire de préférence aussitôt après; car l'huile pure avant le repas enlève l'appétit. Le moment du coucher est celui qui convient le mieux pour faire prendre ce médicament, lorsqu'il occasionne une répugnance invincible. L'enfant se mettant au lit aussitôt, l'huile est presque toujours conservée. Lorsqu'elle donne de la diarrhée, ce qui est fréquent chez les rachitiques, je fais ajouter à l'huile une certaine quantité d'eau de chaux. On peut y associer également bien de faibles doses d'iodure de fer, de phosphate de fer ou même de phosphore, lorsque l'emploi de ce dernier est indiqué. — J'ai constaté l'efficacité certaine de l'huile de morue en applications locales dans l'eczéma capitis et quelques autres affections cutanées rebelles. S'il est nécessaire, on peut la mettre sous forme de pommade :

5. ℞. Huile de morue...................... 15 grammes
    Liqueur de potasse................. 2 grammes
    Axonge............................. Q. S.
                           (Dʳ Nelligan)

Lorsque l'huile de foie de morue n'est pas tolérée, la glycérine et le beurre de cacao sont les meilleurs succédanés. On les donnera par doses de 4 à 8 grammes deux ou trois fois par jour. J'ai employé l'huile de dugong, mais je ne lui ai pas trouvé d'efficacité spéciale, non plus qu'aux émulsions l'huile de morue, aux gelées, etc... Je préfère de beaucoup l'huile pure. Quelques personnes préfèrent l'huile un peu brune, d'autres estiment davantage la blonde. Le bourgogne et le bordeaux sont d'excellents véhicules pour administrer l'huile de morue, qui peut être donnée comme une sorte de sandwich en versant d'abord dans un verre un peu d'eau et d'eau-de-vie, en faisant surnager par-dessus la dose d'huile qu'on recouvre enfin d'une légère couche de cognac pur. On fait ainsi « passer » l'huile sans mauvais goût. La glace dans l'huile la rend également presque insipide. Si l'huile est épaissie par un temps froid, il faudra la chauffer légèrement et la clarifier avant de l'administrer. En règle générale, les enfants finissent *par y prendre goût* sans l'aide de ces artifices, et je réserve toujours les adjuvants pour les cas particulièrement difficiles.

II. — ANTI-ACIDES

Sels de potasse, de soude, de magnésie, de calcium et de lithium

POTASSE

L'acétate de potasse rend l'urine alcaline; il est diurétique et laxatif. — Dose : 15 centigrammes à 60 centigrammes ou même 2 grammes comme laxatif. — Les fortes doses ont été récemment préconisées, pour le traitement du croup, par M. Labat.

Le bicarbonate de potasse rend l'urine fortement alcaline, il est anti-acide et diurétique ; très employé dans le rhumatisme. Dose : 15 centigrammes à 1 gramme. — Un peu plus comme diurétique.

Le citrate de potasse rend l'urine légèrement alcaline ; il est réfrigérant, salin, un peu laxatif et diurétique. — Dose : 30 centigrammes à 1 gramme 20.

Le tartrate de potasse rend l'urine alcaline ; il est diurétique, purgatif et réfrigérant. — Dose purgative : 2 à 6 grammes.

La liqueur de potasse (1) ne rend pas l'urine alcaline, mais elle alcalinise le sang et rend la fibrine moins plastique, de là son usage dans les affections séreuses, surtout celles qui s'accompagnent d'une exsudation fibro-plastique. On l'emploie aussi dans le rhumatisme et les affections de la peau. — Dose : 3 gouttes, — 15, — 20 au plus.

FORMULES

6. ℞. Liqueur de potasse................... 3 à 15 gouttes
    Sp. simple........................ 2 grammes
    Inf. de serpentaire.................... 4 à 15 grammes
Dans la diathèse urique — très utile dans le rhumatisme chronique.

7. ℞. Bicarb. de potasse................... 15 à 50 centigr.
    Inf. de gentiane ou inf. de colombo.. 4 à 15 grammes
              Dans la dyspepsie acide.

8. ℞. Bicarb. de potasse................... 15 à 50 centigr.
    Teint. de jusquiame .... 3 à 10 gouttes
    Inf. de pareira ou de buchu....... 8 à 16 grammes
Lorsque l'urine est acide et trouble, c'est un bon diurétique (2).

9. ℞ Citrate de potasse .... 30 centigr. à 2 gr.
    Vin d'ipéca.................... 5 à 20 gouttes
    Sp. de scille.................. 1 à 4 grammes
    Eau ou décoction de polygala.... 10 à 15 grammes
              Dans la bronchite.

(1) La liqueur ou solution de potasse contient environ 2 gr. de potasse caustique pour 30 gr. d'eau.

(2) Les feuilles de buchu (Barosma betulina — Rutacées) proviennent du cap de Bonne-Espérance.

La racine du pareira vient du Cissampelos pareira (Ménispermacées) qui croît dans les Antilles et dans l'Amérique méridionale : c'est un diurétique ainsi que le buchu.

Wiggers a tiré de cette racine un alcaloïde soluble dans l'alcool et auquel on a donné le nom de cissampéline ou pélosine.

SOUDE

Le Tartrate de soude rend l'urine alcaline. Dose : 1 à 8 grammes. C'est un laxatif rafraîchissant, léger, d'une grande utilité dans beaucoup d'affections fébribles, généralement bien supporté. Médicament capital dans la médecine infantile.

Bicarbonate de soude, anti-acide très utile, très usité dans la dyspepsie et la cardialgie. Associé à la rhubarbe et à quelque carminatif (le gingembre, par exemple, dans la poudre de Grégory) c'est un laxatif excellent pour les enfants. Dose : 15 centigrammes à 1 gramme. Comme anti-urique, il est moins employé que le sel de potasse correspondant, les urates de soude étant moins solubles que les urates de potasse.

Phosphate de soude (sel purgatif insipide.) — Dose: 2 à 8 grammes. Purgatif très commode pour les enfants, on le donne dans du bouillon ou du lait. Diurétique à petites doses.

FORMULES

10. ℞ Tartrate de soude................   1 à 4 grammes
         Nitrate de potasse ....   5 à 25 centigr.
         Sirop de gingembre...............   15 gouttes à 2 gr.
         Eau de menthe poivrée.... ......   8 à 15 grammes
Médicament réfrigérant, très bon dans la rougeole et quelques autres affections fébriles.

11. ℞. Bicarb. de soude.................   25 à 75 cent.
         Sesquicarb. d'ammoniaque........   5 à 20 centigr.
         Teint. de gentiane comp..........   5 à 15 gouttes
         Infusion de colombo..............   8 à 16 grammes
         Utile dans la dyspepsie et l'acidité stomacale, etc.

12. ℞. Bicarb. de soude.................   25 à 75 centigr.
         Inf. de rhubarbe concassée....... .   2 à 8 grammes
         Inf. de gentiane comp............   2 à 8 grammes
         Laxatif doux et tonique en même temps.

La Magnésie et la **Magnésie légère** (ou calcinée) sont des anti-acides employés largement comme laxatifs pour les enfants. La magnésie légère paraît plus rapide dans son action. Dose : 25 centigrammes à 2 grammes. La nouvelle liqueur de carbonate de magnésie est une imitation de la magnésie fluide de Dinnefort, qui a joui pendant si longtemps d'une grande réputation. — Dose : 8 à 30 grammes.

FORMULES

13. ℞. Magnésie calcinée................ 15 à 25 centigr.
    Sp. de roses........ .... 4 grammes
    Laxatif pour les enfants très jeunes.

14. ℞. Magnésie calcinée................ 30 à 60 centigr.
    Poudre de rhubarbe.............. 15 à 50 centigr.
    Poudre de cannelle comp........... 5 à 15 centigr.
    Laxatif.

CALCIUM

Chlorure de chaux. —Ce médicament était autrefois très estimé dans la scrofule et les engorgements ganglionnaires en général. Le Dr Anthony Toll Thompson en disait beaucoup de bien, et Cazenave l'a vanté dans les affections cutanées chroniques, telles que le lupus, l'eczéma chronique... etc. Le Dr Till indique en quelques mots les dangers des doses trop élevées et d'un emploi trop prolongé. Il affirme qu'il a constaté que ce remède produisait alors des signes manifestes de dégénérescence artérielle, par exemple le cercle sénile. Cependant l'emploi du chlorure de chaux a été préconisé de nouveau depuis. Le Dr Robert Bell, le Dr W. Begbie et autres croient qu'il possède une action remarquable et extraordinaire pour modérer, sinon guérir la maladie tuberculeuse, et qu'il est également utile dans les affections chroniques de débilité, dans l'enfance. La dose de la solution de la Pharmacopée d'Édimbourg est de 10 à 15 gouttes dans un verre.

à bordeaux de lait, trois fois par jour, pour un enfant de dix ans. Ce sel peut être donné à doses de 10 à 15 centigrammes jusqu'à 40 et même 60 centigrammes, dans une infusion amère.

Le tabes mesenterica a, paraît-il, été heureusement amélioré par ce traitement. Le D' Sinclair Coghill fait remarquer que le sel doit être le sel cristallisé ou le chlorure hydraté. Il existe des préparations à base de chlorure de chaux dans les Pharmacopées de l'Autriche, de la Russie et des Etats-Unis d'Amérique.

Craie préparée. — Dose : 15 centigrammes à 2 grammes. — Anti-acide et astringent très employé dans la diarrhée.

Mixture de craie. — Dose : de 4 à 15 grammes. — Combinaison de craie préparée avec le colombo, le quina, le gingembre ou l'opium.

Poudre aromatique à la craie. — Dose : 25 à 75 centigrammes. **Poudre aromatique à la craie. Opiacée** (au 1/40), dose : 10 à 60 centigrammes.

FORMULES

15. ♃. Bromure de potassium............ 5 à 15 centigr.
         Mixture de craie.................. 4 à 8 grammes
         Sirop . ... Q. S.
Dans les irritations d'estomac chez les jeunes enfants, lorsqu'il y a des vomissements de lait aigri et caillé.

16. ♃. Craie préparée.................... 6 grammes
         Poudre de gomme arabique........ } aā 4 grammes
         Sucre blanc...... .... }
         Teint. d'opium................... 10 gouttes.
         Eau............................. 90 grammes
M. Une cuillerée à café d'heure en heure. — Dans la diarrhée.
                                 (Dewees).

Phosphate de chaux. — Dose : 5 à 15 centigrammes. Peut être mélangé avec les aliments et a été fortement recommandé par le D' Beneke dans le rachitisme, la diarrhée, les ulcérations et gerçures de la peau et des muqueuses et dans la débilité constitutionnelle chez les enfants.

17. ♃. Poudre de phosph. de chaux........... 75 centigr.
    Sous-nitr. de bismuth............... 75 centigr.
    Poudre de sucre blanc............... 4 grammes
M. et div. en 5 paquets — On en prendra un entre le repas matin et soir. — Utile dans la diarrhée chronique et le dépérissement.
(Trousseau et Réveil.)

Les sirops d'hypophosphite de chaux, de soude et de fer combinés de diverses manières sont employés maintenant et très largement dans les convalescences, et aussi dans la phtisie, etc... — J'ai la plus grande confiance en l'efficacité des hypophosphites de chaux et de soude. Je les ai employés souvent séparément ou combinés ensemble comme dans la formule suivante pour un enfant d'un an.

18. ♃. Hypophosphite de chaux............... 30 centigr.
    Hypophosphite de soude............... 30 centigr.
    Glycérine........................... 12 grammes
    Eau environ......................... 45 grammes
    Dose : une cuillerée à café deux ou trois fois par jour.

III. — ASTRINGENTS

Sous ce titre, nous pouvons réunir les médicaments suivants :

Aluminium (sel d'alumine). — *Plomb.* — *Chêne* (surtout pour l'usage externe, — injections ou lotions). — *Noix de galle.* — *Krameria* (1). — *Rosa.* — *Tormentilla* (rarement employée). — *Écorce de racine de grenadier* (surtout employée comme anthelminthique). — *Hæmatoxylon* (la décoction est un bon remède, mais

____

(1) Krameria triandra. — Polygalacée du Pérou.

elle tache le linge). — *Kino* (1). — *Cachou* (2). — *Bael* (liqueur de bael (3) Dose : 5 gouttes à 2 grammes dans la dysenterie.

Matico, exerce une action tonique sur les voies urinaires. — *Gomme rouge* (4) (remède nouveau). Dose : 5 à 30 centigrammes, — sirop de gomme rouge. Dose : 20 gouttes à 4 grammes, — très employé dans la diarrhée et la dysenterie. — *Hamamelis* (5). Dose de la teinture : 1 à 4 gouttes, dans la diarrhée, la dysenterie et les hémorrhagies.

FORMULES

19. ♃. Sulfate d'alumine et de potasse......... 15 à 75 centigr.
Acide sulfurique dilué .... 2 à 10 gouttes
Sirop simple. .... Q. S.
Infusion acide de roses .... 4 à 16 grammes
Dans la diarrhée chronique et les hémorrhagies passives, à donner toutes les trois ou quatre heures

20. ♃. Alun............................... 1 gramme 25
Extrait de ciguë...................... 50 centigr.
Sp. de rhubarbe....................... 8 grammes
Eau d'anis............................ 100 grammes
M. — Dans la seconde période de la coqueluche; une cuillerée à café toutes les quatre ou toutes les six heures

21. ♃. Acétate de plomb .... 5 centigr.
Poudre d'opium....................... 1 centigr.
Poudre de réglisse.................... 20 centigr.
M. — Dans l'hémorrhagie de la fièvre typhoïde; à renouveler toutes les six heures chez un enfant de cinq ans.

Acide gallique. — Dose : 5 à 25 centigrammes. — Dissoudre l'acide dans l'eau bien chaude, sucrer con-

---

(1) Suc propre, épaissi au soleil, du Pterocarpus massupium. Légumineuse de la côte du Malabar.

(2) Catechu, cachou, terra japonica. — Extrait du *mimosa catechu* du Bengale

(3) Le fruit du bael (œgle marmelos; — aurantiacées) sert à faire l'extrait ou liqueur de bael. C'est un fruit appelé quelquefois coing du Bengale. Il a la forme et le volume d'une grosse poire, qu'on coupe par quartiers et qu'on fait sécher.

(4) Suc rouge et épaissi, astringent du butea frondosa : Asie tropicale

(5) L'hamamelis virginica, arbrisseau américain, introduit récemment dans la thérapeutique.

venablement et laisser refroidir. Utile dans la diarrhée chronique, les sueurs profuses et les hémorrhagies.

22. ℞. Acide tannique........................ 25 centigr.
    Acide nitrique dil........................ 6 gouttes
    Infus. de gentiane composée............ 10 grammes
M. — Pour diminuer les sécrétions excessives et pour arrêter les hémorrhagies, — A renouveler toutes les trois ou quatre heures pour un enfant de dix ans.

La glycérine au tannin, en applications locales, est fortement recommandée par le Dr Ringer dans l'ozène et toute autre suppuration de mauvaise odeur, venant du nez, dans l'otorrhée chronique et dans la vaginite, dans les angines chroniques, dans les toux occasionnées par le relâchement de la luette et du voile du palais, et dans l'eczéma péri-auriculaire des enfants.

Les infusions ou teintures de kino, de krameria, de cachou, associées aux acides minéraux, à la craie ou aux opiacés, constituent les remèdes ordinaires contre la diarrhée. Il suffira de donner ici une ou deux formules.

23. ℞. Teint. de kino........................ 10 gouttes
    Sirop de pavots blancs................... 10 gouttes
    Teint. de cachou......................... 5 gouttes
    Eau de cannelle.......................... 10 grammes
M. — Astringent. — A renouveler toutes les trois ou quatre heures

24. ℞. Extr. de ratanhia..................... 1 gramme 50
    Confect de roses........................ 120 grammes
    Sp. de pavots blancs.................... 8 grammes
    Poudre de cachou....................... 75 centigr.
F. s. a. — Electuaire (Trousseau). — Dose : une cuillerée à café.

IV. — ACIDES

Acide sulfurique (dil.); tonique, réfrigérant et astringent. Dose : 2 à 5 ou 10 gouttes. — *Acide nitrique* (dil.): tonique, réfrigérant, altérant. Dose : 2 à 5 ou 10 gouttes. — *Acide nitro-chlorhydrique* (dil.) (1) ;

____

(1) L'eau régale diluée.

tonique, hépatique, altérant. Dose : 1 à 5 gouttes. — *Acide citrique;* réfrigérant, diminuant la soif. Dose : de 10 à 50 centigrammes. — *Acide tartrique.* — *Acide phosphorique* (dil.); tonique, réfrigérant, employé dans le rachitisme. Dose : 2 à 5 gouttes. — *Acide sulfureux;* antiseptique, détruit les parasites végétaux. Dose : 5 à 20 gouttes. — *Acide chlorhydrique* (dil.); réfrigérant, antiseptique et tonique. Dose : 2 à 5 gouttes. — *Acide phénique;* antiseptique, astringent; très utile dans la diarrhée chronique, ayant une odeur forte. Dose : 15 milligrammes à 5 centigrammes, très étendu et sucré.

FORMULES

26. ℞. Acide sulfurique aromatique..... .....   2 gouttes
Eau................................   10 grammes
Dans la diarrhée, — pour un enfant de cinq ans.

26. ℞. Acide phosphorique dilué.............   3 gouttes
Ac. chlorhydr. dilué.................   3 gouttes
Infusion de colombo.................   16 grammes
Lorsque l'urine est muqueuse et phosphatique.

27. ℞. Acide nitrique dilué................:....   2 à 6 gouttes
Sirop simple......................   Q. S.
Eau ou décoct. d'orge.............   15 à 30 grammes
Fièvre typhoïde et autres fièvres.

28. ℞. Acide nitr. dilué....................   2 à 6 gouttes
Infusion de chiretta (1) de gentiane ou
quinquina.......................   15 à 30 grammes
Tonique, stomachique.

29. ℞. Acide nitro-chlorhydr. dil............   2 à 5 gouttes
Sirop de salsepareille................   4 grammes
Eau...........................   15 grammes
Dans la cachexie syphilitique.

23. ℞. Acide nitro-chlorhydr. dil............   2 à 5 gouttes
Extr. liq. de taraxacum...............   10 gout à 1 gr. 50
Inf. de cascarille...................   8 à 16 grammes
Altérant, hépatique et tonique.

(1) *Chiretta,* — substance très amère, tirée des racines de l'ophelia chirata, gentianée des Indes, où elle est employée comme succédané du quinquina.

V. — ALTÉRANTS

Iode (surtout les sirops d'iodure de fer et d'iodure de potassium). — *Brome* (surtout les bromures de potassium et d'ammonium). — *Chlore*. — *Soufre* (dans leurs différentes combinaisons). — *Arsenic*. — *Mercure*. — *Chlorate de potasse*. — *Chlorhydrate d'ammoniaque*. — *Dulcamara* (douce-amère). — *Salsepareille*. — *Hemidesmus indicus* (1). — *Irisine* (2). Dose de la teinture : 2 à 8 gouttes. Particulièrement utile dans la scrofule et la syphilis. — *Phytolaccine* (3). Dose de la teinture : 1 à 4 gouttes. *Corydaline* (4). Dose de la teinture : 1 à 4 gouttes.

FORMULES
Iodure de potassium

31. Iodure de potassium................ 2 à 30 centigr.
    Esprit d'ammoniaque aromatique...... 1 à 5 gouttes
    Sp. de salsepareille .... 10 gouttes à 4 gr.
    Eau .... 8 à 15 ou 30 gram.
Dans les affections cutanées syphilitiques et les états cachectiques.

32. ♃. Iodure de potassium.............. 2 à 30 centigr.
    Teint. de jusquiame............... 2 à 10 gouttes
    Inf. de serpentaire............... 8 à 16 grammes
    Rhumatisme chronique et affections syphilitiques.

33. ♃. Iodure de potassium.............. 2 à 30 centigr.
    Esprit d'ammoniaque aromat...... 1 à 5 gouttes
    Sulfate de magnésie............... 50 centigr. à 1 gr.
    Eau camphrée (5).................. 8 à 16 grammes
    Pleurésie chronique avec épanchement.

(1) Hemidesmus indicus (R. Br.) ou Periploca indica (L) — fournit une racine de 3 à 5 mill. d'épaisseur, tortueuse odorante, connue sous le nom de salsepareille de l'Inde ou racine de nudari. — C'est une Asclépiadée.

(2) Tirée de l'iris versicolor.

(3) La phytolaccine est un remède d'origine américaine, tirée du phytolacca decandra.

(4) Alcaloïde du corydalis bulbosa, du c. fabacea et de l'aristolochia serpentaria.

(5) L'eau camphrée de la Pharmacopée britannique contient environ, pour 30 grammes d'eau, 5 centigrammes de camphre.

34. ℞. Iodure de potassium.............. 2 à 30 centigr.
      Citrate de fer ammoniacal........... 10 cent. à 25 cent.
      Sp. de salsepareille............... 15 gouttes à 2 gr.
      Eau........................... 8 à 16 grammes
      Dans la débilité où l'action de l'iode est indiquée.

35. ℞. Sp. d'iodure de fer.................. 20 à 40 gouttes
      Décoct. de quinquina .... 8 à 16 grammes
         Affections strumeuses, ganglionnaires, etc.

36. ℞. Iodure de potassium................ 2 à 30 centigr.
      Glycérine....,•............... 2 à 4 grammes
      Sp. d'oranges .... 2 à 4 grammes
         Deux ou trois fois par jour dans un peu d'eau
            Tuberculose et débuts de la phthisie.

37. ℞. Iod. de potassium.................. 2 à 20 centigr.
      Huile de morue................... 2 à 8 grammes
      Eau de chaux .... 2 à 8 grammes
         Deux ou trois fois par jour dans la phthisie, etc.

Bromure de potassium

38. ℞. Bromure de potassium.............. 5 à 25 centigr.
      Sp. de pavots blancs............... 10 gouttes
      Vin d'ipéca...................... 5 à 10 gouttes
      Décoct. de polygala............... 8 grammes
      Dans la coqueluche. — A renouveler de deux heures en deux heures
      ou de trois heures en trois heures en augmentant graduellement la
      dose de bromure pour un enfant d'un an.

39. ℞. Bromure de potassium .... 15 à 50 centigr.
      Sirop simple..................... 15 gouttes
      Eau.......................... 3 grammes
      A renouveler deux ou trois fois par jour. — Dans les engorgements
      spléniques ou hépatiques, les convulsions, l'insomnie, l'excitabilité
      nerveuse.

40. ℞. Bromure de potassium.............. 15 à 50 centigr.
      Teint. de lobelia inflata............. 5 à 10 gouttes
      Sp. de rhubarbe.................. 2 grammes
      Eau.......................... 10 grammes
      Toutes les quatre heures. — Dans la laryngite striduleuse.

Bromure d'ammonium

41. ℞. Bromure de potassium.............. 2 à 25 centigr.
      Teint. ammoniacale de valériane (1).. 10 gouttes
      Eau.......................... 10 grammes
      Dans les affections spasmodiques et la coqueluche.

(1) Combinaison de la valériane avec l'esprit d'ammoniaque aromatique.

42. ℞. Bromure d'ammonium............. 10 centigr.
         Teint. de jusquiame............. 10 gouttes
         Sirop simple................... 15 gouttes
         Eau............................. 10 grammes
Potion à prendre au moment du coucher. — Contre les terreurs
                nocturnes et l'insomnie.

Arsenic. — Très souvent employé dans les affections chroniques de la peau, dans la chorée, la dyspepsie, etc. On doit le donner un peu avant les repas ou même avec les aliments; l'ophthalmie, la conjonctivite, les nausées, les coliques, la diarrhée, sont des indications qui doivent faire diminuer la dose d'arsenic employée.

Beaucoup de dermatologistes conviennent que l'arsenic n'est pas utile dans la période aiguë des maladies de la peau. C'est un médicament qui paraît mieux supporté par les enfants que par les adultes, même à doses élevées.

43. ℞. Liqueur arsenicale......... 1/2,   3 ou même 5 gouttes
         Teint. de jusquiame..............   5 gouttes
         Infusion de colombo ....   8 grammes

A renouveler trois fois par jour après les repas. Dans les maladies chroniques de la peau, surtout dans le psoriasis, l'eczéma, la lèpre et le pemphigus. On peut négliger la jusquiame, mais elle rend souvent l'arsenic plus facile à tolérer, surtout lorsque le malade est irritable. On en surveillera l'effet soigneusement et on augmentera la dose avec précaution.

44. ℞. Liqueur arsenicale (1)...........   1/2 à 3 gouttes
         Sulfate de quinine..............   2 à 10 centigr.
         Acide sulfurique dilué..........   3 gouttes
         Sirop de gingembre.............. 20 gouttes
         Eau.............................   8 grammes
Trois fois par jour. — Dans la chorée, la dyspepsie atonique.

45. ℞. Liqueur arsenicale chlorhydrique (2).   1/2 à 2 gouttes
         Eau camphrée...................   8 grammes

(1) Liquor arsenicalis. — 24 centigr. d'acide arsénieux dans 28 grammes d'eau.
(2) Liquor arsenici hydrochloricus. C'est la précédente, additionnée d'une faible quantité d'ac. chlorhydrique.

Cette préparation de la Pharmacopée britannique est environ trois fois plus forte que celle de la Pharmacopée de Londres. Il est établi qu'elle convient mieux à l'estomac que la liqueur arsenicale. Une demi-goutte suffit pour un enfant de cinq ans.

Liqueur d'arséniate de soude (1). — Dose : 1/4 de goutte à une goutte.

Arséniate de fer. — Dose : 1 à 2 milligrammes.

Iodure d'arsenic. — Dose : 1/2 à 1 milligramme.
Lorsqu'on prescrit ensemble la liqueur arsenicale et une solution d'iodure de potassium, on produit extemporanément de l'iodure d'arsenic.

Mercure

46. ℞. Hydrargyrum cum creta............. 18 centigr.
P. de rhubarbe...................... } 25 centigr.
P. de Jalap comp...................
Purgatif fréquemment employé lorsque le foie est paresseux.

47. Hydrarg. c. creta.................... 3 à 12 centigr.
Poudre de cannelle comp............... 6 à 30 centigr.
Deux ou trois par jour chez les jeunes enfants pour produire les effets constitutionnels du mercure.

48. Calomel............................ 6 centigr.
P. de sucre blanc.................... 20 centigr.
Purgatif convenable et efficace pour les petits enfants; on le place sur la langue et il est avalé facilement.

49. Calomel............................ 6 centigr.
Poudre de nitr. de potasse........... 6 centigr.
Poudre de sucre blanc................ 12 centigr.
Dans l'inflammation : à répéter toutes les trois ou quatre heures.

50. Calomel............................ 12 centigr.
Poudre de jalap comp .... 30 centigr.
P. d'Ipéca........................... 3 centigr.
Dans le début de la bronchite ou de la pneumonie.

(1) Liquor sodæ arsenialis — 24 centigr. d'arséniate de soude pour 28 grammes d'eau.
(2) Pulvis jalapæ comp. — Jalap, 5, bitart. de potasse 9, gingembre 1 — L'hydrargyrum cum creta est un mélange de mercure 28,35 et craie 56,70.

51.	Liqueur de perchlor. d'hydrargyre (1)..	2 à 10 gouttes
	Teint. de quinquina comp...............	5 à 20 gouttes
	Eau...........................	8 à 16 grammes

Dans la cachexie syphilitique.

Iodure vert ou proto-iodure de mercure. — Dose : 10 milligrammes à 3 centigrammes.

Iodure rouge ou bi-iodure de mercure. — Dose : 2 à 4 milligrammes.

51.	Iodure rouge d'hydrargyre............	6 centigr.
	Iod. de potassium	8 grammes
	Liqueur arsenicale..................	5 grammes
	Teint. de lavande comp..............	60 grammes
	Teint. de chloroforme..............	16 grammes
	Eau...........................	360 grammes

Dose : 2 à 4 grammes trois fois par jour après les repas. Dans le psoriasis et quelques affections cutanées tenaces, squameuses, tuberculeuses ou ulcéreuses.

(Dr Tanner).

| 53. | Perchlorure d'hydrargyre............. | 12 centigr. |
| | Ether............................ | 4 grammes |

Faites dissoudre et ajoutez :

| | Huile de foie de morue.............. | 181 grammes |

4 grammes contiennent environ 3 milligrammes de perchlorure
(Bumstead.)

Chlorate de potasse

54.	Chlorate de potasse......	30 à 60 centig.
	Sirop.......	Q. S.
	Eau.........................	4 à 16 grammes

Dans la fièvre typhoïde et quelques autres fièvres, dans le muguet grave, la stomatite et les affections de la bouche et de la gorge.

55.	Chlorate de potasse.................	10 à 50 centig.
	Teint. de quinquina comp..	5 à 20 gouttes
	Sirop...........................	Q. S.
	Eau...........................	4 à 16 grammes

Dans la stomatite ulcéreuse, la diphtérie.

(1) Liquor hydrargyri bichloridi. — (Ph. L.) — 3 centigr. pour 28 grammes.

La teint. de quinquina composée est faite avec parties égales d'écorces d'oranges et de quinquina, un peu de serpentaire et de safran et de la cochenille.

    56.   Chlorate de potasse....................   4 grammes
           Décoct. d'orge au lait.................   500 grammes
                En tisane. — Dans les fièvres

Chlorhydrate d'ammoniaque. — Dose : 10 à 30 cent.

comme expectorant et stimulant ; comme altérant, dans les engorgements ganglionnaires ; considéré par quelques auteurs comme cholagogue.

    57.   Chlorhyd. d'ammoniaque............   10 à 30 centigr.
           Sirop d'hemidesmus..................   2 à 4 grammes
           Eau de cannelle.....................   8 à 16 grammes
    Mixture à prendre toutes les quatre heures. Dans les affections fébriles
                adynamiques, la bronchite subaiguë, etc.

    58.   Chlorhyd. d'ammoniaque.............   10 à 25 centig.
           Liqueur d'acétate d'ammoniaque, 20 goutt.   à 2 grammes
           Sp. de limons ....   Q. S.
           Eau camphrée.......................   10 grammes
                Dans la typhoïde.

    59.   Chlorhyd. d'ammoniaque............   10 à 25 centigr.
           Oximel scillitique ....20 gouttes   à 2 grammes
           Sirop de tolu......................   20 gouttes
           Décoction de guimauve..............   16 grammes
                Dans les affections catarrhales.

Salsepareille } Leurs infusions servent de véhicules
Dulcamara   } pour administrer l'iodure de potassium, etc...

Racine d'hemidesmus. — Surtout employée en sirop

dans les affections rénales. — C'est un léger diurétique. — Dose 2 à 4 grammes.

    60.   Iodure d'ammonium..................   5 à 15 centigr.
           Sp. d'hemidesmus ....   2 grammes
           Inf. de cascarille.................   8 à 15 grammes
    Dans les engorgements ganglionnaires strumeux, etc. Deux ou trois fois
                par jour.

    61.   Iodure de sodium...................   20 centigr.
           Sp. de salsepareille...............   2 grammes
           Décoct. de salsepareille...........   16 grammes
    Dans la cachexie syphilitique, lorsque l'iodure de potassium n'est pas
                toléré.

VI. — STIMULANTS DE LA MOELLE

Strychnine. — Arnica. — Rhus toxicodendron

STRYCHNINE

Liqueur de strychnine. — 7 grammes 20 contiennent 0,064 milligrammes de l'alcaloïde. Dose: 1/2 goutte à 2 gouttes ou 3 gouttes données avec précaution.

Teinture de noix vomique. — (au $^1/_{10}^e$) (1). — Dose: 1 à 5 gouttes.

62. ♃. Teint. de noix vomique................   1 à 5 gouttes
         Teint. de quinq. comp.................   5 à 15 gouttes
         Décoct. de quinquina.................   8 à 16 gramm.

         Dans la paralysie et les affections de l'estomac.
63. ♃. Teint. de noix vomique..............   1 à 5 gouttes
         Sirop de phosphate de fer....15 gouttes   à 4 grammes
         Eau..............................   8 à 16 grammes
         Tonique puissant lorsque la strychnine est indiquée.

64. ♃. Liqueur de strychnine................   2 gouttes
         Teint. de belladone ....   5 gouttes
         Infusion de cascarille..............   8 grammes
     Deux ou trois fois par jour pour un enfant de cinq ans. — Dans
                    l'incontinence d'urine.

65. ♃. Extr. de noix vomique...............   18 centigr.
         Fiel de bœuf ....   75 centigr.
         Extr. de taraxacum.................   1 gramme
         Extr. de gentiane..................   1 gramme
              Divisez en 24 pilules. — Deux par jour.
     Pour combattre la constipation chez les enfants de neuf ou dix ans et
     chez les jeunes filles un peu avant le moment de l'apparition du flux
     menstruel.

Arnica. — Teinture. — Dose: de 10 gouttes à 2 gr.

67. ♃. Inf. d'arnica (4 grammes de fleurs)....   120 grammes
         Sirop de safran...................   25 grammes
         Éther sulfurique..................   10 gouttes
              Une grande cuillerée toutes les deux heures.
              Pour un enfant de trois ans. — Hydrocéphalie.

                                             (D' Ure.)

(1) La teinture française est au cinquième. Noix vomique rapée, 100 pour alcool à 80°, 500 grammes.

78. ♃. Teint d'arnica....................... 10 gouttes
    Teint. de lavande comp............... 5 gouttes
    Infusion de serpentaire............... 15 grammes
              Stimulant du système nerveux.

L'arnica est utile également, à doses faibles, dans l'incontinence d'urine.

Rhus toxicodendron (1). — Les feuilles pulvérisées, en infusion ou en teinture, sont fortement recommandées dans la paraplégie. La dose de poudre de feuilles est de 1 à 3 centigrammes. — Son action paraît analogue à celle de la strychnine. Cependant le sumac produit en outre la diurèse et la diaphorèse, ce qui l'a fait employer dans les érysipèles et les fièvres. C'est un médicament qu'il faut étudier plus amplement. On ne saurait douter de sa puissance d'action et il convient de l'administrer toujours avec prudence. Le Dr Neligan emploie la teinture à doses de 2 à 4 grammes pour les adultes : 10 ou 15 gouttes suffiront par conséquent pour les enfants.

VII. — SÉDATIFS DE LA MOELLE

Bromure de potassium. — Bromure de sodium. — Bromure d'ammonium. — Conium. — Fève de Calabar. — Gelsemium. — Scutellarine.

Le bromure de potassium s'administre journellement à doses élevées dans l'épilepsie et les autres désordres nerveux convulsifs. Dans les convulsions de l'enfance, le système spinal étant particulièrement excitable à cet âge, l'emploi du bromure est très efficace. Dans l'insomnie, l'agitation nerveuse, la laryngite striduleuse et la coqueluche, on emploie très fréquemment ce même remède. La dose peut varier et s'élever, même chez les

____

(1) Le *rhus toxicodendron* (L.), sumac vénéneux, est une plante de l'Amérique boréale. Le suc propre de cette plante est très âcre et vésicant.

petits enfants, de 5 à 10 centigrammes jusqu'à 60 centigrammes, ou plutôt jusqu'à ce qu'on ait obtenu un effet sédatif. C'est un médicament qui m'a donné beaucoup de succès dans les premiers jours de l'hydrocéphalie.

Conium. — Suc de feuilles de ciguë. Dose de 5 à 15 et 20 gouttes. — Teinture de semences de ciguë. Dose de 5 à 15 gouttes.

C'est un remède anodin et antispasmodique employé dans la chorée, la coqueluche et la toux irritative qui accompagne la bronchite et la phthisie bronchique. Il y a des divergences d'opinion très accusées en ce qui concerne son mode d'action. On croit que le suc est la préparation la plus active. Je me suis bien trouvé de l'emploi d'extrait de ciguë, même à doses assez élevées.

69. ℞.   Suc de ciguë......................... 20 gouttes
         Sp. de pavot blanc.................... 10 gouttes
         Looch blanc........................... 10 grammes
         Dans la coqueluche pour un enfant de cinq ans.

La Fève de Calabar, ou physostigmatis faba, a été récemment expérimentée avec avantage dans le tétanos, dans la chorée et dans quelques autres affections du système nerveux. La dose de poudre est de 10 à 20 centigrammes pour un enfant de sept ans.

La Gelsemine est un remède américain nouveau, d'une grande efficacité dans les désordres nerveux spasmodiques. Dose de gelsemine (1) : de 1/2 à 3 centigrammes. De la teinture concentrée de Keith, on peut donner de 1 à

(1) La gelsemine est un alcaloïde amorphe tiré du gelsemium sempervirens ou Jasmin odorant de la Caroline (M. Fredigke, 1876). Cet alcaloïde est blanc, très amer, peu soluble dans l'eau, mais très soluble dans l'alcool, il produit une paralysie des mouvements réflexes et volontaires et des convulsions auxquelles on a donné le nom de tétanos gelsémique.

5 gouttes. Si la dose était exagérée, il surviendrait de la diplopie et d'autres symptômes désagréables. Les effets de cet agent thérapeutique sont extrêmement remarquables dans beaucoup d'affections du système nerveux.

La Scutellarine (1) et la **Gelsemine**, ensemble ou séparément, sont des remèdes destinés à occuper une place importante dans le traitement de nombreuses maladies du système nerveux, dans la névralgie, l'hyperesthésie, la surexcitabilité nerveuse si fréquente chez les enfants. Dans l'insomnie, l'agitation, la torpeur sans cause apparente, ce sont des remèdes bien supérieurs à l'opium, à la jusquiame, à tous les autres moyens connus. Ils font du bien sans faire de mal. La convulsion, la chorée, et, j'ose le croire, un grand nombre d'affections cérébrales et spinales de l'enfance se trouveront bien de l'usage de ces deux remèdes, dont la puissance ne saurait être mise en doute.

Je recommanderai de les employer avec prudence, car pour le moment leur action est encore imparfaitement connue, mais je suis convaincu que ceux qui les mettront en usage ne seront pas déçus dans leur attente. Nous serons sans doute bientôt en possession de faits plus probants et plus nombreux sur l'action de ces deux remèdes. Je ne sais si on peut réellement les classer parmi les médicaments vraiment sédatifs de la moelle épinière. J'ai appelé ailleurs l'attention sur l'efficacité remarquable de la gelsemine dans la névralgie faciale (2).

(1) La scutellarine est une substance amère extraite par Cadet de Gassicourt de la *toque* (scutellaria galericulata), plante de la famille des Labiées. Le gelsemium sempervirens est un jasmin jaune qui croît en Amérique, sur le bord des rivières, près des côtes (Loganiacées).
(2) *Lancet*, 1877.

VIII. — ANTISPASMODIQUES

Assa fœtida. — *Sagapenum.* — *Galbanum.* — *Valériane.* — *Rue.* — *Camphre.* — *Sumbul* (1). Dose de la Teinture : 2 à 10 gouttes. — *Huile de succin.* — *Castoreum.* — *Musc.*

FORMULES

70. ℞.   Teint. d'assa fœtida................... 2 grammes
        Sirop de rhubarbe................... 30 grammes
    Dose : 3 grammes par heure. — Dans les coliques flatulentes.

71. ℞.   Teint d'assa fœtida................... 5 gouttes
        Oxymel scillitique.... .... 10 gouttes
        Teint. d'opium................... 1/2 goutte
        Sp. de rhubarbe................... 4 grammes
        Eau................... 30 grammes
    A prendre par doses renouvelées librement dans la coqueluche.
        Pour un enfant de deux ans.

72. ℞.   Teint. de valériane ammoniacale....... 5 à 10 gouttes
        Teint. de camphre composée......... 5 gouttes
        Esprit de chloroforme .... 3 gouttes
        Eau d'anis................... 8 grammes

Dans la laryngite striduleuse et autres affections spasmodiques.

IX. — STIMULANTS

Alcool. — *Éther.* — *Chloroforme,* spécialement stimulants du cerveau.

Ammoniaque. — *Phosphore,* stimulants du système ganglionnaire.

Térébenthine. — *Résines.* — *Myrrhe.* — *Lavande.* — *Romarin.* — *Menthe.* — *Cannelle.* — *Cajeput.* — *Noix muscade.* — *Girofle.* — *Gingembre.* — *Carda-*

(1) Sumbul, racine musquée de l'angelica muscata (Wigg) de l'Inde anglaise employée en Russie contre les fièvres. la dysenterie, la chlorose.

mone, peuvent être groupés sous le nom de stimulants vasculaires.

Goudron. — Créosote. — Pétrole. — Acide phénique. — Liqueur d'hypochlorite de soude. — Salicine et acide salicylique. — Thymol. (Antiseptiques.)

L'alcool en petite quantité augmente la sécrétion du suc gastrique, d'où son efficacité dans la dyspepsie atonique. En quantité trop forte, il détruit le pouvoir digestif, ralentit l'oxygénation et altère la santé générale. Les enfants bien portants se trouvent beaucoup mieux de ne prendre d'alcool sous aucune forme. Ce n'est pas un aliment, et lorsqu'on en fait habituellement usage, il devient bien moins utile et actif au moment où l'état de maladie rendrait son intervention nécessaire ; car si l'alcool n'est pas un aliment, c'est un excellent médicament. Peut-être que la tendance actuelle est d'exagérer sa puissance, effet probable de la réaction contre la saignée et les vésicatoires employés autrefois. Néanmoins dans le cas de grande prostration des forces, dans les fièvres continues, dans la débilité générale, on ne saurait douter de sa puissance. Pour les enfants, le meilleur mode d'administration est, je le pense, le Cognac et le vin de Porto.

FORMULES

73. ℞. Carbonate d'ammoniaque.............. 5 à 15 centigr.
Teint de gingembre.................. 5 gouttes
Sirop d'oranges..................... 2 grammes
Eau de cannelle..................... 15 grammes

      Stimulant dans l'adynamie, etc.

74. ℞. Eau de menthe poivrée.............. 45 grammes
Teint. ammoniacale aromatique........ 2 grammes
Sirop d'éther nitrique................ 12 gouttes
Sirop de lavande composé............. 4 grammes
Sirop simple........................ 15 grammes

Dose : 5 grammes toutes les deux heures. — Dans les éruptions qui disparaissent et dans l'adynamie avec prostration.

           (Evanson et Maunsell.)

75. ♃. Éther .... 5 gouttes
     Esprit de chloroforme .... 5 gouttes
     Teint. de muscade................... 10 gouttes
     Infusion de girofle................. 15 grammes
Stimulant diffusible puissant. — Pour un enfant de cinq à six ans.

76. ♃. Liqueur d'hypochlorite de soude....... 4 grammes
     Teint. de quinquina composée........ 24 grammes
     Alcool de vin de France.............. 45 grammes
     Eau................................. environ 250 gr.
Mêlez. — Une cuillerée à dessert ou à bouche. Dans la fièvre modérée
     accompagnée d'une grande prostration.

                                        (Dr Tanner.)

Phosphore

77. ♃. Phosphore........................ 3 centigr.
     Huile de succin .... 15 grammes
     Une ou deux gouttes, trois fois par jour, dans un peu d'eau.
              Dans la paralysie et l'anesthésie.

70. ♃. Phosphore........................ 6 centigr.
     Huile de morue...................... 30 grammes
Laissez reposer pendant 15 jours dans un endroit sombre et ajoutez
     alors :

     Huile de girofle..................... 5 gouttes
Dose : 5 gouttes dans une émulsion d'amandes, trois fois par jour.
     Dans quelques cas de rachitisme et de phthisie. La dose peut être
     augmentée avec grande prudence lorsque l'estomac supporte bien le
     médicament.

Il semblerait que l'efficacité du phosphore ait été reconnue depuis quelque temps à peine. Pour ma part, je
crois qu'on ne saurait trop estimer ce médicament. J'ai
donné les formules précédentes qui représentent les préparations employées autrefois par les médecins peu nombreux qui avaient foi dans l'action thérapeutique du
phosphore. Récemment néanmoins, non seulement dans
la névralgie, où son action est incontestable et montre
qu'il s'adresse surtout au système nerveux, mais aussi
dans une foule de maladies, où l'on constate un *manque
de tonicité*, le phosphore a été reconnu d'une utilité réelle.
Dans l'épilepsie, la chorée, l'hystérie, la tuberculose et ses
nombreuses manifestations; dans la scrofule et la nutrition insuffisante, dans la débilité générale, l'emploi du

phosphore gagne chaque jour du terrain. Ce fait m'a paru bien démontré dans ces derniers temps. Les préparations ordinairement employées par moi sont celles de Kirby et les combinaisons du phosphore avec la noix vomique, le fer réduit, ou la quinine offrent des avantages spéciaux dans certains cas particuliers. La combinaison avec le fer et la noix vomique est pour l'anémie et la chlorose ce qu'il y a de plus parfait. Je ne citerai que deux des préparations remarquables indiquées dans le livre du Dr Kirby.

79. ♃. Phosphore pur....................... 1 à 2 milligr.
         Fer réduit............................ 15 centigr.
         Extrait de noix vomique.............. 2 centigr.
Pour une pilule. — Une, deux ou trois fois par jour pendant ou peu de temps après les repas.

80. ♃. Phosphore pur....................... 1 à 2 milligr.
         Sulf. de quinine..................... 6 centigr.
Pour une pilule. — À renouveler trois fois par jour pour un enfant de sept à dix ans.

Le phosphore peut être prescrit pur ou combiné avec d'autres remèdes, et je conseille à ceux qui voudraient plus de détails sur ce sujet, de lire le petit livre du Dr Kirby. J'ai fait exécuter par MM. Kirby une ou deux compositions formulées spécialement par moi, et j'ai obtenu toujours des résultats supérieurs à toutes mes espérances. Je crois qu'on ne trouverait pas de difficulté à créer toutes les combinaisons désirables.

Huile de térébenthine. — Dose : 2 à 5 gouttes. — Comme anthelmintique, 4 à 8 grammes ou plus dans de l'huile de ricin. — La térébenthine est, dit-on, stimulante, diaphorétique, diurétique et astringente.

81. ♃. Huile de térébenthine .... 2 grammes
         Essence de citron.................... 4 gouttes
         Sirop simple......................... 15 grammes
         Eau de cannelle .... 30 grammes
Mêlez. — Dose : 4 grammes toutes les quatre heures. Dans la diarrhée avec flatulence.   (Evanson et Maunsell.)

82. ♃.   Inf. de roses...................... 8 grammes
         Sulf. de magnésie................ 50 centigr.
         Manne.......................... 50 centigr.
         Huile de térébenthine .... 3 gouttes
A renouveler toutes les quatre heures. — Dans l'hématèse, etc.

Le Goudron est employé à l'extérieur sous forme de pommade dans l'eczéma chronique, et intérieurement aussi dans les affections catarrhales chroniques et les maladies de la peau. — On le donne à l'intérieur sous forme de capsules. — Dose : 5 à 30 centigrammes.

La Créosote a été employée dans la bronchite chronique, dans la phthisie, pour restreindre la sécrétion, dans les névralgies et les affections cutanées, dans les vomissements chroniques. Son goût est extrêmement désagréable. — Dose : 1 centigramme à 3 centigrammes dans un mucilage aromatisé.

L'acide phénique est aujourd'hui très employé, à la fois pour l'usage externe, soit en lotions ou sous forme de glycérolé, et aussi pour l'usage interne. C'est un admirable antiseptique. Je l'ai souvent employé avec les meilleurs résultats, dans plusieurs formes de diarrhée chronique flatulente. On l'a donné dans la fièvre typhoïde. Comme gargarisme, on peut en mettre 5 à 10 centigrammes pour 30 grammes d'eau. — Dose de 1 à 4 gouttes de glycéré, largement étendu d'eau. — Dose de l'acide pur (celui de Calvert) : 1 centigr. à 4 centigrammes dans de l'eau bien sucrée. Une solution à 5 °/₀ est très utilement appliquée sur les gerçures du mamelon à l'aide d'un pinceau. On répète le badigeonnage deux ou trois fois par jour.

Le Charbon animal et le **Permanganate de potasse** sont aussi très employés comme antiseptiques, mais ils ne jouissent d'aucune propriété stimulante.

La Salicine et **l'acide Salicylique** ont été récemment employés dans le rhumatisme aigu et ont donné d'excellents résultats. — La dose de salicine pour un enfant de sept ans environ est de 25 à 50 centigr. toutes les deux, trois ou quatre heures suivant la sévérité de l'attaque. J'ai déjà traité ce sujet dans le cours de cet ouvrage.

L'acide Salicylique est largement utilisé comme désinfectant. Le Dr Pownall conseille l'acide salicylique également dans la scarlatine et la diphtérie. — Dose : 25 à 50 centigr. toutes les deux heures, pour un enfant d'environ cinq ans. Le Dr Ogilvie Will l'emploie en pommade dans l'eczéma, surtout l'eczéma de la face et de la tête, chez les enfants, dans l'eczéma rubrum et l'eczéma impetiginoïdes. J'en donne deux formules plus loin.

Thymol. — Le thymol peut être préparé sous forme de tablettes pour parfumer et désinfecter les chambres des malades. — Il n'irrite point les voies respiratoires. Voyez aussi *Lotions*.

X. — SÉDATIFS DU CERVEAU ET SÉDATIFS EN GÉNÉRAL

Opium. — Morphine. — Codéine. — Coquelicot. — Laitue. — Chanvre indien. — Considérés spécialement comme des sédatifs du cerveau.

Belladone. — Atropine. — Stramoine. — Jusquiame. — Hydrate de chloral.

FORMULES

L'opium est un des médicaments que l'enfant tolère moins bien que l'adulte et qu'il faut par conséquent prescrire toujours avec beaucoup de prudence.

83. ♃. Teinture d'opium.................... 1 goutte
    Sirop de safran...................... 15 grammes
    Eau.................................. 15 grammes
Dose : 4 grammes toutes les deux ou trois heures pour un enfant de six mois environ.

84. ♃. Teint de camphre composée.......... 15 gouttes
    Sp de coquelicot .... 8 grammes
    Eau camphrée.. .... 30 grammes
Dose : 4 grammes pour les enfants les plus jeunes, lorsque l'opium est indiqué.

Sirop de Codéine. — Dose : 4 grammes. A été employé dans la coqueluche.

Solution d'acétate de morphine (B. Ph.). — Cette liqueur est utile dans la coqueluche. La dose peut être d'abord d'une goutte, elle peut-être augmentée graduellement de manière à diminuer la toux. Elle est d'une grande efficacité lorsqu'on lui associe la belladone.

85. ♃. Extr. de belladone................... 10 centigr.
    Liqueur d'acétate de morphine........ 8 gouttes
    Oxymel scillitique................... 8 grammes
    Eau camphrée......................... 30 grammes
Dose : 4 grammes pour un enfant d'un an atteint de coqueluche. On peut augmenter la dose de belladone jusqu'à 5 ou 10 centigrammes pour une dose, pour un enfant de cinq ans, mais on devra toujours commencer par une petite dose.

86. ♃. Teint. de camphre composée.......... 20 gouttes
    Vin d'ipéca .... 20 gouttes
    Sirop de Tolu .... 8 grammes
    Mucilage de gomme.................... 30 grammes
Dose : 8 grammes environ toutes les quatre heures, pour un enfant de quatre ans, dans les toux opiniâtres.

La solution de Biméconate de morphine, de même force que la précédente, m'a servi très fréquemment et je la regarde comme la meilleure préparation de morphine pour les enfants et même pour les adultes.

La Belladone a été très employée dans la coqueluche; c'est peut-être le meilleur médicament que nous ayons contre cette maladie. On doit le prescrire très prudemment.

J'ai souvent vu de très faibles doses provoquer une éruption caractéristique, de la sécheresse à la gorge et la dilatation des pupilles.

On peut également rencontrer des cas tout à fait différents, dans lesquelles on doit recourir à des doses élevées, avant de constater aucun résultat. Il est préférable d'avoir recours à un extrait frais.

87.   Extr. de belladone........................... 1 centigr.
    en augmentant prudemment jusqu'à 6 centigr.
    Brom. de potassium........................ 5 à 30 centigr.
    Sirop de pavots........................... 15 gouttes
    Eau...................................... 8 grammes

Dans la coqueluche. — A renouveler toutes les deux ou trois heures nuit et jour jusqu'à ce que les paroxysmes soient restreints en nombre et en intensité. — 6 centigrammes peuvent paraître une dose très forte, mais on ne saurait nier l'efficacité des doses croissantes jusqu'à tolérance d'une dose forte.

88.   Extr. de belladone..................... 3 centigr.
    Sirop simple.......................... 30 grammes
    Eau distillée......................... 60 grammes

Dose. — Pour un enfant d'un an : 4 grammes toutes les heures. Dans la coqueluche.

               (Bouchut.)

89.   Teint. de belladone........... .... 2 à 5 gouttes
    Liqueur de strychnine................. 1 à 2 gouttes
    Sirop simple.......................... 2 grammes
    Infusion de cannelle .... 8 grammes

     Dans l'incontinence d'urine.

90.   Atropine.............................. 4 centigr.
    Sucre blanc........................... 12 grammes

Mêlez soigneusement. — Dose : 5 à 8 centigrammes deux ou trois fois par jour pour un enfant de cinq ans, atteint de la coqueluche.

            (Bouchardat.)

A l'extérieur la belladone est utile pour diminuer la douleur. On emploie ordinairement les emplâtres belladonés dans les affections cardiaques ou dans les douleurs thoraciques ou autres.

La Stramoine est employée surtout dans l'asthme et la névralgie. — On ne s'en sert pas fréquemment dans l'enfance.

Le Lactucarium est un médicament d'une efficacité plus douteuse. On lui attribue un effet diurétique en plus de ses propriétés narcotiques.

Dose : 5 à 15 ou 20 centigrammes.

```
91.  ℞.  Lactucarium......................   2 grammes
          Décoction de lichen d'Islande.........  60 grammes
          Mucilage............................  15 grammes
          Sirop...............................  30 grammes
```
Mêlez. — Dose : 8 grammes renouvelés fréquemment dans la toux spasmodique.

(Brera.)

La Jusquiame m'a paru un remède de la plus grande énergie et très utile dans les affections infantiles. C'est un calmant dont l'efficacité est certaine qui n'a pas les effets toxiques de l'opium.

```
92.  ℞.  Teint. de jusquiame.................   5 à 10 ou 15 gout.
          Liqueur d'acétate d'ammoniaque... ...  10 gout. à 12 gr.
          Vin d'ipéca.........................   5 à 15 gouttes
          Eau camphrée .......................   8 à 15 grammes
              Dans quelques formes de la bronchite.

93.  ℞.  Teint. de jusquiame.... ...........   5 gouttes
          Sirop de pavots.....................   5 gouttes
          Eau d'anis..........................   4 grammes
              Dose anodine pour un jeune enfant.

94.  ℞.  Extr. de belladone...................  10 centigr.
          Teint. de jusquiame.................  20 gouttes
          Sirop simple........................  15 grammes
          Eau.................................  45 grammes
```
Dose : 8 grammes pour un enfant de 5 ans. — Dans l'incontinence d'urine.

Cannabis indica

```
95.  ℞.  Teint. de cannabis indica............   1 à 5 gouttes
          Mucilage............................   4 grammes
              Triturez et ajoutez :
          Eau.................................   8 à 16 grammes
```

Ce remède est un antispasmodique puissant. On s'en est servi récemment d'une manière spéciale contre l'insomnie, la névralgie et les affections spasmodiques. Il est établi qu'il ne détermine pas les fâcheux effets de l'opium. On

doit le prescrire néanmoins avec précaution. Les affections
où ce remède est surtout utile, sont les suivantes : la
coqueluche, la chorée, la toux d'irritation et la laryngite
striduleuse. M. Squire remarque qu'il est nécessaire de le
prescrire suivant la formule ci-dessus, car si l'on agissait
autrement, la résine serait précipitée par l'eau.

Hydrate de Chloral. — A dose massive suffisante, il
agit comme soporifique. — M. Ferrand recommande de le
prescrire à la dose de 30 centigrammes dans du sirop
simple, pour un enfant de cinq ans atteint de coqueluche.
On s'en sert également dans la toux convulsive, dans la
chorée et dans les affections convulsives de l'enfance. —
En fait, il y a trois remèdes à signaler comme utiles pour
prévenir et pour combattre les affections convulsives et
spasmodiques, chez les enfants. Ces remèdes sont : le
bromure du potassium, le chloral et la teinture de
gelsemium. Ce dernier a une utilité spéciale dans l'insomnie et l'agitation nocturne, lorsque l'éréthisme nerveux
est très accentué ou qu'il existe une affection du cerveau
ou des méninges. Le bromure de potassium est admirable
dans les convulsions imminentes, pendant la dentition et
dans l'intervalle des paroxysmes. Le chloral a une valeur
toute particulière dans la chorée intense, dans nombre de
cas de convulsions, dans les spasmes de coqueluche et
aussi pour empêcher le retour des accès de la laryngite
striduleuse. Quant à la différence d'action du chloral et
du bromure de potassium, le Dr Rayne pense que le bromure agit surtout sur les centres moteurs de la moelle et
sur les ganglions de la base, tandis que le chloral porte
son influence sur les centres moteurs de la partie corticale
du cerveau. En pratique, on ne saurait douter de la valeur
des combinaisons de ces deux remèdes dans un grand
nombre des désordres convulsifs qui surviennent dans
l'enfance.

Le chloroforme a souvent son utilité en supprimant une

attaque terrible de convulsions, soit dans l'intoxication urémique qui se montre après la scarlatine, soit dans la laryngite striduleuse, ou dans les autres paroxysmes ; il suffit souvent de quelques gouttes de chloroforme sur un mouchoir, et il convient de laisser ensuite l'enfant absorber certaine quantité d'air pur destiné à diluer la vapeur de l'anesthésique. Enfin on a récemment recommandé contre les convulsions urémiques (Scanzoni) et la chorée violente, (Trousseau) les injections hypodermiques de morphine ou de morphine et d'atropine.

86. ℞. Hydrate de chloral..................... 50 centig. à 1 gr.
    Eau.. 30 grammes
              F. s. a. — Us. ext.
    Lotions pour calmer les démangeaisons et l'irritation.

97. ℞. Camphre....................... ⎫
    Hydr. de chloral................. ⎬ 4 grammes
    Eau de roses..................... 30 grammes
    En application externe dans les douleurs névralgiques ou autres.

LAVEMENT

98. ℞. Hydr. de chloral................... 15 centigr.
    Eau .... 20 grammes

Employé par M. Polaillon dans les convulsions de l'enfance. On en donne un pendant l'attaque et un second après vingt-quatre heures, ce qui suffit pour amener la guérison dans beaucoup de cas.

Rokitansky a employé dans la diphtérie une solution à 50 % de chloral, en application topique de demi-heure en demi heure. Après trois ou quatre applications, le résultat était obtenu. Le chloral est en outre un antiseptique qui pourrait probablement rendre des services dans quelques autres cas.

L'hydrate de Croton chloral est analogue à l'hydrate de chloral par son action hypnotique, mais il est moins commode. Il a été conseillé (quel remède ne l'a pas été 1) dans la chorée, les névralgies et la coqueluche. Je n'ai aucune preuve de son efficacité, et ma propre expérience chez les adultes ne m'a point satisfait.

XI. — SÉDATIFS DU COEUR ET DE LA CIRCULATION

Antimoine. — Bismuth. — Colchique. — Acide cyanhydrique. — Digitale. — Aconit. — Lobélie. — Actœa racemosa. — Racine de veratrum. — Tabac. — Eau de laurier cerise. (Dose $1/2$ à 1 goutte; rarement employée.)

FORMULES
Antimoine

99. ℞. Poudre de James (1)...................... 5 à 15 centigr.
    Calomel.............................. 5 centigr.
    Poudre de sucre blanc................ 25 centigr.
Mêlez. — Dose à renouveler toutes les quatre heures dans les inflammations aiguës.

100. ℞ Vin d'antimoine (2)................... 2 grammes
    Vin d'ipéca.......................... 15 gouttes
    Teint de camphre composée........... 20 gouttes
    Mucilage de gomme....................⎫
    Sirop scillitique ....⎭ aâ 15 grammes
Dose : 4 grammes toutes les deux ou trois heures. — Dans la bronchite, etc. — Pour un enfant de deux ans.

101. ℞. Tartrate d'antimoine................. 5 centigr.
    Nitrate de potasse................... 4 grammes
    Looch blanc.......................... 90 grammes
Dose : 4 grammes toutes les deux heures. — Dans la pneumonie, la bronchite, etc;

Bismuth (sous-nitrate et carbonate)

102. ℞. Sous-nitrate de bismuth...........⎫
    Carbonate de magnésie.............⎭ aâ 0,75 centigr.
    Acide cyanhydrique dilué............. 5 gouttes
    Eau.................................. 120 grammes
Dose : 8 grammes pour un enfant de trois ans. — Dyspepsie flatulente et gastralgie.

(1) James's Powder. — *Pulvis Jacobi verus.* — Poudre très employée en Angleterre. — C'est un mélange de phosphate de chaux et d'oxyde d'antimoine.
(2) *Antimoniale vinum.* — 10 centigrammes de tartre stibié dans 30 grammes de vin de Xérès.

103. ♃.   Carbonate de bismuth.................   5 à 10 centigr,
          Carbonate de magnésie...............   15 centigr,
          Teinture de jusquiame...............   5 gouttes
          Infusion de rhubarbe................   8 gouttes
          Dans l'atonie et l'irritabilité de l'estomac.

Acide prussique (acide cyanhydrique dilué).

Dose : $^1/_8$ de goutte à 1 goutte — prescrire toujours très prudemment.

104. ♃.   Acide cyanhydrique dilué.............   2 gouttes
          Teint de jusquiame..................   20 gouttes
          Sirop de fleurs d'oranger...........   2 grammes
          Looch blanc.........................   60 grammes
Mêlez. — Dose : 8 grammes, répétée fréquemment dans la coqueluche,
    la laryngite striduleuse, la toux croupale, etc., pour un enfant de
    cinq ans. — 4 grammes pour un enfant de deux ans.

105. ♃.   Acide cyanhydrique dilué.............   10 gouttes
          Sirop de pavots blancs..............   12 gouttes
          Eau de fleurs d'oranger.............   180 grammes
Dose : 4 grammes toutes les trois ou quatre heures. — Dans les toux
    spasmodiques, chez les enfants de trois ans. La dose peut être aug-
    mentée graduellement avec précaution.

Le colchique est surtout employé dans la goutte et les rhumatismes. Il est rarement usité dans les maladies de l'enfance.

106. ♃.   Vin de colchique....................   12 grammes
          Esprit d'éther nitrique ....   8 grammes
          Acétate de potasse..................   8 grammes
          Eau.................................   120 grammes
Dose : 4 grammes toutes les quatre heures. — Dans la scarlatine, lors-
    qu'il y a une fièvre intense, du délire et des urines rares.
                                                (Dr Bennett.)

La digitale (1) est considérée comme médicament qui s'accumule. C'est un remède à employer avec prudence, car il agit souvent avec une intensité peu en rapport avec la dose prescrite. Dans les affections cardiaques, la digitale

____

(1) Voir l'important travail de Monsieur le docteur H. Huchard, inti-
tulé : *Quand et comment doit-on prescrire la digitale*, 1888. Nulle
part les indications et contre-indications de ce médicament n'ont été
discutées et résumées avec autant de clarté et de précision.

est surtout précieuse pour combattre les palpitations et les mouvements tumultueux causés par l'hypertrophie. Elle est spécialement indiquée lorsque l'hydropisie existe; elle agit alors en outre comme diurétique. C'est un de nos meilleurs moyens de traitement dans l'hydropisie scarlatineuse.

107. ♃. Teint. de digitale .... 3 gouttes
          Teint. de jusquiame .... 5 gouttes
          Sirop de fleurs d'oranger .... 2 grammes
          Eau camphrée .... 15 grammes
Pour un enfant de cinq ans. — Dose à renouveler de six heures en six heures.

108. ♃. Infusion de digitale .... 2 grammes
          Acétate de potasse .... 25 centigr.
          Sirop de genièvre composé .... 10 gouttes
          Décoction de sommités de genêt .... 16 grammes
Dans l'anararque. — Dose à renouveler toutes les quatre ou six heures chez un enfant de cinq ans.

109. ♃. Poudre de digitale .... 30 centigr.
          Calomel .... 60 centigr.
          Poudre de sucre blanc .... 1 gramme
Mêlez et divisez en 12 paquets.
Un paquet toutes les six heures dans l'hydrocéphalie.

(Dr Merriman.)

110. ♃. Poudre de feuilles de digitale .... } aâ 2 grammes
          Nitrate de potasse .... }
          Poudre de sucre blanc .... 75 grammes
Mêlez et divisez en 40 paquets.
Un paquet trois fois par jour dans les inflammations des poumons et du cœur et dans les hydropisies.

(Trousseau.)

(On peut employer cette formule pour les enfants de quatorze à seize ans).

111. ♃. Infusion de digitale .... 220 grammes
          Nitrate de potasse .... 8 grammes
          Acide cyanhydrique dilué .... 14 gouttes
          Sirop de fleurs d'oranger .... 8 grammes
Dose : 4 grammes toutes les deux heures. — Dans l'hypertrophie du cœur avec exagération des impulsions cardiaques. — Enfant de cinq ans.

(Dr Copland.)

L'aconit est un des sédatifs les plus puissants parmi ceux que nous possédons. Il est anodin, déprimant et antiphlogistique. Il est utile dans le début des inflammations aiguës, en déprimant le pouls, en ralentissant la circulation, en diminuant l'excitation et en provoquant de la moiteur à la peau.

L'aconit est certes très utile dans la coqueluche, les névralgies, l'impulsion cardiaque exagérée dans l'hypertrophie, la péricardite et dans le rhumatisme où on l'emploie depuis longtemps avec succès. J'ajouterai que l'expérience de ces dernières années m'a paru tout à fait en faveur de l'aconit employé à petites doses, souvent répétées, dans presque toutes les maladies inflammatoires aiguës. J'ai signalé souvent ce médicament dans le cours de l'ouvrage et au traitement des maladies dans lesquels on l'emploie de préférence.

112. ♃. Teint. d'aconit.................... $^1/_4$, $^1/_2$ ou 1 goutte.
    Sirop de safran .... 10 gouttes
    Eau camphrée .... 8 grammes
A renouveler toutes les heures. Dans la broncho-pneumonie, la parotidite et les débuts de toute inflammation aiguë en général.

213. ♃. Teint. d'aconit (Dub.)............... 3 gouttes
    Potion camphrée .... 15 grammes
A renouveler toutes les quatre heures. Dans le rhumatisme aigu, chez un enfant de 14 à 15 ans.

(Dr Neligan.)

Lobelia. — L'action de la lobélie est sédative, diaphorétique et expectorante. On l'emploie dans l'asthme, le catarrhe, le croup, la coqueluche et la bronchite.

Dose : de la teinture, de 2 à 5 ou 10 goutes.
De la teinture éthérée, 2 à 5 ou 10 gouttes.

114. ♃. Teint. éthérée de lobélie .... 3 gouttes
    Sirop d'hemidesmus.................. 2 grammes
    Décoction de mauve................. 8 grammes
Pour un enfant de trois ans. Dans les toux à paroxysmes, on peut graduellement augmenter les doses.

115. ♃. Teint. éthérée de lobélie. .... 3 gouttes
    Suc de ciguë....................... 10 gouttes
    Sirop de safran .... 20 gouttes
    Looch blanc .... 8 grammes
A donner toutes les trois ou quatre heures. — Dans la coqueluche. — Enfant de cinq ans environ

Hellébore vert

Dose de poudre de racine : 2 à 5 ou 10 centigr.
Dose de la teinture (Br. Ph.) 1/2, 3 à 5 gouttes.

Depuis quelque temps on emploie beaucoup ce remède en Amérique, ainsi que l'aconit, surtout dans les inflammations aiguës, dans la pleurésie, dans la pneumonie et la péritonite. On le prescrit aussi dans les affections spasmodiques des enfants. On doit le donner avec prudence, car il occasionne parfois des symptômes fâcheux.

Actæa racemosa. — Ce remède est surtout employé dans le rhumatisme et la chorée.

Dose de la teinture : 3 à 5, 10 ou 15 gouttes.

XII. — TONIQUES DU SYSTÈME NERVEUX

Argent. — Zinc. — Cuivre. — Quinquina. — Quinine. — [Sulfate de béébérine (1). — Salicine.

Le nitrate d'argent est surtout utile dans les affections spasmodiques du système nerveux, l'éclampsie, la chorée, etc.

Dose : $\frac{1}{4}$, $\frac{1}{2}$ ou 1 centigramme sous forme de pilules de mie de pain ou d'un des extraits suivants :

       Extr. de gentiane ;
         —   ciguë ;
         —   jusquiame ;
         —   houblon ;

116. ♃.   Nitr. d'argent..................... 1/2 cent. à 2 cent.
        Eau distillée....................... 60 grammes
        Sirop simple .... 20 grammes
Mêlez. — 1 ou 2 petites cuillerées toutes les quatre heures. Dans la diarrhée tenace.

(Trousseau.)

Zinc

117. ♃.   Sulfate de zinc.................... 15 milligr.
        Eau distillée...................... 10 gouttes
        Infusion de colombo............... 8 grammes
Tonique.

(1) La béébérine a été découverte par Rodie dans le fruit du béébéru (Nectandra Rodiœi), de la Guyane Hollandaise.

118. ♃. Sulfate de zinc........................ ...   15 milligr.
       Acide sulfurique dilué.................   2 gouttes
       Sirop de fleurs d'oranger ....,..   2 grammes
       Infusion de feuilles d'oranger ....   8 grammes
                        Tonique.

                                                (Dr Druitt.)

119. ♃. Valérianate de zinc.................   15 à 30 milligr·
       Sirop d'hemidesmus..................   2 grammes
       E... de fleurs d'oranger,............,..   8 à 10 grammes·
          Dans la chorée, trois ou quatre fois par jour.

Cuivre

120. ♃. Sulfate de cuivre..................   6 centigr.
       Sirop de pavots ....,..   30 grammes
       Eau d'anis...........................   120 grammes
Dose : 4 grammes toutes les trois ou quatre heures. — Dans la coqueluche.
                                                (Chavasse).

121. ♃. Sulfate de cuivre..................   6 centigr.
       F... lt de jusquiame................   12 centigr.
       L ..rait de gentiane................   30 centig..
                 F. s. a — Huit pilules.
Dose : une pilule de quatre heures en quatre heures. — Dans la chorée,
               la diarrhée chronique, etc.

Quinquina

Le quinquina gris est le mieux supporté par les esto-
macs irritables. — Le jaune est plus puissant et plus tonique, mais il peut être mal toléré. — Le rouge, qui contient à la fois de la quinine et de la chinchonine, est le
plus tonique des trois.

Doses : Teint. de quinquina jaune.............   10 gouttes à 2 gr.
          Ext. liquide de quinq. jaune..........   5 à 10 gouttes
          Teint. de quinquina gris composée.....   10 gouttes à 2 gr.
          Ext. de quinquina rouge (Ph. Lond.)...   5 à 15 centigr.

122. ♃. Carbonate d'ammoniaque.............   15 centig.
       Teint de quinquina composée........   10 gouttes
       Décoction de quinquina..............   8 grammes
Dose à renouveler toutes les trois ou quatre heures. Dans l'atonie, etc.

123. ♃. Acide nitrique dilué..................   3 gouttes
       Teint. de quinquina comp...........   10 gouttes
       Sirop de fleurs d'oranger.............   4 grammes
       Décoction de quinquina..............   16 grammes
Dans les convalescences, — deux ou trois fois par jour.

Quinine. — Tonique d'un usage général, et le plus puissant de tous ceux que nous possédons. En règle générale, les petites doses conviennent mieux aux enfants. L'estomac ne supporte pas toujours la quinine ; il est souvent plus prudent de commencer le traitement tonique, surtout après les maladies très débilitantes, non par la quinine, mais plutôt par la gentiane, la chiretta (1), le colombo, ou quelque autre tonique moins fort. Lorsque les forces et l'appétit reviennent un peu, on peut avoir recours graduellement au quinquina ou à la quinine.

Dans la plupart des cas, le lait est un véhicule excellent pour la quinine.

124. ℞. Sulfate de quinine.......................... 15 mill. à 6 cent.
       Acide sulfurique dilué................. 2 à 5 gouttes
       Sulfate de magnésie.................. 30 à 50 centigr.
       Eau.................................. 8 à 16 grammes
Mode d'administration usuel. — Le sel d'Epsom corrige la tendance de la quinine à produire la constipation.

125. ℞. Sulf. de quinine....................... 2 centigr.
       Teint. de valériane ammoniacale........ 10 gouttes
       Eau camphrée........................ 16 grammes
       Dans la chorée, chez un enfant de sept ans.

126. ℞. Sulf. de quinine........................ 12 centigr.
       Acide sulfurique aromat.............. 16 gouttes
       Eau distillée........................ 45 grammes
       Sirop de girofle..................... 15 grammes
Mêlez. — Dose : 4 à 8 grammes, pour de très jeunes enfants.
                            (Dr Joy.)

127. ℞. Citrate de fer et de quinine............ 2 grammes
       Teint. d'écorces d'oranges............ 8 grammes
       Sirop d'oranges...................... 30 grammes
       Eau.................................. 180 grammes
Dose : 4 à 8 grammes. — Tonique très efficace et agréable.

128. ℞. Valérianate de quinine................. 60 grammes
       Liqueur de taraxacum................. 25 grammes
       Teinture de Sumbul.................. 8 grammes
       Infusion de cascarille............... 180 grammes
Mêlez. — Dose : 4 grammes. Dans les affections névralgiques et les spasmes nerveux.
                         (Dr Neligan.)

(1) Racine de l'*ophelia chirata*, — Gentianée qui croît dans la partie septentrionale des Indes anglaises.

Sulfate de béébérine. — Dose : 15 milligrammes à 0, 05 centigrammes.

Tonique et antipériodique. Peut être prescrit dans l'eau ou dans une tisane amère.

Salicine. — Dose : 3 à 6 et 12 centigrammes. Tonique et stomachique.

Ces deux substances sont employées comme succédanés de la quinine, quand celle-ci n'est pas tolérée ou vient à manquer. La salicine est rapidement absorbée par l'estomac, et c'est un remède qui a de la valeur. On l'a récemment vantée dans le rhumatisme aigu, et comme antiseptique. (Voy. pp. 79 et 488.)

XIII. — STOMACHIQUES

Colombo (excellent médicament stomachique). — *Cusparia* (1) (aromatique employé utilement dans la dysenterie). — *Quassia* (très utile contre les vers filiformes). — *Simarouba* (antidysentérique ; très amer). — *Gentiane* (tonique et stomachique). — *Chiretta* (comme la gentiane, tonique amer). — *Cascarille* (aromatique). — *Cannelle blanche* (aromatique amer). — *Écorce de winter* (aromatique chaud). — *Écorce de saule* (tonique et antipériodique ; V. Salicine. — *Lupulus* (2) tonique, diurétique, narcotique), Lupuline. — Dose : 3 à 6 centigrammes.

On se sert parfois d'oreillers de houblon pour procurer du sommeil.

Écorce d'orange (aromatique et tonique). — *Écorce de citron* (aromatique et tonique). — *Camomille* (tonique aromatique, vomitif à haute dose). — *Armoise, absinthe* (très amer, anthelminthique). — *Pepsine.*

(1) Écorce du galipea cusparia (Rutacées) de l'Amérique du Sud.
(2) Houblon.

FORMULES

129. ♃.   Teint. de houblon........................   10 à 20 gouttes
          Acide nitrique dilué.....................   2 à 5 gouttes
          Infusion de cascarille...................   8 à 16 grammes
                  Dans la dyssenterie chronique, etc.

130. ♃.   Teint. d'opium..........................   1 goutte
          Acide nitr. dilué.......................   4 gouttes
          Infusion de simarouba...................   30 grammes
Dose : 4 grammes dans du lait ou de l'eau d'orge, toutes les trois ou
          quatre heures. Dans la diarrhée chronique.

131. ♃.   Teint. de cardamone composée..........   5 gouttes
          Sirop de fleurs d'oranger...............   2 grammes
          Infusion de cusparia....................   8 grammes
                  Dans la dyspepsie flatulente.

132. ♃.   Bicarb. de soude........................   1 gramme 25
          Extrait de taraxacum....................   2 grammes
          Sirop de fleurs d'oranger...............   8 grammes
          Infusion de colombo.....................   60 grammes

     Mêlez. — Dose : 8 grammes. Tonique et altérant (Dr Hillier.)
169. ♃.   Acide sulfurique dilué..................   16 gouttes.
          Teint. d'oranges........................   4 grammes
          Sirop...................................   4 grammes
          Infusion de fleurs d'oranger............   30 grammes
          Eau de cannelle.........................   8 grammes
4 grammes trois fois par jour pour un enfant d'un an. Dans les vomis-
     sements provenant de la faiblesse et de l'irritation de l'estomac.
                                                        (Dr West)

Pepsine. — La pepsine de porc est la meilleure préparation. Elle est utile dans les cas de dyspepsie atonique
avec sécrétion insuffisante du suc gastrique. Dose : 10 à
20 centigrammes. — le vin de pepsine de Morson est
une forme agréable du même médicament. Dose : 2 gr.
dans l'eau. — La poudre de Corvisart, ou pepsine amy-
lacée, doit être donnée à doses plus élevées, c'est-à-dire
25 à 50 centigrammes avant les repas. On a préparé aussi
des tablettes de pepsine.

XIV. — ÉMÉTIQUES

Ipécacuanha. — *Tartre stibié.* — *Moutarde* — *Sulfate de
zinc.* — *Sulfate de cuivre.* — *Carbonnate d'ammon-*

niaque. — *Baptisine.* Nouveau remède d'origine américaine, donné à dose de 3 centigrammes, ou 5 à 10 gouttes de teinture concentrée. C'est un antiseptique efficace dans les états typhoïdes, les ulcères gangréneux de la gorge...., et à plus hautes doses, c'est un émétique.

Alun.

FORMULES

134. ℞.   Poudre d'ipéca ....   3 à 6 centigr.
          Sucre blanc...............................   15 centigr.
A renouveler de quart d'heure en quart d'heure jusqu'à vomissements.
           — Bonne formule pour les enfants.

135. ℞.   Vin d'ipéca .... }
          Sirop de safran ....   3 à 4 grammes
Dose à renouveler chaque quart d'heure, jusqu'à vomissements. Le vin
   n'est pas une forme avantageuse comme émétique. J'en ai donné
   jusqu'à 60 grammes, sans réussir à provoquer les vomissements,
   même avec l'aide d'eau chaude, de la titillation de la luette, etc.
   L'alcool du vin entrave l'action nauséeuse de l'ipéca, qui se borne
   alors à provoquer un effet purgatif.

136. ℞   Vin d'ipéca ....   2 à 4 grammes
         Vin d'antimoine...........................   10 à 20 gouttes
         Sirop...................................   Q. S.
                    Vomitif efficace.

137. ℞.   Tart. de potasse et d'antimoine..........   10 centigr.
          Oxymel scillitique.....................   30 grammes
          Eau....................................   30 grammes
8 à 12 grammes tous les quarts d'heure, dans la première période du
          croup pour un enfant de trois ou quatre ans.

138. ℞.   Alun.............................   15 centigr.
          Sirop de violettes....................   30 grammes
Dose : 15 grammes à renouveler au besoin. — Dans le croup, etc.

La Moutarde est un émétique de premier ordre, toujours facile à se procurer et très utile dans les cas urgents ; 4 à 8 grammes dans un peu d'eau tiède produisent des vomissements abondants et n'occasionnent pas de dépression.

139. ℞.   Sulfate de cuivre......................   3 centigr.
          Sirop de violettes....................   4 grammes
Dans un peu d'eau d'orge, — A renouveler plusieurs fois au besoin
          jusqu'à vomissements. — Enfant d'un an.

Parmi les émétiques nous inscrirons en outre l'apomorphine, substance récemment découverte par MM. Mathiessen et Wright. Dans une communication à la Société Royale (juin 1869), ces messieurs rapportent, d'après le D' Gee, qu'une injection hypodermique de 6 milligr. de chlorhydrate d'apomorphine détermine le vomissement dans l'espace de quatre à dix minutes ; 15 milligrammes pris par la bouche produisent un effet semblable. Le D' Gee regarde le chlorhydrate d'apomorphine comme un contro-stimulant et un vomitif non irritant. 4 milligrammes injectés sous la peau de deux enfants malades dans mon service à l'hôpital Victoria, produisirent des nausées en quelques minutes. Tous deux étaient choréiques, l'un de dix ans, l'autre de douze ans. Dans la chorée, ce mode de traitement s'est montré parfois efficace, bien qu'il soit impossible de se rendre compte de son mode d'action.

XV. — LAXATIFS

Casse (électuaire). (Dose : 4 grammes à 8 grammes). *Pruneaux.* — *Tamarin.* — *Manne.* — *Violettes.* — *Figues.* — *Soufre.* — *Magnésie.* — *Son.* — *Mélasse.* — *Graines de moutarde.*

FORMULES

140.   Manne en larmes...................... 8 grammes
           Eau d'anis........................... 30 grammes
    4 grammes suivant les circonstances, pour de jeunes enfants.

141. ♃. Manne en larmes...................... 8 grammes
        Sirop de roses....................... 30 grammes
                    Dose : 4 grammes.

142. ♃. Carbonate de magnésie,.............. 1 gramme
        Manne,............................... 8 grammes
        Telnt. de rhubarbe comp.............. 4 grammes
        Sirop de roses....................... 15 grammes
                  Dose : 4 à 8 grammes.

143. ♃. Soufre sublimé...................... 30 grammes
        Thériaque............................ 60 grammes
    Dose : 4 grammes. — Recette bien connue des nourrices.

144. ℞. Magnésie calcinée...................... 2 grammes
      Poudre de rhubarbe................... 1 gramme
      Poudre de cannelle.................. 50 centigr.
Mêlez. — Dose : 15 à 30 centigrammes pour les jeunes enfants.
(Evanson et Maunsell.)

XVI. — PURGATIFS

Purgatifs. — *Huile de ricin.* — *Aloès.* — *Rhubarbe.* — *Jalap.* — *Séné.*

Purgatifs drastiques. — *Scammonée.* — *Coloquinte.* — *Hellébore blanc.* — *Huile de croton.* — *Nerprun.* — *Gomme-gutte.*

Purgatifs hydragogues. — *Elaterium.* — *Bitartrate de potasse.*

Purgatifs salins. — *Sulfate de potasse.* — *Sulfate de soude.* — *Sulfate de magnésie.* — *Tartrate de potasse.* — *Tartrate de soude.* — *Phosphate de soude.*

Eaux minérales. — *Chellenham.* — *Epsom.* — *Leamington.* — *Püllna.* — *Sedlitz.* — *Carlsbad.* — *Frieddrischshall,* etc. etc.

Purgatifs cholagogues. — *Calomel.* — *Colchique.* — *Leptandrine* (1). (dose de la teinture : de 5 à 10 gouttes). *Podophilline.* — *Taraxacum.* — *Hydrastine* (2). Dose de la teinture : 1 à 4 gouttes. Poudre : 1 à 3 centig.

Anthelminthiques. — *Kousso.* — *Moucenna.* — *Santonine.* — *Spigelia* — *Poudre d'étain.* — *Staphysaigre.* — *Fougère mâle.* — *Térébenthine.* — *Écorce de racine de grenadier.* — *Kamala.*

(Pour l'emploi et les doses de ces remèdes, voyez le chapitre des *Vers intestinaux.*)

(1) Agent thérapeutique d'origine américaine provenant des racines du leptandra virginica. — Paraît efficace dans les affections chroniques des membranes muqueuses.
(2) Substance tirée de l'hydrastis canadensis (Renonculacées).

FORMULES

145. Poudre de rhubarbe...................... 15 centigr. (1)
   — de scammonée comp............. 25 centigr.
   — de jalap composée............ 25 centigr.
Purgatif efficace pour un enfant de trois à quatre ans.

146. Calomel........................... 10 centigr.
   P. de scammonée comp................. 50 centigr.
Purgatif drastique, — lorsque l'on craint la présence des vers
           intestinaux.

147. Podophylline....................... 1 à 2 centigr.
   Leptandrine....................... 1 centigr.
   P. de jalap comp................... 25 centigr.
         Purgatif hépatique.

148. Teint. de rhubarbe comp............... 4 grammes
   Sirop de séné....................... 8 grammes
   Décoction de taraxacum.............. 30 grammes
     Dose : 4 à 8 grammes, suivant les circonstances.

149. Sulf. de magnésie.................. 50 centigr. à 1 gr.
   Esprit de chloroforme............... 3 gouttes
   Infus. de gentiane comp............. 8 à 16 grammes
        Tonique et laxatif.

150. Huile de ricin.....................
   Ess. de térébenthine...............
   Mucilage de gomme... ....   8 à 16 grammes
   Eau de menthe poivrée..............
À prendre en une fois pour un enfant de 12 à 14 ans, contre le ténia.
                    (Dr Hooper.)

151. Décoct. d'écorce de rac. de grenadier.... 320 grammes
   Sirop de gingembre................... 30 grammes
Dose : un verre à bordeaux trois fois par jour. — Contre le ténia,
   après que les intestins ont été évacués au moyen d'une dose d'huile
  de ricin.

152. Poudre d'élatérium.................. 8 milligr.
   Poudre de scammonée comp............ 30 centigr.
   Bitartr. de potasse................. 2 grammes
          Mêlez.
Purgatif hydragogue puissant. — Enfant de 10 ans.

(1) La poudre de scammonée composée contient quatre parties de
scammonée, trois de jalap et une de gingembre.
   La poudre de jalap composée est formée de cinq parties de jalap,
neuf de bitartrate de potasse et une de gingembre.

153.   Teint. de rhubarbe comp................   4 grammes
       Sirop de séné.........................   4 grammes
       Sirop de nerprun......................   4 grammes
       Eau................................... 30 grammes
           Purgatif énergique. — Pour un enfant de 10 ans.

154.   Sulfate de potasse.................... 75 centigr.
       Infus. de rhubarbe.................... 20 grammes
       Teint. d'oranges......................   2 grammes
       Eau de Carvi..........................   8 grammes
           15 grammes pour une dose. — Enfant de 3 ans.
                                                (Dr West.)

155.   Bitartrate de potasse.................   8 grammes
       Extr. de réglisse.....................   1 gramme
       Décoct. d'aloès composée.............. 24 grammes
       Eau de menthe poivrée................. 60 grammes
           Env. 8 grammes, selon les circonstances.

156.   Sulfate de magnésie...................   8 grammes
       Sulfate de potasse....................   2 grammes
       Nitrate de potasse....................   1 gramme 20
       Sirop de limons.......................   8 grammes
       Eau................................... 60 grammes
               8 à 16 grammes. Purgatif salin.
                                                (Dr Hillier.)

157.   Phosphate de soude.................... 30 grammes
       Sirop de limons....................... 15 grammes
       Décoction d'orge...................... 180 grammes
Mêlez. — Dose : deux cuillerées à bouche. — Laxatif agréable à prendre.

158.   Huile de ricin........................ 30 grammes
       Jaune d'œuf........................... 1/2 gramme
               Mêlez au mortier et ajoutez :

       Eau de fleurs d'oranger .... }
       Sirop simple.......................... } 30 grammes
       Eau................................... 180 grammes
Formule qui permet d'administrer facilement l'huile de ricin.
               Dose : 30 grammes ou plus.
                                                (Trousseau.)

159.   Infusion de séné composée............. 60 grammes
       Tartrate de potasse...................   8 grammes
       Extr. de réglisse..................... 30 centigr.
       Teint. de cardamome comp..............   4 grammes
       Esprit aromatique d'ammoniaque........ 12 gouttes
           Mêlez. — Dose : 8 à 16 grammes. Purgatif efficace.
                                                (Dr Underwood.)

XVII. — DIURÉTIQUES

Pareira (1). — *Buchu* (2). — *Chimaphila* (3). — *Uva ursi.* — *Nitrate de potasse.* — *Genièvre.* — *Genêt.* — *Esprit d'éther nitrique* (4). (Dose : 5 à 15 ou 20 gouttes *Cubèbe.* — *Poivre long et poivre noir.* — *Copahu.* — *Cantharide.*

Beaucoup de sels sodiques sont des diurétiques ; ceux de potasse le sont d'une manière encore plus marquée. Il faut y joindre le benzoate d'ammoniaque à la dose de 10 à 50 centigrammes, surtout dans les hydropisies, la bronchique chronique, etc.

FORMULES

160. ♃. Acide nitrique dilué.......................... 3 à 5 gouttes
Teint. de jusquiame........................ 5 à 10 gouttes
Décoct. de pareira........................ 8 à 16 grammes
Trois fois par jour. — Dans la cystite chronique.

161. ♃. Bicarbonate de potasse.................... 30 centigr.
Teint. de jusquiame........................ 5 gouttes
Infusion de buchu.......................... 8 grammes
Lorsque la vessie est irritable et l'urine acide.

162. ♃. Nitrate de potasse........................ 15 centigr.
Esprit d'éther nitrique................... 5 gouttes
Sirop de safran........................... 2 grammes
Eau....................................... 16 grammes
Mêlez. — A prendre toutes les quatre heures. Diurétique et fébrifuge.

(1) Pareiræ radix. — Racine du *Cissampelos pareira* (Ménispermacées). Amérique mérid.

(2) Buchu folia. — Les feuilles de plusieurs espèces du genre Barosma (Rutacées). — Cap de Bonne-Espérance.

(3) Chimaphila. — Winter-Green. — parties vertes du *Chimaphila umbellata* (Pyrolacées) de l'Amérique du Nord.

(4) L'esprit d'éther nitrique ou éther hyponitreux dilué de la Pharmacopée de Londres contient 90 parties d'acide nitrique pour 1000 d'alcool. La distillation donne 750 grammes de produit. On le donne à la dose de 5 à 10 et même 30 grammes pour les adultes.

163. ℞.   Teint. de genièvre....................   5 gouttes
          Décoct. de chimaphila...............   8 grammes
          Sirop d'éther nitrique ....   5 gouttes
               Dans les hydropisies, etc.

164. ℞.   Suc de genêt.......................   10 gouttes
          Décoct. d'uva ursi..................   8 grammes
               Lorsque l'urine est chargée de mucus.

165. ℞.   Iodure de potassium..................   50 centigr.
          Nitrate de potasse...................   1 gramme 50
          Extr. de taraxacum...................   2 grammes
          Infusion de digitale.................   30 grammes
          Sirop................................   8 grammes
          Eau..................................   120 grammes
          Dose. — Une cuill. à bouche pour un enfant de six ans.
                                          (Dr Hillier.)

XVIII. — DIAPHORÉTIQUES

Liqueur d'acétate d'ammoniaque. — Liqueur de citrate d'ammoniaque. — Serpentaire (médicament très efficace, lorsqu'il y a peu de fièvre, — dans le rhumatisme chronique et les cachexies en général).

Gayac. — Utile dans les affections du périoste et dans quelques maladies de peau ; efficace dans l'amygdalite.

Mézereum (1). — *Sassafras.* Entrent dans la composition du decoctum sassæ comp. de la Pharmacopée de Londres.

Opium (à doses très minimes).

FORMULES

166. ℞.   Teint. de serpentaire................   10 gouttes
          Décoct. de daphne mezereum...........   16 grammes
          Telnt. ammoniacale de gayac..........   5 gouttes
          Mucilage ....   10 gouttes
               Rhumatisme chronique et douleurs syphilitiques

167. ℞.   Liqueur d'acétate d'ammoniaque.......   2 grammes
          Sirop de coquelicot..................   2 grammes
          Eau de fleurs d'oranger..............   16 grammes
          Diaphorétique agréable. — A donner toutes les trois ou quatre heures.

(1) Mezerei cortex. — Ecorce du Daphne mezereum ou garou.

168. ♃. Liqueur d'acétate d'ammoniaque........ 2 grammes
       Teint. de camphre composée.......... 5 gouttes
       Esprit d'éther nitrique................ 7 gouttes
       Eau.............................. 15 grammes
Potion à prendre au moment du coucher pour produire une abondante
diaphorèse.

169. ♃. Acide citrique...................... 75 centigr.
       Teint. de gayac.................... 10 à 20 gouttes
       Bicarb. de potasse................. 1 gramme 80
       Mucilage.......................... 30 grammes
A prendre pendant l'effervescence, toutes les trois ou quatre heures.
Dans l'amygdalite.

170. ♃. Carbonate d'ammoniaque .... 15 centigr.
       Sp. d'Écorce d'oranges............... 2 grammes
       Infus. de serpentaire................ 8 à 16 grammes
Dans les états typhoïdes, quand la diaphorèse est indiquée. (1)

XIX. — EXPECTORANTS

Expectorants. — *Polygala. — Gomme ammoniaque. — Scille. — Baume du Pérou. — Baume de Tolu. — Storax. Benjoin. — Ipécacuanha. — Antimoine. — Asclépine.* (dose : 15 milligrammes à 6 centigrammes) nou-

(1) En 1879, n° 122, la *Gazette des hôpitaux*, a enregistré un cas de guérison de néphrite parenchymateuse, par les injections de nitrate de pilocarpine. (M. Leven, hôpital Rotschild.)
M. Gille a injecté 1 gramme de solution au $\frac{1}{10}$°, à plusieurs malades de l'hôpital Saint-Antoine, et les résultats ont été analogues à ceux que M. Demm. a signalés. La sueur s'établissait au bout de trois à quatre minutes et durait souvent vingt-quatre à trente heures. En janvier 1881, le D' Guithau de Crourtade prétendit que sur quatre-vingt-un cas de diphtérie traités par la pilocarpine, tous les malades avaient guéri. En juillet 1881, M. Damaschino obtint la guérison d'un cas de croup grave, chez un enfant d'un mois. On lui pratiquait chaque jour deux injections hypodermiques, chacune de 10 gouttes de solution. Les premiers effets étaient toujours une sudation, une salivation et une expectoration abondante. L'enfant avalait les fausses membranes, sans pouvoir les cracher, néanmoins le diagnostic était certain. Néanmoins les heureuses espérances qu'on avait pu concevoir en ce sens ont été bien loin de se réaliser dans la suite, et M. le D' Archambault, après avoir employé la pilocarpine dans un certain nombre de cas de diphtérie, a déclaré que les résultats obtenus par lui n'étaient nullement de nature à encourager une expérience plus étendue. Quelques cas isolés plus heureux, ont été signalés, mais, il faut craindre que les succès rares qu'on a pu constater soient dus à de simples coïncidences, ou même à des guérisons spontanées, par rejet de fausses membranes. On peut dire que la question, sans être résolue complètement, est dominée par l'expé-

veau remède provenant de l'asclepias tuberosa ou *Pleu-
risy root.*. Dose : de la teinture concentrée 5 à 10 gouttes
Recommandée même à la période ultime de la phthisie,
à cause du soulagement qu'elle procure aux malades.

Emollients. — *Gomme arabique.* — *Gomme adragante.*
— *Guimauve.* — *Cetravia Islandica*, etc. etc.

FORMULES

171. ♃. Teint. de benjoin comp..............   8 grammes
          Gomme adragant. pulv................   2 grammes
          Eau de cannelle....................   90 grammes
          Dose : 8 grammes dans la bronchite chronique.
172. ♃. Vin d'ipéca.......................   5 à 15 gouttes
          Sirop de scille...................   2 grammes
          Oxymel scillitique................   5 à 10 gouttes
          Décoct. de polygala...............   8 à 16 grammes
     Dans la bronchite, quand l'expectoration est visqueuse et difficile.

---

rience, qui a été faite avec soin et autorité par M. le D' Archambault.
   Nous donnons ici deux formules la première pour une potion et la
seconde pour injections hypodermiques.

USAGE INTERNE

   Chlorhydrate de pilocarpine...........   5 centigr.
   Sirop d'écorces d'oranges..............   20 grammes
   Eau...................................   40 grammes
F. s. a. — Une cuillerée à café contient 1/2 cent. environ de chlorhydrate
          de pilocarpine.

INJECTION HYPODERMIQUE

   Chlorhydrate de pilocarpine..........   10 centigr.
   Eau distillée.........................   10 grammes
              F. s. a. — Usage externe.
10 gouttes contiennent environ 1/2 centigramme. — La seringue de
Pravaz (environ 1 gr.), contient donc 1 centigr. — On peut injecter
10 gouttes deux ou trois fois et plus par jour, suivant les circonstances. M. H. Dor de Lyon a signalé l'antagonisme de la pilocarpine
et de la morphine.
          La formule employée par Guttmann était :

   Chlorhydr. de pilocarpine.............   0,02 centigr.
   Pepsine...............................   0,00 centigr.
   Ac. chlorhydr........................   2 gouttes
   Eau...................................   80 grammes
     Prendre 1 cuillerée à café d'heure en heure.

173. ♃.　Décoct. de polygala.......... ......　120 grammes
　　　　　Vin d'antimoine...................　20 gouttes
　　　　　Sirop de guimauve...............　30 grammes
Dose : 4 grammes à intervalles assez rapprochés. Mixture expectorante
　　pour le croup et la bronchite pendant la période aiguë initiale.

174. ♃.　Mixture de gomme ammoniaque........　180 grammes
　　　　　Bicarbonate de soude..............　2 grammes
　　　　　Teint. de camphre composée..........　8 grammes
　　　　　Teint. de jusquiame................　4 grammes
　　　　　Vin d'Ipéca.....................　8 grammes
Dose : 4 grammes Renouveler fréquemment cette dose pour combattre
　　la toux. — Formule très utile dans la phthisie, la toux catarrhale, etc.

APPLICATIONS EXTERNES

XX. — BAINS

Un bain frais pour un enfant doit avoir une température de 30° environ.

Un bain tiède doit être environ à 32°.

Un bain chaud doit avoir une température de 36° environ. Lorsque l'enfant craint beaucoup l'eau, un excellent moyen, donné par le D' Eustache Smith, consiste à couvrir le bain avec une couverture ou un drap, à placer l'enfant par-dessus et à le descendre ainsi tout doucement dans l'eau. Par cette seule méthode on peut éviter bien des cris, des frayeurs et une agitation au moins inutile.

La **glace** est un agent très utile dans les maladies de l'enfance, on l'emploie en application sur la tête dans les convulsions, la fièvre, la méningite, etc. ; on en fait sucer des fragments dans les fièvres, ce qui rafraîchit agréablement la bouche des malades. Elle est encore utile dans les affections de la gorge, la diphtérie ou l'amygdalite simple, etc. On peut s'en servir aussi pour calmer les nausées et arrêter les hémorrhagies. Le sac de glace inventé par le D' Chapman pour la région vertébrale est recommandé dans la laryngite striduleuse, la chorée, l'éclampsie et le tétanos.

Bain d'enveloppe. — C'est un bon moyen pour produire promptement la diaphorèse. Une couverture est trempée dans l'eau chaude, tordue rapidement et enroulée autour du corps de l'enfant. On jette par-dessus trois ou quatre couvertures sèches et on laisse aussi l'enfant pendant une demi-heure environ. On frictionne alors le corps avec une serviette sèche et douce pour absorber rapidement la sueur et ensuite on remet l'enfant dans son lit.

La compresse mouillée consiste en un morceau de flanelle ou de linge fin trempé dans l'eau froide, tordu et appliqué ensuite sur la région indiquée. Par-dessus on applique un morceau d'étoffe imperméable assez grand pour dépasser les bords de la compresse.

Bain refroidi. — L'enfant est immergé d'abord dans de l'eau à 35° qu'on refroidit ensuite en 30 minutes environ jusqu'à la température de 21° ou même plus bas s'il est nécessaire par l'addition d'une certaine quantité d'eau froide. — Comme moyen plus rapide, remplissant le même but, on peut simplement enrouler l'enfant dans un drap mouillé et lui jeter un peu d'eau froide sur la tête.

BAIN ACIDE

175.   Acide nitrique.......................... 30 grammes
        Acide chlorhydrique.................... 60 grammes
        Eau chaude............................. 45 litres environ

On doit préparer le bain dans une baignoire en bois. L'enfant y restera seulement 10 minutes. Surtout employé lorsque les fonctions hépatiques sont languissantes.

BAIN SULFUREUX

176.   Sulfure de potassium................... 60 grammes
        Eau chaude .... 45 litres

Utile dans la gale, dans la chorée et dans quelques affections nerveuses.

BAIN D'EAU SALÉE

177.   Sel commun ou mieux sel marin de
        Tiedman.............................. 120 grammes
        Eau chaude ou froide (suivant la sai-
        son, etc.).......................... 20 litres

Employé tous les matins dans la tuberculose, la scrofule, la débilité constitutionnelle, le rachitisme, etc. Remède très utile. — Après le bain tout le corps sera frictionné avec un *gant de laine* un peu rude ou une serviette éponge, pour exciter les fonctions de la peau.

BAIN DE MOUTARDE

178.   Moutarde pulvérisée.................. 60 grammes
       Eau chaude...................... 20 litres

Pour un bain de pieds, comme dérivatif, quelquefois comme stimulant. Dans les cas d'épuisement très prononcé des forces, l'enfant peut être plongé entièrement dans le bain, la tête étant maintenue seule hors de l'eau.

BAIN FERRUGINEUX

179.   Sulfate de fer..................... 15 grammes
       Eau............................. 20 grammes

Pour les enfants strumeux ou rachitiques. Le citrate de fer ammoniacal peut remplacer le sulfate, mais la dépense est alors plus forte. Ce bain est utile dans un certain nombre de maladies de la peau.

BAIN DE QUINQUINA

180.   160 grammes environ d'écorce de quinquinas divers bouillis pendant une demi-heure dans un demi-litre d'eau et passés au tamis. On ajoute cette décoction à 30 litres d'eau environ. On peut se servir de la même manière de plusieurs autres écorces.

BAIN GÉLATINEUX

181.   Gélatine........................ 120 grammes

On se sert quelquefois de colle-forte comme succédané moins cher que la gélatine.

Ajoutez assez d'eau chaude pour faire dissoudre et mêlez le tout avec 18 litres d'eau environ. Ce bain est très utile dans un certain nombre d'affections de la peau.

BAIN DE GLYCÉRINE

182.   Glycérine....................... 15 grammes
       Gomme adragante................. 15 grammes

Faites bouillir dans un demi-litre et ajoutez 18 litres d'eau chaude pour un bain. — Dans les affections de la peau, etc.

BAIN D'IODE

183.   Iode........................... 1 gramme 60
       Solution de potasse............. 15 grammes
       Eau............................ 30 litres

Dans les cachexies, les tuberculoses surtout et dans les affections de la peau.

BAIN DE BROME

184.   Cinq gouttes de brome.
       15 grammes d'iodure de potassium.
       Et environ 30 litres d'eau.
       Dans les éruptions syphilitiques et scrofuleuses.

BAIN DE VALÉRIANE

185. 4 grammes de racine de valériane infusés dans de l'eau
bouillante. On versera l'infusion dans l'eau du bain.
Convulsions essentielles, éclampsie, etc. (Trousseau).

BAIN DE SUBLIMÉ

186. Sublimé corrosif...................... 50 centigr.
Alcool................................ 8 grammes
Eau distillée......................... 30 grammes
Pour un bain. — Affections cutanées syphilitiques (Trousseau).

XXI. — RÉVULSIFS

TEINTURE D'IODE FORTE

187. Iode............................... 50 centigr.
Iodure de potassium................ 25 centigr.
Alcool rectifié.................... 9 grammes
Pour faire une teinture qu'on appliquera au moyen d'un pinceau en
poils de chameau. — Révulsif puissant. Dilué, c'est un remède
utile pour appliquer sur les ganglions engorgés ainsi que le liniment
iodique de la Br. Pharmacopée.

HUILE AMBRÉE

188. Alcool camphré...................... 15 grammes
Teinture d'opium..................... } ââ 8 grammes
Huile de succin...................... }
Huile d'amandes douces.............. 15 grammes
Mêlez.
  [Pour frictionner la poitrine dans la coqueluche, etc.

HUILE DE CROTON

189. Huile de croton diglium............. 20 gouttes
Huile d'olives...................... 12 grammes
Révulsif et rubéfiant efficace, produisant après quelques frictions une
éruption pustuleuse.

XXII. — GARGARISMES. — TOPIQUES POUR LA GORGE ET INHALATIONS

Les jeunes enfants ne peuvent pas se servir de gargarisme. Pour eux, par conséquent, il faut remplacer le
gargarisme proprement dit par des douches pharyngiennes
données avec une seringue. On ne prescrira jamais de

gargarismes toxiques pour les enfants, quel que soit leur âge. — La belladone, le sublimé corrosif et toute autre substance analogue doivent être proscrits.

BORAX ET MYRRHE

190.
    Biborate de soude...................... 4 grammes
    Teinture de myrrhe.................... 15 grammes
    Décoction de quinquina.............. 240 grammes
                F. S. a. gargarisme.

191.
    Chlorate de potasse.................. 4 grammes
    Teinture de kino..................... 15 grammes
    Eau................................... 240 grammes
    — F. s. a. gargarisme.
            Dans les ulcérations de la gorge, etc.

192.
    Sulfite de soude..................... 4 grammes
    Eau.................................. 30 grammes
        Topique pour les aphthes comme le précédent.

Les glycérines phéniquées et à l'acide tannique de la pharmacopée britannique sont des topiques excellents dans les affections des amygdales et de la gorge. La glycérine phéniquée sera légèrement étendue d'eau pour les enfants plus jeunes et on l'appliquera soigneusement. Elle sera très efficacement employée dans les exsudats diphtéritiques, les ulcérations de mauvaise nature, etc.

Les **inhalations** peuvent être faites en ajoutant à 250 grammes d'eau bouillante l'un des médicaments suivants :

20 gouttes de créosote...... { Utile dans l'ozène, les altérations des fosses nasales avec exsudation fétide, etc.

15 gouttes de teinture d'iode.
20 gouttes de teinture ammoniacale de gayac.
8 grammes d'essence de térébenthine.

Ces moyens sont principalement en usage dans les affections chroniques, comme l'iode par exemple dans les phthisies laryngées. On peut cependant s'en servir aussi dans le coryza interne, dans l'ozène, dans quelques cas de bronchite. La vapeur de térébenthine est un remède stimulant utile dans les cas de bronchite chronique avec sécrétion abondante. Le gayac est employé dans les affections de la gorge et des amygdales, etc. Les très jeunes enfants ne peuvent pas se servir des inhalateurs. Parmi les inhalateurs, celui du Dr Nelson est d'un prix peu élevé et très pratique ; il y a d'ailleurs maintenant une foule d'instruments variés destinés à cet usage.

En outre on pulvérise des solutions de différents médicaments indiqués plus loin. On se sert de pulvérisateurs à vapeur ou à soufflets en caoutchouc. Le Dr Siegle a imaginé un appareil peu dispendieux et particulièrement remarquable. Le *spray* (poussière de liquide *atomisé*) est appelé à rendre des services dans les affections de la bouche, de la gorge, du pharynx, etc. Une solution d'acide sulfureux employée de la sorte est très efficace dans les angines, les ulcérations tonsillaires, les exsudats diphtéritiques, etc. — Je l'ai employée avec un bénéfice marqué.

Les quantités suivantes des remèdes sont convenables pour 30 grammes d'eau. Un grand nombre d'autres substances peuvent être employées de la même manière.

Acide tannique	15 centigr.
Alun	15 centigr.
Borax	15 centigr.
Extr. de belladone	15 milligr.
Chlorate de potasse	15 centigr.
Teint. d'iode	5 gouttes
Teint. de perchlor. de fer	1 goutte

On doit se servir avec prudence des liquides *atomisés*, surtout lorsqu'ils renferment des médicaments comme l'iode, la belladone, l'opium, etc.

XXIII. — LININENTS, APPLICATIONS ET LOTIONS

LOTION NOIRE

193.	Calomel	4 grammes
	Mucilage de gomme	15 grammes
	Eau de chaux	230 grammes

LOTION JAUNE

194.
Perchlor. d'hydrargyre................ 35 centigr.
Eau de chaux........................... 180 grammes

LOTION ROUGE

195.
Sulf. de zinc......................... 35 centigr.
Teint. de lavande composée........... 4 grammes
Eau.................................... 180 grammes

LOTION DE CALAMINE

196.
Oxyde de zinc......................... } aa 4 grammes
P. de calamine........................ }
Glycérine............................. 8 grammes
Eau de roses.......................... 120 grammes

F. une lotion.
Pour calmer l'irritation.

TOPIQUE A LA CALAMINE

197.
Poudre de calamine (bien lavée)...... 30 grammes
Oxyde de zinc......................... 15 grammes
Glycérine............................. 8 grammes
Eau de roses.......................... 180 grammes

En applications souvent renouvelées, cette préparation est utile dans les formes bénignes de l'eczéma.

LOTION A LA BELLADONE

198.
Extr. de belladone.................... 3 grammes 60
Eau.................................... 240 grammes

LOTION OPIACÉE

199.
Poudre d'opium........................ 2 grammes
Eau bouillante........................ 240 grammes

Faites macérer pendant deux heures et filtrez.

PAVOT ET BORAX

200.
Extr. de pavot........................ 8 grammes
Borax................................. 4 grammes
Eau bouillante........................ 120 grammes

Pour les démangeaisons.

LOTION ALCOOLIQUE

201.
Alcool rectifié....................... 15 grammes
Eau de Cologne........................ 15 grammes
Eau................................... 450 grammes

Lotion rafraîchissante.

ACIDE NITRIQUE

202.	Acide nitrique dilué	8 grammes
	Eau	450 grammes

LOTION ALCALINE

203.	Liqueur de potasse	8 grammes
	Acide cyanhydrique dilué	4 grammes
	Lait d'amandes	220 grammes

Pour calmer les démangeaisons.

LOTION DE BORAX ET DE MORPHINE

204.	Borax	15 grammes
	Sulf de morphine	10, 30 ou 35 cent.
	Glycérine	15 grammes
	Eau de sureau	240 grammes

Lotion pour calmer les démangeaisons.
Ne pas l'employer lorsqu'il y a des érosions à la peau.

LOTION D'ACIDE BORIQUE

205.	Acide borique	4 grammes
	Eau de roses	30 grammes

Dans les dartres. On l'applique deux fois par jour et on la laisse sécher sur la peau.

BORAX ET GLYCÉRINE

206.	Borax	4 grammes
	Glycérine	30 grammes
	Eau de fleurs d'oranger ou de roses	240 grammes

Lotion calmante.

THYMOL

207.	Thymol	50 centigr.
	Vaseline	30 grammes

Le thymol se dissout dans la vaseline et fait une pommade très adoucissante.

208.	Thymol	25 centigr.
	Alcool rectifié	aa 30 grammes
	Glycérine	
	Eau	240 grammes

Pour faire une lotion.

209.	Thymolate de potasse	25 cent. à 1 gr.
	Eau	240 grammes

Pour faire une lotion.

Le Dr H. R. Crocker recommande ces lotions dans le psoriasis, dans la dernière période de l'eczéma et dans le psoriasis seulement à l'état sec ou lorsque la sécrétion est peu abondante : c'est-à-dire que l'on doit éviter de s'en servir lorsque l'inflammation persiste dans toute son activité

ARNICA

210. Teint. d'arnica .... 8 grammes
Eau de sureau .... 120 grammes
Pour les contusions et les entorses.

SEL AMMONIAC

211. Chlorhydr. d'ammoniaque .... 2 grammes
Acide acétique .... 10 grammes
Alcool rectifié .... } aa 90 grammes
Eau ....
Résolutif.

LIQUEUR DE PLOMB

212. Liqueur de sous-acétate de plomb ..... 4 grammes
Eau .... 30 grammes
Lotion résolutive.

213. Acétate de plomb .... 4 grammes
Carbonate d'ammoniaque .... 4 grammes
Teint. d'opium .... 15 grammes
Eau de roses .... 240 grammes
F. s. a. — Dans l'urticaire, etc.

OLÉATE DE PLOMB

214. Oléate de plomb .... 24 parties
Huile de paraffine lourde et inodore .... 14 parties
Pour faire une application.

L'oléate de plomb se fait en mélangeant à chaud de l'acide oléique et de l'oxyde de plomb ; il est préconisé ainsi que l'oléate de zinc, dans l'eczéma par le Dr Crocker et quelques autres auteurs.

L'oléate de mercure est utile dans beaucoup de gonflements articulaires chroniques, etc.

ACIDE PHÉNIQUE

215. Acide phénique .... 8 grammes
Teint. de romarin .... 4 grammes
Alcool rectifié .... 14 grammes
Eau .... 180 grammes
Pour détruire les pédiculi.

216. Sublimé corrosif............................ 60 centigr.
   Alcool rectifié............................. 30 grammes
   Eau distillée.............................. 180 grammes
   Essence de roses .... 3 gouttes

     Pour détruire les pédiculi.

217. Soufre précipité........................... ⎱ aā 4 grammes
   Oxyde de zinc............................. ⎰
   Huile d'olives............................ 30 grammes
   Acide phénique .... 1 gramme

     Pour faire une application.

Dans la teigne tondante, il faut s'en servir pendant une quinzaine avant d'obtenir la guérison. On doit l'étendre en frottant fortement pendant quelques minutes, en ayant soin de faire d'abord raser les cheveux (Dr R. J. Lee).

LINIMENT

218. Liniment camphré comp............... 30 grammes
   Liniment de savon...................... 45 grammes
   Teint. d'opium......................... 15 grammes

     Pour les douleurs chroniques, etc.

LINIMENT OPIACÉ

219. Teint. d'opium........................ 15 grammes
   Extr. de belladone.................... 1 gramme 20
   Liniment de savon comp................ 45 grammes

GLYCÉRÉ DE BELLADONE

220. Extr. de belladone.................... 1 gramme
   Glycérine............................. 15 grammes
   Savon mou .... 15 grammes
   Alcool rectifié....................... 30 grammes
   Teint. de lavande.................... 4 grammes

     Mêlez et filtrez.

C'est la teinture alcaline de savon de Hébra : on conseille de frotter les croûtes eczémateuses avec une flanelle imbibée de cette préparation ou avec une petite brosse. Les croûtes se détachent par la friction.

CHLOROFORME

222.
Chloroforme .... 4 grammes
Extrait de belladone .... 1 gramme
Extr. d'opium .... 1 gramme
Extr. d'aconit .... 50 centigr.
Glycérine .... 30 grammes
Anodin très puissant dont on doit se servir avec précaution.

CAPSICUM

223.
Teint. de capsicum .... 15 grammes
Liniment savonneux .... 15 grammes
Stimulant et rubéfiant.

SUBLIMÉ CORROSIF

224.
Perchlor. d'hydrargyre .... 10 centigr.
Eau de roses .... 60 grammes
Alcool rectifié .... 15 grammes
Dans la teigne faveuse.

225.
Teint. de cantharides .... 10 grammes
Liniment savonneux .... 40 grammes
Pour les engelures.
Ou encore.

226.
Chlorure de chaux .... 4 grammes
Borax .... 4 grammes
Axonge .... 30 grammes

APPLICATION CAUSTIQUE

227.
Acide chromique .... 4 grammes
Eau .... 30 grammes
Pour les dartres.

XXIV. — COLLYRES

Sulfate de zinc .... 5 centigr.
Alun — .... 5 à 15 centigr.
Nitrate d'argent .... 5 à 25 centigr.) pour 30 grammes
Acétate de zinc .... 5 centigr. (d'eau distillée.
Liqueur de sous-acét. de plomb 4 gouttes.
Alcool de vin de France ...... 4 gouttes.

ZINC ET OPIUM

228.
Sulfate de zinc .... 30 centigram.
Vin d'opium .... 4 grammes
Eau de roses .... 180 grammes
Faites un collyre.

ZINC ET BORAX

229.
Biborate de soude...................... 60 centigram.
Sulfate de zinc........................ 5 centigram.
Eau camphrée.......................... 4 grammes
Eau de roses.......................... 30 grammes
Faites un collyre.

POUR DILATER LA PUPILLE

230.
Extrait de belladone.................. 1 gr. 80 cent.
Eau................................... 30 grammes

Ou mieux :

231.
Sulfate d'atropine.................... 0 gr. 05 cent.
Eau distillée......................... 30 grammes

XXV. — LOTIONS POUR L'OREILLE

232.
Chlorure de chaux..................... 8 grammes
Eau................................... 15 grammes

233.
Nitrate d'argent...................... 25 centig.
Eau................................... 30 grammes
Pour faire une lotion.

234.
Acétate de plomb...................... } aā 50 centig.
Sulfate de zinc....................... }
Créosote.............................. 1 goutte
Mêlez au mortier.

Cette poudre sera dissoute dans 360 grammes d'eau. Lotion utile dans l'otorrhée et les écoulements fétides de l'oreille.

XXVI. — POMMADES

ACONIT

235.
Aconitine pure........................ 10 centigr.
Cold-cream............................ 30 grammes
Mêlez très exactement,
« A employer avec prudence. »

BISMUTH

236.
Sous-nitrate de bismuth............... 4 grammes
Axonge................................ 12 grammes

Pour faire une pommade contre les gerçures, excoriations et ulcérations enflammées.

ACIDE BORIQUE

237.
Acide borique......................... 4 grammes
Axonge benzoïnée...................... 30 grammes
Pour faire une pommade.

ACIDE SALICYLIQUE

238.   Acide salicylique........................   2 à 4 grammes
        Cire blanche............................   4 grammes
        Parafine................................   8 grammes
        Huile d'amandes.........................   8 grammes

Mêlez et incorporez dans un mortier chaud. C'est une pommade antiseptique très efficace ainsi que la pommade à l'acide borique du professeur Lister.

239.   Acide salicylique.......................   2 grammes
        Spermaceti..............................   10 grammes
        Beurre de cacao.........................   20 grammes
                Pour faire une pommade.

« C'est le remède le plus parfait qu'on puisse employer contre l'eczéma de la tête et de la face chez les enfants. »

                                    (Dr Ogilvie Will.)

RÉSINE ET CRÉOSOTE

240.   Créosote................................   20 gouttes
        Onguent de résine....................... } āa 30 grammes
        Axonge..................................
                Stimulant et désinfectant.

241.   Baume du Pérou..........................   4 grammes
        Spermaceti..............................   30 grammes
                    Stimulant.

POMMADE BENZOINÉE A L'OXYDE DE ZINC

242.   Axonge préparée.........................   150 grammes
        Benjoin pulvérisé.......................   4 grammes

Mêlez à une douce chaleur et laissez en vase clos pendant vingt-quatre heures, passez, puis ajoutez :

        Oxyde de zinc purifié...................   30 grammes
            Mêlez et passez à travers un linge.

C'est la formule d'Erasmus Wilson. A cette préparation fort utile on peut ajouter pour l'eczéma par exemple un peu de pommade à la résine de genévrier, ou bien du baume du Pérou dans la proposition de 4 grammes pour 30 grammes.

HUILE DE CARRON (1)

243.   Huile de lin............................ } parties égales
        Eau de chaux............................
            Topique efficace pour les brûlures.

(1) Préparation analogue au liniment oléo-calcaire :
        Huile d'amandes douces..................   10 grammes
        Eau de chaux............................   90 grammes
                    Mêlez.

244.   Collodion............................... 8 grammes
      Huile de ricin.......................... 4 grammes
Mêlez.
Topique pour les brûlures et coupures

ACIDE PHÉNIQUE

245. ℞.   Acide phénique........................ 3 grammes
      Glycérine............................. 60 grammes
Mêlez. — Pour panser les plaies.

246.   Jaune d'œufs.......................... 15 grammes
      Glycérine .... 20 grammes
Mêlez.
Excellent pansement pour l'érysipèle et les éruptions prurigineuses.

HUILE DE CADE

247.   Huile de cade...................... } āa 12 grammes
      Soufre précipité................... }
      Glycérolé d'amidon................... 25 grammes
      Axonge benzoïné..................... 90 grammes
Pour faire une pommade.
Recommandée par le Dʳ Anderson dans la gale.

IODE ET HUILE DE MORUE

248.   Pommade iodique................... } āa 16 grammes
      Huile de morue.................... }
Recommandée par le Dʳ Tanner dans le bronchocèle et les affections
mésentériques.

CALOMEL

249.   Calomel............................. 8 grammes
      Pommade au spermaceti............. 30 grammes
Dans les affections cutanées.

POMMADE DE SCOTT

250.   Onguent hydrargyrique............ } āa 30 grammes
      Cérat saponiné.................... }
      Camphre pulvérisé.................. 4 grammes
Pour faire une pommade.

La pommade de l'Iodoforme est un sédatif et un antiseptique. Elle calme l'irritation, l'inflammation et une suppuration exagérée, d'une manière très efficace.

251.   Iodoforme............................ 8 grammes
      Pommade au spermaceti.............. 30 grammes
      Extr. de ciguë,..................... 5 grammes
      Acide phénique...................... 10 gouttes

On se sert surtout de cette pommade pour les brûlures. On l'applique deux fois par jour sur un peu de linge fin qu'on recouvre avec de la soie huilée. L'odeur de cette préparation est la seule objection qu'on puisse opposer à son emploi. Cette odeur peut disparaître par l'association du tannin.

L'iodoforme a été recommandé par M. Francis dans l'ozène. La formule suivante est due à M. le Dr Lennon Browne. On l'applique à l'aide d'un pinceau.

252.	Iodoforme............................	25 centigr.
	Éther...............................	4 grammes
	Vaseline............................	30 grammes

EMPLATRE BRUN

253.	Camphre.............................	2 grammes
	Poix noire..........................	24 grammes
	Cire jaune..........................	35 grammes
	Oxyde rouge de plomb................	60 grammes
	Huile d'olive.......................	120 grammes

Mêlez ensemble à chaud jusqu'à réduction. Furoncles, Ecthyma, etc.

XXVII. — INJECTIONS HYPODERMIQUES

Les injections hypodermiques sont extrêmement utiles pour soulager rapidement la douleur et dans les cas où l'on désire que l'organisme soit aussi promptement que possible sous l'influence du remède employé.

La morphine, l'atropine, l'aconitine sont les trois agents les plus puissants qu'on emploie de cette manière. Il est sage de commencer par une dose extrêmement faible; car l'effet produit est quelquefois tout à fait hors de proportion avec la dose employée.

Morphine. — Une solution d'acétate telle que vingt-quatre gouttes contiennent 5 centigrammes de morphine, est celle qui convient le mieux. Pour un enfant de dix ans la dose est d'une goutte; cette quantité peut être augmentée progressivement jusqu'à deux ou trois gouttes. La solution doit être neutre.

Atropine. — La liqueur de sulfate d'atropine de la Pharmacopée Britannique est trop forte pour l'usage hypodermique. Chaque drachm (3gr,60) contient un demi-grain d'atropine (32 milligr.). On peut ajouter trois drachms d'eau (10gr,80) pour un drachm de liqueur et la solution ainsi obtenue sera employée pour débuter à la dose d'une goutte pour un enfant de dix ans.

Aconitine

254.   Aconitine............................... 0 gr. 64 milligr.
         Alcool rectifié......................... 15 gouttes
         Eau distillée.......................... 30 grammes
             F. s. a. — Solution.
         Une goutte pour un enfant de dix ans.

CATAPLASMES, ETC.

En règle générale les cataplasmes doivent être appliqués aussi chauds qu'on peut les supporter, et on doit les changer fréquemment.

Lorsqu'on les emploie dans la bronchite, la broncho-pneumonie et d'autres inflammations, il faut les faire larges et mous et plus on les change souvent, plus leuraction est efficace; chaque heure au moins et même toutes les demi-heures de préférence. Le cataplasme en forme de veste est le meilleur dans ces cas et on doit l'assujettir à l'aide de tresses de telle sorte qu'il ne puisse remonter ni tomber par suite des mouvements désordonnés de l'enfant. Un cataplasme ne doit pas être trop lourd, il faut le faire peu épais et même, pour les enfants dont la peau est délicate, il doit être très mince et recouvert d'une feuille de ouate.

On se sert d'une foule de substances pour faire des cataplasmes. Chacune a ses avantages que nous indiquerons ci-dessous en peu de mots.

I. — CATAPLASME DE MOUTARDE

Pour les enfants il faut mélanger la moutarde avec

de la farine de graine de lin ou de froment. Les proportions convenables sont $\frac{1}{3}$ ou moitié de farine de moutarde pour $\frac{2}{3}$ ou $\frac{1}{2}$ de farine de lin. Il est presque
inutile d'ajouter que le mélange doit se faire en agi-
tant les deux substances avec de l'eau bouillante qu'on
verse peu à peu de manière à obtenir une bouillie un peu
claire et bien liée. L'action du cataplasme sera surveillée
de temps à autre pour s'assurer qu'il ne produit pas de vésications et pour l'enlever dès qu'il a occasionné une rougeur suffisamment forte.

II. — CATAPLASME DE FARINE DE LIN

On passera de l'eau bouillante dans un bassin de
manière à le chauffer, puis on y versera une faible
quantité d'eau chaude et on ajoutera rapidement la farine
de lin en agitant et tournant fortement le mélange à
l'aide d'une spatule ou d'un couteau à papier. On doit
obtenir un mélange parfaitement homogène et onctueux,
ne contenant pas de « grumeaux. »

Albernetty dit « n'épargnez pas votre peine remuez et
agitez vigoureusement le cataplasme pour qu'il ne reste
pas le plus petit grumeau dans le mélange ».

Il faut ensuite l'étendre rapidement et régulièrement
sur un linge chauffé dont les bords seront un peu repliés
sur les côtés pour renfermer et maintenir toute la pâte
dans le milieu du morceau de toile. On étendra un peu
d'huile douce sur la pâte et au besoin on peut y verser
aussi quelques gouttes de laudanum. Ces cataplasmes
conservent bien la chaleur et l'humidité.

Les Américains sont très partisans de grands cataplasmes de farine de lin préparés comme nous l'avons
dit plus haut.

III. — CATAPLASME DE MIE DE PAIN

Un sachet de mousseline est rempli de miettes de pain.

On l'imbibe complètement en versant de l'eau bouillante. Il faut ensuite le presser entre des serviettes jusqu'à ce qu'il ne laisse plus égoutter d'eau ; on le chauffe ensuite devant le feu et on l'applique. Le pain est plus doux que la farine de lin, mais il se refroidit plus vite et retient moins bien l'humidité. On peut aussi appliquer directement la mie de pain sur la peau, en relevant simplement les bords du linge qui reçoit le cataplasme comme il a été dit pour la farine de lin. C'est une bonne précaution de recouvrir le cataplasme d'un taffetas gommé. Les cataplasmes de mie de pain saupoudrés légèrement de farine de moutarde, peuvent rendre des services.

IV. — CATAPLASME DE FÉCULE

Ce sont les cataplasmes que je préfère de beaucoup. Ils ne causent aucune irritation, conservent bien la chaleur et l'humidité et font disparaître très rapidement une rougeur très vive et le gonflement. Versez un peu d'eau froide sur la poudre de fécule, mêlez de manière à faire une pâte molle, ajoutez alors de l'eau bouillante en quantité suffisante pour faire un cataplasme ayant l'aspect d'une gelée molle. Je les fais appliquer ordinairement enveloppés dans un morceau de batiste ou de mousseline.

V. — CATAPLASME DE LEVURE

Mélangez une livre (370 gr. env.) de farine de lin ou d'avoine avec 200 grammes de levure. Portez le mélange sur le feu et chauffez en tournant vivement pour éviter de brûler la pâte. Lorsque le cataplasme sera chaud, vous le verserez sur un linge comme à l'ordinaire. On peut encore verser de la levure chaude sur un cataplasme de mie de pain. Ces topiques sont très utiles dans les ulcérations gangréneuses ou sur les plaies dont la suppuration est fétide, etc.

VI. — CATAPLASME DE POUDRE DE CHARBON DE BOIS

La poudre de charbon de bois bien mélangée avec un cataplasme de mie de pain à la surface duquel on ajoute encore une bonne couche de poudre de charbon constitue un topique très utile pour les ulcérations gangréneuses et de mauvais aspect.

VI. — EMPLATRE D'ÉPICES

Prenez des quantités égales de poivre de Cayenne, de girofle, de cannelle en poudre et de farine de seigle. Mélangez sur une assiette et ajoutez du miel pour faire une pâte molle que vous étendrez sur un morceau de mousseline ou d'autre linge fin ; dès que cet emplâtre devient sec et commence à croûter, on doit le remplacer par un emplâtre fraîchement préparé.

VIII. — FLANELLE IMBIBÉE D'ALCOOL

Prenez un morceau de vieille flanelle douce, chauffez-le devant le feu, pliez-le dans la forme et suivant l'épaisseur convenable, plongez-le dans l'eau chaude et tordez-le ensuite fortement et promptement. Pendant qu'une personne prépare ainsi la flanelle, une autre verse un peu d'eau-de-vie commune dans un plat et le chauffe en évitant soigneusement de laisser tomber l'eau-de-vie dans le feu. Dès que le plat est chaud, on y trempe la flanelle, on presse légèrement la flanelle pour chasser l'excédant de liquide qui ne servirait qu'à mouiller désagréablement le malade. Celui-ci ayant été découvert d'avance, on lui applique la flanelle aussi chaude qu'il peut la supporter. On ajoute par-dessus la première flanelle une autre flanelle pliée sèche et fortement chauffée. S'il est nécessaire on peut ajouter un bandage de corps pour fixer le tout. Dès que la première flanelle est sèche, on la remplace par une autre préparée et chauffée de la même manière.

IX. — APPLICATIONS CHAUDES

On prépare un sachet en flanelle mince, un peu plus large que la région à recouvrir et on le remplit à moitié de son chaud, de houblon, de fleurs de camomille ou de toute autre substance qu'on veut employer. On l'applique et on le maintient par un bandage. Lorsque le sachet s'est refroidi on l'enlève rapidement et on le remplace momentanément par une flanelle chaude pliée en plusieurs doubles, on chauffe le sachet sur un poêle ou devant un feu ardent pour l'appliquer de nouveau. Le sel commun sert souvent à cet usage.

X. — FOMENTATIONS

Une flanelle trempée dans l'eau chaude, tordue rapidement et recouverte ou non de quelques gouttes de laudanum est un moyen qui remplace souvent les cataplasmes. On doit toujours sécher soigneusement la peau après ces fomentations et on doit la recouvrir d'une feuille de flanelle sèche, de crainte d'un refroidissement. Enfin dans un grand nombre de cas la *spongio-piline* est une application très commode, propre et toujours prête à employer.

CHAPITRE X

RÉGIME ALIMENTAIRE

———

Avant de transcrire sommairement quelques recettes qui peuvent être utiles dans les maladies des enfants, et que j'ai empruntées, pour la plupart, aux ouvrages de Gouffé, Rundell, Buckmaster, Guila, Ridge, Delamere et autres, je me propose de donner quelques tableaux synoptiques très utiles et qui seront de nature à fournir des indications précieuses pour le régime alimentaire des enfants en général. C'est un axiome que les enfants ont besoin d'une quantité d'aliments tout à fait hors de proportion avec leur âge et leur poids. Un enfant absorbera 8 grammes environ de carbone pour chaque livre (373 grammes) de son poids, et recevra ainsi deux ou trois fois plus de carbone qu'il n'en faut ordinairement à l'adulte pour le même poids. Le Dr Brinton a calculé qu'un enfant nouveau-né pesant de 2 200 à 2 600 grammes et prenant 300 à 300 grammes de lait absorbe ainsi environ $1/_{270}$ de son poids total par jour. La table suivante du Dr Edward Smith indique les proportions de matières azotées (produisant du sang) et carbonées (produisant de la chaleur) qui sont contenues dans l'alimentation quotidienne aux différents âges.

Première enfance.	37 centigr.	4 grammes 14
Dix ans..........	13 centigr.	2 grammes 88
Seize ans........	12 centigr.	1 gramme 80
Age adulte.......	6 centigr.	1 gramme 38
Age mûr..........	7 centigr.	1 gramme 50

C'est un fait d'observation vulgaire que vers treize ou quatorze ans, les enfants mangent autant que les grandes personnes et il faut qu'il en soit ainsi ; même à dix ans, l'enfant exige la moitié de la nourriture de l'adulte. Cela n'a rien d'extraordinaire lorsqu'on songe aux besoins de l'accroissement du corps et des forces. Cependant on ne doit pas faire rentrer dans la nourriture des enfants une trop grande quantité de viande ; un repas de viande par jour est bien suffisant et il faut y joindre une certaine abondance de légumes, de pain, de pouddings légers, pour compléter la quantité totale d'aliments qui est nécessaire. Ces détails ont été donnés amplement dans les tables de régime placées au commencement de ce volume, mais pour fixer ce sujet sur des bases précises et scientifiques, et pour aider à choisir les variétés d'aliments dans les cas particuliers, j'ai pensé qu'il serait utile de transcrire ici les tables suivantes :

TABLEAU PRÉSENTANT LES PROPORTIONS D'ÉLÉMENTS AZOTÉS ET CARBONÉS DANS 100 PARTIES DES DIVERS ALIMENTS (PAYEN)

En multipliant le nombre qui représente la quantité d'azote par 6.5 on aura le nombre indiquant la quantité de matières azotées.

	AZOTE	CARBONE
Bœuf sans os	3.00	11.07
Bœuf rôti	3.53	17.06
Merlan	2.41	9.00
Sole	1.01	12.28
Anguille	2.00	30.05
Œufs	1.90	13.50
Lait de vache	0.66	8.00
Lait de chèvre	0.69	8.60
Huîtres	2.13	7.18
Lentilles	3.87	43.00
Pommes de terre	0.33	11.00
Café, infusion de 100 grammes	1.10	9.00
Thé, infusion de 20 grammes	0.20	2.10
Chocolat, 100 grammes	1.52	68.00
Beurre frais	0.61	83.00
Huile d'olives	traces.	08.00
Bière forte	0.08	4.50
Vin	0.018	4.00
Alcool absolu		52.00

Les céréales sont groupées dans un tableau plus détaillé dû à M. Gamble. Dans ce tableau, sur 100 parties d'aliments, l'analyse indique.

100 LIVRES CONTIENNENT	Graisse ou Huile	Éléments réparateurs azotés	Éléments Calorigènes	Minéraux	Fibre ou Peau	Eau
Orge............	2	11	60	2	14	11
Haricots et pois.	2	25	48	2	8	15
Blé des Indes...	8	11	65	1	5	10
Lait	3	4 $^{1}/_{2}$	5	3/4	0	87
Farine d'avoine	6	18	63	2	2	9
Avoine..........	6	15	47	2	20	9 $^{1}/_{2}$
Riz.............	traces	7	80	traces	0	10

Les céréales sont les aliments contenant la plus grande proportion d'éléments calorigènes, qui représentent la partie essentielle de l'alimentation des enfants.

Outre la composition de diverses espèces d'aliments, il est utile de connaître leur digestibilité. Le fromage de Chester ordinaire contient 4. 12 d'azote et 41. 04 de carbone pour 100 et il est par conséquent très nutritif, mais il exige trois ou quatre heures de digestion. La table suivante est destinée à donner des indications à ce sujet. Cette table est due en partie à M. Gamble et en partie au livre de Combe sur la *Physiologie de la digestion.* — Les résultats sont obtenus à la suite d'expériences faites en partie sur Alexis Martin qui présentait une fistule stomacale, mais on pourra les appliquer aux enfants, en se souvenant que leur pouvoir digestif est moindre que celui de l'adulte, pour beaucoup de substances.

TABLE DU TEMPS NÉCESSAIRE A LA DIGESTION.

	H. M.		H. M.
Pommes douces et pelées...	1.30	Lait cru ou bouilli........	2.
Pudding...................	3.	Mouton rôti ou bouilli...	3.
Orge	2.	Huîtres crues.............	2.30
Plan cuit.................	2.15	— cuites	2.30
Haricots..................	2.30	Panais bouillis...........	3.30
Bœuf rôti ou bouilli......	3.	Pieds de porc.............	1.
Bœuf salé.................	5.30	Porc bouilli..............	3.30
Betterave.................	3.45	Porc salé et bouilli......	4.30
Pain de froment bien cuit..	3.15	Porc rôti.................	5.30
Pain rassis...............	2.	Pommes de terre rôties...	2.39
Pain et lait..............	3.	— bouillies...	3.30
Beurre....................	3.30	Riz bouilli...............	1.
Choux....................	2.	Sagou bouilli	1.45
Carottes bouillies........	3.15	Graisse de bœuf.........	4.30
Morue....................	2.	Tapioca..................	2.
Fromage..................	3.30	Navets..................	3.30
Poulets domestiques.......	4.	Tripes...................	1.
Œufs crus................	1.30	Dinde	2.30
Œufs à la coque..........	3.	Veau rôti................	5.30
Œufs durs	3.30	Venaison................	1.35

Enfin il faut apprendre aux enfants à manger lentement et à mâcher complètement leurs aliments. Ils ont une grande tendance à avaler avec gloutonnerie ce qui leur plaît au grand détriment de l'estomac. Ils préfèrent en général boire le lait ou l'eau vers la fin du repas au lieu de boire en mangeant.

I. — BEEF-TEA (*Thé de Bœuf*)

Coupez en petites tranches 100 grammes environ de bœuf de la plus belle qualité dont vous aurez soigneusement enlevé toutes les peaux, la graisse, les tendons, etc. — Placez ce bœuf dans un pot en terre et ajoutez un demi-litre d'eau froide. Agitez, mêlez bien la viande avec l'eau : puis laissez reposer pendant une heure. Vous placerez ensuite le pot sur un feu modéré pendant une heure ou dans un bain-marie que vous ferez bouillir doucement pendant une heure. Pour bien faire, la chaleur du beef-tea ne doit pas dépasser 65° environ. Passez le liquide dans un tamis moyen et laissez refroidir. Avant de se servir de ce beef-tea, on doit le dégraisser très complètement, on peut ensuite le chauffer au degré voulu et ajouter un peu de sel. Le beef-tea doit être fait la veille du jour où l'on veut le prendre, excepté dans les très fortes chaleurs.

II. — BEEF-TEA (*autre préparation*)

Avant d'ajouter l'eau à la viande, il vaut mieux attendre que la viande ait rendu tout son jus sous l'influence d'une chaleur modérée. Coupez ou déchirez en morceaux sur une assiette un bifteck ordinaire, en vous servant d'un couteau et d'une fourchette ; réduisez le bifteck en petits morceaux puis jetez la viande dans un pot que vous couvrirez soigneusement de manière à retenir la vapeur. Placez le pot sur un feu très doux ou sur une casserole pleine d'eau bouillante ou même encore dans un bain-marie *non bouillant*. Prenez garde que l'eau rentre dans le pot où se trouve la viande. Après trois quarts d'heure environ, la viande ayant été constamment maintenue à une température suffisante pour l'attendrir, enlevez le couvercle et ajoutez de l'eau chaude un peu au-dessous du point d'ébullition et dans la proportion d'un demi-litre environ pour 400 grammes de viande ; ajoutez un peu de sel et laissez bouillir très doucement pendant une heure, puis vous passerez à travers un linge et vous jetterez le résidu qui ne contient plus que des fibres indigestes tandis que le beef-tea ainsi obtenu est fort et très agréable.

(*Le médecin Praticien.*)

III. — ESSENCE DE BŒUF (*à chaud*)

Prenez 400 grammes de bœuf juteux bien dégraissé et paré ; coupez en tranches très minces que vous pilez ensuite dans un mortier avec trois cuillerées d'eau douce ;

laissez tremper pendant deux heures. Placez le tout, avec un peu de sel, dans un pot de terre, couvrez et luttez le couvercle avec de la pâte de pain, puis attachez un linge sur le couvercle et serrez-le bien avec une ficelle. Mettez le pot dans un bain-marie bouillant pendant quatre heures. Passez le liquide au tamis moyen : vous devez obtenir environ 150 grammes d'essence dont on peut donner une cuillerée à café de temps en temps avec ou sans vin ou cognac, suivant les indications on peut aussi dans quelques cas mêler un peu de crème avec l'essence de bœuf ou bien y ajouter, pour l'épaissir, de la farine, de l'arrow-root ou du sagou.

IV. — ESSENCE DE BŒUF (*à froid*)

Prenez 300 grammes de bœuf frais, coupés en morceaux très petits; ajoutez 300 grammes d'eau pure froide et douce, une petite quantité de sel et cinq gouttes d'acide chlorhydrique pur. L'eau de pluie filtrée et bien propre est excellente. Mêlez et agitez le tout ensemble et au bout d'une heure, filtrez dans un feutre, sans presser. Il faudra filtrer à plusieurs reprises jusqu'à ce que le liquide soit très clair. Ajoutez ensuite 300 grammes d'eau froide sur la viande contenue dans le tamis de feutre et faites passer sous pression. Le résultat sera environ 300 grammes d'une solution rouge contenant presque toute l'albumine, des matières colorantes aromatique, des sels et quelques autres matières solubles. On peut donner un demi-verre de Bordeaux de cette essence de bœuf froide à un enfant de douze ans et seulement une cuillerée à café ou à bouche aux enfants plus jeunes. On peut aussi la chauffer légèrement au bain-marie, mais avec de l'eau non bouillante. Enfin on peut la colorer si l'on veut avec du caramel. C'est là une véritable essence de viande très utile dans l'extrême débilité, surtout après les brûlures étendues, les fièvres typhiques, les dyspepsies et la diarrhée,

V. — BEEF-TEA (*Préparation rapide*)

Râclez une livre de viande de bœuf maigre avec un couteau
et placez la viande râpée dans une casserole bien nettoyée
à l'aide d'un linge très propre et jetez dans la casserole
400 grammes d'eau bouillante. Couvrez soigneusement et
placez auprès du feu dix minutes, passez dans une tasse à
thé et mettez cette tasse dans un bol contenant de l'eau
glacée, enlevez alors toute la graisse qui vient à la surface,
puis versez le beef-tea dans une tasse chaude, chauffez
légèrement et servez. Ce beef-tea peut être fait en quinze
minutes et on peut au besoin augmenter la quantité de
viande. Le pain et le papier à filtrer ne suffisent pas
pour dégraisser, complètement le beef-tea. Une tomate
est un aromate parfait, si l'on veut on peut en ajouter
quelques autres. Cependant pour les enfants il ne faut pas
oublier que les aliments les plus simples sont les meilleurs.

VI. — BOUILLON DE BŒUF ET DE POULET

On pilera ensemble dans un mortier 400 grammes de
bon bœuf maigre et un poulet désossé, on ajoutera un peu
de sel et le tout sera placé dans une casserole avec un
litre et demi d'eau froide. On mêlera le mélange sur le feu
jusqu'à ce que l'eau soit bouillante, on fera bouillir
pendant une heure et on passera ensuite dans un tamis
moyen.

VII. — VIANDE CRUE

Viande maigre (bœuf, poulet ou mouton) coupée en
petits morceaux ou râpée, une partie mêlée au mortier
avec deux parties de sucre blanc. Une cuillerée à café
toutes les deux ou trois heures... dans la diarrhée, etc.

VIII. — JUS DE VIANDE CRUE

Couper en très petits morceaux 100 grammes d'excellent
bœuf aloyau, rump steak ou autre morceau juteux. Placez

cette viande dans une casserole convenable et couvrez avec très peu d'eau froide. On battera la viande dans l'eau avec un batteur mécanique américain. Au bout de trois heures environ la viande aura l'aspect de fibres décolorées et le liquide sera rouge comme du sang. Après l'avoir filtré on donnera ce liquide froid par verres à vin, deux ou trois fois par jour. Si l'on est pressé, on peut employer de l'eau chaude mais pas trop chaude cependant et le mélange sera fortement agité pendant une heure et filtré ensuite.

IX. — JUS DE VIANDE CONCENTRÉ

Deux cents grammes de viande de bœuf maigre hachée finement et placée dans un pot avec deux cuillerées d'eau froide et un peu de sel. Le pot sera plongé dans une casserole au bain-marie bouillant et bien couvert. On peut ajouter un peu plus d'eau bouillante s'il est besoin, on pose ensuite le couvercle du bain-marie et on fait bouillir pendant deux heures. On retirera le liquide contenu dans le pot, en exprimant bien le résidu. On dégraissera ensuite à froid.

Ce jus de viande n'est pas aussi facilement digéré que l'essence de bœuf à froid parce que l'albumine est coagulée, mais il est très nourrissant lorsque la digestion commence à se rétablir.

X. — EXTRAIT DE LIEBIG (*préparé sous forme de potage*)

Une cuillerée à café d'extrait de Liebig pour 500 grammes d'eau d'orge bouillante avec un peu de sel ou encore une petite tasse de lait; au lieu de lait on peut battre des blancs d'œufs avec du lait (deux blancs d'œufs pour deux cuillerées de lait); ce mélange est ensuite ajouté au beef-tea de Liebig et à l'eau d'orge lorsque la température du potage permet de le boire. Une trop grande chaleur ferait coaguler l'albumine.

XI. — ALIMENT ARTIFICIEL DE LIEBIG POUR LES ENFANTS

Farine de froment 15 grammes, d'orge 15 grammes, bicarbonate de potasse 35 à 40 centigrammes, eau 30 grammes ; mêlez et ajoutez 150 grammes de lait de vache, placez sur un feu doux et mêlez ; lorsque le mélange épaissit, retirez du feu ; mélangez bien pendant cinq minutes, chauffez et remuez de nouveau le mélange qui reviendra fluide, faites-le bouillir enfin et passez dans un morceau de mousseline. Il paraît que c'est un aliment légèrement laxatif, et lorsqu'il a une tendance à la diarrhée, il faut remplacer le sel de potasse par un grain de craie préparée.

« Lilliput n'a jamais rien vu de plus absurde que l'aliment artificiel de Liebig, » ce sont les termes du jugement porté sur cette préparation par le Dr King Chambers et malgré les louanges de grandes autorités, je reste d'accord avec le Dr Chambers. Rappelons-nous combien les enfants ont souvent besoin nuit et jour de prendre leur nourriture et que cette cuisine compliquée ne pouvait que décourager la mère ou la nourrice la plus dévouée et la plus habile. Néanmoins laissons aux enthousiastes la faculté de s'en servir, s'ils le veulent.

XII. — BOUILLONS DE POULET, DE VEAU ET DE MOUTON

Coupez en morceaux la partie charnue d'un jarret de veau et un poulet non désossé, ou une livre et demie de collet de mouton du côté du maigre. Ajoutez un litre d'eau, un peu de sel et de poivre, faites bouillir pendant deux heures et passez au tamis fin ; vous aurez ainsi un excellent bouillon. On peut, au besoin, y ajouter de l'orge perlé, du riz ou du vermicelle qu'on aura fait bien cuire séparément. On doit avoir soin de dégraisser ce bouillon en l'écumant à froid.

XIII. — BOUILLON DE VEAU

Une livre de veau entièrement dégraissé et paré. On fera bouillir à petit feu et doucement dans un litre d'eau environ qu'on réduira de moitié. Moulez et pilez une douzaine d'amandes douces et faites-en une pâte molle que vous délayerez dans un demi-litre d'eau bouillante, en mélangeant constamment de manière à obtenir une sorte de lait. Passez ensuite le bouillon de veau et l'eau d'amandes à travers un morceau de mousseline ou un tamis fin, puis mêlez ensemble les deux préparations. Ajoutez un peu de sel et faites bouillir le mélange.

XIV. — BOUILLON DE VEAU ET D'ORGE

Une livre et demie de veau bien paré et dépouillé de peau et de graisse ; 100 grammes d'orge perlé et bien lavé. Faites bouillir lentement dans un litre d'eau jusqu'à consistance crémeuse et ajoutez un peu de sel. Conservez dans un endroit frais et chauffez par parties à mesure des besoins. Ce bouillon ne se garde pas plus de vingt-quatre heures, mais on peut au besoin employer de même du bœuf ou du mouton qui font aussi des bouillons très nourrissants. On peut aromatiser ce bouillon avec un peu de cannelle ou de muscade.

XV. — POTAGE AU SAGOU ET A LA CRÈME

Trente grammes environ de sagou. Faites bouillir dans 1/4 de litre d'eau pour ramollir le sagou et diminuer l'eau de moitié. Battez à part un œuf avec quelques cuillerées de crème et ajoutez ensuite au sagou, en mélangeant soigneusement le tout. Enfin, ajoutez un demi-litre de bon beef-tea. (Thé de bœuf, v. nᵒ 1.)

XVI. — BOUILLON D'ANGUILLES

Une demi-livre d'anguilles écorchées et nettoyées. Coupez-les en petits morceaux et placez-les dans une casserole avec un bouquet de fines herbes, une petite branche de persil, une rondelle d'oignon, huit ou dix grains de poivre, deux clous de girofle et un peu de sel. Ajoutez un litre et demi d'eau froide et faites réduire l'eau de moitié par l'ébullition sur un feu doux. Passez au tamis de cuir et conservez dans un endroit frais. Ayez soin d'écumer lorsqu'il en a besoin et dégraisser à froid avant de réchauffer le bouillon pour le servir.

XVII. — BOUILLON AVEC UN ŒUF

Battez bien un œuf dans un bol et lorsqu'il sera bien mousseux vous ajouterez 250 grammes environ de bon bouillon de mouton ou de bœuf très chaud; ajoutez un peu de sel et servez avec une tartine de pain rôti.

XVIII. — SOUPE DE BŒUF

Coupez en tranches un morceau de jarret de bœuf et placez dans une casserole avec une quantité d'eau suffisante pour couvrir la viande. Écumez au premier bouillon, ajoutez un bouquet d'herbes pour assaisonner, un navet, quelques carottes, oignon et céleri, un peu de poivre et de sel. Laissez bouillir jusqu'à ce que la viande soit tout à fait tendre, passez le bouillon et laissez le reposer jusqu'au jour suivant. Après avoir dégraissé ce bouillon à froid on peut en le chauffant lui donner la couleur qu'on désire. Battez fortement deux œufs et mélangez-les intimement avec le bouillon, faites bouillir doucement pendant dix minutes, passez à travers un linge fin pour obtenir une soupe très claire.

XIX. — POULET CUIT AVEC DE L'ORGE

Préparez un poulet comme pour le faire bouillir et placez-le dans une casserole avec 200 grammes d'orge perlé et assez de lait pour recouvrir l'orge seulement. Ajoutez un peu de sel et un bouquet d'assaisonnement. Placez sur le feu et faites cuire très doucement, en continuant à ajouter du lait de manière à couvrir constamment l'orge mais non le poulet qui doit être cuit seulement par la vapeur provenant du lait. Pour un petit poulet il faut trois heures de cuisson. Vous servez le poulet entouré de l'orge mêlée au lait. Un lapin jeune préparé de la même manière est excellent, mais moins facile à digérer que le poulet.

XX. — CRÈME DE POULET

Nettoyez et découpez un poulet, faites-le bouillir doucement sans le désosser jusqu'à ce qu'il soit presque cuit. Écumez, enlevez toute la viande blanche, laissez la graisse s'il y en a, et pilez la viande au mortier avec un peu de l'eau qui a servi à cuire le poulet. Ajoutez à la pâte un peu de sel, un peu de noix de muscade et d'écorce fraîche de citron ; faites bouillir encore pendant quelques minutes et donnez à la pâte la consistance voulue en ajoutant plus ou moins de l'eau du court bouillon. Il faut agiter en tournant constamment et la préparation est parfaite lorsqu'elle a la consistance de la crème.

XXI. — LAIT A LA GÉLATINE

Faites dissoudre 15 grammes de gélatine dans 250 gr. environ d'eau d'orge bouillante ; ajoutez 30 grammes de sucre blanc pilé et 500 grammes environ de lait de vache

bien frais. Cette préparation est une sorte de lait d'ânesse
artificiel.

XXII. — LAIT AU GRAS

Coupez 30 grammes de graisse de veau en morceaux
très fins, serrez fortement dans un morceau de mousseline
et faites bouillir doucement dans 250 grammes de lait
frais, sucré avec un peu de sucre blanc pilé.

C'est une imitation de lait de chèvre.

Faites bouillir 30 grammes de graisse en petits morceaux dans 120 grammes d'eau et au bout de dix minutes, passez à travers un linge ou un morceau de flanelle. Ajoutez 4 grammes de cannelle, 30 grammes de
sucre et 400 grammes de lait.

Faites bouillir dix minutes et passez.

On n'en donnera qu'un verre à bordeaux chaque fois
parce que cette préparation peut troubler un peu les
fonctions digestives et provoquer de la diarrhée. Ces inconvénients peuvent être évités chez les enfants un peu
plus âgés en ajoutant au lait un peu de vieux cognac ou
une cuillerée à café de chartreuse. Il peut être souvent
nécessaire d'avoir recours aux qualités très nutritives et
aux éléments gras que présente cette préparation.

XXIII. — LAIT ARTIFICIEL

Renfermez 30 grammes de graisse en morceaux dans
un morceau de mousseline. Faites bouillir doucement
pendant une heure dans un demi-litre d'eau d'orge avec
8 grammes de gélatine et un peu de sucre de lait. On
ajoute un peu d'eau froide chaque fois que le lait se sou-
lève en bouillant. Pilez à part une douzaine d'amandes
et mélangez lentement avec le liquide ci-dessus de manière
à obtenir une préparation bien homogène. Passez avant
de servir.

XXIV. — LAIT ET EAU DE CHAUX

Une demi-cuillerée de sirop de chaux ou 30 à 60 gr. d'eau de chaux pour 120 grammes de lait frais ; ou parties égales de lait et d'eau de seltz. Ces mélanges sont excellents dans les cas d'irritation et d'acidité de l'estomac.

Le bicarbonate de soude (1 gramme pour un litre de lait frais) suffit pour empêcher le lait d'aigrir pendant plusieurs heures et ne peut que favoriser la digestion.

XXV. — BOUILLIES AU LAIT

On peut augmenter considérablement la puissance alimentaire du lait en l'épaississant par le mélange de farine de froment ou de riz, de gélatine ou de gomme arabique.

1° Bouillie de froment. — Mélangez intimement une bonne cuillerée de farine de froment avec quelques cuillerées de lait froid.

Ajoutez du lait progressivement pour faire environ un demi-litre en tout, sucrez et aromatisez avec un peu de cannelle et faites bouillir en agitant souvent le mélange pour empêcher le lait de tourner.

2° La bouillie de riz se fait exactement de la même manière. Pour épaissir le lait avec de la *gélatine*, faites bouillir 15 grammes de gélatine dans un demi-litre de lait frais sucré et aromatisé. Passez ensuite, si vous voulez une bouillie plus claire, employez une quantité plus faible de gélatine.

Quant à la *gomme arabique*, il faut en mettre plus ou moins, suivant la consistance qu'on veut obtenir. Lorsqu'on se sert de la gomme en poudre, le procédé est le même que pour la farine de froment. Mais lorsque la gomme est en morceaux, il faut la faire dissoudre dans du lait chaud, à consistance convenable et faire bouillir ensuite. Cet aliment chaud est très nourrissant et très adoucissant lorsqu'il existe une irritation gastrique ou thoracique.

XXVI. — BOUILLIE DE FROMENT (*autre procédé*)

Renfermez une certaine quantité de farine dans un morceau de linge bien ficelé. Plongez dans une casserole pleine d'eau et faites bouillir pendant dix à douze heures. La farine forme une masse dure, agglomérée qui ne se ramollit qu'à la surface. Après l'avoir desséchée, vous en mêlez une pleine cuillerée avec un demi-litre de lait et vous faites bouillir. C'est un aliment nourrissant et très utile dans les irritations gastro-intestinales, surtout applicable dans la diarrhée et la dysenterie.

On peut remplacer la farine ainsi préparée par de la poudre de biscuit de mer.

XXVII. — BOUILLIE D'AVOINE

Mélangez une cuillerée de farine d'avoine avec deux cuillerées d'eau froide, de manière que le mélange soit parfaitement homogène et ajoutez un demi-litre d'eau bouillante. Faites bouillir en agitant bien pendant dix minutes. Sucrez ou salez légèrement. On peut se servir de lait au lieu d'eau. La bouillie peut être cuite aussi à consistance plus épaisse en la laissant sur le feu pendant une demi-heure de plus, retournée ensuite sur une assiette creuse arrosée de lait froid. Ainsi préparée la bouillie se mange avec du lait et on prend à la fois dans la cuiller du lait et un peu de bouillie.

XXVIII. — FARINE DE LENTILLES (*Revalenta-Ervalenta*)

Farine de lentilles, deux livres, d'orge une livre, sucre ou sel ou mieux les deux, soit 60 grammes de sucre et 30 grammes de sel. Mêlez intimement pour faire une poudre uniforme. La farine de lentilles ainsi préparée est très saine et très analogue au lait comme composition chimique.

XXIX. — SOUPE DE LENTILLES AU LAIT

Une cuillerée de farine de lentilles (*Revalenta arabica*) une petite cuillerée de farine de froment et 400 grammes de lait. Mélangez les farines avec un peu de lait à consistance de crème, faites bouillir le reste du lait avec un peu de sucre ou du sel, versez lentement sur la pâte de farine et de lait et agitez bien en tournant. Laissez bouillir pendant dix minutes en agitant toujours le mélange. On peut y ajouter au besoin un œuf battu.

XXX. — GELÉE DE PAIN

Trempez du pain rassis dans de l'eau bouillante et passez à travers un tamis fin ; vous pouvez sucrer et donner la panée seule ou mélangée et bouillie avec du lait.

XXXI. — CRÈME AU RIZ.

Cent grammes de riz bouilli dans du lait, passés ensuite dans un tamis et refroidis ; mêler avec de la crème battue en neige et ajouter un verre de madère et un peu de sucre blanc pulvérisé.

XXXII. — LAIT AU RIZ

Faites bouillir trois cuillerées de riz et un litre de lait jusqu'à ce que le riz soit bien cuit, agitez de temps en temps et sucrez. On peut préparer de même le tapioca, le vermicelle, la semoule et le macaroni.

XXXIII. — EAU DE RIZ

Trente grammes de riz de la Caroline, bien lavé. Faites-le tremper pendant trois heures dans un litre d'eau chaude, puis faites bouillir pendant une heure à petit feu et passez. Sucrez et aromatisez avec un peu d'écorce de citron. Utile dans la diarrhée..., etc... On doit avoir soin alors d'ajouter un peu de cognac au lieu d'écorce de citron.

XXXIV. — EAU D'ORGE

Lavez 30 grammes d'orge perlé dans de l'eau froide, faites bouillir pendant cinq minutes dans de l'eau et jetez les deux eaux. Versez ensuite sur l'orge 3/4 de litre d'eau bouillante et faites réduire à un demi-litre. Aromatisez avec un peu d'écorce de citron et ajoutez du sucre à volonté ; on peut au besoin ajouter un peu de gélatine.

XXXV. — GRUAU DE RIZ (*pour la diarrhée*)

Riz moulu, 60 grammes ; cannelle, 8 grammes ; eau, 2 litres. Faites bouillir pendant quarante minutes et ajoutez une grande cuillerée de marmelade d'orange.

XXXVI. — LIMONADE

Les écorces de trois citrons coupées en tranches très fines seront mélangées avec un litre d'eau bouillante et

8 à 10 ou 15 grammes de gélatine. Couvrez et laissez reposer pendant vingt-quatre heures. Exprimez alors le jus de huit citrons sur 200 grammes de sucre blanc en morceaux et lorsque ce sucre sera fondu, vous verserez dessus l'eau des écorces et vous passerez le mélange.

XXXVII. — BOISSONS RAFRAICHISSANTES

On coupe en tranches minces des oranges, des citrons, des limons ou des ananas et on place ces fruits dans un pot avec 30 ou 40 grammes de sucre candi. On peut ajouter un peu du jus frais de ces mêmes fruits et on verse ensuite, dans le pot, un demi-litre d'eau bouillante.

XXXVIII. — LIMONADE TARTRIQUE

Faites dissoudre 4 à 6 grammes de crème de tartre dans un demi-litre d'eau bouillante et aromatisez avec de l'écorce de citron et du sucre. Cette boisson peut être bue froide comme remède diurétique et réfrigérant.

XXXIX. — COLLATION FORTIFIANTE

Battez un œuf très frais avec 100 grammes de lait dans une cuillerée de capillaire, autant d'eau de roses et un peu de muscade râpée. Il ne faut pas chauffer le lait après l'avoir mélangé avec l'œuf.

XL. — EAU PANÉE

Enlevez la croûte d'un morceau de pain rassis et faites-la bien griller mais sans la brûler nullement. Cassez en petits morceaux et placez-les dans un pot avec une tranche de citron ou d'orange, jetez dessus un demi-litre d'eau bouillante, recouvrez avec une serviette et passez à froid.

On peut procéder encore d'une autre façon en beurrant légèrement le pain grillé chaud en ajoutant un peu moins d'eau et un peu de sel et de poivre. Le D' Darracle, de New-York, a l'habitude de désigner cette préparation sous le nom de « toast-Soup » (soupe de pain grillé).

XLI. — LAIT A LA CANNELLE

Ajoutez à 250 grammes de lait frais un peu de cannelle pulvérisée, un peu de sucre blanc ou de sucre de lait et une cuillerée à café de cognac. — C'est une boisson utile dans la diarrhée. — On la donne chaude ou froide.

XLII. — PETIT LAIT AU VIN BLANC

Mettez un litre de lait frais dans une casserole, placez sur un feu vif. Lorsque le lait est prêt à bouillir, ajoutez un bon verre de Sherry authentique et faites bouillir pendant un quart d'heure, en écumant le lait caillé qui se forme. Ajoutez encore une cuillerée de Sherry et écumez encore pendant quelques minutes. On peut procéder encore plus promptement en ajoutant simplement à un demi litre de lait bouillant un verre de vin de Sherry, en passant au tamis fin et en ajoutant enfin un peu de sucre blanc en poudre ; mais la première méthode est meilleure.

XLIII. — PETIT LAIT AU TAMARIN

Faites bouillir en agitant fortement, deux cuillerées de tamarin dans un demi-litre de lait et passez. On peut traiter de la même façon 8 grammes de crème de tartre et ajouter ensuite un peu de sucre candi.

XLIV. — ORGEAT

Mondez 60 grammes d'amandes douces et quelques

amandes amères. Pilez et faites une pâte avec un peu de fleurs d'orangers. Mêlez ensuite avec un demi-litre de lait et autant d'eau et agitez le mélange pour faire une émulsion. Passez et sucrez.

XLV. — SOUPE AUX ŒUFS

Prenez deux jaunes d'œufs, un demi-litre d'eau, 15 grammes environ de beurre et du sucre à volonté. Battez le tout sur un feu doux en ajoutant l'eau graduellement. Quand le mélange commence à bouillir faites-le passer de la casserole dans un bol et ensuite du bol dans la casserole en le décantant de l'un dans l'autre alternativement jusqu'à ce que le liquide soit crémeux et mousseux.

XLVI. — THÉ A LA ROSE

Pétales de roses rouges, 15 grammes ; trois cuillerées de vinaigre de vin blanc et 30 grammes de sucre ordinaire ou de sucre candi. Mettez le tout dans un litre d'eau bouillante et laissez sur le feu pendant deux heures. Filtrez.

On peut faire des boissons analogues avec les gelées de divers fruits exotiques, goyaves, prunes de damas, groseilles du cap, et avec la gelée de pommes.

XLVII. — EAU DE CONFITURES

Une cuillerée à dessert de conserves de mûres ou de cerises dans un verre d'eau glacée. Mélangez en agitant fortement. — Boisson excellente dans la fièvre.

XLVIII. — GELÉE DE MOUSSE D'ISLANDE

Une poignée de mousse d'Islande bien lavée ; un litre

d'eau bouillante ; le jus de deux citrons ; un verre de vin ; une petite quantité de cannelle. On fait d'abord tremper la mousse dans un peu d'eau froide pendant une heure et on la mélange ensuite avec l'eau bouillante ; on laisse bouillir jusqu'à dissolution de la mousse. On sucre et on aromatise, puis on passe et on coule dans des moules. Cette gelée est très nourrissante et surtout utile dans les rhumes tenaces.

XLIX. — BLANC-MANGER A LA MOUSSE D'IRLANDE

Plongez 15 grammes de carraghenn ou mousse d'Irlande dans un peu d'eau froide pendant dix minutes ; retirez la mousse, égouttez-la bien et nettoyez-la en enlevant les parties noires s'il en reste. Faire bouillir dans un litre de lait frais jusqu'à consistance de gelée chaude, ce qui exige de vingt à trente minutes au plus. Le lait doit être aromatisé avec vingt-quatre amandes douces et dix-huit amandes amères moulées et pilées, un peu de cannelle, six feuilles de laurier et du sucre en quantité suffisante. On agitera sans cesse le liquide bouillant, pour éviter que la mousse s'attache à la casserole. Quand on aura atteint la consistance voulue, on passera dans un tamis moyen ou dans une mousseline claire et on coulera ensuite dans un moule. Lorsque la gelée sera froide, c'est-à-dire au bout d'une heure ou deux, on la retournera (1).

L. — GELÉE A LA GÉLATINE

Gélatine, 30 grammes ; gomme arabique pure, 15 gr. ; sucre candi blanc, 30 grammes ; vin de Porto. 250 grammes ;

---

(1) Des préparations analogues sont très connues en Bretagne sous le nom de pain de goëmon. On emploie aussi très fréquemment la bouillie d'avoine décrite plus haut n° 27, Oatmeal Porridge. Non seulement la préparation de cette dernière est identique, mais elle se sert de la même manière.

un peu de noix muscade râpée. Mélangez dans un pot couvert pendant douze heures. Placez dans une casserole et faites bouillir agitant sans cesse pour faire fondre et mélanger le tout ; puis laissez refroidir. Une cuillerée à café dans l'épuisement extrême est un aliment très réconfortant.

LI. — GELÉE DE POUDRE D'IVOIRE

Placez 400 grammes de poudre d'ivoire dans un bol qui puisse aller sur le feu et versez dessus trois litres d'eau environ. Faites bouillir doucement jusqu'à réduction à un litre ; ce qui exige de douze à quatorze heures. Placez ensuite dans un endroit frais, écumez soigneusement à froid, tirez à clair en ajoutant du vin et du sucre à volonté. Chauffez de nouveau, écumez encore une fois et lorsque le liquide sera très clair, s'il a été bien préparé, sa puissance nutritive sera très grande.

LII. — GELÉE AU VIN DE PORTO

Dans un demi-litre de Tent ou de Port (Alicante ou Porto), mettez 60 grammes de gélatine ; 60 grammes de sucre candi ; 15 grammes de gomme arabique et une noix muscade râpée. Laissez reposer dans un cruchon couvert pendant douze heures et placez ensuite dans un bain-marie bouillant jusqu'à ce que tout soit bien fondu. Filtrez à travers un morceau de mousseline et laissez refroidir. On prend un peu de cette gelée trois ou quatre fois par jour. Si elle est faite avec du Porto, on peut y ajouter 180 grammes de sucre candi au lieu de soixante.

LIII. — GELÉE AU SAGOU

Lavez soigneusement et faites bouillir pendant une heure 180 grammes de sagou dans 500 grammes d'eau.

Prenez une livre de fraises, framboises ou des groseilles rouges ; sucrez-les bien et faites bouillir, puis passez au tamis. Versez ensuite daus une casserole avec 30 grammes de gélatine et un demi-litre d'eau, faites bouillir le tout et ajoutez le sagou, mêlez et laissez sur le feu pendant quelques minutes. Placez dans un moule que vous renverserez lorsque la gelée sera froide.

LIV. — GÉLÉE D'ORANGE DE SÉVILLE

Trois quarts de litre d'eau pour chaque livre (de 400 grammes environ) d'oranges amères. — Coupez les oranges en tranches minces avec la peau en rejetant seulement les pépins. Faites bouillir pendant six heures ou plus à petit feu et réduisez des deux tiers. Filtrez et ajoutez une livre de sucre par demi-litre de jus d'orange. Faites encore bouillir pendant vingt minutes environ pour donner la consistance d'une gelée.

Moyen excellent pour prendre les remèdes toniques.

LV. — GELÉE DE POULET

Pilez la moitié d'un poulet cru, os et viande ensemble. Couvrez d'eau froide. Chauffez lentement en couvrant bien et laissez bouillir jusqu'à ce que la viande soit en lambeaux blanchâtres et le liquide réduit de moitié ; passez et pressez à travers un linge, ajoutez un peu de sel, remettez sur le feu et faites bouillir encore pendant cinq minutes ; écumez à froid. On peut ajouter si l'on veut avec le sel, un peu d'assaisonnement ou du vin.

LVI. — GELÉE AU VIN ET A L'ARROW-ROOT

Une tasse d'eau bouillante, deux cuillerées à café d'arrow-root, deux de sucre blanc, une cuillerée à dessert de cognac ou trois de vin ! Mouillez et délayez bien l'arrow-root avec un peu d'eau froide, mêlez ensuite vivement avec l'eau chaude qu'on a dû laisser sur le feu et sucrez avant d'y ajouter l'arrow-root. Remuez le mélange bouillant et versez le vin ou l'eau-de-vie. Mouillez bien une tasse avec de l'eau froide pour couler la gelée comme dans un moule.

On peut remplacer le vin ou le cognac par un peu de jus de citron. On mange cette gelée avec de la crème et du sucre.

LVII. — GELÉE DE MOUSSE D'ISLANDE ET D'IRLANDE

Prenez 30 grammes de chacune des deux mousses. Faites bouillir dans un demi-litre de lait pendant trois quarts d'heure. Passez à travers une mousseline et sucrez à volonté avec du sucre candi. Lorsqu'on veut ajouter de la teinture de quinine, il faut augmenter la dose de sucre. On peut donner cette préparation par cuillerée à café de temps en temps pendant la journée.

LVIII. — BOUILLIE BLANCHE

Prenez un litre environ d'avoine, lavez bien dans de l'eau très chaude et laissez tremper pendant quelques jours jusqu'à ce que les grains deviennent aigres et ajoutez alors 2 litres d'eau chaude et passez le tout à travers un tamis de crin. Laissez reposer jusqu'à ce qu'il se forme une sorte d'efflorescence à la surface et décantez l'eau claire qui est en dessous. Ajoutez au sédiment assez d'eau chaude pour le faire bouillir et agitez fortement pour bien mélanger le tout. En somme préparez comme l'amidon et si le mélange épaissit trop, ajoutez un peu d'eau bouillante. Il ne faut pas faire cette bouillie dans un pot d'étain ou étamé et il faut d'abord graisser le fond du pot avec un peu de beurre : on la mangera soit avec du lait, du vin ou du sucre. Comme elle est très facile à digérer et très nourrissante, elle convient bien aux convalescents.

LVIIII. — EXCELLENT POUDDING AU RIZ

Prenez 70 grammes de très bon riz de la Caroline et faites le bien gonfler dans un demi-litre de lait frais. Laissez refroidir et mélangez avec 30 grammes de beurre très frais, 60 grammes de sucre en poudre, trois jaunes d'œufs et quelques morceaux d'écorce de citron ou quelques gouttes d'essence de citron. Versez dans un plat creux bien beurré que vous ne remplissez pas complètement, puis vous verserez légèrement à la surface trois blancs d'œufs battus en neige avec trois cuillerées de sucre tamisé. Placez aussitôt le poudding dans un four à une chaleur modérée et faites cuire pendant vingt minutes, ou pendant le temps nécessaire pour donner à la croûte superficielle une teinte dorée. Préparés de la même manière, le sagou, le macaroni et le tapioca font des pouddings excellents.

LX. — FROMAGE A LA CRÈME

Chauffez un litre de lait à la température du lait fraîchement tiré. Mêlez avec une cuillerée à dessert de cognac, une cuillerée de sucre en poudre et une cuillerée et demie de présure. Mettez sur le feu seulement pour tenir le mélange tiède pendant que le lait caille, mais ne faites pas trop chauffer. Lorsque le lait est solidifié, couvrez-le d'une couche de crème et saupoudrez légèrement de noix muscade râpée.

Si l'on y voit des inconvénients on peut supprimer le cognac et, si on ne peut se procurer facilement de la présure, on peut se servir d'essence de présure qui sera fournie par un bon pharmacien et pourra se conserver quelque temps. Cette friandise (Junket) est légère et nourrissante pour un enfant languissant.

LXI. — ŒUF A L'EAU-DE-VIE

Prenez 120 grammes de cognac, autant d'eau de cannelle, trois jaunes d'œufs et 15 grammes de sucre blanc pulvérisé. Battez ensemble les jaunes d'œufs et le sucre et ajoutez l'eau et le cognac. — Se donne par doses de deux à quatre cuillerées à café comme réconfortant et stimulant.

LXII. — HUILE DE RICIN AROMATISÉE

℞. Poudre de gomme arabique....	30 grammes
Sirop simple }	
Glycérine } ....aa	30 grammes
Eau..............................	90 grammes
Huile de ricin......................	180 grammes
Extrait de vanille }	
Alcool de vin de France } ....aa	8 grammes
Essence de cannelle	5 gouttes

Mêlez. — *Dose* : Le double de la quantité d'huile qu'on veut donner.

LXIII. — LAVEMENTS NUTRITIFS. — BEEF-TEA ET COGNAC.

Prenez 180 grammes de beef-tea fort, 30 grammes de crème, 15 grammes ou moins de cognac ou 30 grammes de Porto. Cette quantité suffit pour trois lavements qu'on donnera à huit heures d'intervalles, à moins de prescription contraire. Si l'enfant ne prend pas d'autre nourriture, on pourra donner ces lavements toutes les quatre heures, on diminuera la dose des stimulants et on ajoutera quelques gouttes de laudanum (trois ou quatre au plus) pour prévenir l'irritabilité de l'intestin. Un moyen plus utile consiste à couper en morceaux le pancréas d'un bouvillon, à le dégraisser et à le mélanger avec 210 à 260 grammes de glycérine, on ajoutera environ le quart de cette glycérine à 30 grammes ou plus de viande hachée et aussitôt on injectera le mélange dans le rectum. Il faudra vider d'abord le rectum avec un lavement tiède et de temps en temps renouvelé pour empêcher l'irritation qui serait produite par la décomposition des matières non absorbées.

LXIV. — LAVEMENT DE VIANDE DIGÉRÉE ARTIFICIELLEMENT

L'essence de viande à froid (n° 4) est la base de ce lavement, on mêle un verre à vin de gelée à la gélatine avec 100 grammes d'essence de viande. On chauffe au bain-marie non bouillant. On ajoute 50 centigrammes de pepsine dissoute dans une cuillerée d'eau un peu chaude et dix gouttes d'acide chlorhydrique. On agite bien le mélange et on l'abandonne pendant deux heures. On le chauffe encore au bain-marie, on ajoute quelques gouttes de laudanum au tiers du mélange qui suffit pour un lavement pour un enfant de huit à douze ans. Le reste sera chauffé au moment du besoin, on prescrit souvent ces lavements toutes les deux ou trois heures dans les affections graves. On peut y ajouter sans inconvénient et même avec avantage 30 grammes de sucre de lait (1).

LXV. — LAVEMENT AVEC DES ŒUFS

Battez deux jaunes d'œufs avec 30 grammes de sucre de lait dissous dans un verre à vin d'eau chaude. On peut se servir de sucre en pain s'il n'est pas possible d'avoir du sucre de lait.

On peut ajouter au besoin à ces lavements nutritifs de la quinine, de l'huile de morue, du quinquina et quelques autres médicaments.

(1) Depuis on a conseillé et on emploie couramment la peptone à dose d'une cuillerée à café dans un peu de bouillon dégraissé, avec une cuillerée de vin et deux ou trois gouttes de laudanum.

LXVI. — STIMULANTS

Quant à l'emploi des stimulants alcooliques chez les enfants, je dirai seulement que dans l'état de santé, moins on donne d'alcool mieux cela vaut et que même dans la maladie, son usage doit être prudent et strictement médicinal. « Boire un peu du verre de papa », c'est une habitude absurde et même dangereuse qui peut devenir le point de départ d'appétits désordonnés et d'abus. D'après le Dʳ Walsh et quelques autres, l'alcool arrêterait le développement de la phtisie en s'opposant directement à la formation du tubercule. Le Dʳ King Chambers croit que l'alcool agit plutôt en retardant la suppuration du tubercule.

Quel que soit son but ; qu'on le donne pour prévenir la phtisie ou pour combattre une faiblesse excessive dans la convalescence des affections prolongées, l'alcool, lorsqu'il est indiqué, doit être donné sous certaines formes qu'il faut choisir de préférence. Comme boisson journalière, je range parmi les plus saines l'ale et le porter de bonne qualité pris en quantités modérées. On habituera l'enfant à boire vers la fin du repas plus qu'au commencement. La plupart des vins légers de Hongrie, de France, de Grèce et d'Australie constituent des boissons agréables et sans inconvénients. Coupés d'eau, ils sont rafraîchissants dans les grandes chaleurs, et ils favorisent une digestion languissante. Le champagne, à la condition d'être d'excellente qualité, est le vin qui convient à un estomac atteint de nausées, par suite d'une cause quelconque, le mal de mer ou tout autre. Le champagne est léger, diffusible, aisément absorbé, passager dans ses effets. C'est un vin admirable lorsqu'il faut un stimulant diffusible à effet rapide. Dans la prostration extrême des forces, on peut donner en outre quelques gouttes de cognac ; les vins de Bourgogne, surtout les meilleurs vins, Romanée, Chambertin, etc., sont de magnifiques stimulants réparateurs. J'ai entendu des malades convalescents d'affections longues et débilitantes, dire que leur verre de Bourgogne semblait « leur rendre la vie ». Le Porto vieux et d'origine a une haute et incontestable efficacité comme réparateur. Mais la nécessité absolue de se procurer des vins réellement fins pour donner aux malades, fait craindre à beaucoup de personnes le risque de rencontrer seulement des vins frelatés au campêche par exemple. Au moins peut-on donner cette règle absolue, qu'il faut avoir présente à l'esprit : c'est que le vin le plus naturel est celui dont l'efficacité sera la plus certaine. Je citerai un petit nombre de vins réparateurs de haut renom, en faisant observer que, dans certains cas particuliers, les uns sont préférables aux autres : Château Yquem, Madère, Ruster, Red Kephesia, Coma, Oberingelheimer, Steinberger-Cabinet, Carlovitz, Tokay... etc.. J'ai observé de bons résultats de la vieille mode qui consistait à faire prendre aux jeunes personnes délicates un verre de rhum dans du lait, tous les matins, au moins une heure, sinon deux heures avant le déjeuner. Le rhum doit être de vieux rhum de la Jamaïque, et il suffit d'en donner une faible quantité. Lorsque le cognac est nécessaire pour un malade, il faut qu'il soit très vieux et de très bonne marque : le plus vieux cognac est le meilleur. Les eaux-de-vie jeunes, crues, âpres, qu'on vend couramment, sont détestables pour l'estomac d'un homme fort ; pour les enfants, ce sont de véritables poisons. Lorsque j'étais médecin des hôpitaux de Londres, j'ai souvent été choqué d'entendre parler, à la consultation, de « la goutte de Brandy » ou de « Gin » que quelque malheureux enfant avait été contraint d'avaler « pour lui faire du bien ». — Quant aux vins de gingembre et d'orange qui sont fabriqués à la maison, ils sont assez inoffensifs; excepté lorsqu'ils produisent, comme on l'observe quelquefois, des états bilieux, ou lorsqu'ils deviennent acides dans l'estomac de l'enfant.

TABLE DES MATIÈRES

CHAPITRE PREMIER

OBSERVATIONS GÉNÉRALES SUR LE TRAITEMENT ET LE RÉGIME

CHAPITRE II

AFFECTIONS CONGÉNITALES ET MALADIES DES NOUVEAU-NÉS

CHAPITRE III

MALADIES GÉNÉRALES

CHAPITRE IV

MALADIES DE LA PEAU

CHAPITRE V

FIÈVRES

CHAPITRE VI

MALADIES DU CERVEAU ET DU SYSTÈME NERVEUX

CHAPITRE VII

MALADIES DES VOIES RESPIRATOIRES ET DES ORGANES THORACIQUES

CHAPITRE VIII

MALADIES DES VOIES DIGESTIVES ET DES ORGANES ABDOMINAUX

CHAPITRE IX

NOTIONS DE THÉRAPEUTIQUE GÉNÉRALE ET FORMULAIRE

Applications externes

CHAPITRE X

RÉGIME ALIMENTAIRE

TABLE ALPHABÉTIQUE ·

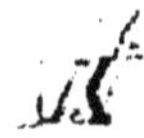

Tours, imp. Deslis Frères, rue Gambetta, 6.

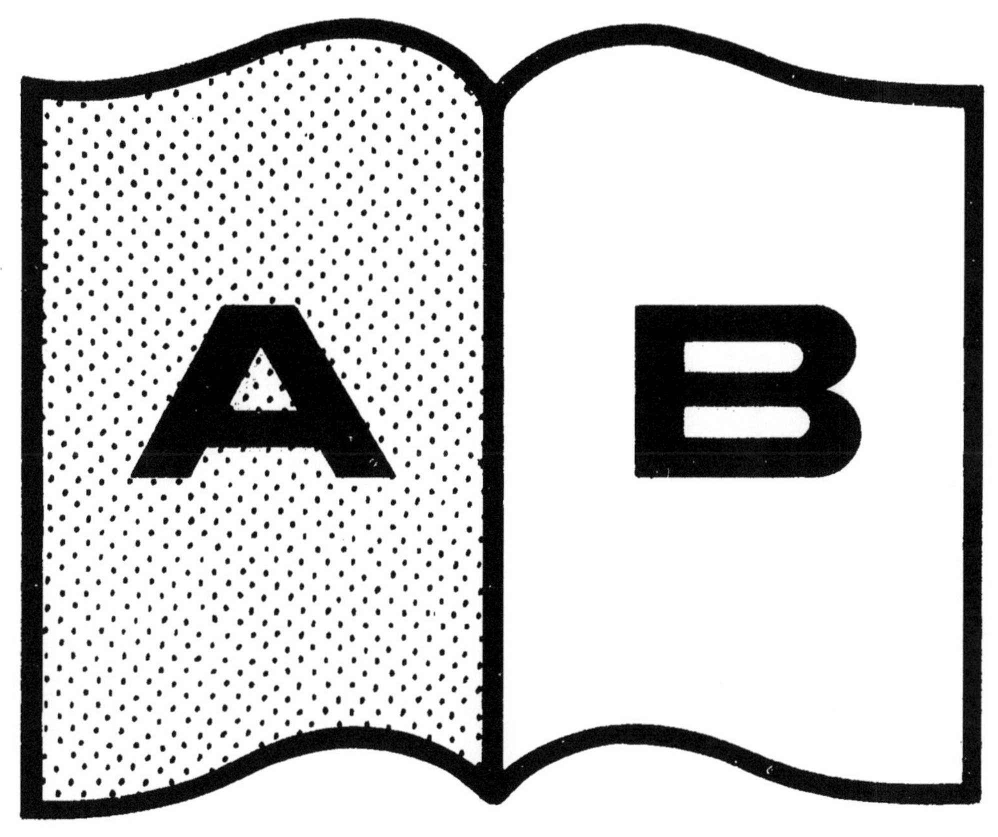

Contraste insuffisant

NF Z 43-120-14

www.ingramcontent.com/pod-product-compliance
Ingram Content Group UK Ltd.
Pitfield, Milton Keynes, MK11 3LW, UK
UKHW020610230726
13926UKWH00005B/2315